정신건강론

Mental Health and Mental Disorders

정신건강론

이혜경 · 김은혜 · 이금진 · 이주경 · 채정아 공저

동문사

머/리/말

시대 사회를 관통하는 다양한 키워드가 등장하고 있지만 아무래도 지금의 키워드는 '변화'와 '불안'인 듯하다. 유례없는 전염성 질환의 확산으로 사회구조가 흔들리고 개개인의 삶이 달라지고 있다. 예측하기 어려운 오늘과 내일의 삶을 낙관보다는 비관으로 받아들이기 쉬운 시대인 것이다. 비관의 지표들을 여러 곳에서 찾아볼 수 있겠지만 저자들의 주 관심은 정신건강에 있다. 사회의 변화에 민감하게 영향을 받지만 대부분 문제가 심각하게 드러난 이후에야 관심을 기울이게 되는 것이 정신건강이라는 인식을 함께 해왔기 때문이다. 우리 사회의 행복은 어디에서 출발할까? 사회구성원들이 그저 살아가는 것이 아니라 '인간다운 삶'을 유지하고 증진시키기 위해 필요한 것은 무엇인지를 고민하면서 정신건강의 의미를 되짚어 보았다.

최근 발표된 OECD 보고서는 코로나-19의 확산 이후 전 세계적으로 우울과 불안이 2배 이상 높아졌다고 발표하였다. 그 밖에도 '코로나 블루', '코로나 레드', '코로나 블랙' 등 코로나-19의 장기화로 나타나는 무기력과 우울, 분노, 절망감들을 우려하는 신조어들이 사회적 관심을 모으고 있다. 게다가 지금의 이 위기를 극복하고 난 이후에도 새로운 정신건강의 문제들이 나타날 것이라는 우려 섞인 전망도 나오고 있다. 이러한 상황에서 사회서비스 현장에서 활동하는 전문가에게 정신건강에 대한 기초적 지식을 익히고, 관련 문제에 대처할 수 있는 실천역량을 확보하는 것은 무엇보다 중요하다.

이 책은 사회복지를 전공하는 학생뿐 아니라 사회문제를 다루고, 사회적 약자를 돕는 전문직의 역량을 갖추고자 하는 이들을 위해 쓰였다. 이 책을 통해 정신건강의 기본 개념과 주요 정신장애의 특성을 체계적으로 이해하고, 실제로 현장에서 접하게 되는 다양한 정신건강상의 어려움을 효과적으로 해결하고 돕기 위한 실천적 전략들을 익히기 바란다. 이를 위해 이 책은 총 4부 15장으로 이루어져 있다.

제1부는 '정신건강의 기초 이해'를 다루었다. 사회복지실천의 다양한 분야 중 특정한 분야에 제한하지 않고 기본적으로 정신건강에 대해 갖추어야 할 기본 인식과 관점, 관련 개념들을 파악할 수 있도록 구성하였다. 이에 1장에서는 '정신건강의 이해', 2장에서는 '스트레스와 정신건강', 3장에서는 '생애주기별 정신건강의 이해'를 다루었다.

제2부는 정신건강과 정신장애의 기본적 이해를 다루었다. 4장 '정신장애의 이해'에서는 정신장애의 개념과 관련 현황, 정신장애의 원인을 다양한 관점에서 서술하였다. 또한 5장 '정신과 증상론'에서는 정신병리의 영역별 증상을 비교적 상세히 다루었고, 정신상태검사를 함께 설명하였다.

제3부는 주요 정신장애의 유형별 특성과 주요 진단기준을 소개하고 있다. 시대사회의 변화에 따라 정신장애의 유형과 기준들이 새롭게 변화하고 있다. 이 책에서 소개하고 있는 정신장애는 DSM-5 진단분류체계의 틀과 정의를 중심으로 하되, 실천현장에서 자주 접하게 되는 정신장애이거나 사회적 측면의 관심과 개입전략이 함께 요구되는 정신장애들이다. 이에 6장에서 '주의력결핍 과잉행동장애와 자폐스펙트럼장애', 7장에서 '조현병 스펙트럼 및 기타 정신증적 장애', 8장은 '우울장애와 양극성 및 관련 장애', 9장은 '물질 관련 및 중독장애', 10장은 '불안장애와 외상 후 스트레스 사건 관련 장애', 11장은 '신경인지장애', 12장은 '성격장애'를 다루었다.

끝으로 제4부는 최근의 정신건강 이슈와 정신건강현장의 주요 변화 및 전망을 제시하였다. 구체적으로 13장은 '자살과 정신건강', 14장은 '재난과 정신건강'을 살펴보았고, 15장은 '정신건강현장의 변화와 전망'을 제시하였다.

이 책은 집필진 회의를 거쳐 저자별로 적합한 주제를 분담하여 기술하였다. 1장부터 3장은 이혜경 교수가 집필하였고, 4장, 6장, 13장은 이주경

교수, 5장, 9장, 14장은 채정아 교수, 7장, 10장, 12장은 김은혜 교수, 8장, 11장, 15장은 이금진 교수가 맡아 집필하였다.

책을 쓰는 일은 누구나 힘들게 느끼는 일이다. 시간을 되돌릴 수 있다면 처음 쓰기로 마음먹었던 그때로 돌아가고 싶다는 생각을 수차례 하기도 했다. 그럼에도 이 책을 완성할 수 있었던 것은(비록 많은 부분이 아쉽고 부족하지만) 앞으로 실천현장에서 일하게 될 학생들이 정신건강에 대한 관심을 더 많이 갖게 되기를, 사회복지전문가로서의 역량을 강화하는 데 정신건강 관련 지식과 기술을 기본적인 것으로 인식하게 되기를 바라는 마음이 컸기 때문이다. 현장에서 만나는 실무자들의 격려도 힘이 되었다. 지역사회 중심의 맞춤 돌봄과 통합서비스 제공이 확산되면서 현장 전문가들이 흔히 만나는 '고난도 사례'는 대부분 정신건강의 문제를 함께 가지고 있다. 이들을 효과적으로 돕고자 하는 실무자들의 노력은 정신건강과 관련한 실천역량에 대한 요구로 이어졌고, 이에 대한 준비가 대학의 교육과정에서 충분히 수행될 필요가 있다는 조언도 반영하고자 하였다.

이 책의 저자들은 모두 오랜 기간 정신건강현장에서 근무했고, 관련 연구 경험들을 쌓아왔다. 저자들은 학교에서 배운 지식이 이론적 수준에 머무는 것이 아니라 현장에서 활용되었을 때 의미가 있다는 인식을 공유하면서, 실천적 유용성을 염두에 두고 책을 저술하였다. 구체적으로 이 책의 강조점을 소개하면 다음과 같다.

첫째, 이 책의 기본 틀은 한국사회복지교육협의회에서 제시하는 '사회복지학 교과목 지침서(2021~2022년도)'에 따라 구성하였다. 그러나 세부 목차는 실천 현장에서의 요구와 필요를 고려하여 조정하였다. 이에 개념과 이론적 측면에서는 핵심적인 주제를 선별하여 다루었고, 주요 정신장애의 유형별 특성을 비교적 상세하게 기술하였다.

둘째, 사례와 참고자료 등을 폭넓게 제시하여 독자의 이해를 돕고자 하였다. 또한 관련 현황과 통계를 가능한 이해하기 쉬운 방식으로 전달하고, 각종 도표 등을 적극적으로 활용하였다. 정신장애의 진단 및 평가, 선별을 위해 강의자들이 활용할 수 있는 관련 척도나 평가도구도 출처를 자세히 밝히고 소개하였다.

셋째, 정신건강과 관련한 문제를 보다 효과적으로 다루기 위한 개입방법들을 비교적 상세히 다루었다. 특히 정신장애별로 선호되는 개입방법이나 약물치료뿐 아니라 최신의 전략으로 시도되고 있는 실천전략들을 함께 소개하였다.

나름대로 노력하였으나 미흡한 점이 많다. 저자들 모두 바쁜 시간을 쪼개어 고민하고 노력했지만, 지역적 · 시간적 제약으로 쉽지 않은 작업이었다. 그러나 서로 의견을 나누고, 함께 격려해온 그 시간 또한 의미 있고 소중한 경험이었다. 앞으로 이 책의 장점은 살리고 부족한 부분들은 개정을 통해 보완해 갈 것이다. 독자들의 관심과 조언이 함께 하길 기대하며, 끝으로 바쁜 저자들을 묵묵히 기다려주신 동문사의 관계자들께 깊은 감사를 드린다.

2021년 8월

저자 일동

차/례

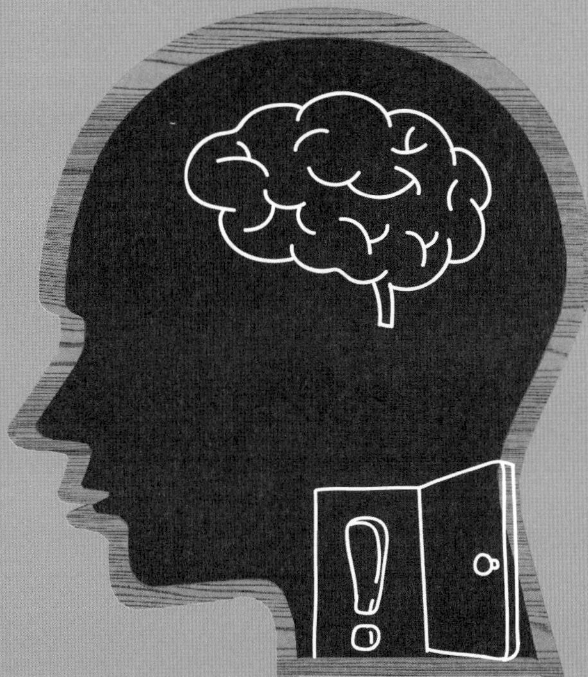

PART I

정신건강의 기초 이해

CHAPTER

01 정신건강의 이해

현대인의 삶의 질을 결정하는 중요한 요소 중 하나가 정신건강이다. 건강의 개념이 더 이상 아프지 않은 수준 이상을 요구하는 시대인 만큼 정신건강의 개념 또한 확대되었다. 더불어 복잡다단한 현대사회에서 발생하는 스트레스와 자극은 정신건강과 관련한 다양한 문제를 일으키고 있으며, 정신건강의 문제는 이제 개인의 문제가 아닌 국가, 사회의 문제로 인식되고 있다.

이 장에서는 정신건강의 기본 개념과 기준, 관련한 삶의 조건들을 알아본다. 특히 정신건강을 이해하기 위해 신체적, 심리적 측면뿐 아니라 사회적 측면을 함께 살펴보고, 관련한 관점의 변화들을 살펴본다. 더불어 정신건강을 개인의 건강뿐 아니라 사회의 건강, 개인과 사회의 균형과 조화를 중심으로 이해하고, 이의 증진을 위한 다차원적 삶의 조건과 노력이 필요함을 인식하게 되는 계기가 되길 바란다.

1 정신건강의 개념

1) 정신건강의 의미

정신건강은 말 그대로 '정신적 측면의 건강상태'라고 할 수 있다. 정신적인 안녕 상태 혹은 마음의 편안함, 행복감 등으로 이해할 수 있으나 개념적으로 명확히 정의하는 일은 쉽지 않다. 정신 혹은 마음은 무엇이며, 어떤 특성이 있는지, 건강은 무엇이고, 어디까지를 포함하는지, 혹은 행복이란 무엇인지를 정의하는 것은 사람마다 처한 상황과 관점에 따라 다양하다. 게다가 정신건강은 인간 내면의 특성과 조건만으로 결정되는 것이 아니라 사회의 변화와 특성과도 긴밀한 영향을 주고받는다.

이처럼 정신건강의 정의를 어렵게 하는 복잡성에도 불구하고 최근 들어 '삶의 질'과 행복에 대한 사회적 관심이 높아지면서 신체적, 정신적 건강을 이해하고 이를 증진시키기 위한 사회적 노력도 증가하고 있다. 특히 정신건강을 단순히 개인의 문제로 보기보다 다양한 사회문화적 맥락을 가진 사회의 문제로 바라보는 인식이 확산되고 있다. 이러한 인식의 변화를 기반으로 정신건강의 의미를 살펴볼 필요가 있다.

먼저 정신건강의 개념을 정의하기에 앞서 건강의 정의를 살펴보면 다음과 같다. 대표적으로 세계보건기구(World Health Organization: WHO)에서는 건강의 정의를 '단지 질병이 없거나 허약하지 않을 뿐만 아니라 신체적, 정신적, 사회적 안녕이 완전히 이루어진 상태'(WHO, 1958)라고 정의하였다. 이는 건강을 단순히 신체적 측면에서 결함이나 문제가 없는 상태뿐 아니라 정서적 안정과 사회적 측면에서 적합한 기능을 수행하는 상태까지 포함하는 개념이다. 이러한 개념은 건강을 생존 차원으로 이해하던 시각에서 질병으로부터의 자유, 일상생활의 기능적 수행능력까지 포함하는 개념으로 확대한 것이다. 최근에는 행복추구와 사회적, 정서적 안녕(wellbeing), 삶의 질 차원까지 포괄하고 있다.

건강의 개념에 이미 정신적 안녕을 포함하고 있는 만큼 정신건강은 인간의 평안한 삶 혹은 '삶의 질' 증진에 있어 필수요소라고 할 수 있겠다. 특히 WHO의 건강에 대한 정의를 통해 정신건강의 개념을 도출할 때에는 다음을 전제로 살펴볼 필요가 있다.

첫째, 정신건강은 통합적인 건강의 한 부분이다.
둘째, 정신건강은 단순히 정신질환의 부재 이상의 상태를 의미한다.
셋째, 정신건강은 신체적 건강이나 행동과 밀접히 관련되어 있다.

실제로 신체건강과 정신건강은 상호 밀접한 관련이 있으며, 전인적 존재로서 인간의 건강한 삶은 정신적, 신체적, 사회적 기능의 조화와 균형을 통해 가능하다. 이를 전제로 정신건강의 개념은 다차원적 특성을 고려하여 정의되어야 한다. 또한 정신건강은 사회문화적 배경에 따라 달리 정의될 수 있는 만큼 정신건강의 개념을 정의할 때 이러한 복잡성과 맥락을 염두에 두어야 할 것이다.

2) 정신건강의 정의

정신건강의 개념을 구체화하기 위해 사전적 정의를 살펴보면 다음과 같다. 국립국어원 우리말 사전은 정신건강을 '큰 고민거리나 걱정거리가 없어 마음이 바르고 평안한 상태'로 정의하고 있다. 이를 다시 단어를 중심으로 분석하면 '정신(mental)'과 '건강(health)'이 결합한 용어로 이해할 수 있다. 한자어 정신(精神)은 '육체나 물질에 대립되는 영혼이나 마음' 혹은 '사물을 느끼고 생각하며 판단하는 능력', '사물의 근본적인 의의나 목적 또는 이념이나 사상' 등으로 정의된다(국립국어원 홈페이지). 특히 '신(神)'은 일종의 영혼을 의미하는 한자어이다. 따라서 정신이란 감정이나 사고, 뜻이나 의지와 같이 눈에 보이는 물질이나 신체와는 구분하여 눈에 보이지 않는 영역, 즉 '마음'이나 '영혼'을 의미하는 용어로도 읽히고 있다. 따라서 정신적 측면에서의 건강을 의미하는 정신건강은 마음이 편안하고 안정된 상태, 감정과 생각이 건전한 상태로 정의할 수 있다.

이처럼 정신건강의 개념은 감정과 생각 등 개인내적 측면의 안정을 중심으로 정의할 수 있다. 그러나 시대의 변화에 따라 정신건강의 개념은 더욱 확대되었다. 이를 반영하고 있는 대표적인 정의가 세계보건기구(WHO)의 정의이다. 세계보건기구(WHO)는 정신건강을 '개인이 자신의 능력을 발휘하고, 일상생활의 스트레스에 대처할 줄 알고, 생산적이고 충실하게 일하며, 지역사회에 기여하는 안녕한(well-being) 상태'라고 정의하였다. 달리 말하면 정신건강을 유지하지 못하면 개인은 자신의 능력을 발휘하지 못하고, 일상적인 스트레스에 대처하지 못할 뿐 아니라 생산적 경제활동이나 지역사회 참여가 어렵다는 의미이다. 결국 정신건강은 개인의 역할 수행과 사회적 기능 유지를 가능케 하는 조건이며, 자신과 타인, 환경과의 균형을 이루었을 때 가능한 것이다.

한편 시대에 따라, 사회문화적 배경에 따라 달라진 정신건강의 개념을 비교적 분명하게 설명하는 기준으로 소극적, 적극적 정신건강의 구분을 살펴볼 수 있다(이규태, 1997; 원호택, 1998).

소극적 정신건강은 정신적인 문제가 없는 상태, 즉 정신질환이나 관련한 기능장애가 없는 상태를 의미한다. 이러한 관점은 질병 모델에 근거하는 것이다. 질병모델은 우울증이나 기타 정신질환의 유무를 정신건강의 기준으로 삼는다. 또한 정신질환의 원인을 뇌의 기능이나 신경전달물질의 작용과 유전적 원인 등 생물학적 측면에서 찾고, 치료에 있어 약물치료를 강조한다.

이에 비해 적극적 정신건강은 단순히 정신적 문제나 정신질환이 없는 상태가 아니라 개인의 장점과 잠재력의 개발을 통해 이상적 상태에 도달했을 때를 정신건강으로 간주한다. 증상의 유무와 상관없이 성숙한 인격을 갖추고, 사회적 역할을 수행하면서 주변 환경에 적응하는 상태를 의미하는 것이다. 이는 성장모델(growth model) 혹은 발달모델(developmental model)에 기반하는 것으로 정신건강의 원인을 생물학적 측면보다 심리사회적, 영적 측면에서 찾고, 문제 제거를 목표로 하는 대신 문제를 예방하고 개개인을 성장시키는 데 초점을 둔다. 또한 정신건강의 회복을 위해 약물치료에 집중하는 대신 심리적, 사회적 측면의 개입방법을 활용한다.

표 1-1 소극적 정신건강과 적극적 정신건강의 비교

구분	소극적 정신건강	적극적 정신건강
기본 개념	정신질환이 없는 상태	개인의 장점과 잠재력의 개발을 통해 도달한 이상적 상태
핵심모델	질병모델, 의료모델	성장모델, 발달모델
문제의 원인	생물학적 원인	심리사회적 원인
개입방향	약물치료 중심	예방 및 심리사회적 개입 중심

현대사회에서 정신건강의 개념은 적극적 정신건강의 상태를 의미한다. 이는 미국 정신위생위원회(National Committee for Mental Hygiene)에서 정의한 정신건강의 개념에서도 나타난다. 위원회는 정신건강이란 '정신적 질병에 걸려 있지 않은 상태만이 아니고 만족스러운 인간관계와 그것을 유지해 나갈 수 있는 능력, 즉 모든 종류의 개인적, 사회적 적응을 포함하여 어떠한 환경에도 대처해 나갈 수 있는 건전하고(wholesome), 균형있고(balanced), 통합된(integrated) 성격의 발달'이라고 정의하였다.

결국 정신건강의 개념은 개인적 차원이 아니라 사회적 관계 안에서의 균형과 조화를 포함하고 있으며, 단순히 정신적으로 문제가 없는 상황에서 나아가 환경에 대한 대처와 적응까지 요구하는 것이다. 개인적 수준에서 성격의 통일성과 일관성을 유지하면서, 자기 자신뿐 아니라 주변 환경에 대해 현실적으로 지각하고, 원만한 사회생활을 할 수 있는 상태를 뜻한다. 이를 요약하면 정신건강은 '개인이 평안한 마음 상태를 유지하면서 사회적으로 충분히 적응할 수 있는 상태'로 정의할 수 있다. 즉, 정신기능을 성공적으로 수행함으로써 생산적 활동과 적절한 대인관계, 변화에 대한 적응 및 역경에 대처하는 능력을 가진 상태로 정의할 수 있다. 결국 정신적으로 건강한 사람은 현재의 삶에 충실하지만, 닥쳐올 미래에 대한 대응도 가능한 사람이라고 할 수 있겠다.

3) 정신건강 개념의 변화

최근 정신건강과 관련하여 '힐링'과 '웰빙'에 대한 사회적 수요와 관심이 증가하고 있다. 정신건강의 개념이 인간의 행복까지 포함하는 적극적이고 포괄적인 의미로 확대되고 있는 것이다. 그러나 대중적 차원에서 이러한 인식의 확산이 나타나는 이면에 여전히 '정신건강'은 '정신(精神)'이라는 용어가 담고 있는 미신적 요소와 편견으로부터 자유롭지 못하다. 정신건강의 개념이 단순히 정신질환이 없는 상태 이상의 의미라고 하지만 정신질환의 정의조차 단순하지 않은 상황에서 정신건강의 범위와 개념을 분명히 하기란 쉽지 않다. 따라서 정신건강의 개념을 살펴보고 나면 '정신건강이란 무엇인가'에 대한 대답을 쉽고 단순하게 할 수 없다는 점만이 분명해진다. 이처럼 복잡하고 포괄적인 정신건강의 의미를 이해하기 위해 정신건강을 둘러싼 관점의 변화를 살펴볼 필요가 있다.

정신건강의 정의는 정신질환의 유무를 지칭하기 위한 정신병리학적인 개념에서 출발하였다. 정신병리학적 관점에서 정신건강은 '정신질환이 없는 상태'를 의미하며, 소극적 의미의 정신건강으로 볼 수 있다. 이러한 관점은 정신건강과 관련한 관심을 정신적, 정서적 문제를 해결하고 건강을 찾도록 도와주는 활동에 제한된다. 그러나 건강의 개념이 확대되면서 최적의 정신건강은 자신의 감정이나 행동, 생각을 자신이 처한 환경에 맞추어서 필요한 일들을 잘 수행해 가고 문제를 해결해 가면서 효과적으로 적응할 수 있는 것이며 만족과 행복을 느끼는 상태까지 포함하게 되었다. 더불어 정신적으로 건강한 개인은 최선의 기능을 발휘하여 최대한의 자아실현을 이루는 이상적인 상태를 포함하여 정의하게 되었다(Anastasi, 1979).

이에 세계보건기구(WHO)는 정신건강을 '사회경제적 요소와 환경적 요소에 의해 결정되고 정신건강은 정신질환이 없는 상태 이상의 것(a state of complete physical, mental and social well-being and not merely the absence of disease or infirmity)'으로 정의하면서 정신건강의 개념을 보다 적극적인 영역으로 확대해 왔다. 정신건강의 적극적 개념으로 활용되고 있는 '긍정적' 정신건강은 행복감 등 긍정적 정서, 자존감과 숙달 등 심리적 자원을 포함하는 성격특성, 역경을 이겨내는 회복력(resilience) 등으로 개념화된다. 이는 심리학계에서 나타난 긍정심리학(positive psychology)의 영향으로 나타난 것으로 정신건강을 행복과 웰빙, 삶의 질, 회복탄력성 등의 개념과 연결하여 이해하는 시각이다.

이에 번톤(Bunton)과 맥도날드(McDonald)(1992)는 세계보건기구(WHO)의 정의를 발전시켜서 세 가지 측면에서 정신건강을 설명하였다(우종민 외, 2010: 164 재인용). 즉, 정신건강이란 첫째, 개인이 자신의 가능성을 충분히 발휘하여 자아를 실현하는 것, 둘째, 개인이 자신의 환경을 통제하는 숙달감(sense of mastery), 셋째, 개인이 해결해야 하는 문제를 인식하고 직면하고 해결할 수 있는 자율성(autonomy)을 의미한다.

이러한 긍정적 정신건강 모델은 궁극적으로 적극적 의미의 정신건강을 지향하면서 치료 및 적응도 중요하지만 예방에 초점을 둔다. 즉, 정신건강은 결함과 손상에 초점을 두는 것이 아니라 개인이 지니고 있는 강점과 능력을 강조하고, 이것이 최대한 발현되도록 하는 데 목적을 두면서 행복과 자기실현을 통해 정신건강이 증진될 수 있음을 보여준다(임정원, 2016).

한편 현대사회에서 정신건강을 둘러싼 사회적 관심은 개인적 대응의 한계를 인식하고 정신건강 회복을 위한 새로운 담론으로 사회환경적 측면과 문화적 맥락을 통해 사회정의와 인권 증진을 위한 사회적 노력을 요구하고 있다(엄태완, 2020). 특히 정신건강을 '사회적 자본'으로 인식하고 정신적 위기를 초래할 수 있는 공동체의 문화를 개선하고 모든 구성원의 정신적 안녕감을 위해 인권증진을 달성하며, 사회적 약자의 인권보장을 위해 사회구성원 모두가 관심을 기울여야 한다고 주장한다(권순택 외 역, 2015).

더불어 자살에 이르는 위기상황에서 정신건강을 유지하고 증진시킬 수 있는 사회구조적 해법은 사회정의를 지향하는 문화의 형성이라고 본다. 오랜 시간 동안 정신장애인은 대표적인 사회적 약자였으며, 개인 간의 경쟁이 강화되고 있는 현대사회에서 정신장애인들이 한 사람의 인간으로 존엄하게 대우받기 위한 기본 바탕이 사회정의에 있다는 것이다. 인권존중과 사회정의의 향상을 통한 사회문화적 시스템의 정착을 통해 보다 희망적이고 인간 중심으로 연결된 사회로의 전환이 요구된다(엄태완, 2020). 따라서 정신건강의 개념은 사회나 문화, 신념 등 다양한 요소에 의해 영향을 받으므로 통합적 관점으로 이해할 필요가 있다.

2 정신건강의 조건과 기준

정신건강의 개념을 다양한 관점과 시각을 통해 살펴보았다. 그러나 이러한 논의에도 불구하고 '우리는 정신적으로 건강한가'라는 질문에 쉽게 답변하기 어렵다. 정신적으로 건강하다고 한다면 무엇을 근거로 판단할 수 있는지, 정신적인 건강을 위해 필요한 조건은 무엇인지에 대한 답변도 복잡하고 다양할 수밖에 없다. 정신건강의 개념을 소극적인 관점에 머물지 않고 보다 적극적 관점으로 정의할 때, 최적의 정신건강은 단지 정신적으로 문제가 없는 것 이상의 조건을 필요로 한다. 이는 불행과 행복을 비교할 때 불행하지 않은 것이 곧 행복한 상태와 동일한 것이 아닌 것과 같은 이치다. 행복은 단순히 문제가 없는 것 이상의 최적의 상태이며, 개개인의 특성과 상황에 따라 달리 정의된다.

그러나 개념적인 포괄성은 정신건강의 의미를 복잡하고 추상적인 것으로 만든다. 이에 정신건강을 가능하게 하는 조건과 기준을 보다 구체적으로 살펴볼 필요가 있다.

1) 정신건강의 조건

정신건강을 위한 삶의 조건을 여러 학자들이 제안하고 있는데 그중 야호다(Marie Jahoda, 1958)의 정신건강 조건이 가장 보편적으로 인용되고 있다. 야호다(Jahoda)는 정신건강을 자신에 대한 태도, 개인적인 성장과 자아실현, 내적인 심리적 일체감이나 동일성, 사회적 영향으로부터의 독립성, 현실환경에 대한 지각 능력, 환경에 대한 지배력 등을 기준으로 평가하였다. 구체적으로 살펴보면 다음과 같다.

(1) 자신에 대한 긍정적 태도(Positive attitude toward self)

자신에 대한 인식과 생각을 자아개념이라고 한다. 이러한 자아개념이 긍정적인 사람들은 자기 자신을 하나의 인간으로 수용하고 자신의 욕구와 행동을 객관적으로 인식한다. 자신에 대한 객관성을 유지하는 것과 함께 자신을 있는 그대로 인정하는 태도는 자기이해와 자기수용, 자기개방을 통해 가능하다(장연집 외, 1998). 자기수용이란 자신의 장점뿐 아니라 단점을 있는 그대로 수용하면서 다른 사람과 비교하지 않고 자기 자신은 다른 사람과 다르다는 인식을 갖는 태도이다. 정신적으로 건강하기 위해서는 이처럼 자기수용을 기반으로 하는 긍정적 자아개념을 갖는 것이 필요하다.

(2) 성장, 발달과 자아실현(Self-actualization)

정신적으로 건강하기 위해서는 자아실현을 위한 노력이 필요하다. 이는 자신의 잠재력을 개발하여 실현하고 새로운 성장과 도전을 할 수 있는 능력을 의미한다. 자아실현은 매슬로(Maslow)의 욕구위계이론 중 가장 상위의 단계이다. 매슬로는 자신의 잠재력을 최고도로 개발하여 성취하며, 자아를 성취하는 사람이 건강한 사람이라고 하였으며, 새로운 도전을 추구하는 자아실현의 욕구는 자신이 맡은 일이나 타인에 대한 깊은 관심과 헌신, 공감의 원동력이 된다고 하였다. 물론 모든 사람들이 자아실현을 완성하는 것은 아니며 정신적으로 건강한 사람이란 자아실현을 완성한 사람을 의미하는 것이 아니라 자아실현을 위해 지속적으로 노력하는 사람을 의미한다고 볼 수 있다.

(3) 통합(Integration)

정신적으로 건강한 사람들은 정신적으로 균형 있고 삶의 여러 부분들을 통합적으로 받아들일 수 있어야 한다. 통합이란 개인의 갈등과 욕구를 조절할 수 있는 능력으로 내외적 갈등이나 욕망, 기분 및 정서를 조절할 수 있는 능력, 외적 표현과 내적 억압 간에 균형을 이루는 것을 말한다. 개인마다 스트레스를 견디고 불안에 대응하는 능력을 살펴봄으로써 개인의 통합능력을 부분적으로 측정할 수 있다. 정신건강을 유지하기 위해서는 마음의 균형을 이루고 인생에 대하여 일치된 태도를 가지면서 자신이 직면하게 되는 스트레스에 적절히 저항할 수 있는 상태를 유지해야 한다.

(4) 자율성(Autonomy)

성숙하고 건강한 사람들은 자기 의지를 통해 자신의 의사결정과 행동을 스스로 조절한다. 자율성은 의사결정을 스스로 할 수 있는 능력이며, 자신의 의사결정과 행동, 사고, 감정에 책임을 지는 것이다. 이러한 자율성은 개인이 환경으로부터 독립하여 자기결정력을 갖고 있는가의 여부에 따라 달라지며, 적극적이고 능동적으로 환경에 대응하고 반응할 수 있는 상태를 의미한다. 즉 자기주도적 결정과 타인의 자율성 존중, 독립성과 의존성의 균형을 유지할 때 가능한 능력이다.

(5) 현실지각(Perception reality)

현실지각능력은 개인이 어떻게 자기를 둘러싼 외부환경에 대하여 정확하고 객관적으로 지각하고 이해하는가의 정도를 의미한다. 주위를 파악하고 외부 세계에 대한 추측을 경험적 행위로 검증하기 위해서는 공감능력,

사회적 민감성, 타인의 감정에 대한 존중이 필요하다. 이는 자신과 타인 및 사건 등 경험적 세계를 정확하게 지각할 수 있는 능력과 함께 현실과 비현실 세계를 구분하고 객관적으로 평가하는 능력을 기초로 한다.

현실을 왜곡 없이 객관적으로 지각할 수 있을 때 자신과 타인, 세상에 대해 치우치지 않고 정확하게 지각할 수 있다. 현실에 대한 제대로 된 지각이 부족하면 그 상황에 맞는 적합하고 적응된 행동을 할 수 없기 때문에 최대한 객관적으로 보고 판단할 수 있는 능력을 갖추어야 정신적으로 건강하다고 볼 수 있다.

(6) 환경의 지배(Environmental mastery)

환경을 지배하는 능력이란 적절한 적응능력을 갖추고 있으면서 일상생활에서 부딪히는 많은 일들을 효율적으로 처리해 내는 능력을 말한다. 자기 주도적인 지배라기보다 자신이 처한 환경을 수용하면서 환경에 적응하고 대처해 가는 능력이라고 할 수 있다.

환경을 지배하는 사람은 사회에서 인정하는 역할을 성공적으로 수행할 수 있고 세상에 효율적으로 대처하며, 인생의 문제를 잘 해결하고 삶에 만족한다. 이는 주위를 적절히 파악할 수 있는 능력이며, 사회적 역할을 성공적으로 수행함으로써 환경에 효율적으로 대처하는 것이다.

이외에 펜톤(Fenton)의 경우 조화롭고 균형 잡힌 성격의 통일성과 일관성, 자신을 있는 그대로 받아들이는 자신에 대한 승인, 사회적 관계에서 타인과의 유대 및 협력과 신뢰관계를 형성할 수 있는 사회적 승인의 유지 등을 정신건강의 조건으로 제시하였다. 맥키니(McKinney)는 행복감, 활동성, 사회성, 통일성, 조화성, 현실세계 지향 적응성, 자기 책임성 등 일곱 가지를 제시하였고, 캐롤(Carroll)은 자기존중과 타인존중의 자세, 자신과 타인이 지닌 장점과 한계에 대한 이해와 수용, 모든 행동에는 원인과 그에 따른 결과가 있음을 이해하는 자세, 그리고 자아실현에 대한 동기를 이해하려는 자세 등을 강조했다.

종합하면 정신건강의 조건이란 자신, 타인, 그리고 사회환경에 대한 바른 이해와 수용을 바탕으로 사회적 기능 또는 역할 수행의 적절성, 자신의 감정이나 정서의 처리능력에 달려 있음을 알 수 있다.

2) 정신건강의 기준

정신건강을 위한 삶의 조건을 살펴보았으나, 이러한 조건만으로 정신적으로 건강한 사람과 건강하지 않은 사람을 구분할 수 없다. 정신건강과 반대의 상황을 정신질환으로 정의하기도 하지만 이 둘 간의 경계는 명확하지 않다. 신체적 질환과 건강 또한 주관적 측면이 있지만 어느 정도의 객관적 기준이 존재한다. 그러나 정신건강의 경우 신체 건강과 달리 개인적, 시대적, 사회문화적 차원의 기준이 더욱 복잡하게 작용한다(엄태완, 2020: 14).

그럼에도 정신건강은 정신질환의 상대적 개념이다. 따라서 일차적 기준은 정신질환이 없음을 기준으로 삼을 수 있고 이는 정신의학의 분류기준을 근거로 고려할 수 있다. 그러나 정신건강의 개념과 조건의 포괄성을 고려할 때 정신건강의 기준 또한 다양한 관점에서 살펴볼 필요가 있다. 특히 정신건강의 개념이 다면적이고 복합적인 상황에서 정신건강의 기준을 '정상성'에 근거하여 판단하기도 한다. 이에 정상과 비정상의 다양한 관점을 살펴보고, 각 관점을 근거로 정신건강의 기준을 소개한다.

(1) 정상의 관점

정신의학에서 말하는 '정상(normality)'은 '한 사람의 행동이나 성격적 특성이 전형적이거나 적절한 표준에서 벗어나지 않아서 받아들일 만한 수준'을 의미한다. 구체적으로 오퍼(Daniel Offer)와 샙신(Melvin Sabshin)은 사회문화적 차이를 뛰어넘는 보편적인 인간행동의 기능을 중심으로 정상성을 네 가지 관점에서 분류하였다.

① 건강으로서 정상(normality as health)

전통적으로 의학에서 받아들여지고 있는 관점으로 특별히 관찰되는 증상이나 호소가 없거나 병적인 증상이 없는 것을 정상으로 간주하는 것이다. 정신건강의 개념 정의에서 언급했던 소극적 정신건강과 유사한 개념이다. 이 관점에서 건강이란 고통이 없고, 불안이 없고, 우울하지 않고, 불면증이 없는 상태를 말한다. 실제 실천현장에서 이처럼 증상의 유무에 따라 정신건강 유무를 판단하는 것은 현실적인 선택이다. 그러나 증상이 명확하게 확인되지 않아도 지속적으로 불편감을 느끼는 질환이 있을 수 있는데, 이런 경우 정신건강을 판단하는 것은 어려운 일이다. 가령, 신체화 증상의 경우 특정한 증상이나 증후가 관찰되지는 않지만 환자 스스로 지속적인 고통을 호소할 때가 있는데 이러한 경우 증상이 없는 것만으로 정신적으로 건강하다고 판단하는 것은 적절하지 않다.

② 이상적인 상태로서 정상(normality as utopia)

이상향으로서의 정상은 성격적으로 원만한 조화를 이루고, 하고 싶은 욕구를 큰 좌절 없이 적절하게 충족하는 상태를 의미한다. 이 개념은 프로이트의 정신분석학적 관점에 근거하며, 자아(ego), 초자아(superego), 원초아(id)

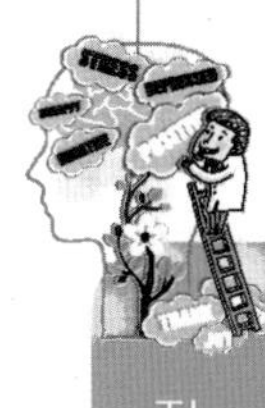

등의 정신구조들이 조화를 이루어 적절한 기능이 최고조로 도달하는 상태를 정상이라고 정의하는 관점이다. 즉 원초아와 자아, 초자아가 잘 통합된다는 것은 본능과 현실, 이상이 서로 조화를 이루고, 어떤 문제 상황이든 잘 해결할 수 있다고 보는 것이다. 따라서 이는 가장 이상적인 상태로, 성공적 치료의 기준이 되기도 한다. 그러나 실제로 소위 '성인(聖人)'들을 제외하고 일반인 가운데 이런 상태에 도달한 사람은 드물다. 때문에 이 관점은 이론적 추상성의 한계로 현실적 활용은 어렵다는 것이 일반적 인식이다.

③ 평균으로서 정상(normality as average)

이는 통계학적 관점과 유사한 것으로 평균으로부터의 이탈 정도에 따라 정상과 비정상을 구분하는 것이다. 보통 평균이라고 하면 통계학적 분포의 중앙인 평균 근처에 많은 사람들이 분포해 있고, 평균으로부터 멀어지면서 그 분포는 희박하게 된다. 따라서 평균에 가까울수록 많은 사람들이 유사한 성향을 보이며 평균에서 멀어질수록 이상한 또는 비정상적인 성향을 보이게 된다고 해석한다. 구체적인 행동이나 특정한 사안에 대해서 수학적인 정규분포곡선을 이용하여 해당되는 사람이 많은 평균 주위에 위치하면 정상으로 보고, 양극단에 위치하면 비정상으로 간주하는 것이다. 예컨대, 우울증 정도가 너무 심하거나 행동이 너무 지나칠 경우 이를 비정상으로 본다. 그러나 보통 사람과 달리 특정 영역에서 두각을 나타내는 사람(예: IQ가 높은 사람, 키가 큰 사람 등)에게도 비정상이라는 낙인을 붙일 수 있다는 단점이 있다.

④ 과정으로서 정상(normality as process)

이 개념은 시간의 흐름에 따라 성장하고 변화해야 정상이라고 보는 것이다. 일정한 시점에서 단면적인 면만 보면서 판단하기보다는 발달학적 관점에서 어떤 발달단계에서 해결해야 할 발달과제를 성공적으로 잘 수행함으로써 그 다음 단계로 발전해 나갈 수 있고 이러한 과정이 정상적인 성숙을 가져오게 된다는 것이다. 발달단계에 근거한 변화 또는 과정을 통해 그 사람이 적절한 행동을 하고 있는지를 판단해야 한다고 보는 관점이다. 즉 정상적인 행동이라는 것은 결국 사람과 사람 사이의 적절한 상호작용 과정의 결과라고 할 수 있으며, 과정에 문제가 없을 때를 정상이라고 볼 수 있다.

에릭슨(E. Erikson)의 성격발달이론에 따르면 인생의 발달주기는 8단계를 통해 성숙한 성인의 기능에 도달한다고 보고 있다. 따라서 각 발달단계의 과업을 잘 성취하고 다음 단계로 나아갈 때 우리는 이를 정상이라고 본다. 가령 성인기에 아동기의 행동과 사고력을 보인다면 우리는 이를 비정상이라고 보고, 성인기 발달단계에서 이루어지는 행동들을 수행할 경우 이를 정상이라고 보는 것이다.

이처럼 우리가 흔히 '정상이다', '비정상이다'라고 할 때 이는 다양한 맥락에서 해석될 수 있다. 따라서 특정 행동이나 특정 기준을 벗어났다고 해서 쉽게 정상과 비정상을 구분하는 것은 바람직하지 않다.

(2) 비정상(이상행동)의 기준

일반적으로 정상의 반대개념을 비정상이라 할 때 정신건강상의 비정상 특성은 이상행동으로 나타난다. 이상행동(abnormal behavior)은 객관적 관찰과 측정이 가능한 개인의 부적응적 심리적 특성을 의미하며 정신장애(mental disorder)는 특정한 패턴으로 나타나는 이상행동의 집합체를 의미한다. 이상행동과 정신장애를 정의하는 기준을 다음과 같이 요약할 수 있다(임정원, 2016: 19-21; 최송식 외, 2019).

① 통계적 기준

정상의 네 가지 관점 중 평균으로서의 정상과 같은 개념으로 통계 기준에서 벗어나는 행동을 할 때 비정상 또는 이상행동이라고 본다. 대표적으로 지적장애(intellectual disability)를 예로 들 수 있다. 지적장애는 지능검사의 결과에 따라 판정되는데 IQ 70점 미만인 경우 지적장애로 본다. 이는 IQ의 평균수치를 100으로 보고 대다수 사람들이 85~115 사이에 있는 만큼 통계적으로 평균의 범주에서 멀리 떨어진 수치를 기준으로 지적장애를 판단하는 것이다.

그러나 이러한 통계적 기준으로 이상행동을 판별할 때 여러 가지 한계를 지닌다. 첫째, 평균으로부터 일탈된 행동 중에는 바람직한 방향으로 일탈한 경우도 있다. 예를 들어 IQ가 130인 사람은 평균으로부터 떨어진 수치이지만 이상행동으로 간주하기 어렵다. 둘째, 통계적 기준을 적용하려면 인간의 심리적 특성을 측정하여 그 평균과 표준편차를 확인해야 한다. 그러나 인간의 모든 행동을 측정하여 통계적 기준을 적용하는 것은 현실적으로 불가능하다. 셋째, 이러한 통계적 기준은 전문가들이 합의한 임의적 경계일 뿐 이론적 근거에 기초한 것이 아니다.

② 사회문화적 기준

모든 사회에는 그 사회에 속한 사람들이 따라야 하는 문화적 규범(cultural norm)이 있다. 사회마다 가정, 학교, 직장 등 다양한 상황에서 개인의 역할에 따라 취해야 할 행동규범이 존재한다. 이러한 문화적 규범에 어긋나거나 일탈된 행동을 할 경우 이상행동으로 규정할 수 있다. 사회에서 용인하고 있는 문화 및 규범에서 크게 이탈된 행동을 할 때 우리는 이와 같은 사람을 비정상이라고 평가한다.

그러나 문화적 기준으로 이상행동을 정의할 때 몇 가지 문제점이 있다.

첫째, 문화적 상대성의 문제이다. 문화적 규범은 시대에 따라 변화하고 문화권에 따라 다르다. 어떤 시대나 문화권에서 정상적인 행동이 다른 시대와 장소에서는 이상행동으로 여겨질 수 있다. 둘째, 문화적 규범이 바람직하지 못할 경우에도 이를 따라야 하는가의 문제이다. 예를 들면 아프리카의 여성 할례와 같은 전통적 문화규범에 저항할 때 이를 이상행동으로 보기란 어렵다. 따라서 사회문화적 기준만으로 이상행동을 판단하는 것은 한계가 있다.

③ 행동의 적응성 기준

이상행동과 정신장애를 정의할 때 가장 중요한 개념이 적응(adaptation)이다. 이상행동은 개인의 적응을 저해하는 심리적 기능의 손상을 반영한다. 개인의 인지적, 정서적, 행동적, 신체생리적 특성이 그 사람의 적응을 저해할 때, 그러한 부적응적 특성은 이상행동으로 간주될 수 있다(권석만, 2013). 이러한 이상행동은 가정이나 직장에서의 역할 수행을 저해하고 타인과의 갈등을 유발함으로써 개인의 사회적 적응을 방해한다.

그러나 이상행동을 적응적 기능의 손상으로 판단하는 관점 또한 몇 가지 문제점이 있다. 첫째, 적응과 부적응의 경계가 모호하다는 점이다. 과연 어느 정도의 부적응 상태를 초래하면 이상행동으로 보아야 하는가의 판단이 어렵다. 둘째, 적응과 부적응을 누가 무엇에 근거하여 평가하는가의 문제이다. 평가하는 사람의 기준에 따라 다를 수 있기 때문이다. 셋째, 개인의 부적응이 어떤 심리적 특성에 의해 초래되었는지를 판단하기 어렵다는 점도 한계로 지적된다.

④ 주관적 불편감과 고통의 기준

개인이 경험하고 있는 심리적, 신체적 고통의 정도가 얼마나 심한가에 따라 정상과 비정상을 구분하는 것으로 주관적 감정의 측면에서 개인적으로 지나치게 고통을 느낄 때 이를 이상행동으로 간주하는 것이다. 즉 개인으로 하여 현저한 불편감과 고통을 느끼게 하는 행동을 이상행동으로 본다.

정신건강 전문가에게 도움을 요청하는 사람 중에는 적응의 곤란뿐 아니라 주관적으로 경험하는 심리적 고통을 호소하는 경우가 많다. 불안, 우울, 공포, 분노, 절망과 같은 부정적 정서는 개인의 삶을 불행하게 만드는 대표적인 심리적 불편감과 고통이다.

이를 기준으로 이상행동을 정의할 때 나타나는 문제점은 다음과 같다. 첫째, 심리적 고통을 경험한다고 해서 모두 비정상적이라고 할 수 없다. 개인이 처한 상황에 비해서 과도하게 심리적 불편감을 호소하거나 부적절한 행동을 할 경우 비정상으로 볼 수 있으나, 주관적 불편감과 고통을 객관적으로 판단하기는 어렵다. 둘째, 누구나 어느 정도의 불편감과 고통을 경험할 수 있는데 얼마나 심한 고통을 비정상으로 판단할 것인가의 문제이다. 사람마다 고통을 표현하고 인내하는 정도가 다르기 때문에 일관성 있는 기준을 적용하기가 어렵다. 셋째, 가장 큰 문제점은 매우 부정적인 행동을 나타내면서도 전혀 주관적인 불편감과 고통을 느끼지 못하는 경우이다. 망상을 지니고 있지만 주관적 불편감을 느끼지 못하는 조현병 환자나 다른 사람에게 사기나 폭력을 일삼으면서도 죄책감을 느끼지 못하는 반사회성 성격장애가 대표적인 예이다.

3 정신건강의 영향요인

정신건강은 개개인의 생물학적 능력과 물리적, 환경적 상호작용에 영향을 받는다는 것을 이미 확인하였다. 그렇다면 왜 어떤 사람은 다른 사람보다 정신적으로 더 건강하고, 어떤 사람은 정신건강의 위험이 높은가? 개인의 정신건강에 영향을 미치는 요인은 다양하다. 이에 정신건강의 영향요인을 신체적, 심리적, 사회적 측면으로 나누어 살펴본다.

1) 신체적 요인

로마의 시인 유베날리스(Juvenalis, 60-128)의 '건강한 신체에 건강한 정신이 깃든다'는 경구는 오늘날까지 자주 언급되는 말이다(한도령, 2014). 이 짧은 문장이 표현하는 의미와 뉘앙스는 역사적 조건에 따라 달라질 수 있겠지만 '정신건강의 기본은 신체건강'이라는 의미로 읽힌다. 누구나 몸이 아프거나 피곤하면 스트레스에 민감해지고 우울이나 불안에 더 취약해진다. 전인적 존재로서 인간은 정신과 육체가 상호작용하는 존재이며, 신체를 정신과 비교하여 일종의 '하드웨어'로 비유하기도 한다.

인간이란 하나의 유기체로서 근본적으로 신체와 정신이 분리되지 않고 상호연관성을 갖고 있다. 정신적 현상은 항상 신체적 현상과 관련성이 있고, 마찬가지로 신체적 현상 또한 정신적 현상과 연관성이 있다. 개인의 행동, 환경, 유전적 성질 모두가 신체적 건강상태에 영향을 미치고, 신체적 건강은 정신건강과 밀접한 상호작용을 한다. 즉 정신건강은 그 사람의 신체적 건강과 밀접한 관계가 있으며, 그 사람의 생산적이고 효과적인 신체기능 정도는 다양한 정신건강 수준에 영향을 미친다(전석균, 2016: 15).

특히 정신건강에 영향을 미치는 신체생물학적 요인 중 중요한 신체기관으로 뇌의 기능과 역할을 고려할 필요가 있다. 생물학적으로 볼 때 정신건강의 중심 역할을 하는 것이 뇌이며, 부모로부터 유전적 요인이 미치는 영향도 분명히 있다. 히포크라테스 시대부터 뇌의 장애가 정신건강의 변화를 초래한다는 것이 정설로 내려오고 있으므로 인간의 정신을 이해하기 위해서는 뇌의 생리적 기능에 대한 이해가 선행되어야 한다. 뇌의 영역별 기능과 각 신경세포의 활동에서 일어나는 물질의 대사 등은 정신기능과 밀접한 관계가 있어 뇌의 기능상의 문제들이 정신질환에 직접적인 원인이 된다고 볼 수 있다.

한편 신체와 정신의 직접적 관련을 보여주는 예로 정신신체의학에서 주로 다루는 정신신체질환(psychosomatic disorder)이 있다. 정신신체의학은 정신적 요인이 신체질환의 원인이 되거나 질병의 진행 및 악화, 회복과 지연 및 재발에 정신적 요인이 어떻게 영향을 미치는지 그 상호작용을 연구하는 의학 분야다. 이 분야에서 관심을 갖는 정신신체질환은 성격적 요소와 정서적 스트레스에 대한 반응, 기질적 증상 등 여러 변수들이 복잡하게 얽혀 이루어지는 다양한 질병 또는 증후들에 대한 서술적 용어이다(고영훈, 2012). 이러한 정신신체장애는 스트레스, 일반적 정신생활적 요인, 유전적 취약성과 환자의 감정적 갈등 및 이들 간의 상호작용이 원인이 된다. 스트레스 사건과 정신적 상태가 어떻게 면역체계에 작용하여 신체적 질병을 가져오는지에 대해 연구한 논문들을 살펴보면, 스트레스에 노출되는 것이 면역반응에 지속적 영향을 줄 수 있으며 신경내분비 및 자율신경계의 스트레스에 대한 반응이 감염성 질환이나 자가면역질환들의 발병과 진행의 위험요인이 될 수 있음을 보고하고 있다(Kemeny & Schedlowski, 2007; Marketon & Glaser, 2008; 김현정, 고영건, 2016: 824 재인용).

대부분의 신체질환은 이로 인한 스트레스를 유발하고, 질병에 적응하는 과정에서 많은 사람들은 부정적 감정반응을 나타내게 된다. 특정 질병 외에도 개개인이 가지고 있는 신체상, 신체만족도 등도 정신건강과 밀접한 관련이 있다. 따라서 정신건강의 증진에 있어 정신사회적 요인과 함께 신체적, 생물학적 요인의 상호작용에 대한 이해가 분명히 필요하겠다.

2) 심리적 요인

정신건강은 행복감과 같은 긍정적 감정, 자아존중감과 통제감이라는 심리적 자원을 포함하는 성격적 특성, 그리고 역경에 대처하는 능력을 뜻하는 회복탄력성 등 다양한 개념으로 정의될 수 있다(김민석 외 공역, 2018: 36). 즉, 원활한 정신활동뿐 아니라 성숙한 인격과 감정을 포괄하는 개념으로 이해된다. 따라서 정신건강에 영향을 미치는 심리적 요인들은 매우 다양한 측면에서 살펴볼 수 있다. 그 중에서 정신건강에 영향을 미치는 대표적 심리적 요인으로 성격과 회복탄력성(resilience), 자아개념(self-concept)과 자아존중감(self-esteem) 등을 살펴본다.

(1) 성격(personality)

성격은 개인이 갖고 있는 선천적 요인과 타인이나 환경과의 상호작용을 통해 한 개인이 형성하는 독특하고 일관성 있는 행동양식을 의미한다. 이는 개인의 사고나 감정 또는 행동을 결정하는 지속적이고 일관되며, 역동적 정신기제로 이해할 수 있다(이인정, 최해경, 2007: 22). 성격의 형성과정과 유형을 설명하는 이론들이 다양하게 나타나고 있으며, 특정 성격유형을 정신건강에 취약한 유형으로 구분하기도 하였다.

실제 정신건강의 조건으로 개개인의 성격적 특성은 중요한 요소로 강조되고 있는데, 펜톤(Fenton)은 감성과 이성이 잘 조화되고 균형 잡힌 건전한 성격으로서 인격체의 조화성을 정신건강의 첫 번째 조건으로 제시하였다. 유사한 맥락으로 로저스(Rogers, 1961)는 '완전하게 기능하는 사람'이 공통적으로 갖는 성격적 특성을 언급하였다(이인정, 최해경, 2007: 325-326).

첫째, 체험에 대해 개방적이다. 자신의 체험을 개방하는 사람은 자신의 내부에서 일어나고 있는 일을 있는 그대로 체험할 수 있다. 자신의 감정을 민감하게 인식하고 억압하지 않기 때문에 주변의 자극을 왜곡하지 않고 자유롭게 인식하고 적절하게 반응할 수 있다.

둘째, 매 순간 충실하게 산다. 새로운 체험에 완전히 개방적인 사람은 매 순간이 새로울 것이다. 따라서 현재의 자기나 미래의 자기는 그 순간으로부터 나오는 것이며 사전에 예측할 수 없다. 이러한 삶이란 곧 실존적 삶을 의미하며, 실존적 삶에서 개인의 자기(self)와 성격은 경험으로부터 나타난다.

셋째, 실존적 상황에서 가장 만족스러운 행동에 도달하는 방법은 자신을 신뢰하는 것이다. 완전하게 기능하는 사람은 자기의 유기체적 체험을 그가 해야 할 것과 하지 말아야 할 것을 결정하는 기준으로 삼는다.

넷째, 자유로움이다. 로저스는 심리적으로 건강할수록 선택이나 행동에 자유롭고, 억제나 금지 없이 생각과 행동의 대안들 사이에서 자유롭게 선택할 수 있다고 하였다.

다섯째, 창조성이다. 모든 체험에 대해 개방적이고 유기체로서 자신을 신뢰하며, 결정이나 행동에 자유로운 사람은 자기 실존의 모든 영역에서 독창적이고 창조적 삶으로 자신을 표현한다.

(2) 회복탄력성(resilience)

대부분의 사람들은 일상생활 속에서 끊임없이 스트레스 상황에 노출된다. 그러나 모든 사람들이 부정적 생활사건이나 일상적 스트레스를 견디지 못하고 심각한 부적응 상태에 빠지는 것은 아니다(김수안, 민경환, 2011). 이와 관련하여 나타난 개념 중 하나인 회복탄력성은 고난과 역경에서 다시 회복하는 과정을 포함하는 개념이다. 회복탄력성은 스트레스가 되는 사건들에 노출된 후에도 성공적으로 적응하는 능력이며(이연실, 2012), 어떠한 상황에 대한 융통성과 외부의 힘에 대한 저항 및 회복의 의미(양옥경, 최명민, 2001)이다. 사람들은 누구나 인생의 역경에 부딪히게 되며, 이러한 역경을 만났을 때 얼마든지 이겨낼 수 있는 잠재적 힘을 지니고 있다고 본다. 이를 회복탄력성이라고 하며, 우리 몸의 근육이 면역력을 높이는 것처럼 마음의 잔병치레를 보호하고 예방해주는 것이라고 하였다(김주환, 2014).

따라서 회복탄력성은 인내력이나 대처능력과 유사한 개념으로 볼 수 있다. 이러한 회복탄력성은 보호요인의 영향을 받는데, 보호요인은 회복 과정이 일어나게 하는 특별한 역량을 뜻한다. 역량은 개인이 사용할 수 있는 건강한 기술과 능력(예: 문제 해결 능력)이다. 역량의 주된 기능은 스트레스에 대한 저항인데, 역량에는 기질적 요인과 환경적 요인 모두가 포함되며 시대나 환경에 따라 달라질 수 있다. 역경에 대처하는 능력은 신체적, 정신적 불건강으로부터 스스로를 보호하는 역할을 한다. 회복탄력성의 질은 사람들이 삶의 변화를 다루는 방법과 상황에 따라 달라진다. 즉, 회복탄력성은 스트레스 요인에 유연하게 대처할 수 있는 다양한 역량을 의미하며, 이것은 모두 생애초기, 아동기, 청소년기의 경험, 그리고 성인기의 환경으로부터 영향을 받는다.

한편 회복탄력성의 하위요인으로 정서조절력, 충동통제력, 낙관성, 원인분석력, 공감능력, 자기효능감, 적극적 도전성이 제시되고 있다(Reivich & Shatte, 2003). 회복탄력성이 있는 사람은 스트레스 상황에서도 자신의 평온함을 유지할 수 있고, 현재의 욕구나 충동을 참아낼 인내력을 갖추고 있다. 따라서 개인적 삶의 질과 행복을 위해서도 중요하고, 개인이 사회적으로 담당해야 할 역할을 수행하는 데도 필요한 특성이다(박유미, 2017). 특히 회복탄력성은 정신건강과 깊은 관련이 있는 것으로 나타나고 있는데 대부분의 연구에서 회복탄력성 수준이 높을수록 정신건강 수준은 높아지는 것으로 나타났다(윤성자 외, 2019; 김평호, 이유리, 2016; 성준모, 2007).

(3) 자기개념(self-concept)

자기개념은 개인의 기본적 본성, 독특한 속성들 및 전형적 행동에 대한 신념의 집합체라고 할 수 있다. 따라서 자기개념은 실재하는 존재가 아니라 개인이 자신에 대해 어떻게 느끼고 생각하는가에 대한 지각과 평가라고 볼 수 있다. 로저스(Rogers, 1961)는 성격을 이해하는 핵심개념으로 '자기개념'을 강조하였는데, 이는 나와 관련된 모든 것을 지각하는 것이며, 자신에 대한 자기평가로 한 개인이 그가 속해 있는 생활 속에서 자기 자신 및 주변 환경을 지각하는 것이라고 하였다. 따라서 자기개념은 신체적 특징, 개인적 기술, 특성, 가치관, 희망, 역할, 사회적 신분 등을 포함하여 '나는 누구이며, 무엇인가'를 깨닫는 것이다. 자기개념의 발달은 자신은 독특하고 타인과 구별되는 분리된 실체라고 인식하는 데서 시작한다(조복희 외, 1997).

사람들의 정서적 문제는 근원적으로 자기개념의 문제와 관련된다는 시각이 많은데, 인간은 자기 자신을 가치 있는 존재라고 느끼는 자기존중감과 자기가치감이 위협받거나 훼손되었다고 느낄 때 정서적 고통을 느끼게 된다는 것이다(김정호, 1999). 실제로 대학생의 자의식 및 자기개념, 비합리적 신념이 사회불안에 미치는 영향을 살펴본 연구(2002)에서 자기개념이 부정적일 경우 사회불안이 높은 것으로 나타났으며, 자기개념의 하위요인 중 사회적 자기개념이 사회불안을 가장 잘 설명하는 것으로 나타났다(정미정, 정현희, 2002).

(4) 자아존중감(self-esteem)

자아존중감은 자신에 대해 얼마나 가치를 부여하는가를 의미한다. 자기개념에 좋고 나쁨, 즉 가치를 반영한 개념으로, 개인으로서의 그가 가지는 가치에 대한 종합적 평가를 의미한다. 따라서 자기개념과 자아존중감은 매우 밀접한 관련이 있으며 긍정적 자기개념을 가졌을 때 자아존중감이 높다고 할 수 있다.

로젠버그(Rosenberg, 1965)는 자아존중감을 자신에 대해 긍정적으로 느끼는 정도를 나타낸다고 하였는데, 낮은 자아존중감은 자아거부, 부정적 자기평가를 암시한다. 자아존중감이 높은 사람은 스스로에 대해 만족하고, 자신의 삶이 즐겁고 활력이 있으며, 다른 사람과도 좋은 관계를 형성할 수 있다. 이는 정신건강을 유지하는 기본 조건이 된다. 자신과 타인을 존중하는 삶을 일반적으로 건강한 삶이라고 하며, 정신적으로 건강한 사람은 자신을 있는 그대로 수용하고 자신의 한계를 받아들이는 동시에 자신의 자질과 능력을 인정한다.

실제 자아존중감이 낮은 사람은 높은 사람들보다 더 많은 정서적 문제를 가지는 경향이 있다. 특히 불안, 우울, 공격, 긴장, 분노, 소외감, 불행, 불면증, 정신신체증상들을 경험한다(이민규, 2004).

3) 사회적 요인

사회적 존재로서 인간은 그들이 속한 사회환경과의 상호작용 속에서 성장하고 적응해 간다. '사회적'이라는 말에는 자신과 타인 간의 관계성을 포함하고 있으며 이러한 대인관계적 특성은 정신건강에 중요한 요인이 된다. 정신건강은 통일된 인격체를 기반으로 바람직한 대인관계를 형성하며 자아실현을 위해 노력하는 상태로 볼 수 있다. 이는 개인의 내적 상태뿐 아니라 외적 환경에 대처하고 적응하는 상태라 할 수 있다.

이처럼 정신건강은 한 개인을 둘러싼 환경이나 사회적 맥락의 영향을 받는 상태이다. 사회적 요소는 물리적 환경뿐 아니라 가족 배경과 문화적 배경 등을 포함한다. 최근의 기후재난에 대한 관심은 미세먼지 등 대기오염과 정신건강 간의 관계를 파악하면서 이러한 환경악화가 신체건강뿐 아니라 정신건강에도 부정적 영향을 미친다는 연구결과를 제시하고 있다(강신우 외, 2020). 특히 우울증은 사회경제적 수준이 낮고 동반질환이 있는 경우 더욱 높게 나타났다(Pun, V.C. et al., 2016).

한편 사회환경은 직접적으로 정신건강에 중요한 영향을 미치는 변수로 이해된다. 흔히 정신건강의 문제는 사회적 스트레스 과정으로 설명되며 경제적 어려움과 같은 사회적 원인에 의한 스트레스 요인은 개인의 정신적, 심리적 건강에 악영향을 미친다. 특히 빈곤층과 같이 사회적으로 불리한 입장에 있을 경우 스트레스를 극복할 수 있는 조건이 취약할 수밖에 없고 그 결과로 심리정서적 어려움이 가중될 위험이 높다. 이는 '사회스트레스 이론'으로 설명할 수 있으며, 빈곤계층은 실업, 고용 불안정, 저임금, 취약한 노동조건으로 인한 신체적 위험의 증가로 부정적 생활사건을 경험하거나 만성적 스트레스 요인에 노출될 확률이 다른 계층에 비해 상대적으로 높다(이상문, 2008). 따라서 빈곤과 성차별, 인종차별 등 생활스트레스로 인한 요인이 정신건강에 미치는 영향은 높다고 볼 수 있다.

정신건강에 대한 사회적 요인은 사회환경의 범위에 따라 다양하다. 가장 가까운 환경체계인 가족적 요인으로 가족문화와 가치, 관계 특성도 중요한 영향을 미친다. 또한 친구 및 동료나 기타 지지체계 또한 중요한 영향요인이 된다. 사회적 지지란 한 개인이 그가 가진 대인관계로부터 얻을 수 있는 모든 긍정적 자원(Cohen & Hoberman, 1983)을 의미한다. 이러한 사회적 지지를 높게 지각한 개인일수록 심리적 안정감이 높고 긍정적 사고를 하는 반면, 사회적 지지를 낮게 지각할수록 스트레스로 인해 더 많이 고통을 받고 정신병리적 문제도 더 많이 경험하는 것으로 알려지고 있다. 이처럼 사회적 지지는 정신건강에 직접적 영향을 미치기도 하지만 스트레스와 정신건강의 관계에서 이를 완충하는 역할을 제공하기도 한다.

이처럼 사회적 관계와 관계망은 정신적 불건강 상태가 시작되거나 재발하지 않도록 막는 보호요인으로 작용하며 정신건강은 사회적 기능과 밀접하게 관련이 된다. 사회적으로 건강한 사람은 사람들과의 관계에서 조화를 이루고 협력하려는 태도를 보이며 부조화를 해결하고 갈등을 관리하는 기술을 갖추고 있다. 또한 모든 일의 결과를 이해하는 능력과 기꺼이 이해하고자 하는 의지 때문에 상호작용에서 발생하는 문제를 대처하고 해결한다. 일상에서 관심사와 문제를 해결할 수 있는 친구가 있다면 부정적 결과를 완충할 수 있다. 가까운 친구관계를 유지하고 그들과 생산적이고 즐겁게 일하면서 상호작용을 하기 위해서는 사회기술이 필요하다. 뿐만 아니라 사회적 건강은 동료뿐 아니라 자신과 타인의 권리를 존중할 수 있어야 한다.

이처럼 정신건강은 신체, 심리적 요인과 환경적 요인 등 다양한 변인들에 의해 영향을 받는다. 그러나 이러한 신체적, 심리적, 사회적 조건은 분리되어 영향을 미치기보다 상호 긴밀한 연결을 통해 정신건강에 영향을 미치며, 정신건강을 유지하는 조건이면서 동시에 정신건강의 결과로서 나타나는 특성이기도 하다. 이외에 좋은 정신건강상태를 누리고, 그 상태를 누리기 위한 정책과 전략을 세우기 위해서는 정신건강에 어떠한 요소들이 영향을 미치는지 알아야 한다. 관련 요인을 추가로 소개하면 다음과 같다(우종민 외, 2010: 164).

첫째, 문화이다. 사람들이 표현하는 여러 가지 행동이나 표정을 각 문화마다 다르게 받아들이고 해석한다. 질병에 대해 받아들이는 심각성의 차이나 특정 질병에 대한 편견, 어떤 것은 질병으로 보고 어떤 것은 질병으로 보지 않는 등 차이가 있을 수 있다.

둘째, 사회적 자산(social capital)이다. 사회적 자산은 사회를 구성하는 여러 가지 특성들이다. 그 사회의 공통 이익을 위한 협동과 조화를 촉진시키는 사회 연결망, 사회 규범, 사회 신뢰와 같은 것들이 바로 사회적 자산이며, 그 사회의 경제와 사회 환경은 당연히 사회적 자산에 영향을 미친다. 사회 연결망이 잘 되어있으면 사회의 응집력, 비공식적 보살핌(informal caring), 위기 상황에서의 보호, 보건교육, 보건 서비스 이용이 더 높고, 사회연결망은 공중보건에 영향을 미치는 사회 규범을 변화시킨다.

셋째, 인권이다. 기본적인 시민, 정치, 경제, 사회, 문화에 대한 권리가 존중되고 보호되는 사회적인 분위기는 정신건강증진의 초석이다. 이런 권리들로 인해 보장받는 안전과 자유가 없으면 좋은 정신건강상태를 유지하기 어렵다. 인권 개념은 정신건강 결정 인자를 규명하는 데 유용하며, 정신건강에 대한 정부의 정책과 법을 만들고 집행할 때에도 영향을 미친다. 인권은 사회에 작용하는 힘에 균형을 잡고 구성원 모두의 의사가 최대한 반영되어 그들의 건강에 좋은 영향을 줄 수 있는 정책이 수립되어 실행되도록 한다.

CHAPTER

02 스트레스와 정신건강

정신건강과 관련한 논의들은 다양한 관점에서 발전되어 왔다. 정신의학의 영역 안에서 정신건강이 정신질환의 반대편 영역에서 고찰되었다면, 일반 대중의 삶의 질과 안녕 상태를 포함하는 정신건강은 긍정심리학과 인본주의적 관점을 배경으로 한다. 사회문화적 관점에서 바라보는 정신건강은 동양의 문화와 서양의 문화를 기준으로 비교하기도 하고, 인권과 사회정의의 관점에서 정신건강을 논의하기도 한다. 한편으로 정신건강의 의미와 조건을 설명하는 이론뿐 아니라 정신건강의 유지와 증진, 개입의 관점에서 활용되는 실천적 개입모델로 강점관점과 회복모델 등이 활용되기도 한다.

이처럼 정신건강을 이해하고 관련한 문제의 개입에 있어 전문적 실천을 위해 살펴볼 이론은 매우 다양하다. 이들 이론 중에서 정신건강의 개념과 의미를 파악하는 데 기초가 되는 이론적 토대로 스트레스와 정신건강의 관계, 환경과의 적응을 중심으로 살펴본다.

1 스트레스의 이해

1) 스트레스의 개념

현대인이 가장 많이 사용하는 용어 중 하나가 스트레스일 것이다. 일상생활에서 자주 사용되는 이 용어는 일반적으로 적응하기 어려운 상황에 처했을 때 느끼는 심리적, 신체적 긴장 상태를 말한다. 스트레스를 학문적으로 활용하기 시작한 분야는 원래 물리학과 공학 분야이며 “팽팽히 조인다”라는 뜻의 라틴어 ‘stringer’에서 파생된 용어이다. 어원적으로 스트레스적 상황을 동반하는 감정을 느끼는 것으로 17세기에는 역경 또는 고통을 기술하는 데 사용되었다. 18세기에 이르러 힘(force), 압박(pressure), 긴장(strain), 강한 노력(strong effort)의 의미로 활용되었다(Hinkle, 1973; 이영균, 2004: 48 재인용). 20세기에 이르러 한스 셀리에(Hans Selye, 1939)가 의학 분야에 처음으로 활용하면서 스트레스를 ‘정신적, 육체적 균형과 안정을 깨뜨리는 자극에 대하여 자신의 안정 상태를 유지하기 위해 변화에 저항하는 반응’으로 발전시켜 정의하였다.

일반적으로 스트레스는 부담과 압박을 주는 것으로 괴로움을 야기하는 것으로 인식되지만 때로는 유쾌한 자극이 되기도 한다. 이에 스트레스를 긍정적 스트레스(eustress)와 부정적 스트레스(distress)로 나누어 설명한다. 흔히 좋은 스트레스와 나쁜 스트레스로 칭하기도 하는데 긍정적 스트레스는 당장에는 부담스럽더라도 적절히 대응하여 자신의 향후 삶이 더 나아질 수 있는 스트레스를 말한다. 또한 부정적 스트레스는 자신의 대처나 적응에도 불구하고 지속되면서 불안이나 우울 등의 증상을 일으킬 수 있다고 보았다. 따라서 적절한 스트레스는 우리의 생활에 활력을 주고 생산성과 창의력을 높일 수 있지만 부적절한 경우 신체적, 심리적 기능수행에 어려움을 야기한다. 사실상 스트레스에는 긍정적 혹은 부정적 생활사건 모두가 포함될 수 있으나 대부분 부정적 생활사건과 관련된 스트레스를 주로 '스트레스'로 인식한다.

이처럼 스트레스는 주로 외부의 자극에 대응하는 신체적 반응을 중심으로 이해되어 왔다. 그러나 라자루스(Lazarus, 1993)는 스트레스를 인간이 심리적, 신체적으로 감당하기 어려운 상황에 처하게 되었을 때 느끼게 되는 불안과 위협의 감정이라고 심리적 측면으로 정의하였다. 또한 스트레스는 원인 또는 결과를 의미하는 용어로도 사용되는데, 관련하여 스트레스에 대한 개념을 반응, 자극 그리고 자극과 반응의 상호작용적 관점에서 살펴볼 수 있다. 스트레스 개념과 관련하여 모나트와 라자루스(Monat & Lazarus, 1977)는 다음 세 가지로 구분하여 설명하였다(양병환, 1991; 최해림, 1986).

(1) 자극으로서의 스트레스

자극으로서의 스트레스 모델(stimulus-based model of stress)에서 설명하는 스트레스는 문제 상황의 자극적 특성을 강조한다. 이 모델은 스트레스를 인간에게 영향을 미치는 객관적이고 기술 가능한 사건, 자극으로 보는 입장이다(Holms & Rahe, 1967). 즉 스트레스를 스트레스 요인(stressor)이라는 개념으로 파악하여 객관적으로 상세히 기술될 수 있는 성질을 가진 자극으로 본다. 자극에는 외적인 환경조건으로부터 내적인 생리적 현상까지 다양한 것들이 포함된다. 제간스(Zegans, 1982)는 스트레스 자극으로서 새로운 것, 강렬한 것, 급히 또는 갑자기 변화하는 상황뿐 아니라 적절한 또는 기대했던 자극의 결핍, 피곤, 권태 등을 포함시켰다. 또한 라자루스(Lazarus)와 코헨(Cohen)은 자극으로서의 스트레스를 사람들에게 압도적인 영향을 주는 것으로 천재지변, 전쟁, 투옥과 같이 통제할 수 없는 사건, 일부 사람들에게 영향을 주는 생활사건, 일상생활에서 경험하게 되는 혼란(daily hassle) 등으로 나누어 소개하였다(최해림, 1986).

스트레스를 자극의 일종으로 보는 관점의 대표적 학자로는 홈스(Holms)와 라헤(Rahe)가 있다. 이들이 공동개발한 '사회재적응(social readjustment) 척도'는 주요한 생활사건에 초점을 두고 죽음과 질병, 이혼, 이직 등 개인의 중요한 생활양식에 중대한 변화를 초래하는 사건들에 관심을 두고 생활변화량이 클수록 질병의 위험이 높아진다고 보았다. 이러한 관점은 스트레스를 일으키는 상황을 다양한 측면에서 파악하고 있으나 이러한 자극을 받아들이는 개인의 심리적 과정을 무시하고, 스트레스의 부정적 기능에만 집중하여 긍정적 측면을 무시하는 단점이 있다(최송식 외, 2019: 66). 또한 사건의 변화를 지나치게 강조하고, 경험의 정도에 대해서 가중치가 없으며, 지나치게 단순한 형식으로 미래의 건강과 질병을 예언하는 데 오용되고 있다는 비판을 받고 있다. 개인이 과거에 경험한 문제의 역사, 개인의 사회경제적 배경, 대인관계의 조직망, 사회의 기대, 사회 변화의 의미 등을 고려하고 있지 않다는 것이다(질병관리본부, 2010).

(2) 반응으로서의 스트레스

반응으로서의 스트레스 모델(response-based model of stress)에서 스트레스는 자극에 대한 유기체의 반응으로, 신체, 정서적 또는 행동적 항상성 기능(homeostatic functioning)의 붕괴나 변경으로 정의된다. 즉 문제환경이나 환경에 대한 개인의 반응이 스트레스가 되는 것이다. 이는 환경 내의 자극으로 야기되는 관찰가능한 반응으로 자율신경계 각성, 내분비 기능 변화, 정서적 곤란의 보고, 그리고 대처행동의 와해 등을 측정하여 스트레스를 평가한다.

반응으로서의 스트레스 개념의 대표학자로 셀리에(Selye)를 들 수 있는데, 셀리에는 스트레스란 환경적 자극에 대한 보편적 신체 반응이며, 환경적 자극에 대한 주관적 평가가 없어도 개인의 생리적 반응에 직접적인 영향을 미칠 수 있다고 하였다. 즉 스트레스에 대한 적응은 그 스트레스의 종류에 상관없이 비슷하며 그 적응이 지나치면 병이 된다는 가설을 세웠다. 이러한 스트레스 상황에서 발생하는 개인 반응을 일반적응증후군(General Adaptation Syndrome; GAS)으로 제시하여 일반적으로 외부의 여러 가지 해로운 작용에 대한 생체의 반응을 설명하였다(임정원, 2016: 46).

이 모델은 주로 유해 자극과 신체·생리적 기능의 변화에 대한 연구를 통해 스트레스 적응과 생리화학·해부학·신경조직에 대한 이해를 증진시키는 데 큰 공헌을 하였으나, 스트레스 반응 과정에 개입하는 인지적·정서적 요소를 간과하고 있다는 비판을 받고 있다.

(3) 상호작용으로서의 스트레스

상호작용으로서의 스트레스 모델(transactional model of stress)은 스트레스를 환경과 개인 간의 복잡하고 역동적인 상호작용으로 본다(Lazarus & Folkman, 1984). 자극과 반응의 상호작용으로 개인과 환경 간의 부적합이 스트레스가 된다는 것이다. 특히 환경 내의 자극특성과 이에 대한 반응의 매개체로서의 개인 특성을 강조하고 있는데, 개인은 환경의 자극요소와 그 반응을 직선적으로 매개할 뿐 아니라 지각·인지·스트레스에 대한 대처능력 등의 개인 특성도 영향을 준다고 본다. 라자루스와 포크만(Lazarus & Folkman, 1984)은 이러한 관점을 기반으로 '심리적 스트레스란 개인에 의해 과도한 짐을 지운다고 평가되거나 자신의 가용자원을 초과해서 안녕을 위협한다고 평가된 개인과 환경 간의 관계'라고 정의하였다(김정희 역, 1997).

상호작용으로서의 스트레스 모델은 다른 모델에 비해 스트레스를 보다 포괄적인 관점에서 이해할 수 있게 하였으며, 특히 스트레스 과정에서 나타나는 개인의 역할을 강조함으로써 스트레스에 대한 인지-행동적 접근의 이론적 근거를 제공하였다. 스트레스의 개념이 확장되면서 스트레스 사건이 직접 부적응 반응에 영향을 주는 것이 아니라 스트레스를 경험하는 개인이 이를 어떻게 지각하고 해석하며 어떤 능력과 개인적 자원을 가지고 반응하느냐에 따라서 적응에 영향을 미친다는 것이다. 즉 개인의 인지과정이나 대처방식을 중시하는 개념체계가 발전하게 되었다. 이를 환경과 개인의 상호작용을 중요시한다고 해서 상호작용모형이라고도 하며, 개인의 대처반응을 중시한다고 해서 스트레스 대처형이라고도 한다(원호택, 2007). 그러나 이 모델은 연속적인 일련의 자극과 반응 간의 상호작용을 평가하기란 실질적으로 매우 어렵고, 이러한 평가는 개인의 주관적 해석과 보고에 의존할 수밖에 없다는 비판을 받고 있다.

2) 스트레스의 원인

미국의 심리학자 라자루스(Lazarus)는 같은 스트레스 요인이라고 할지라도 받아들이는 사람에 따라 긍정적 스트레스로 작용하느냐, 부정적 스트레스로 작용하느냐 달라질 수 있다고 보았다. 스트레스 요인이 발생하면 먼저 그것이 얼마나 위협적인가 또는 도전해 볼 만한가에 대한 일차적 평가가 일어난다. 만약 위협적이라고 평가한다면 위협에 따른 부정적인 감정을 처리하기 위한 다양한 대처를 고려하는 다음 단계를 거치게 된다. 따라서, 스트레스 상황을 부정적으로 받아들이면 그만큼의 긴장과 갈등이 발생하게 되고, 긍정적으로 받아들이면 생산적이고 행복해질 수 있다.

일반적으로 스트레스 반응을 일으키는 원인을 스트레스 요인(stressor) 또는 유발인자(trigger)라고 한다. 이는 앞에서 언급했던 자극으로서의 스트레스 관점과 같은 맥락으로 이해할 수 있다. 스트레스의 원인은 관점에 따라 심리적, 사회적 요인으로 구분하거나 절충 통합적 측면에서 구분하기도 하지만 가장 일반적으로 외적 원인과 내적 원인으로 구분한다.

(1) 외적 원인

스트레스의 외적 원인은 물리적 환경과 사회적 관계 등 스트레스와 관련한 모든 외부 환경적 요소들이다. 환경 자극의 측면에서 보면 천재지변이나 재해와 같은 극한 상황, 생활의 변화, 일상생활의 잔일거리로 구분할 수 있다(원호택, 2007). 전쟁이나 교통사고, 사업장의 사고, 폭행, 테러, 홍수, 지진 등과 같은 극한 상황은 스트레스의 원인이 되며, 이와 관련된 대표적인 장애로 외상 후 스트레스장애가 나타나기도 한다. 대표적인 외적 원인은 아래와 같다.

- 물리적 환경: 소음, 빛, 열, 더위, 닫힌 공간, 편리함의 감소 등
- 사회적 환경: 조직의 환경(규칙, 규정, 형식적 절차, 마감 시간 등), 사회적 관계(타인의 무례함, 명령, 공격적 태도, 괴롭힘 등)
- 개인적 사건: 중요한 사건(생로병사, 경제적 변화, 실직/사업 실패, 승진, 결혼/이혼/사별, 별거 등), 일상적 사건(출퇴근, 기계 고장, 열쇠 잃어버림 등)

극한 상황이 아니더라도 개인에게 새로운 적응을 요구하는 생활의 변화 또한 스트레스를 일으키는 주된 원인이다(원호택, 2007). 홈즈와 라헤(Holmes & Rahe, 1967)는 일반인들을 대상으로 다양한 생활사건 중에서 변화를 경험한 후 재적응을 위해 받게 되는 스트레스를 수치화하여 '사회재적응 척도(social readjustment rating scale, SRRS)'를 개발하였다. 이 검사는 지난 한 해 동안 어떤 생활사건이 자신에게 일어났는지를 살펴보고 일정 기간 동안의 생활사건을 생활변화 단위(life change unit) 값을 적용하여 점수를 합산하고 이를 기준으로 스트레스의 양을 측정하는 것이다. 생활변화의 범주는 결혼생활, 건강생활, 직장생활, 가정과 가족생활, 경제생활, 개인 및 사회생활의 6개 범주로 구성되어 있다(질병관리본부, 2010: 21).

표 2-1 사회재적응 척도

순위	생활사건	평균값	순위	생활사건	평균값
1	배우자의 사망	100	23	자녀가 집을 떠남	29
2	이혼	73	24	친척과의 불화	29
3	부부간 별거	65	25	개인의 성취	28
4	감옥, 시설 감금	63	26	아내의 취업, 퇴직	26
5	가까운 가족 사망	63	27	입학 또는 졸업	26
6	부상이나 질병	53	28	생활조건의 변화	25
7	결혼	50	29	개인적 습관 변화	24
8	직장에서의 파면	47	30	상사와의 불화	23
9	부부간의 화해	45	31	근로시간, 조건의 변화	20
10	은퇴	45	32	거주지 변화(이사)	20
11	가족의 건강변화	44	33	학교변화(전학)	20
12	임신	40	34	여가생활 변화	19
13	성적(sexual) 문제	39	35	종교활동 변화	19
14	새로운 가족이 생김(출산, 입양, 노부모와의 동거)	39	36	사회활동 변화	18
15	직업상의 재적응	39	37	소액구매를 위한 대출이나 담보설정	17
16	재정상태 변화	38	38	수면습관 변화	16
17	가까운 친구 사망	37	39	동거가족 수 변화	15
18	직종의 변화	36	40	식습관 변화	15
19	배우자와 말다툼 횟수변화	35	41	휴가	13
20	대출이나 담보 설정	31	42	크리스마스	12
21	담보물 상실(대출금의 미상환)	30	43	가벼운 법규위반	11
22	직장 내 역할 변화(승진, 좌천, 수평 이동)	29	44	설날/명절	10

* 해석: 지난 1년간 스트레스 생활사건 총점에 따라
1) 150점 이하: 생활환경에 근거한 개인의 스트레스 수준이 낮은 편
2) 150~199점: 경미한 생활위기
3) 200~299점: 견딜 만한 위기
4) 300점 이상: 심각한 위기

출처: 임정원(2016). 정신건강론. 신정. p.50.

표 2-1에 나타나는 것처럼 부정적인 사건뿐만 아니라 결혼, 승진, 휴가 등의 긍정적 사건도 하나의 스트레스가 될 수 있다는 점에 주목해야 한다.

생활사건의 변화는 그 자체로 긍정적이든 부정적이든 개개인의 삶에 도전이 된다는 것을 기억할 필요가 있다. 약간의 스트레스는 사람들에게 오히려 삶의 활력을 제공하기도 한다.

(2) 내적 요인

스트레스에 영향을 주는 내적 원인으로는 카페인 섭취, 흡연, 수면 부족, 과로 등의 생활습관과 개개인의 왜곡된 인지 등이 대표적이다. 왜곡된 인지의 예로는 부정적 자기평가(비관적 생각, 자기비난, 과도한 분석(over-analyzing); 적절한 비판을 넘어 과도하게 부정적으로 생각하기 등), 비현실적 기대, 과장되고 극단적 사고, 완벽주의자, 일중독 등이 있다.

사전적 의미로 생활습관이란 생활방법, 생활양식 또는 사는 방법과 모습 등으로 이해된다. 김일순(1993)은 생활습관(life habits)을 생활환경(life environment)이나 생활양식(life style)과 구분하여 과음, 과식, 음식의 선택, 운동기회의 포착 등으로 정의하였다(조성기, 2005). 이러한 개인의 생활습관은 질병 예방 및 건강에 많은 영향을 미친다. 대표적인 생활습관으로 식생활 습관, 운동습관, 음주 및 약물, 흡연, 스트레스 해소방법 등이 포함되며, 신체활동의 부족과 피로 증가, 수면시간의 부족, 불규칙한 식습관과 운동부족 등은 스트레스와 밀접한 관련이 있다. 이에 건강한 생활습관은 스트레스를 극복하고 대처하는 데 가장 대표적인 방법이라 할 수 있다.

또한 스트레스 강도는 스트레스 사건을 어떤 시각으로 보고 대처하는지에 따라 달라진다. 이때 개인의 성격과 성향이 중요한 영향을 미친다. 프리드만과 로젠만(Friedman & Rosenman, 1974)은 개인의 행동특성을 구분하면서 유형별로 스트레스와의 관계를 설명하였다. 즉 개인의 행동유형을 A,

B, C 유형으로 구분하였는데, A유형의 성격은 화를 잘 내고, 경쟁적이며, 급한 모습을 특징으로 한다. B유형의 성격은 낙천적이고 순응적 성격으로, C유형은 과도한 인내와 지나친 유화와 협력 등 정서를 통제하는 억제적 특징이 있는 것으로 알려졌다. 이 중 A유형과 C유형이 각각 스트레스에 취약한 성격유형이다(임정원, 2016: 51). 이외에 완벽주의자이거나, 자존감이 낮은 경우, 또는 말수가 적고, 다른 사람과의 관계가 소원한 경우에도 스트레스에 취약할 수 있다.

또한 심리적으로 압박감이 있거나, 욕구의 좌절, 갈등이 스트레스의 요인으로 작용할 수 있다. 먼저 압박감이란 욕구충족을 하기 위해 행동을 가속시키거나 강력하게 만드는 요인을 의미한다. 이는 내적 원인과 외적 원인으로 살펴볼 수 있는데, 내적 원인은 높은 포부 수준이나 자아이상과 같은 것들이며, 외적 원인으로는 부모, 교사, 동료들로부터 주어지는 행동변화에 대한 요구를 들 수 있다.

또한 좌절은 어떤 장애로 인해 욕구나 동기의 만족이 차단되는 것을 의미한다. 즉, 우리의 소원, 희망, 계획, 기대 등이 방해를 받았을 때 경험하는 불쾌한 감정이다. 자신이 원하는 욕구나 목표가 제대로 성취되지 못할 때 사람들은 스트레스를 경험하며, 이는 욕구불만이나 적개심, 공격성, 분노를 유발하는 원인으로 작용할 수도 있다.

한편 갈등이란 서로 대립이 되거나 배타적인 관계에 있는 충동, 욕망, 목적이 동시에 존재할 때 생기는 것을 말한다. 갈등은 상반되는 내적 욕구가 있거나, 외적 욕구가 양립할 수 없거나 내적 욕구와 외적 욕구가 어긋날 때 발생한다(전석균, 2016: 48). 특히 갈등이 스트레스를 촉발하는 것은 하나의 선택이 욕구충족을 주는 동시에 다른 것에서 욕구좌절을 초래하기 때문이다.

3) 스트레스 반응

스트레스 원인과 상황이 다양한 만큼 스트레스 반응 또한 다양하게 나타난다. 특히 스트레스 반응에 있어 중요한 것은 스트레스 상황에 대한 개인의 해석과 관점에 있어 다양한 차이가 존재한다는 점이다. 따라서 스트레스 반응을 객관적으로 측정하거나 정확하게 구분하기는 어렵다(김금순, 2005). 다만 이를 신체적, 심리적, 행동적 특성에 따라 나누어 살펴볼 수 있다.

(1) 신체적 반응

스트레스로 인한 신체적 반응은 쉽게 발견할 수 있다. 소화가 안 되거나, 머리가 아프다거나 숨이 가빠지는 반응은 모두 신체생리적 반응이다[1]). 이러한 반응은 교감신경계의 변화에 따라 나타나는 반응이며, 셀리에에 따르면 어떤 스트레스를 받더라도 신체적 증상이 유사하게 나타나는데 이를 일반적응증후군(general adaptation syndrome)이라고 한다. 또한 스트레스 상황에 처하여 모든 신체 자원을 동원하여 대항하려는 변화과정을 경고 반응기(alarm reaction stage), 저항기(resistance stage), 소진기(exhaustion stage)로 나눈다(최송식 외, 2019: 70).

이를 단계별로 살펴보면 경고반응기란 신체적 위협에 대항할 수 있도록 생리적 변화를 나타내는 단계이다. 물리적 스트레스나 강한 감정상태에 대처하여 신체의 능력을 증가시키는 자동적이고 순간적인 반응으로 교감신경계가 반응하는 단계이다. 신체적 변화로는 혈압상승과 호흡의 증가, 혈당 증가, 근육활동에 필요한 혈액의 흐름이 증가하고, 활동에 필요 없는 기관(소화기계 등)은 혈액공급이 줄어든다(한국의약통신, 2016.07.08 기사).

1) 기타 신체적 변화와 관련한 질환 및 증상: 두통, 근육통, 빈맥, 혈압상승, 피로, 복통, 설사, 변비, 입맛의 변화, 바이러스 감염, 알레르기, 천식, 암

1단계 경고반응기 이후에도 스트레스가 지속되면 2단계인 저항기로 넘어간다. 저항기에 인체는 스트레스에 적응 또는 저항하려고 하지만 문제가 해결되지 않고 스트레스 반응이 지속되면서 관련한 질병으로 이어진다. 스트레스 반응이 지속된다는 것은 인체가 흥분상태를 유지하고 있기 때문에 휴식과 재충전을 하지 못하여 지친 상태이며 그와 함께 인체의 자원이 고갈되고 있음을 의미한다.

저항기의 노력으로 스트레스가 해결되면 인체는 회복과정으로 접어들지만 스트레스가 해결되지 못할 경우 저항기의 모든 증상이 계속 심화된다. 인체의 한정된 자원은 결국 고갈되고 정상기능을 유지할 수 없게 된다. 소진기란 신체적 방어능력이 떨어져 그 결과로 질병이 발생하거나 심하면 사망에 이를 수 있다. 이와 같이 스트레스가 적절히 해소되지 못하고 계속될 경우 생리적으로 각종 질병, 특히 심인성 신체질환 등으로 발전할 수 있다(조수환, 1998: 109).

(2) 심리적 반응

스트레스는 신체적 이상뿐 아니라 불안과 공포, 우울, 짜증과 같은 심리정서적 반응을 나타낸다. 일반적으로 이러한 증상은 일시적으로 나타나지만 스트레스 요인이 장기적으로 지속되면 만성불안과 우울, 무력감 등 부정적 정서 반응으로 인한 생활의 불편감과 정신장애 등이 발생하기도 한다. 예를 들어 삶의 초기에 모성박탈이나 유해 스트레스에 노출된 사람이 우울장애를 경험할 확률이 높고, 우울경험의 경우 종종 중요한 생애사건의 경험 이후 나타나기도 한다. 특히 급성 스트레스 반응으로 일어나는 호르몬과 행동의 변화가 복합적 우울의 증상과 유사하다는 점도 연관이 있다(김근순, 2005).

스트레스로 인한 가장 흔한 심리적 반응은 불안과 공포이다. 사람들은 대부분 자아가 위협을 받는다고 느끼면 불안을 경험한다. 그 위협의 정체를 제대로 파악하고 대처할 수 있을 때 불안은 없어지지만 그렇지 않을 때 불안은 지속된다. 상대적으로 공포는 긴박한 위험이 현존할 때나 실제의 위험이 예기될 때의 두려움으로, 어떤 구체적인 자극과 연결되어 있는 정서이다. 이에 비해 불안은 두려운데 구체적으로 대상이 명확하지 않은 상태이다. 불안은 흔히 신체적 반응과 결합하여 나타나기도 한다. 스트레스를 받을 때 초조해하거나 어떤 문제에 집중하기 힘들고, 쉽게 흥분하거나 화를 잘 낸다. 스트레스로 인한 좌절은 분노와 공격성을 나타낼 수도 있으며, 정서적으로 우울해지거나 절망감을 경험하는 사람들도 있다. 스트레스 사건 이후 우울해지는 사람들은 자신감이 감소하고, 문제해결에 대한 동기나 흥미 등을 잃게 된다.

(3) 행동적 반응

개인마다 스트레스에 대한 행동발현은 제각각 다를 수 있다. 어떤 사람은 스트레스로 인한 행동반응을 적절히 통제하지만 어떤 사람은 이러한 행동의 통제가 어렵게 느껴진다. 행동적 반응으로 관찰되는 증상들은 무의식 중에 혀를 깨물거나, 손톱을 물어뜯는 것, 앉아 있는 동안 발 떨기, 의자 끝에 앉기, 주먹 쥐기 등이 있다. 그 외에도 과도하게 안절부절못하거나 과식, 음주, 흡연도 스트레스 반응과 관련한 행동적 증상으로 나타날 수 있다. 나아가 수면과 집중의 어려움, 대인관계의 장애 및 성적저하 및 업무 능력의 저하 등도 나타난다.

스트레스로 인한 반응은 개인에 따라 다르게 나타나며 신체적, 심리적, 행동적 측면에서 다양하게 나타난다. 이에 개개인의 스트레스 반응에 따른 스트레스 정도를 측정할 수 있는 평가도구를 소개하면 표 2-2와 같다.

표 2-2 스트레스 자가점검표

구분	문항
신체상의 징후	01 숨이 막힌다. 02 목이나 입이 마른다. 03 불면증이 있다. 04 편두통이 있다. 05 눈이 쉽게 피로해진다. 06 목이나 어깨가 자주 결린다. 07 가슴이 답답해 토하고 싶은 기분이다. 08 식욕이 떨어진다. 09 변비나 설사가 있다. 10 신체가 나른하고 쉽게 피로를 느낀다.
행동상의 징후	01 반론이나 불평, 말대답이 많아진다. 02 일의 실수가 증가한다. 03 주량이 증가한다. 04 필요 이상으로 일에 몰입한다. 05 말수가 적어지고 생각에 깊이 잠긴다. 06 말수가 많고, 말도 되지 않는 주장을 펼칠 때가 있다. 07 사소한 일에도 화를 잘 낸다. 08 화장이나 복장에 관심이 없어진다. 09 사무실에서 개인적인 전화를 하거나 화장실에 가는 횟수가 증가한다. 10 결근, 지각, 조퇴가 증가한다.
심리 · 정서상의 징후	01 언제나 초조해하는 편이다. 02 쉽게 흥분하거나 화를 잘 낸다. 03 집중력이 저하되고 인내력이 없어진다. 04 건망증이 심하다. 05 우울하고 쉽게 침울해진다. 06 뭔가를 하는 것이 귀찮다. 07 매사에 의심이 많고 망설이는 편이다. 08 하는 일에 자신이 없고 쉽게 포기하곤 한다. 09 무언가 하지 않으면 진정할 수가 없다. 10 성급한 판단을 내리는 경우가 많다.

검진기준: 각 영역 4개 이상 체크된 경우 전문가의 상담이 필요

출처: 용산구 정신건강복지센터 홈페이지 스트레스 자가검진(http://www.ysmind.org/test)

4) 스트레스 대처와 관리

(1) 스트레스 대처

1960년대 이후 스트레스 연구에 관한 초점이 스트레스 자체에서 대처 쪽으로 옮겨가기 시작했다. 이는 스트레스가 인간사회에 불가피하긴 하지만 적응 결과에서 큰 차이를 가져오는 것은 대처방식에서 나타나는 차이 때문이라는 인식이 커지면서 나타난 변화다. 라자루스와 포크만(Lazarus & Folkman, 1984)은 스트레스에 대한 대처를 의도적이며 목적적인 적응적 반응에 초점을 두고 개인과 환경이 상호작용할 때 생기는 갈등이나 긴장, 부담을 극복하거나 감소시키려고 할 때 한 개인의 역량을 요구하는 것으로 관련된 내·외적 요구를 인지적, 행동적으로 다루어 가는 과정으로 정의하였다.

동일한 스트레스 사건이라고 하더라도 개인마다 반응이 다르고 대처방식도 달라진다. 개인이 지각하는 적당한 수준의 스트레스는 문제인식과 수행능력을 증가시키지만 과도한 스트레스 지각과 부적절한 대처는 개인의 정서적 부적응과 사회적 기능의 문제를 야기한다. 따라서 스트레스 대처는 개인의 적응에 있어 중요한 역할을 한다.

스트레스를 발생시키는 상황이 다양한 만큼 스트레스 대처방법도 다양하다. 흔히 스트레스 대처는 적극적 대처와 회피적 대처로 구분된다. 적극적 대처는 문제 상황을 재인지하고 적극적으로 해결하려는 노력을 말하고, 회피적 대처는 상황을 부인하거나 최소화하기 위해 문제 해결을 도외시하고 정서만 표현함으로써 긴장을 완화시키려는 인지적, 행동적 양식을 뜻한다. 적극적 대처는 스트레스를 감소시키며 평가절하, 방어, 조정 등이 해당되고 소극적 대처에서는 스트레스가 감소하지 않고 오히려 증가하는데 회피, 사회적 위축, 자기연민, 자기비난 등이 속한다고 하였다(김미경, 2017: 6).

한편 라자루스와 포크만(Lazarus & Folkman, 1984)은 스트레스 대처를 스트레스 상황에서의 내외적 요인으로부터 벗어나 피해를 최소화하고 위기에 대응하기 위해 수행하는 능동적 과정으로 정의하면서 문제중심적 대처와 정서중심적 대처로 분류하였다. 문제중심 대처 차원에서 개인의 대처 행동은 문제해결을 목적으로 의사결정을 하거나 직접적인 행동을 취하는 것과 같이 스트레스 상황 자체를 변화시키고자 적극적인 노력을 하는 형태로 나타나고, 정서중심 대처 차원에서는 스트레스 상황을 변경시키기보다는 그에 수반되는 부정적인 정서를 다루거나 완화시키는 데 초점을 두게 된다.

① 문제중심적 대처(problem-focused coping)

구체적으로 문제중심 대처는 스트레스와 직접 관련이 되는 도전이나 위협을 다루는 노력이다. 개인이 처해 있는 문제, 즉 스트레스 상황에 초점을 맞추어 이를 해결하려는 일련의 노력으로(전석균, 2016: 62) 직접적으로 문제되는 행동을 변화시키든지 환경적인 조건을 변화시켜 스트레스의 근원에 접근하려는 대처방식이다. 문제중심 대처 행동에는 자신의 감정에 대한 인식, 새로운 정보의 활용, 자신의 정신적 및 신체적 자원의 활용, 그리고 타인과의 상호작용에 토대를 둔 행동들이 포함된다(최송식 외, 2019: 74).

② 정서중심적 대처(emotion-focused coping)

반면 정서중심적 대처는 스트레스 상황에서 경험하는 정서적 긴장이나 부정적 정서를 줄이거나 개선하기 위한 노력이다. 이는 스트레스를 유발하는 상황 자체를 변화시키기보다 그 상황에서 경험하게 되는 정서적 고통을 감소시키기 위해 스트레스의 원인을 피하거나 스트레스 상황을 인지적으로 재구성하는 대처방법이다(전석균, 2016: 63). 이는 의식적인 것과 무의식적인 것으로 구분할 수 있는데 의식적인 것으로는 스트레스가 자신과 아무 상관이 없는 것처럼 무시하는 행동(분리적 행동), 자신의 감정을 알아차리지 못하도록 스스로 다스리는 행동(자기조절), 다른 일에 몰두함으로써 스트레스원을 회피하는 행동(회피-도피) 등을 들 수 있다(이인혜, 1999; 최송식 외, 2019: 73 재인용). 무의식적으로 이루어지는 대처방안으로는 무의식적으로 발생하는 자아의 불안이나 위협으로부터 자신을 보호하기 위해 사용하게 되는 방어기제를 살펴볼 수 있다(조수환, 1998; 최송식 외, 2019: 74 재인용).

(2) 스트레스 관리

스트레스 관리의 목표는 스트레스를 없애는 것이 아니다. 스트레스를 유발하는 원인이나 스트레스 반응을 완전히 제거하는 것은 비현실적인 목표이다. 스트레스 관리는 스트레스에 대한 적절한 대처를 통해 스트레스를 효과적으로 관리하고 이를 통해 일상생활의 균형을 유지하는 것이다. 이를 위한 방법은 다양하게 모색할 수 있으나 대부분 요가나 가벼운 산책과 같은 신체적 기법이나 심리정서적 긴장의 이완을 위한 명상, 이완기법, 스트레스와 관련한 부정적 인식의 재고를 위한 인지재구조화 등이 대표적이다.

스트레스 관리를 위한 대표적 방법을 몇 가지 제시한다. 스트레스 상황이 다양하고, 스트레스에 대한 해석과 반응 또한 개인별로 다르기 때문에 이외에 더 다양한 방법들도 탐색해 볼 수 있다.

① 생활양식의 변화

규칙적인 운동은 신체적 건강뿐 아니라 심리적 안정에 도움이 된다. 스트레스 해소를 위한 신체활동으로 걷기, 달리기와 수영 등 유산소 운동과 요가와 스트레칭 등을 활용할 수 있다. 신체활동은 스트레스 반응으로 인한 근육긴장을 이완하고, 전반적인 신체적 각성을 이완시키는 데 도움이 된다. 또한 균형 있는 식사를 규칙적으로 하고, 카페인 및 음주, 흡연을 줄이거나 끊는다. 생활습관의 변화도 스트레스 관리를 위한 기본적인 방법으로 제시할 수 있다.

② 인지적 측면의 변화

스트레스와 관련된 인식 및 사고의 변화를 통해 스트레스를 관리할 수 있다. 스트레스를 인생의 한 부분으로 받아들이고, 일종의 도전으로 받아들이는 긍정적 태도가 중요하다. 스트레스 유발 요인에 대한 주관적 평가에 따라 스트레스 반응이 달라질 수 있는 만큼 스트레스 상황을 객관적으로 파악하고, 잘못된 신념체계로 인해 나타날 수 있는 부정적 정서와 자기파괴적 행동을 감소하고 제거하기 위한 인지재구조화 기법을 활용할 수 있다. 무엇보다 현실적 기대와 스트레스를 해결할 수 있는 문제로 바라보는 시각이 중요하다.

③ 사회적 지지체계 활용

외부의 압력이나 스트레스 상황에 직면했을 때 사회적 지지는 매우 중요한 역할을 한다. 코헨과 호버만(Cohen & Hoberman, 1983)은 사회적 지지는 경제적, 물질적 지원을 제공하는 유형적 지지, 문제를 이해하고 대처하도록 도와주는 평가적 지지, 여가시간을 함께 보내도록 돕는 소속감 지지, 가치에 대한 긍정적 평가와 수용의 자존감 지지로 구성되어 있다고 하였다(황순길 외, 2017). 이러한 지지는 개인이 주변 체계와의 상호작용과 관계망 형성을 통해 얻을 수 있는 자원이다. 따라서 스트레스 상황에서 사회적 지지체계를 만들고, 이를 활용할 수 있는 능력을 향상시킬 필요가 있다.

④ 전문적 지원체계 활용

생활 속에서 다양한 스트레스 관리방법 활용을 통해 스트레스 해소에 도움을 받을 수 있지만 심한 스트레스의 경우 전문적 도움이 필요하다. 필요한 경우 약물치료 및 심리정서적 치료가 가능한 전문기관의 연계 및 지원을 활용하도록 한다.

2 적응과 정신건강

적응이란 한 개인과 환경과의 유기적 관계 속에서 존재하는 개념이다. 인간은 항상 무엇인가 욕구를 느끼고 이를 만족시키기 위해 여러 가지 행동을 수행하고, 수정해 가면서 성장한다. 그러나 이러한 욕구가 항상 순조롭게 채워지는 것은 아니며, 적응의 과정에서 개인의 내적 욕구나 환경적 요건으로 인해 욕구불만이나 갈등을 경험하게 된다. 이러한 욕구를 적절히 조절하거나 융통성 있게 처리해 간다면 적응적 기능을 유지하는 것이라 할 수 있고, 이를 제대로 처리하지 못할 경우 부적응 행동, 문제행동이라고 한다(김혜련, 1993). 이런 의미에서 볼 때 현대사회의 다양한 변화과정 속에서 정신건강을 유지하고, 증진시키는 방안을 고려할 때 적응과 정신건강의 관계를 살펴볼 필요가 있겠다.

1) 적응의 개념과 의미

정신건강의 조건 중 하나는 다양한 변화에 적응하는 것이다. 인류는 오랜 세월을 거쳐 개인적, 사회적 측면의 어려움을 극복하고, 적응해 왔다. 변화하는 환경에 잘 적응하면 건강한 상태가 지속되지만, 그렇지 못할 경우 부적응적 상태, 흔히 건강하지 못한 상태가 된다.

적응(adjustment)이란 단어의 어원은 라틴어로 '방향'을 의미하는 'ad'와

'올바른'의 'just'가 합쳐진 말로 '올바른 방향'을 의미한다. 올바른 방향이란 관점에 따라 달리 해석될 수 있겠으나 일정한 조건이나 환경에 맞추어 잘 어울리는 것을 의미한다고 볼 수 있다.

원래 적응은 생물학적 의미로 사용된 용어로 다윈(Darwin) 이론의 핵심이 된다. 다윈에 의하면 물리적 환경에서 발생하는 수많은 변화와 위험 상황 속에서 잘 적응하는 종일수록 생존력이 강하다고 주장하였다(한덕웅 외, 1991). 따라서 적응은 인간과 다른 동물들이 다양한 욕구 사이에서 또는 욕구와 그들 주변 환경의 장애 사이에서 균형을 유지하는 행동과정을 의미한다(최송식 외, 2019: 103). 결국 적응은 모든 생명체에 있어서 중요하다. 생명체의 생존과 발전은 무엇보다 먼저 자신이 처한 환경과 역할에 적응해야 가능하기 때문이다.

사회적 존재로서 인간은 복잡한 사회환경과의 상호작용 속에서 성장한다. 인간이 자발적으로 행동하고 보다 적극적으로 환경을 이용하며, 사회적 변화에 능동적으로 참여하면서 주변 환경과의 상호작용을 해나갈 때, 이를 적응의 과정으로 볼 수 있다. 사람들은 어떤 상황에 처해 있든지 항상 일정한 역할을 맡게 되는데 이러한 역할수행과 관련하여 현대인들은 다양한 스트레스와 도전을 경험한다. 이때 개인의 내적 욕구와 환경적 욕구가 조화를 이루는 관계를 맺고 그것이 유지되는 과정을 적응이라 하며, 적응은 욕구를 느낄 때 시작되어 그것을 충족시켰을 때 끝난다(최송식 외, 2019: 103).

심리학적 측면에서 적응은 일상생활의 요구에 대처하는 과정인 동시에 대처결과로 정의할 수 있다. 환경에 대한 일방향적 적응과 달리 개인과 환경이 서로 영향을 주고받는 양방향적 관점에서 이해할 수 있다. 반두라(Bandura, 1977)는 인간과 환경은 서로 영향을 주고받는다는 점에서 상호결정론을 주장했다(한덕웅 외, 1991). 상호결정론은 환경으로부터의 자극이 인간행동에 영향을 주지만 신념, 기대와 같은 인지 요인 또한 인간행동에 영향을 미친다는 가정이다(Bandura, 1986). 즉, 환경이 개인에게 영향을 주기도 하지만, 개인이 환경에 영향을 줄 수도 있다는 것이다. 이러한 관점에서 볼 때 적응이란 개인이 사회적 또는 물리적 환경으로부터 생존하기 위하여 환경으로부터의 다양한 요구에 대처하는 심리적 과정으로 볼 수 있다. 즉 심리학적으로는 욕구의 해소과정이며, 욕구를 만족시키기 위해 어려움을 극복하려는 모든 노력을 포함하는 과정이다. 따라서 환경의 요청에 부응하여 스스로의 욕망을 조절함으로써 균형을 이루어나가는 것, 즉 욕구와 가능성 간의 균형을 이루려는 노력의 일환이라고 할 수 있다(임창재, 1997; 설진화, 2008; 임혁, 채인숙, 2015: 52 재인용). 이렇듯 적응은 환경의 요구에 대해 다양한 노력을 통해 적응해가는 결과와 성취의 의미뿐 아니라 변화와 요구에 부응함으로써 욕구를 조절하며 균형을 이루어나가는 심리적 과정으로써의 의미를 함께 갖는다.

정신건강에 있어 이러한 적응은 이상행동과 정신장애를 정의할 때 중요한 기준점이 되어왔다. 정신건강은 인간이 정신적 측면에서 달성할 수 있는 이상적 상태로서 매우 주관적이고 상대적인 개념이다(박미은, 2021: 17). 따라서 한 가지 기준만으로 정신건강을 판단하기는 어렵다. 이에 주변 환경과의 적응 유무를 정신건강의 대표적 기준으로 이야기할 만큼 정신건강에 있어 적응은 중요한 의미를 가진다.

2) 적응의 관점

라자루스(Lazarus)는 적응을 두 가지 종류로 구분하여 설명하였다. 첫째는 환경의 요구에 자신의 욕구나 행동 양상을 순응시키는 소극적 측면이며, 둘째는 자신의 욕구나 행동 양상에 횐경을 변화시키는 적극적 측면이다(Lazarus, 1976: 3). 이를 구체적으로 살펴보면 다음과 같다.

(1) 소극적 관점

소극적 관점에서 적응은 개인이 환경에 순응하는 것을 강조한다. 즉, 욕구좌절이나 결핍에 의해 긴장이 유발되면 이를 해소함으로써 평형상태를 이루고자 하는 특성을 적응이라고 본다. 이를 생물학적 순응으로 구분하기도 하며, 적극적 적응이 상대적으로 점진적이며, 장기적인 특성을 가진 개념이라면 순응은 비교적 짧은 시간에 나타나는 일시적 적응으로 구분하기도 한다. 좁은 의미에서 순응은 자극과 반응이 생리학적 범위 내일 때를 의미하며 감각기관의 작용이 외계의 상황에 익숙해지는 것을 뜻한다. 일례로 밝은 곳에서 어두운 곳으로 들어가면 처음에는 아무것도 보이지 않다가 점차 시각적으로 적응하면서 보이기 시작하는 경우를 들 수 있다. 이러한 소극적 적응은 환경과 적절히 조화를 이루거나 순응하는 과정으로서 환경변화에 대해 개체의 구조나 기능을 변화시켜 나가는 것이다.

이때 개인은 항상 평형상태를 유지하고자 하는 속성을 지니고 있으므로 자신의 욕구를 충족하기 위한 노력을 할 때 발생되는 긴장이나 불안을 감소시킴으로써 평형상태를 이루려 한다. 이를 정신분석학에서는 '방어기제'라는 용어로 표현하며, 자아가 위협받는 상황에서 무의식적으로 자신을 보호하는 심리적 행위를 의미한다. 방어기제는 자아와 외부조건 사이에서 겪게 되는 갈등에 적응하도록 하여 긍정적인 사회적 결과를 가져오기도 하며, 불안의 감소를 통해 정신건강을 유지하도록 한다. 그러나 지나친 방어기제의 사용은 오히려 현실을 왜곡하고, 사회적 관계에 적응하지 못하는 부정적 역할을 하기도 한다. 따라서 현실생활에 잘 적응하기 위해 이러한 방어기제를 고정된 형태가 아니라 유연하게 선택적으로 사용할 필요가 있다(이인정, 최해경, 2007: 210).

(2) 적극적 관점

적극적 관점에서 적응이란 개인과 환경과의 조화를 통해 개인의 욕구를 만족시켜 가는 과정이며, 욕구좌절이나 갈등에 순응하기보다 이를 보다 합리적으로 해결해 가는 행동 과정을 의미한다. 따라서 적응의 주요 목표는 개인이 환경에 대처해 가며 자신이 중요하다고 여기는 개인의 목적을 달성하는 상태라고 보는 것이다. 이때 적응은 일회적 과정이 아니라 연속적이고 통합적으로 이루어져야 한다. 각 개인은 환경에 반응하고 이러한 환경 내에서 발생하는 변화에 반응한다. 개개인은 자신의 성격특성과 직면하게 되는 상황의 본질에 따라 달리 적응하게 된다. 이러한 요인들이 복합적으로 작용하여 지속적으로 변화해가기 때문에 적응은 일시적인 현상이 아니라 역동적 과정을 통해 이루어진다.

이처럼 적응은 개인의 내적, 외적 욕구를 인지하고 환경과 자기 자신에 맞추어 나가는 것이다. 일반적으로 사람들은 사회적 역할에 따르는 책임과 의무를 수행해가는 과정에서 지속적인 자극의 형태를 띤 욕구 혹은 동기를 경험하고 이러한 욕구의 좌절 혹은 불충족과 관련한 행동의 변화들을 수행하게 된다. 또한 행동의 변화에 따른 좌절과 갈등, 성취 등을 경험한다. 따라서 적응의 성공과 실패를 단순히 판단하기보다 도전과 과제를 해결해 가는 과정과 변화능력에 초점을 두고 이해할 필요가 있다.

결국 적응이란 인간의 일상생활에서 부과되는 다양한 요구와 압력을 관리하거나 대처하는 심리적 과정 또는 대처의 결과라고 정의할 수 있다. 즉, 개인이 환경에 맞추어 순응해가는 것이 아니라 능동적으로 참여하여 환경에 적응하며, 개인과 환경 간에 조화와 균형을 유지하기 위해 갈등을 합리적으로 해결해가는 과정이라 할 것이다(정은혜, 2000).

3) 부적응의 의미

적응적 행동이란 특정한 목적을 성취하는 것을 어느 정도 가능하게 해주는 것과 관련되어 있다. 효과적인 적응은 환경과의 수동적 관계 이상의 것을 의미하는데 자발적으로 행동하고 위험을 감수하며 환경에 따르기보다는 환경을 최대한으로 활용하는 것을 가리킨다. 반대로 부적응은 개체가 가지고 있는 요구와 환경이 가지고 있는 요구가 충돌, 갈등함으로써 역학적 균형관계를 이루지 못한 상태 또는 사회문화의 규범이나 질서와 합리적이고 조화로운 관계를 이루지 못한 상태를 의미한다.

일반적으로 일상생활에서 비정상적이라고 간주되는 행동들은 이상행동, 부적응 행동, 정신장애 등으로 표현된다(권석만, 2013: 28). 이상행동과 정신장애를 정의할 때 가장 중요하게 고려하는 기준이 적응이며, 이상행동(abnormal behavior)은 이러한 개인의 적응을 저해하는 심리적 기능의 손상을 반영한다. 이상행동은 객관적으로 관찰할 수 있고 측정가능한 비정상적 행동을 의미하며, 부적응 행동(maladaptive behavior)은 적응을 개인과 환경 간의 원활한 상호작용이라고 볼 때 환경적 욕구에 적절하게 대응하지 못해서 여러 가지 문제를 일으키는 행동을 가리킨다. 따라서 부적응 행동은 이상행동을 포함하는 보다 넓은 의미의 역기능적 행동을 포함하는 것으로 볼 수 있다(이인정, 최해경, 2007: 341).

개인의 인지적, 정서적, 행동적 기능이 저하되거나 손상되어 적응에 지장을 줄 때 이를 부적응으로 간주하며, 어떤 행동이 적응적인가 부적응적인가를 판단하는 기준은 그 행동이 그 사람으로 하여금 특정한 목적의 성취를 얼마나 가능하게 해주는가에 관련된다. 구체적으로는 세 가지 측면을 고려할 수 있는데, 첫째, 그 행동이 그 사람의 생존을 증진시키는가?, 둘째, 그 행동이 개인의 안녕(well-being)을 증진시키는가?, 셋째, 그 행동이 사회의 안녕을 증진시키는가?에 대한 답이라고 할 수 있다. 즉 이에 대해 개인의 생존에 위협이 되고 개인과 사회의 안녕과 복지상태를 저해하는 경우 부적응적이라고 할 수 있다(이인정, 최해경, 2007: 343).

한편 부적응의 원인에는 여러 가지가 있다. 어떤 경우에는 두뇌 손상과 같이 기질적인 원인으로 나타날 수 있고, 다른 경우에는 바람직하지 않은 사회적 관계 등도 부적응의 원인이 된다. 또한 이러한 요인들이 복합적으로 나타나기도 한다. 결국 부적응이란, 생활을 방해하기는 하지만 무력하게 만들지는 않는 만성적 두려움에서부터 심한 현실왜곡이나 독립적으로는 기능을 하지 못하는 상태에 이르기까지 다양한 차원을 포괄한다.

또한 사람들이 얼마나 잘 적응하고 있는지를 살펴볼 때 적응과정이 일어나는 조건을 고려할 필요가 있다. 동일한 사람이 어떤 시기에는 어렵거나 놀라운 상황을 잘 다루다가도 어떤 시기에는 부적응적으로 대처할 수 있다. 어떤 사람은 다른 사람들이 잘 다루지 못하는 상황에서 적응적으로 잘 행동한다. 이처럼 다양한 맥락을 고려할 때 부적응 행동을 단순히 특정 사건과 관련된 스트레스나 상황으로 인해 나타난다고 보는 것은 적절치 않다. 현실적으로 적응과 부적응의 기준은 절대적인 것이 아니며 이는 연속선상에 위치해 있는 정도의 차이로 이해하는 것이 바람직하다.

CHAPTER 03

생애주기별 정신건강의 이해

생애주기란 시간의 흐름에 따라 변화하는 개인의 단계별 과정이다. 이러한 생애주기에 따라 개인과 가족구성원의 요구와 기대, 역할이 달라지므로 단계별 변화에 따른 정신건강의 문제를 살펴보는 것은 정신건강의 유지와 증진을 위해 매우 중요하다. 정신건강을 심리사회적 환경과의 조화와 균형의 관점에서 보자면 개인의 욕구와 환경과의 조화가 중요하다. 이에 발달단계별 주요 특성과 단계마다 요구되는 정신건강상의 요구와 특성을 살펴본다.

1 영유아기 발달특성과 정신건강의 문제

1) 영유아기 발달특성

(1) 영아기

영아기(infancy)는 출생에서 만 3세까지이다. 이 시기를 더 세분화하여 만 2세까지를 영아기로, 만 2~3세까지는 걸음마기(toddler)로 구분하기도 한다. 이 시기는 제1성장 급등기(first growth spurt)라고 할 만큼 일생을 통해 신체와 운동 발달에서 가장 급속한 발달을 보인다(류종훈, 2004: 47). 이 기간 동안 영아는 자기 몸을 스스로 움직이고 이동할 수 있게 되고, 의사소통 수단이 되는 언어를 습득하기 시작한다. 또한 영아는 정서적으로 주 양육자와 신뢰 관계를 형성하며, 이후 대인관계와 사회적 발달의 기초를 마련한다.

일반적으로 발달은 연속적 과정이지만 발달의 속도는 개개인에 따라 차이가 있다. 갓 태어난 영아의 운동반응은 반사적인 것으로 특정한 자극은 영아의 자의적 통제 없이 특정한 운동반응을 나타낸다. 영아의 주된 반사는 쥐기와 빨기이며, 시간이 지나면서 이러한 행동들은 자유의지의 통제를 받게 된다(이인정, 최해경, 2007: 53). 출생 직후부터 시각, 청각, 미각 등의 기본적인 지각능력은 거의 발달되어 있으며, 인지발달의 근거가 되는 지각능력은 생후 1년 동안 완성된다(임정원, 2016: 83). 이어 걸음마기에는 영아기처럼 급속한 성장은 이루어지지 않지만 꾸준히 성장하며, 걸음마기라는 명칭에서 알 수 있듯이 운동능력의 발달이 중요한 비중을 차지한다. 세 살 정도 되면 걷는 능력이 정교해지며 달리기와 뛰기 등의 운동능력이 나타난다.

영아기의 인지발달은 피아제의 인지발달단계의 첫 번째 단계인 감각운동기(0~2세)에 해당된다. 이 단계에서는 주로 감각이나 운동활동을 통해서 환경을 경험하게 된다. 만 2세까지의 영아에게 가장 중요한 인지적 과제는 대상영속성(object permanence)을 형성하는 것이다. 대상영속성이란 사물이 하나의 독립적 실체로서 한곳에서 사라지더라도 여전히 존재한다는 것이다. 대상영속성 개념을 획득함으로써 영아는 이 시기 이후의 복잡한 표현적 사고발달을 할 수 있게 된다. 이어 걸음마기는 피아제의 인지발달단계 중에서 2~6세에 걸친 전조작적 사고(preoperational thought)의 초기에 해당한다. 아동은 눈앞에 보이지 않는 대상이나 사건에 대해서도 정신적 표상에 의해 사고할 수 있게 된다. 그러나 사고가 아직 자기중심적이고 두 개 이상의 차원을 동시에 고려하지 못하며 논리적 조작은 불가능하다(정옥분, 2010).

영아기 아기는 아직 유창한 언어를 사용하지 못한다. 그러나 태어나면서 보이는 울음과 4~5개월경부터 단순한 자음과 모음을 반복하는 옹알이, '맘마'와 같은 단어 사용이 증가하면서 언어발달의 기초를 형성한다. 영아의 전반적 언어특징은 첫째, 이해 언어가 표현 언어보다 많고, 언어의 대부분은 모방을 통해 획득된다. 둘째, 자기중심적 언어의 특징을 보여 '내 거야' 등의 표현을 많이 쓴다. 셋째, 사물에 호기심을 갖고 '왜'라고 묻는 질문을 하게 된다(임정원, 2016: 86).

영아기 정서적 발달의 주요 기능을 보면 사회적 의미를 띤 웃음이 2~3개월경에 나타나고 낯가리기가 4~5개월경에 나타난다. 낯가리기와 동시에 낯선 대상에 대해서 불안을 보이는데 낯가리기의 중요한 의미는 모성적 대상에 대한 애착관계의 시작과 성립이라는 점이다. 6~7개월경 낯가리기 이후의 영아들은 낯익은 대상과 격리될 때 격리불안을 보인다(류종훈, 2004: 42-43). 정서발달은 영아가 외부환경을 탐색하고 적응하는 데 중요한 역할을 한다. 영아가 자신의 감정을 느끼고 표현하는 능력, 그리고 다른 사람의 감정을 알아채고, 이해하는 능력은 영아가 외부 세계를 인식하고 대처하고, 적응할 수 있도록 돕는다.

영아기의 사회적 발달은 주로 주 양육자와 맺는 유대감에서 비롯된다.

애착이론(attachment theory)은 출생 후 1년 동안의 주 양육자와 맺게 되는 강한 정서적 유대가 이후 성인기의 대인관계에 주요한 영향을 미친다는 것이다. 따라서 영아기에 형성된 애착경험이 청년기 이후 자신과 타인에 대한 지각, 대인관계 형성, 스트레스 상황에 대한 해석과 대처방식 등에 영향을 미친다(조흥식 외, 2020: 261).

프로이트에 의하면 성격발달단계에서 영아기를 '구강기'라고 한다. 이 시기의 영아가 본능적인 만족을 얻기 위해 사용하는 유일한 수단은 의존이며, 본인의 생존을 전적으로 타인에게 의존하는 시기이다. 특히 이 시기에 구강은 생물학적인 충동과 동시에 유쾌한 감각을 해소시키는 신체의 일부가 된다. 이 시기 영아의 중심과업은 다른 사람과 관련하여 의존, 신뢰, 신용, 독립심 등의 일반적 태도를 확립하는 것이다. 즉 영아기 발달과업은 신체적, 언어적 발달과 함께 주 양육자에 대한 신뢰와 애착형성이 핵심이다.

(2) 유아기

유아기(early childhood)는 만 3~5세까지로, 종종 2~3세까지의 걸음마기와 4~6세까지의 학령전기로 나누어진다. 이 시기는 운동기술과 체력이 발달하고, 대근육 운동능력이 발달하여 움직임이 많아진다. 유아기는 언어를 습득하고 발전시키는 시기로, 인지 기능이 급속하게 발달한다. 자기주장이 강해지고, 주변 환경에 대한 탐색을 하며 기본생활 습관과 사회 규칙을 습득하기 시작한다. 특히 사회적 성역할을 습득하고, 사회적 가치 기준과 통념을 익히면서 일반적, 사회적 가치 기준에 부합되는 행동이나 태도를 배우며, 평생의 도덕적 생활과 판단을 담당하는 초자아가 완성되는 시기이다.

또한 또래와 함께 협동놀이를 하면서 사회극 놀이를 하고 거친 씨름놀이나 신체 활동을 즐긴다. 이 시기의 유아는 여러 가지 사회적 역할모델과 문화적 가치를 다양하게 접하는 것이 좋다. 역할학습의 모델이 될 수 있는 또래 친구가 많고 다양할수록 좋으며, 부모와 함께 책을 보거나 이야기 나누기를 하면서 유아의 정신건강 증진을 위해 노력하는 것이 좋다(류종훈, 2004: 47).

구체적으로 유아기의 신체발달은 신장과 몸무게의 증가 등 외적 성장뿐 아니라 지능과 언어, 정서, 사회성 및 성격 등 여러 발달영역의 기초가 된다. 이 시기의 유아는 달리고, 뛰고, 기어오르기 등 기본적인 운동능력이 발달하게 되어 자신의 신체를 안전하고 자유롭게 움직이고 활동할 수 있는 능력을 갖게 된다.

정서적 측면에서 유아기 정서 반응은 단순한 반응에서 기쁨과 분노, 지루함, 흥미로움, 사랑스러움, 설렘 등 다양한 반응으로 발전한다. 유아의 정서적 특징은 첫째, 경과시간이 짧다. 성인의 경우 분노의 경험을 하게 됐을 경우 이에 대한 정서적 반응이 오래 지속되는 경우가 많지만 유아의 경우 2~3분 나타났다가 갑자기 멈추는데 이는 정서를 외적 행동으로 모두 표현했기 때문이다. 둘째, 유아의 정서는 폭발할 듯 표현되며 매우 강렬하다. 셋째, 돌발적이고 극단적으로 변하기 쉽다. 넷째, 성인보다 정서를 표현하는 횟수가 많다. 따라서 '좋다', '싫다'라는 표현을 많이 한다(장연집 외, 2008).

유아기 발달 특성 중 중요한 하나는 자신이 독립적인 개체이고 자신의 몸을 스스로 조절할 수 있음을 이해하고 인식함으로써 자율성과 독립성을 형성하게 된다는 점이다. 또한 공격적 충동을 억제하고 그것을 조절할 수 있으며, 누군가를 기다릴 수 있는 능력을 기르도록 하는 것도 이 시기의 주요 발달과제이다. 프로이트는 이 시기를 에너지의 초점이 구강에서 항문으로 옮겨 가는 '항문기'라고 하였다. 이 시기에 욕구가 과잉 만족되거나 좌절되면 완벽하고 질서정연하며 완고하고 인색한 '항문기적 성격'이 되거나 불결하며 분노가 많고 가학, 피학적 성격이 된다고 하였다. 반면 이 시기를 원만히 넘기면 독립적이고 수치심이 없이 자기주장을 하는 협조적인 성격이 된다고 보았다.

만 3세가 되면 유아기의 발달과제를 완성함으로써 기본적인 신뢰감과 자율성, 자기통제의 능력이 생긴다. 프로이트에 따르면 학령전기(3~6세)는 성기가 관심의 초점이 되고 성기에서 느끼는 감각이 뚜렷해지는 '남근기'에 해당된다. 남근기의 발달이 순조롭지 않으면 권위에 지나치게 복종하고 두려워하거나 경쟁적이 되지만 이 시기를 원만히 넘기면 자기의 성적 주체성을 확립하게 되고 호기심을 생산적으로 쓸 수 있게 된다(임정원, 2016).

유아기의 사회성은 가족과는 다른 또래와의 접촉을 통해 발달하게 된다. 또래와의 사회적 교류는 유아의 사회화 과정에 중요한 역할을 하게 된다. 또래와의 접촉을 통해 집단 구성원을 인식하게 되고 집단 내 개인들의 행동이 다를 수 있다는 점을 이해하며, 또래들에 대한 개인적 판단을 하게 되면서 사회적 지식 및 기술을 형성하게 된다. 또래와의 사회적 교류를 통한 다양한 경험은 유아에게 만족감 또는 욕구불만을 겪게 하고 이것은 유아의 사교적 행동, 이타적 행동, 공격적 행동에 영향을 주기도 한다. 또한 또래관계는 부모의 양육태도, 부모와 유아와의 관계, 가족환경에 의해 영향을 받기 때문에 부모의 일관성 있고 민주적인 양육태도와 따뜻한 애정과 통제를 제공하는 것이 중요하다.

유아기에는 지각, 기억, 개념 등 인지능력에 있어서 급속한 성장을 보이게 된다. 첫째, 지각은 사물의 특성에 따라 단순하게 파악하다가 연령이 증가할수록 사물의 각 부분을 연결하여 전체적으로 바라보는 능력을 갖게 된다. 둘째, 기억은 연령이 증가할수록 좋아지고 자신이 흥미 있고 관심 있는 것에는 더욱 주의를 기울여 오랜 기간 기억을 유지하게 된다. 셋째, 유아의 개념은 처음에는 단순하고 모호하지만 점점 명료해지고 분화되어 간다.

이 시기는 피아제의 인지발달 단계 중 두 번째 전조작기(preoperational stage)

에 해당한다. 이 시기의 가장 큰 특징은 사물과 사건을 상징을 써서 정신적으로 표상할 수 있게 된다. 정신적 표상의 수단으로 언어의 사용이 발달하지만 논리적인 조작은 아직 불가능하다. 언어 발달에 있어 영아기에 비해 효율적 의사소통을 할 수 있지만 사고의 중심이 자신에게 있기 때문에 사회화된 언어를 능숙하게 구사하지 못한다. 이 시기 유아의 언어능력은 자신감과 당당함을 기초로 긍정적인 자아 정체감을 형성하는 토대가 되기 때문에 유아들의 말에 적극적으로 반응하고 칭찬과 격려를 하는 것이 중요하다.

2) 영유아기 정신건강의 문제

정신건강과 관련한 문제는 개인의 경험과 그 경험에 영향을 미치는 주변 환경, 기질 등 복합적인 요인에 의해 나타난다. 그러나 생애 초기의 경험이 성인이 되어서도 중요한 영향을 미친다는 것은 대부분의 학문 분야에서 인정하고 있는 개념이다(Bowlby, 1951). 영유아기의 양육환경이 인생 전반에 미치는 영향은 다양한 측면에서 중요하게 다루어져 왔다. 특히 이 시기 사회정서적 발달의 기본이 되는 것은 애착형성이며, 부적절한 애착형성으로 나타나는 문제는 영유아기 정신건강의 문제에서 가장 중요하게 다루어질 문제이다.

또한 영아기에서 유아기로 넘어가면서 자아개념과 인지언어의 발달, 정서적 조절 능력의 발달로 사회적 관계 형성이 확대되는 시기이다. 따라서 사회적 관계 형성의 기초가 되는 인지능력과 정서능력 등을 자세히 살펴볼 필요가 있다. 이 시기 정신건강의 문제는 발달적 관점에서 고려할 필요가 있다. 특히 영유아의 발달특성은 매우 빠르게 나타나고 스스로 자신의 상태를 보고하기 어렵기 때문에 초기 양육자의 관찰이 중요하다. 정신건강과 관련한 문제들이 상황에 따라 다양하게 나타날 수 있기 때문에 진단과 평가가 어렵고 무엇보다 신중함이 요구되는 시기이다.

게다가 기존의 정신장애 진단분류체계들이 주로 성인과 학령기 아동을 중심으로 논의되고 있는 만큼 영유아기 아동에까지 적용하는 데는 어려움이 있다(신의진, 오경민, 2008). 또한 영유아기에 나타나는 정신건강의 문제는 이 시기 발달과업과 밀접한 관련이 있거나 이 시기에 주로 발견되는 정신장애지만, 이후 아동기와 청소년기의 발달에 심각한 영향을 미칠 수 있다. 따라서 발견 초기부터 이후 발달단계별 특성에 따라 지속적인 관심과 개입이 요구되는 문제라 할 수 있겠다.

이에 영유아기 양육자와의 상호작용의 결과로 발생할 수 있는 대표적인 정신장애로 '반응성 애착장애'와 '분리불안 장애'를 중심으로 이 시기 정신건강의 문제[1]를 살펴본다. 또한 영유아기부터 나타날 수 있는 정신장애로 '자폐스펙트럼장애'를 살펴볼 필요가 있으나 이는 6장을 통해 자세하게 살펴볼 것이다.

(1) 반응성 애착장애

애착이란 영아가 주 양육자와 갖게 되는 정서적 유대감을 의미하며, 애착장애란 이러한 애착형성의 실패로 사회적 관계에서 어려움이 발생하는 장애이다. 영아와 양육자 사이에 애착이 없거나 거의 발달하지 않은 것으로 이러한 애착장애는 주로 9개월 이상부터 5세 이전에 시작되고 기타 지적장애나 전반적 발달장애와는 구분된다.

애착장애의 원인은 크게 부적절한 양육환경 또는 아동의 특성으로 나타난다고 알려져 있다. 즉 방임 및 학대, 주 양육자의 잦은 변경, 가족의 해체 및 심각한 경제적 어려움 등이 원인이 되기도 한다. 한편으로 아동이

1) DSM-5진단범주를 기준으로 볼 때 '반응성 애착장애'는 외상 후 스트레스 사건 관련 장애 범주에 해당하며 '분리불안 장애'는 불안장애 범주에 해당한다. 이에 10장 불안장애와 외상 후 스트레스 장애에서 일부 설명을 참고할 수 있다.

미숙아 혹은 저체중아인 경우, 타고난 기질상의 문제, 유대관계 형성의 결함 등이 주요한 영향요인이다.

한편 DSM-5는 반응성 애착장애(reactive attachment disorder)를 억제형과 탈억제형으로 나누어 설명한다. 먼저 억제형은 지속적으로 대부분의 사회적 관계를 시작하지 못하고 다른 사람과의 관계를 두려워하거나 회피하는 유형이다. 또한 탈억제형은 낯선 사람에게 과도한 친밀감을 나타내거나 처음 본 사람을 주저없이 따라가려는 행동을 보이는 것이 특징이다. 반응성 애착장애가 나타나는 경우 타인에 대한 관심의 결여로 대인관계가 어렵고, 지능과 언어발달에 있어 문제가 나타나기도 하여 언뜻 자폐증을 가진 아동과 유사한 모습을 보이기도 한다. 따라서 이를 '유사자폐'로 부르기도 하지만 자폐증은 주로 선천적 원인에 의해 나타나는 반면 애착장애는 생애 초기에 자극에 대한 적절한 반응을 보이던 아이들이 양육자의 부적절한 보살핌으로 인해 점차 자극에 대한 적절한 반응을 잃어가는 것이다.

이에 애착장애는 일종의 애착외상에 의해 나타나는 것으로 인식되어 DSM-5에서는 외상 및 스트레스 관련 장애 범주의 하위유형으로 소개되고 있다. 애착손상은 보통 주 양육자와의 정서적 유대감 결핍으로 발달 트라우마의 한 유형으로 구분되기도 하며, 영유아기에 증상이 두드러지지 않아 '숨겨진 트라우마'라고 불리기도 한다. 따라서 반응성 애착장애에 대한 치료적 개입은 아동과 양육자와의 애착관계 개선에 초점을 두어야 하며, 가정의 물리적 환경을 비롯한 양육환경의 개선과 기타 아동에 대한 신체적, 정서적 지원과 적절한 양육기술의 훈련 등이 요구된다.

(2) 분리불안장애

분리불안은 일차적인 애착을 형성한 영아가 주요한 애착대상들로부터 분리될 때 느끼는 불편함의 징후이며, 소아에게 흔히 볼 수 있는 정상 발달에 속한다. 대부분 6~8개월에 나타나서 18개월 즈음에 절정에 이르고, 영유아기를 거치는 동안 점차 빈도가 줄어들고 강도가 약해진다. 그러나 애착대상 혹은 친숙한 상황과 분리될 것이 예상될 때 느끼는 불안의 정도가 일상생활에 지장이 생길 정도로 심하고 지속적인 경우 분리불안장애(separation anxiety disorder)로 진단받는다. 이는 유아의 유전적 기질과 부모의 양육행동, 아동의 인지행동적 요인 등이 복합적으로 작용하여 발생하는 장애로, 사회적 위축과 무감동, 슬픔이 나타나고 일과 놀이에 집중하지 못한다.

분리불안 장애의 주요 원인으로는 불안정하거나 밀착된 가족관계, 부모의 과잉보호, 의존성에 대한 부모의 강화 등이며, 아이의 타고난 기질과 관련될 수도 있다. 불안이나 두려움과 관련된 유전적 요인도 영향을 미친다고 알려져 있다. 흔한 발병의 계기는 부모의 질병, 동생 출생, 어머니의 직장 출근, 이사, 전학, 부모의 다툼, 애완동물의 질병이나 죽음, 이민 등의 스트레스 후에 발생할 수 있다(임혁, 채인숙, 2015: 173). 학령기 이전의 나이에 주로 발생하며 청소년기 이후에는 흔하지 않은 장애이다.

영유아기의 정신건강문제는 정상적 행동과 비교할 때 질적으로 다르기보다 양적으로 다른 경우가 많다. 따라서 발달과정에서 한두 가지 특정 증상이 일어난다고 해서 정신장애가 있다고 볼 수는 없다. 나이와 성, 발달단계에 맞지 않는 생각, 행동, 감정을 보이고, 그 단계에 적합한 발달과업을 이루지 못하는 경우, 발달이 정지 또는 지연되거나 왜곡되는 경우를 중심으로 발달과정에 근거해 파악할 필요가 있다. 특히 아이들이 어릴수록 정신건강은 기본적으로 그가 맺고 있는 일차적 관계, 즉 주 양육자와의 관계 속에서 민감하게 영향을 받게 된다. 따라서 진단적 관점보다 발달학적 관점에서 파악하는 태도가 필요하다.

2 아동청소년기 발달특성과 정신건강의 문제

1) 아동청소년기 발달특성

(1) 아동기 발달특성

아동기는 초등학교에 입학하는 만 6세부터 12세까지의 시기이다. 이에 아동기를 학령기라고도 하며, 생활의 중심이 가정에서 학교로 옮겨가면서 또래집단과의 상호작용이 활발해지는 시기이다. 양육자 외의 다른 사람들과 어울리면서 사회성이 발달하고, 운동 기술이 발달하며, 논리적 사고가 가능해진다.

아동기의 신체발달은 이전 시기에 비해 비교적 완만하게 진행되며, 아기의 모습에서 벗어나 팔다리가 성장하고 근육이 발달하면서 신체적 균형을 맞춰 나간다. 신체적 발달과 함께 운동기능의 발달이 나타나며, 이러한 아동기의 운동발달은 신체적 측면뿐 아니라 정서적, 사회적 발달과 성격발달, 자아개념의 형성 등에 중요한 영향을 미치게 된다.

또한 인지능력에 있어 중요한 발달이 나타난다. 이 시기는 피아제(Piaget)의 인지발달 단계 중 구체적 조작기로서 구체적이고 실체적인 사물에 대한 정신활동을 통한 사고를 시작한다. 구체적 조작기의 특징적인 발달내용은 아동이 문제해결 과정에서 직관보다는 논리적 조작이나 규칙을 적용하기 시작한다는 것이다. 이러한 사고의 변화가 가능한 것은 보존개념의 획득과 위계적 분류능력, 자기중심성에서 벗어나 타인의 입장, 감정, 인지 등을 추론하고 이해할 수 있는 조망수용(perspective taking) 능력의 습득 때문이다(정옥분, 2010: 104). 언어적 측면에서 표현력이 증가하고 학령이 올라갈수록 문자, 문법 및 독해력의 발달이 나타난다. 정서적 측면에서 자신의 감정을 억제할 줄 알게 되고 분화된 표현을 하게 된다. 이러한 정서표현을 통해 의사소통을 하게 되고 이를 통해 다른 사람과의 관계형성을 하게 된다(최송식 외, 2019: 277).

한편 걸음마기 후반부터 아동기 전기에 걸쳐 사회적 규칙을 내면화하면서 기초적 수준의 도덕발달이 이루어진다. 특히 아동기 전기에는 부모로부터 습득된 가치가 아동의 사고에 통합되면서 적합한 행동에 대한 기준이 자아개념의 일부가 된다. 아동은 친구들과 집단놀이를 할 수 있고 이러한 놀이를 통해 자신을 표현하고 타인이 자신에게 어떻게 반응하는지 이해한다. 이후 자라면서 점차 환경에 존재하는 다양한 사람들의 태도, 역할에 대해 고려할 수 있게 된다(이인정, 최해경, 2007: 79-80). 따라서 이 시기 발달과업은 또래 친구들과 어울리기, 적절한 성역할 학습, 기본적인 사회적 기능 익히기, 도덕성의 기초 형성과 학습습관을 형성하는 것이다.

아동기는 프로이트의 심리 성적 발달단계를 기준으로 할 때 성적인 관심이나 사고가 억압된 잠복기(latency)에 해당한다. 부모와의 동일시가 강력해지고, 초자아가 발달하는 시기로 중요한 사회적, 도덕적 가치를 습득하게 된다. 또한 에릭슨은 이 시기를 근면성 대 열등감으로 표현했다. 이 시기에는 근면성과 자율성이 발달하기 때문에 형식적 교육을 통해 문화에 대한 기초기능을 습득할 수 있다. 반면 이 시기의 부정적 요소로서 열등감이나 무력감이 발달될 수 있다고 보았다.

아동기는 이 시기에 시작되는 학교교육으로 동성친구나 또래 집단에 관심이 집중되는 시기로 사회적 활동 범위가 넓어지고, 게임과 놀이를 통해 새로운 역할을 시도하는 등 사회에서 요구하는 삶의 기술들이 발달하고 사회적 적응능력을 기르는 중요한 시기라 할 수 있다.

(2) 청소년기 발달특성

청소년기는 만 12~22세까지로 급속한 신체적 변화에 따라 정서, 자아, 대인관계, 이성에 대한 태도와 행동에 변화가 나타나는 시기이다. 청소년기는 12~18세까지의 청소년 전기와 18~22세까지의 청소년 후기로 구분할 수 있다. 전기는 중고등학교 시기로 아동기가 끝나는 시기이며, 후기는 고등학교 졸업 후 사회초년생이거나 대학생활 시기에 해당한다. 청소년 전기는 사춘기(puberty)라고도 부른다. 청소년기와 사춘기는 시기적으로 겹치지만, 엄격히 다른 개념이다. 청소년기는 인생발달을 언급하는 일반적 용어로서 문화적 개념이며, 사춘기는 성적 성숙으로 생산기능을 수행할 수 있다는 신체적 개념이다(최옥채 외, 2017).

청소년기의 신체적 변화는 급속한 성장과 생식능력의 획득이 특징적이다. 우선 신장과 체중이 급격히 늘어나는데 이를 성장급등(the growth spurt)이라고 한다. 또한 생식기관의 성숙과 제2차 성징이 출현한다(이인정, 최해경, 2007: 101). 사춘기는 남녀의 외적 특성(즉, 이차성징)이 중요한 사회적 지표가 되기 때문에, 새로운 신체에의 적응은 곧 심리적 내용에 영향을 미치며, 사회적 적응의 중요한 특징이 된다.

신체적 성숙과 함께 청소년기에는 추상적 · 가설적 사고를 통해 효율적으로 지적 과업을 성취한다. 또한 또래들과 어울리면서 부모로부터 독립하려는 마음이 생겨난다. 인지발달 및 가치관 형성이 나타나며, 자아정체감의 확립과 신체적, 지적, 사회적, 도덕적 발달, 진로탐색과 성인기 준비가 주요 과업으로 등장한다.

피아제(Piaget, 1952)의 이론에 따르면, 7세에 획득되는 조작적 지능(operational intelligence)이 청소년기에 추상적 지능(abstract intelligence)으로 발전한다. 청소년은 이제 구체적 조작기를 지나서 형식적 조작기를 준비하는 시기이다. 인과적 사고와 조합적 사고를 비롯하여 정교한 추론이 발달하면, 추상적 태도가 확립된다. 인지적 능력이 발달하면서 연역적 사고와 여러 가지 가능성을 놓고 상상을 통하여 논리적으로 상황을 유추하여 판단할 수 있게 된다. 그러나 모든 사람이 이 단계에 이르는 것이 아니라 어느 정도의 지능과 교육수준이 뒷받침되어야 한다.

이 시기에는 자신의 감정을 과대평가하여 자신의 감정만이 독특하고 어느 누구도 자신을 알아주지 못한다고 여기는 자아중심성(ego-centrism)에 의해 인지발달이 방해되기도 한다. 이와 함께 청소년들의 도덕, 가치, 이상이 발달하면서 부모세대의 모순과 사회적 제도에 대한 의문을 증폭시키고 권위에 반항하는 특성이 나타난다. 특히 부모로부터 독립하고자 하는 욕구들과 결합하면서 부모세대와 여러 가지 갈등을 경험하기도 한다. 청소년기는 생물학적으로 성숙했지만, 여전히 사회적으로나 심리적으로 가족의 지지에 의존하면서 다양한 갈등상황에 놓이게 된다. 이러한 갈등의 극복과 대처 또한 청소년기의 중요한 발달과업이 된다.

한편 에릭슨(Erikson)은 청소년기의 주요 발달과업이 자아정체감(ego-identity)의 형성이라고 하였다. 자아정체감은 자신의 과거와 현재를 연결하여 느끼는 안정감, 그리고 스스로 자신에 대한 개념과 타인과의 관계 속에서 자신에 대한 일관성 있는 느낌을 말한다. 자신이 누구이며 어떻게 살기를 원하는지에 대한 분명한 정체감이 형성되지 않고는 직업선택, 결혼, 여가생활 등에 대한 결정이 이루어지기 어렵고 이를 결정하지 못한 채 우울하고 불안한 삶을 살아갈 수도 있다. 이 시기에는 성역할에 대한 정체감 또한 확립된다. 그러나 자신의 생물학적 성을 수용하기 어렵고, 반대 성에 대한 지속적인 동일시, 반대 성에 대한 소망 등의 특징을 보여주는 성정체감 장애(gender identity disorder)를 경험하기도 한다. 따라서 이 시기에는 정형화된 성역할보다 자신의 개성과 능력에 가까운 역할을 융통성 있게 더욱 창조적인 역할을 수행하도록 하는 것이 필요하다. 자아정체감을 형성하기 위해서는 자신의 신념, 가치관 등에 대한 인식이 선행되어야 한다.

또한 청소년 시기는 가족으로부터 지지와 보호, 지도가 필요한 동시에 독립을 준비하는 시기이다. 청소년은 스스로 성인이라고 생각하지만 부모는 자립이 어려운 나이라고 간주하기 때문에 갈등이 나타난다. 청소년들이 신체적으로 건장해지면서 물리적 처벌이나 통제가 어렵게 되고 인지의 발달로 부모가 제시한 규칙이나 가치관에 도전하게 됨으로써 갈등이 더 깊어질 가능성이 있다. 우리나라는 입시제도로 인해 부모의 관심이 성적이나 진학에 집중되고 청소년은 학업문제로 더 많은 스트레스를 경험하게 되는 환경에 놓여 있다. 때문에 청소년기의 특성과 맞물려 가족관계에서 안정된 부모-자녀 관계, 개방된 의사소통을 어렵게 만든다. 또한 가족구성원으로서 부모의 발달단계도 중년기 위기를 경험하는 시기인만큼 상호작용에서 나타나는 갈등의 양상이 더욱 격화될 우려가 높다.

한편 청소년 후기가 되면 대학생활의 적응과 군입대, 직업 선택 등 보다 현실적인 과제가 많아진다. 자신의 성격과 적성, 능력에 대한 이해를 바탕으로 진로선택의 과제를 달성해야 하고, 직업이 단순한 생계수단이 아니라 자아실현의 중요한 과정으로 인식될 필요가 있다. 따라서 자아정체감의 형성과 자신에 대한 분명한 이해를 바탕으로 진로탐색과 선택이 이루어지도록 지원하는 방안의 모색이 필요한 시기이다.

2) 아동청소년기 정신건강의 문제

(1) 아동기 정신건강의 문제

DSM-5에 따르면 아동기에 시작하는 장애를 신경발달장애라 하였다. 신경발달장애는 전형적으로 초기 빌달난계인 학령전기에 발현되기 시작하여 개인적, 사회적, 학업적 또는 직업적 기능에 이르기까지 다양한 손상을 일으킨다. 영유아기와 마찬가지로 아동기 정신장애는 발달적 측면에서 고려할 필요가 있다. 발달학적 관점에서 아동의 정신장애란 아동이 어떤 특정한 발달단계에서 신체적, 정신적 외상을 받았을 때 특정 단계의 발달과업을 성취하기 어렵고, 발달과업의 성취가 늦어지거나 퇴행이 나타남으로써 다음 단계의 발달이 수행되지 않는 것이다(유수현 외, 2018: 268).

따라서 영유아기에 나타나는 지적장애와 자폐스펙트럼장애 등은 아동기까지 지속적으로 나타날 수 있다. 또한 조현병과 우울장애, 불안장애 등은 성인기에 주로 시작되지만 아동기부터 나타날 수도 있다. 따라서 이 시기 정신건강의 문제를 특정유형에 한정하는 것은 피해야 한다. 다만 아동기 핵심과업을 학교생활을 중심으로 하는 사회적 기능의 확립과 발달을 중심으로 고려할 때 아동기의 대표적 정신장애로 주의력 결핍 과잉행동장애[2], 학습장애, 품행장애 등을 살펴볼 필요가 있다.

① 학습장애

학습장애(learning disability)는 읽기, 쓰기, 수학의 능력이 연령, 학력, 지적 수준에 비해 떨어지는 경우로 이러한 학습문제가 학습성취도 및 일상활동에 심각한 방해가 되는 경우이다. 정상적 지능을 가진 아동이 학업적 기술을 학습하는 데 실패한 경우를 말하며 지적장애나 우울과 불안 등 정서적 요인에서 비롯된 학습부진과 구분하기 위해 '특정학습장애'라고 명명하고 있다(유수현 외, 2018: 291).

2) '6장 주의력결핍 과잉행동장애와 자폐스펙트럼장애' 참고

표 3-1 DSM-5 학습장애 진단기준

DSM-5에서는 다음 중 한 가지 이상의 증상을 6개월 이상 나타낼 경우 진단한다.

- 부정확하거나 느리고 부자연스러운 단어 읽기
- 읽은 것의 의미를 이해하는 것의 어려움(예: 글을 정확하게 읽지만 내용의 순서, 관계, 추론적 의미 또는 더 깊은 의미를 이해하지 못함)
- 맞춤법이 미숙함(예: 자음이나 모음을 생략하거나 잘못 사용함)
- 글로 표현하는 것에 미숙함(문장 내에서 문법적 또는 맞춤법의 실수를 자주 범함)
- 수감각, 단순 연산값 암기, 산술적 계산의 숙달이 어려움(예: 숫자의 의미, 수의 크기나 관계에 대한 이해 어려움, 산술계산 진행이 안 되거나 과정을 바꿔버림)
- 수학적 추론에서의 어려움(예: 양적인 문제를 해결하기 위해서 수학적 개념, 사실 또는 절차를 응용하는 데에서의 심한 어려움)

출처: American Psychiatric Association(2013). DSM-5

특정학습장애는 평균 이상의 지능을 가지고도 읽기, 쓰기, 산술연산 등 특정기술의 학습에 심각한 장애를 보이는 경우 의심할 수 있다. 이를 읽기 곤란형, 쓰기 곤란형, 산술곤란형으로 구분하며, 어느 한 영역에서만 문제가 나타날 수도 있고 여러 영역에 걸쳐 어려움이 함께 발생할 수도 있다. 심각도에 따라 경도, 중등도, 고도로 구분한다. 한편 특정학습장애는 부모 자녀간 갈등과 같은 심리적 문제와의 관련성은 낮은 편이며 주로 뇌기능의 문제와 관련이 있는 것으로 알려지고 있다.

② 품행장애

품행장애(conduct disorder)는 아동 청소년기에 흔히 관찰되는 질환 중의 하나로서 18세 이전에 발생한다. 주요 특성으로는 반복적으로 다른 사람의 권리를 침해하거나 자신의 나이에 지켜야 할 사회규범을 어기는 행동이 나타난다. 주로 폭력, 방화, 도둑질, 거짓말, 가출 등과 같이 난폭하고 무책임한 행동을 하거나 타인을 고통스럽게 하는 행위가 반복적으로 나타나는 것이 특징이다. 자신이 한 잘못된 행동에 대해 죄책감을 느끼거나 후회하지 않으며, 주로 다른 사람의 탓으로 돌린다. 문제행동에 대한 처벌은 그 행동을 감소시키기보다 오히려 반항심과 분노를 증가시켜 문제행동을 더 악화시킬 수 있다(전석균, 2016: 236-236).

품행장애는 갑자기 발병하기보다 서서히 발병하며, 여러 형태의 다양한 공격적 행동이 표출되는데, 친구에게 잔인한 행동을 보이기도 하고, 동물들을 잔인하게 학대하는 행동도 나타난다. 또한 어른에게 폭언을 하거나 반항적이고 적대적 행동을 숨기지 않고, 학교결석과 성적비행, 흡연, 음주, 거짓말, 가출 등이 나타난다. 타인과의 관계에서 피상적 관계만 유지하며 열등감이 많고, 이기적이어서 타인의 감정이나 욕구에 관심이 없다.

이 장애는 발병연령에 따라서 아동기 발병형(10세 이전 발병)과 청소년기 발병형(10세 이후 발병)으로 구분되며 문제행동의 심각한 정도에 따라서 경미한 정도, 상당한 정도, 심한 정도로 분류된다. 이 장애의 진단기준은 표 3-2와 같다.

표 3-2 DSM-5 품행장애 진단기준

A. 다른 사람의 기본 권리나 사회적 규범을 위배하는 행동패턴이 지난 12개월 동안 다음의 15개 기준 중 3개 이상 나타나야 하고, 그중 1개 이상의 기준은 지난 6개월 이내에 나타나야 한다.

사람과 동물에 대한 공격성

(a) 흔히 다른 사람을 괴롭히거나, 위협하거나, 협박한다.
(b) 흔히 육체적 싸움을 도발한다.
(c) 다른 사람에게 심각한 신체적 손상을 일으킬 수 있는 무기를 사용한다.
(ex: 곤봉, 벽돌, 깨진 병, 칼 또는 총)
(d) 사람에게 신체적으로 잔혹하게 대한다.
(e) 동물에게 신체적으로 잔혹하게 대한다.
(f) 피해자와 대면한 상태에서 도둑질을 한다.(ex: 노상강도, 날치기, 강탈, 무장강도)
(g) 다른 사람에게 성적 행위를 강요한다.

재산파괴

(h) 심각한 손상을 입히려는 의도로 일부러 불을 지른다.
(i) 다른 사람의 재산을 일부러 파괴한다.(방화는 제외)

사기 또는 절도

(j) 다른 사람의 집, 건물, 차에 무단 침입한다.
(k) 물건이나 호감을 얻기 위해, 또는 의무를 회피하기 위해 거짓말을 흔히 한다.
(ex: 다른 사람을 속인다.)
(l) 피해자와 대면하지 않는 상황에서 귀중품을 훔친다.(ex: 파괴와 침입이 없는 도둑질, 위조문서)

중대한 규칙위반

(m) 13세 이전에 부모의 금지에도 불구하고 밤늦게까지 집에 들어오지 않는다.
(n) 친부모 또는 한부모와 같이 사는 동안 적어도 두 번 가출한다.(또는 오랫동안 돌아오지 않는 한 번의 가출)
(o) 13세 이전에 시작하여 무단결석을 자주 한다.

출처: American Psychiatric Association(2013). DSM-5

(2) 청소년기 정신건강의 문제

청소년기에 발생하는 정신건강의 문제는 가족의 불안정성, 자아정체감 혼란, 성정체성의 혼란, 학교의 영향력 등으로 인해 발생되는 불안과 우울, 적응장애, 행동장애, 품행장애, 물질남용, 섭식장애 등이다. 이와 같은 정신건강상의 문제 외에도 가출 및 폭력, 자살 등 다양한 사회적 문제도 발생할 수 있다. 이러한 적응문제가 표현되는 방식은 전환기적 성격을 반영하는 것이다. 이 시기는 성인기 정신장애가 시작되는 시기이면서 한편으로는 청소년기의 심리적 특성에 따른 독특한 양상이 드러나기도 한다. 주로 심리적 부적응이 표현되는 불안과 우울, 혹은 내적인 긴장과 갈등이 밖으로 행동화하여 나타나는 행동장애가 주된 병리적 현상이다. 다만 청소년기 이전의 아동들은 이 두 가지 유형이 뚜렷하게 구분되지만, 청소년기에는 정서적 증상과 함께 행동증상이 뒤섞여서 나타나는 경우가 많다(Powers et al., 1989).

청소년기에 가장 흔한 정신건강의 문제는 불안과 우울이다. 또한 청소년기의 주요 갈등으로 진로선택의 갈등이나 시험불안, 폭력적 행동, 가출, 다양한 중독문제를 일으킬 수 있다. 청소년기 우울증은 가족 및 친구관계의 손상, 학업수행의 어려움, 부정적 양육경험, 생활사건의 누적 등이 원인이 되며, 무단결석, 가출, 비행, 학업능력 저하, 대인관계 및 사회적 활동의 위축과 함께 학습장애, 약물남용, 품행장애의 원인이 되거나 상호 긴밀한 관련을 가진다. 또한 극단적인 경우 자살로도 이어질 위험이 있다.

청소년들의 우울증을 진단하는 데 특히 유의하여야 할 것은 우울 증상이 겉으로 보기에는 전혀 성질이 다른 듯한 여러 가지 문제 행동들과 함께 뒤섞여 나타나는 경우가 많다는 점이다. 예를 들어 혼자 가만히 있지 못하고 안절부절못하며 늘 새로운 자극을 찾아다니거나, 무단결석, 음주, 약물사용 등의 비행에 속하는 행동들, 무례하고 반항적 행동이나 공격적 행동 등 우울증과는 상당히 거리가 있는 문제행동들이 우울하고 침체된 기분 등 우울증상과 뒤섞여 나타날 수 있다. 그밖에 두통, 복통, 식욕부진과 같은 신체증상의 호소, 문제 행동이나 등교거부 등 행동장애 증상을 두드러지게 나타내기도 하고, 섭식장애를 수반하기도 한다.

이외에 청소년기 정신건강상의 문제로 중요하게 고려되어야 할 것은 중독의 문제이다. 이는 술과 담배뿐 아니라 인터넷과 사이버 도박 등 행위중독의 문제[3)]들도 함께 나타날 수 있다. 또한 하루에도 수차례 손을 씻거나 숫자에 집착하여 반복행동을 하는 강박장애도 청소년기에 흔하다. 이러한 정신병 상태의 초기 진단과 선별이 필요한 시기이다.

한편 최근 다양한 스트레스 상황에 취약한 청소년 및 청년층을 대상으로 조기 정신증의 평가와 발병에 대한 관심이 증가하고 있다. 조기 정신증이란 조현병을 비롯한 정신병적 장애가 뚜렷하게 드러나기 전의 시기를 의미하며, 이 기간 동안 적절한 치료와 교육을 제공함으로써 정신질환의 발병으로 인한 손상을 예방하고, 회복을 돕는 노력이 적극적으로 나타나고 있다.

정신증이란 일종의 뇌의 질환으로 뇌가 할 수 있는 일들을 제대로 수행하지 못하게 되면서 생각, 감정, 행동, 지각 등에 문제가 나타나기 시작하는 질환으로 청소년기부터 초기 성인기에 주로 발생한다. 이러한 정신증이 뚜렷하게 나타나기 이전의 시기를 전구기라고 하며, 증상이 나타나는 최초 발현 시점부터 최대 5년까지의 기간을 '결정적 시기'라고 한다. 결정적 시기에는 증상이 점점 뚜렷해지면서 전반적인 기능이 저하되는 등의 심리사회적 변화가 많은 시기로 보다 빨리 정확한 평가와 진단을 받은 후 적절한 치료가 필요하다. 구체적으로 정신증의 조기발견을 위해 관찰 가능한 변화 특성을 살펴보면 표 3-3과 같다.

3) 9장 물질 관련 및 중독장애 참고

표 3-3 정신증 전구기에 겪게 되는 변화

기분의 변화	인지의 변화
우울해한다. 의심이 많아지고 불안해하며 긴장한다. 쉽게 짜증을 내고 화를 잘 낸다. 기분이 쉽게 바뀐다.	집중하고 기억하는 것이 어렵다. 특이하고 모호한 생각들에 빠져 있다. 생각이 빨리 지나쳐 가거나 너무 느리게 진행되는 것 같다. 평소 익숙한 사물, 사람들이 다르게 느껴진다. 간헐적인 지각의 변화를 경험한다(목소리 등).
신체, 행동의 변화	**가족, 친구들이 느끼는 변화**
잠을 잘 못 잔다. 식욕이 없어지거나 반대로 폭식을 한다. 의욕이 없고 하고자 하는 동기도 없다. 몸이 여기저기 아프다며 신체증상을 호소한다.	공부나 일을 하는 데 전보다 어려워한다. 주변에 관심을 보이지 않는다. 점차 혼자 있으려고 하고 어울리는 것을 꺼린다. 전보다 활동적이지 않고 다른 사람이 된 것 같다.

출처: 서울시정신건강증진센터(2012: 36).

3 성인기 발달특성과 정신건강의 문제

1) 성인기 발달특성

성인기는 청소년기 이후부터 노년기 이전까지의 시기를 말한다. 인간의 발달과정에서 가장 긴 시기이면서 황금기라고도 불리는 시기이다. 이러한 성인기는 초기 성인기와 중년기로 구분할 수 있다. 초기 성인기는 만 20~39세까지로, 신체적·심리적으로 성숙하며 일생 중 가장 활력이 넘치고 활동적인 시기이다. 직업인, 배우자, 부모로서의 새롭고 중요한 역할을 담당하게 된다.

에릭슨(Erikson)은 이 시기를 '친밀감 대 고립감'으로 설명하였으며, 생산성(generativity)의 시기로 보았다. 성인기는 자아정체감을 확립한 이후 친밀감이 발달하는 시기이며, 타인과 적절한 관계를 형성하고 사랑하고 결혼하며 자녀를 낳아 양육하는 시기이다. 더불어 자신과 타인의 행동방향을 제시하고 미래를 계획하고 타인의 욕구를 예측할 수 있는 시기로 인류애적 가치를 추구할 수 있다(류보훈, 2004: 70).

한편 융(C.G. Jung)은 성인기의 주요과제를 '개성화'로 간주하였다. 성인은 크게는 사회의 일부분으로 그리고 사회와는 별도로 독특한 개인으로서 자신을 알아야 한다. 성인은 외부의 압력을 견딜 수 있는 가치체계를 인식하고 존중하는 것을 배운다. 융에 따르면 개인은 사회규범을 무비판적으로 받아들이는 대세순응적인 인간이 되면 안 된다고 하였고, 개성화의 실패는 순응과 사회적 규범의 무비판적 수용을 초래한다. 성인기는 스트레스를 견딜 수 있는 능력과 같은 성격적 요소나 강한 사회적 지지가 역경을 극복하는 데 긍정적으로 영향을 미친다.

성인기는 청소년기에 겪었던 급격한 변화와 갈등이 감소되는 대신 지금까지 걸어오던 삶의 주기와는 다른 종류의 변화와 함께 불안이 나타난다. 성인초기에는 결혼을 통해 가정을 형성하고 가정과 직업생활을 통해 책임 있는 사회구성원으로 자리 잡기 시작한다. 이 시기에는 성인의 관점으로 사회적 가치를 수용하고 직업과 배우자 선택하기, 이상적 배우자상의 확립 및 책임 있는 시민으로서의 역할 수행과 개인적 신념과 가치체계 확립이 주요 과업이다.

한편 성인 후기에 해당하는 중년기는 보통 만 40~59세에 이르는 시기로, 장년기라고도 하며 흔히 인생에서 제2의 전환기라고 한다. 이 시기에는 전반적으로 신진대사가 저하되며 남녀 모두 체중이 늘기 시작한다. 감각 능력의 감소로 지각 능력이 약화되고 기억력도 감소하며 여성의 폐경기와 같은 중년의 위기가 나타나기도 한다. 대부분의 중장년은 신체적 능력과 건강이 감퇴되면서 활기를 잃고, 육체적 힘이 약화되기도 하고 질병에 대한 저항력이 약해질 뿐만 아니라 질병에서 회복되는 데 소요되는 시간이 길어진다. 남녀 모두가 갱년기를 경험하게 되는데 여성의 경우 40대 후반에 폐경기를 맞으면서 두통, 메스꺼움, 현기증, 골반통, 유방통증과 호흡장애 증상을 보이기도 한다. 폐경 현상은 그 자체로 인한 생리적 변화뿐 아니라 여러 가지 역할변화와 심리적 변화를 동반하기 때문에 중년기 여성에게 상징적 사건이 된다. 이러한 갱년기는 남성보다 여성이 더 강하게 경험하기는 하지만 남성의 경우에도 나타나는 과정이다. 남성의 갱년기는 40대부터 골밀도 및 근육의 감소, 피로, 성기능 감퇴 등 남성기능이 전반적으로 떨어지는 현상이 나타난다.

중년기의 학습능력은 청년기보다는 다소 감소되지만 학습을 하는 데 크게 문제가 되지는 않는다. 암기력이 떨어질 수 있으나 종합적 이해와 삶의 경험을 바탕으로 더 큰 성취를 이루기도 한다. 사회적 측면에서 변화를 나타내며 재적응을 하는 시기인데, 이 시기 배우자나 친구의 죽음을 경험할 수 있다. 때로는 이혼이나 별거 상태로 스트레스가 발생하기도 한다. 정서발달과정에서 중년기는 '빈둥지 증후군' 시기에 해당하며 상실감으로 인한 불안과 우울을 경험하기도 한다.

동시에 직업, 지역사회, 가정에서의 책임은 확대되는 시기이며, 자녀의 양육과 보호뿐 아니라 노년기 부모세대의 보호를 담당해야 하는 이중의 부담을 안고 있다. 가족 인생주기상 중년기 성인단계는 일반적으로 '자녀를 세상에 내보내고 옮겨가는' 단계이다. 성인 자녀가 집을 떠나고 결혼을 하면서 중년기 성인들은 시부모와 조부모의 새로운 역할에 적응해야 한다. 동시에 질병에 걸리거나 쇠약해진 부모님과 또 다른 형태의 관계를 확립해야 한다(최송식 외, 2019: 303).

2) 성인기 정신건강의 문제

20~60대 성인 1,000명을 대상으로 정신건강상태를 조사한 연구결과(전진아 외, 2019: 110)에 따르면 지난 1년간 정신건강의 문제가 없다고 응답한 성인은 전체의 22.1%에 불과했다. 정신건강의 문제가 있다고 응답한 성인이 경험한 정신건강의 문제유형을 살펴보면 스트레스가 67.8%로 가장 많았고, 수면장애(불면증 등 잠을 못 자거나 잠을 너무 많이 자는 증상)가 34.3%, 불안이

33.4%, 우울과 조울이 28.5% 순으로 높게 나타났다.

이처럼 성인기는 다른 시기보다 심리적, 경제적 안정을 기대하는 시기이지만 다른 연령층에 비해 스트레스 인지율이 높게 나타났다(전진아, 최지희, 2017: 76-77). 성인기 핵심과업을 '직업과 결혼'의 유지와 적응이라 할 때 직업과 관련한 스트레스는 성인기 전 연령에 걸쳐 부담을 야기한다. 성인 초기의 취업단계부터 '만족감'을 느끼는 비율은 전체의 1%에 불과하고 취업난을 겪으면서 불안과 무기력, 우울감을 경험하는 이들이 증가하고 있다(한겨레, 2021.05.06 기사). 취업 후에도 과중한 업무 스트레스와 경기불황으로 인한 조기퇴직이나 실직 등의 위험이 중장년층의 스트레스를 가중시킨다. 특히 최근 고용 불안정성, 임시직의 증가, 정보기술의 발달과 관련한 직장환경의 변화 등으로 직무 스트레스는 더욱 증가하고 있다. 이러한 직무 스트레스는 불안, 우울과 같은 정신건강문제를 유발한다.

우울증은 세대마다 경험하는 발달과업에 따라 다양한 모습으로 나타난다. 성인기 내에서도 성인 초기와 후기의 발달과업이 다르고, 성별, 상황별 요인에 따라 다양한 모습으로 나타날 수 있다.

(1) 직장인 우울

직장인 우울은 정식 진단명은 아니지만, 다양한 포털사이트의 조사에 따르면 직장인 10명 중 7~8명은 업무 중 아무 이유 없이 울적한 마음이 든다고 응답하였다. 또한 직장인들의 상당수가 입사 이후 건강에 이상이 생겼다고 대답했다. 그중 가장 많은 비중을 차지한 것은 우울증, 화병, 불면증 등 스트레스성 정신질환이다. 직장인들을 우울하게 만드는 원인으로는 야근 등 과다업무와 열악한 근무환경, 운동부족이 큰 비중을 차지하고 있었다(경기일보, 2020.06.28 기사).

사회적으로 직장인 우울과 관련하여 나타나고 있는 특성들을 지칭하는 용어가 다양하게 나타나고 있다. 그중 하나는 '스마일 마스크 증후군'이다. 이는 감정노동을 하는 서비스업 종사자에서 많이 나타나는 증상으로 항상 웃고 있기에 자신도 모르고 지내다가도 갑자기 분노와 우울증세가 치밀어 오르는 증상이다. 공식적인 기준이나 명칭은 아니지만 '자신의 솔직한 감정, 특히 우울이나 화나는 것 같은 부정적 감정을 억누르고 겉으로는 밝은 표정을 해야만 할 때 발생하는 증상'을 일컫는다(정신의학신문, 2018. 4.12 기사).

그 외에 업무에 과도하게 집착하거나 매달리면서 발생하는 '슈퍼직장인 증후군', 직장상사, 동료와 회사의 잘못된 시스템으로 인해 자신만이 부당한 대우를 받는다고 믿는 '와이미 증후군', 지나치게 의욕적으로 몰두하다가도 극도의 신체·정신적 피로감을 느끼면서 무기력해지는 '번아웃 증후군'이 넓은 범주에서는 직장인 우울로 볼 수 있다. 이러한 증상을 모두 우울증이라 단정 짓기는 어렵지만, 이 상태가 지속되면 심각한 우울증으로 발전될 가능성이 있으므로(서울시정신건강복지센터, 2018) 조기 선별과 개입이 필요하다.

(2) 산후 우울증

산후 우울증(postpartum depression)이란 말 그대로 출산 후에 겪을 수 있는 우울증을 말한다. 주요 우울장애의 일종으로 출산 후 4주에서 6주 사이 산욕기 동안 각종 우울증상을 경험하며, 일상생활에서 기능 저하를 초래하는 정신장애이다. 주된 증상은 우울과 불안을 느끼는 것이며, 대개 출산 후 첫 10일 이후에 나타나서 산후 1년까지 지속될 수 있다. 발생률은 산모들 중 10~15% 정도이며, 초기에 서서히 증상이 생기고 시간이 지나면서 악화된다. 치료를 받지 않을 경우 몇 달에서 몇 년 동안 산후 우울증을 앓을 수 있다. 특히 과거에 우울증 같은 기분 관련 장애를 경험한 사람일수록 산후 우울증에 걸릴 가능성이 높아진다(서울대학교병원 홈페이지).

대부분의 산후 우울증은 호르몬 분비 이상과 출산의 경험으로 나타나는 것으로 자연스럽게 회복될 수 있다. 그러나 치료 시기를 놓치거나 관리를 소홀히 할 경우 아기에게 적대적이거나 폭력적 행동이나 자살 등 위험한 상황을 야기할 수 있다. 따라서 출산 후 산모뿐 아니라 가족들의 관심과 협력이 중요하다. 심한 경우 상담을 통한 약물치료도 고려할 필요가 있다.

(3) 갱년기 우울

중년기는 성인기로부터 노년기로 가는 일종의 과도기로 신체적 기능 감소, 가족 생활주기 변화, 사회적 역할 상실로 인하여 심리적 위기감을 느끼는 시기이다. 이 시기 중년여성이 경험하는 폐경은 여성에게 있어 자연스러운 변화이지만 폐경이행기 및 폐경 후기에 걸쳐 동반되는 증상이나 질환이 일상생활의 유지를 방해하고 삶의 질을 변화시킨다.

폐경은 여성의 난소기능이 감소됨에 따라 자율신경계의 실조를 가져와 안면홍조, 손발 저림, 관절통 등의 신체적 증상과 짜증, 불면증, 정서적 변화 등의 다양한 건강문제를 야기하고, 중년여성의 80% 이상이 이러한 건강문제를 경험한다(손정남, 2018). 중년여성의 이러한 건강문제는 삶의 질을 감소시키고 가정 내에서의 역할의 변화, 은퇴 등과 같은 복합적인 원인과 함께 다양한 심리적 문제를 발생시킨다. 갱년기는 폐경 시점의 4~5년 사이의 기간을 의미하며, 이 시기에 경험하는 열감과 피부건조, 불면증, 관절염 등과 같은 신체 증상을 갱년기 증상이라고 한다. 이때 배변장애, 피로감, 소화불량과 같은 건강상의 위험이 나타나며 우울감과 불안, 감정기복이 심해지는 등 심리적 어려움을 경험한다(이경수, 강경원, 2018).

중년여성이 경험하는 갱년기 우울증은 폐경으로 인한 호르몬의 영향뿐만 아니라 중년기의 미래에 대한 걱정, 정서적 위기감과 불안, 가족관계에서의 존재감의 변화 등이 상호작용하여 나타난다. 생애주기별 우울증상은 연령이 높을수록 높게 나타나지만 여성의 경우 70대를 제외하고 50대에서 가장 높게 나타났다(전진아, 최지희, 2017: 78). 따라서 중년기 여성에게 있어 갱년기를 중심으로 한 우울증의 증상을 파악하고 개입하기 위한 노력이 필요하다.

특히 중년기 우울증은 보통 남녀의 증상에 따라 다르게 나타날 수 있는데 여성의 경우 신체적인 증상으로 나타나는 경우가 많다. 이에 신경성으로 간주되어 적절한 치료를 받지 못하는 경우가 많이 나타난다. 남성의 경우에는 대개 무기력, 의욕저하가 주 증상으로 나타나기도 한다.

이외에 성인기 정신건강의 문제로 스트레스와 불안, 자살위험, 인터넷 및 도박중독 혹은 알코올 사용 장애 등이 다양하게 나타날 수 있다. 다른 연령층과 비교할 때 우울 증상과 자살 관련한 위험률은 상대적으로 낮게 나타났지만, 도박중독과 알코올 사용장애의 위험은 노인에 비해 높게 나타났다(전진아, 최지희, 2017). 이에 중독과 관련한 위험을 예방하고 개입하기 위한 관심과 노력도 함께 요구되는 시기이다.

4 노년기 발달특성과 정신건강의 문제

1) 노년기 발달특성

노년기는 일반적으로 만 65세 이후부터 사망할 때까지를 말한다. 노년기의 연령을 둘러싼 다양한 논의가 나타나고 있지만 우리나라 노인복지법에서는 노인을 65세 이상으로 규정하고 있다. 이 시기는 인간의 삶에서 가장 마지막 생애주기이다. 따라서 다양한 측면의 상실을 경험하며, 삶의 경험을 통합하고 이를 다음 세대에 전이시키며 인간의 역사가 이어지는 역할을 하는 시기이기도 하다.

노년기의 신체적 특성은 노화로 집중된다. 생물학적으로 일어나는 노화는 모든 인간에게 보편적으로 나타난다. 노화의 신체적 징후는 흔히 피부의 건조화, 탄력의 감소, 주름살의 증가 등이며 노인성 반점도 나타난다. 근육이 위축되어 근육의 강도와 운동력이 감소하고 평형감각, 동작조정 능력이 감소하여 신체의 균형을 잃고 넘어지기를 잘하며 민첩성도 상실된다 (이인정, 최해경, 2007). 감각기관 역시 연령과 더불어 변화하여 노화가 진행될수록 유기체는 외부 환경을 파악하기 위해 점점 더 강한 자극을 요구하게 된다. 연령 증가에 따라 동공의 크기가 감소되고 수정체가 황색화되어 시각의 정확도는 급격히 감퇴된다. 청각능력도 감퇴되어 음의 고저 변별력이 떨어지며 미각 역시 급격히 떨어진다. 노년기 신체적 변화 중 두드러진 특징은 바로 자극에 대한 반응속도의 감소이다. 이러한 반응속도의 감소는 운동반응, 반응시간, 문제해결, 기억 및 정보처리 과정에서 나타나는데 노화에 따라 뇌의 신경세포가 감소되며 대뇌의 효소활동이 저하되고 대뇌세포 내의 노폐물이 축적되어 대뇌 기능이 현저하게 감퇴되기 때문이다.

이처럼 노년기는 신체능력과 감각, 지각능력이 쇠퇴하며 의존성이 증가한다. 따라서 이러한 변화에 융통성있게 대처하면서 건강에 주의를 기울여야 한다. 또한 노년기에 대한 인식은 시대와 사회에 따라 다르게 나타나며 현대사회처럼 평균수명이 연장되고 이에 따른 사회적 활동기간도 길어지면서 노년기 연령 또한 높아지고 있다. 노화는 개인적 차이는 있으나 전체적으로 변화가 오는 것이므로 기능적인 능력이 떨어지고 질병이나 환경변화에 대하여 대처하는 능력이 약해지는 취약점을 점차적으로 지니게 된다. 이러한 취약점 때문에 노년기 불안과 우울이 나타나기도 한다.

노년기 인지적 변화는 대체로 지능의 쇠퇴와 학습능력의 측면에서 이루어진다. 대체로 거의 모든 지적 능력이 60대 이후 감소하는 것을 발견할 수 있고 또한 반응에 대한 지각이나 인지력 등이 현저하게 감소한다. 노년기의 인지적 변화는 기억력에서 가장 두드러진다. 연령에 따라 점진적 쇠퇴를 나타내는데 주로 장기기억력보다 단기기억력의 상실이 더욱 심하게 나타난다. 일률적 변화는 아니라고 하더라도 노년기에 주로 일어나는 사고능력과 기억력의 심각한 장애인 노인성 치매의 문제는 중요한 사회문제로 제기되고 있다.

인간의 점성적 발달단계를 설명한 에릭슨은 노년기의 심리사회적 위기를 통합 대 절망이라고 주장하면서 이는 이전 발달단계에서의 위기들을 어느 정도 성공적으로 극복하였는가에 따라 그 결과가 달라진다고 했다. 통합은 삶에서 일어나고 있는 사실들을 받아들이는 능력과 큰 두려움 없이 죽음을 직면하는 능력으로 개인이 자신의 삶의 의미를 신중히 투영한 후라야 가능하다. 통합을 성취한 노인은 자신의 과거를 현존하는 시각으로 조망한다. 또한 자신의 삶에서 일어났던 모든 일을 그대로 수용하며 부정하거나 과장하지 않는다. 반면, 절망은 자신의 과거에 대한 후회의 감정으로 특징지어진다. 절망은 자신의 과거 및 현재의 인생을 후회스럽고 불만스럽게 생각하고, 죽음 앞에 남은 시간이 너무 짧아 어떻게 할 수 없기 때문에 불안과 초조함을 경험한다. 이에 배우자 사별에 대해 준비하고 여가선용 계획과 경제적 대책의 마련, 죽음에 대한 대비가 이 시기 주요한 과업이라 할 수 있다.

2) 노년기 정신건강의 문제

핵가족 시대에 노년기는 '역할을 상실한 사람'이 되기 쉬운데 이러한 상황이 노화를 앞당긴다는 인식이 높아지고 있다. 현재까지 알려진 바에 따르면 노인 인구의 20~30%는 정신과적 질환을 보이며 그중에서 가장 흔하게 알려진 것이 바로 치매[4)]와 우울증이라 할 수 있다. 우울증과 치매는 노인에게 영향을 미치는 대표적인 정신질환이다(Copeland J.R., et al., 2004). 노년기에 이러한 정신건강의 문제가 잘 생기는 이유는 사회적 역할의 상실, 독립성의 상실, 친인척의 죽음, 신체건강의 악화, 외로움, 경제적 곤란, 인지기능의 저하, 약물사용 등을 들 수 있다.

노년기에는 성인기에 경험할 수 있는 거의 모든 정신장애가 나타날 수 있다. 그중 노인성 우울과 치매는 노년기에 시작되는 정신장애이며, 노년기 자살의 문제도 심각하다. 관련한 문제는 본 교재의 다른 장에서 자세히 살피고 있는 만큼 여기서는 이러한 노년기 우울증의 주요 특징과 함께 노년기 정신장애의 주요 원인으로 다양한 상실과 이로 인한 애도 반응의 부적응적 영향을 살펴본다.

(1) 노년기 우울증

노년기에 경험하는 다양한 상실은 우울증의 위험을 높이게 된다. 우울은 노년기에 가장 흔하게 나타나는 정신건강의 문제이며, 우울증을 경험하는 노인인구는 지속적으로 증가하는 추세에 있다. 많은 노인들은 신체적 노화와 함께 가까운 가족과 친구들의 죽음을 맞게 되고 이러한 생애사적 사건은 심리정서적 고통을 경험하게 한다. 특히 이러한 시기를 경험하면서 노인들은 스스로 자각하지 못한 상황에서 우울을 경험하게 되고 심각한 경우 자살의 위험이 높아진다. 노년기에는 다양한 신체질환이나 장애, 감정의 변화가 함께 나타날 가능성이 높아지면서 우울증상과 이를 구별하는 것이 쉽지 않다. 특히 노년기 우울은 신체적 증상과 함께 나타나기 때문에 이를 구별하기가 쉽지 않고 노인들 스스로 이러한 우울을 노화의 자연스러운 과정으로 오해하기 쉽다. 따라서 이를 방치할 경우 심각한 상태까지 악화될 위험이 높다.

---

4) 11장 신경인지장애 참고

기본적인 우울증의 증상은 우울과 슬픔, 자기가치감의 상실, 의욕 및 동기의 저하, 피로감 등이다. 이러한 증상은 연령과 상관없이 나타나는 공통적 증상이다. 노년기 우울은 이러한 양상과 함께 수면장애가 더 많이 나타나고, 신체증상의 호소나 운동기능의 지체, 체중 감소, 인지기능의 저하를 호소하는 경우가 많다. 초기 치매증상과 유사하게 나타나는 면도 있어 정확한 선별검사와 적절한 개입이 중요하다(박미은, 2021: 247).

(2) 사별과 애도반응

사별(Bereavement)이란 죽음으로 인하여 사랑하는 사람과 이별하는 과정을 의미한다. 죽음을 경험하는 것처럼 단순한 사건이 아니라 가족이나 친구의 죽음을 경험하고 죽음 이후의 삶에 적응하는 과정을 포함하는 포괄적 개념이다(이윤주 외, 2007). 따라서 사별은 죽음으로 인한 관계의 단절로 그치는 것이 아니라 관련된 정서적, 인지적, 신체적 변화를 초래하는 복합적 경험이다. 노년기에 경험하는 죽음의 사건은 누구에게나 피해갈 수 없는 과정이며 보편적이고 일반적인 것이다. 이에 사별 후 애도는 자연스럽고 적응적 과정이며, 이러한 정서를 충분히 느끼며 애도의 과정을 지나지 않고서는 사랑하는 사람과의 관계를 정리하고 일상으로 복귀하기 어렵다. 애도의 과정을 정상적으로 경험하는 사람들은 고인의 죽음에 대해 한동안은 극심한 슬픔을 느끼지만 시간이 지나면 자연스럽게 애도의 과정을 지나 이전의 생활로 돌아간다. 그러나 사별 후 오랜 기간이 지났음에도 여전히 심리적 어려움이 심해 일상생활 적응에 곤란을 겪는 경우도 있다.

사별에 대한 일반적 반응으로서 애도는 삶의 연속성이 파괴될 때마다 경험하는 고통을 의미하는 것으로 단순한 슬픔의 상태가 아닌 복합적 인지, 정서, 사회적 어려움들의 총체이다(이윤주 외, 2007). 불충분하고 적절하지 못한 애도수준은 우울, 불안 등의 심리적 증상뿐 아니라 죄책감, 수치심,

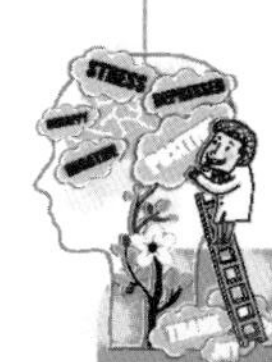

외로움, 공포, 당혹, 깊은 슬픔, 절망, 무력감 등 복잡하고 강력한 심리적 고통을 발생시킨다. 사별경험과 이로 인한 애도과정을 충분하고 적절하게 극복하지 못할 경우 우울, 불안 등의 심리적 디스트레스를 야기하고 이는 노인들의 자살충동 및 자살생각과 밀접한 관련이 있음이 밝혀지고 있다.

이를 최근 복합 비애(Complicated Grief)로 개념화하여 사별 후 나타나는 정상적이고 문화적으로 받아들여지는 애도 과정을 벗어나 지속적으로 나타나는 심리적·신체적 부적응에 대한 관심이 높아지고 있다. 사별 후의 깊은 슬픔은 시간이 지나면서 저절로 치유되기도 하지만, 어떤 경우에는 사별후의 슬픔이나 고통감이 일정 시간이 지나도 경감되지 않고 지속적인 정신적, 신체적인 손상을 가져오기도 한다. 이에 노년기의 사별경험을 보편화하고 당연시하는 분위기 속에서 사별로 인해 발생할 수 있는 심리사회적 위험에 대한 개입과 지원방안이 보다 적극적으로 모색되어야 할 것이다.

생애주기의 다른 단계에서와 마찬가지로 노인이 생각하는 정신건강의 가치도 존중되어야 하며, 다른 사람이 노인의 생활방식을 결정하는 것이 아니라 노인 스스로 결정할 수 있어야 한다. 개인의 차이나 문화적 차이가 있을 수 있지만 이 원칙은 전 세계적으로 동일하다. 신체건강의 증진, 지지적인 사회 환경의 조성, 개인적 성장의 기회를 통해 노인 스스로의 선택을 극대화하려 노력할 때 노인의 정신건강이 증진될 것이다(Copeland J.R., et al., 2004).

또한 전통사회와 달리 현대사회에서 노년기 상실감, 고립감이 증가하고 있다. 독거노인의 비중이 높아지면서 노인들의 정신건강위험을 조기에 발견하고 지원할 수 있는 지지체계가 취약할 수밖에 없다. 게다가 노년기 정신건강의 증상은 신체적 증상에 가려져서 알아차리기 어렵고 이에 치료시기를 놓치는 경우가 많다. 제대로 치료하면 정상적 생활로 복귀가 가능한데도 제때 치료하지 못해 치매로 진전되는 경우 또한 상당하다. 따라서 노년기 정신건강에 대한 사회적 관심과 지원이 확대되어야 할 것이다.

Mental Health and Mental Disorders

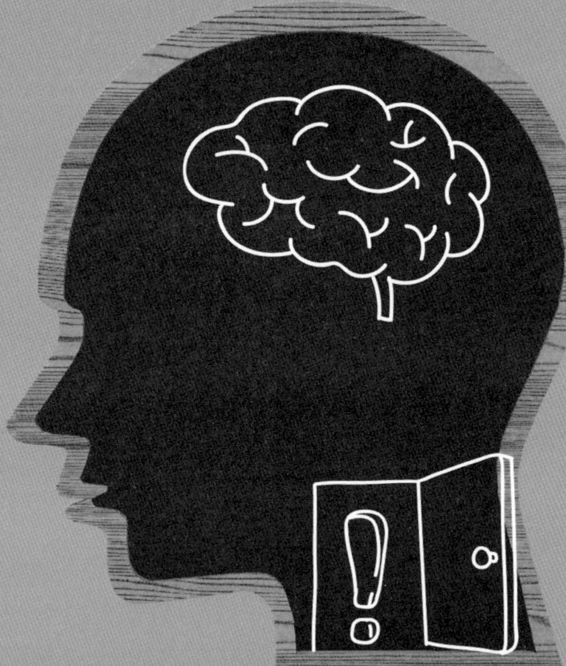

PART II

정신장애와 정신건강

CHAPTER

04 정신장애의 이해

인간의 다양한 정신건강문제를 관찰하면서 여러 학자들은 이 정신건강문제를 각각의 정신장애로 분류하고자 노력해왔다. 즉, 정신장애는 처음부터 그 분류가 명확하게 이루어져 있었던 것이 아니라 수년간 수많은 학자들이 수정을 반복하면서 이루어졌으며 향후에도 계속 이 과정을 반복해 나갈 것이다. 본 장에서는 이러한 정신장애의 개념을 학습하고 현황, 원인을 살펴본 후, 정신장애의 분류에 대한 역사적 배경을 공부하면서 현재 가장 많이 사용하고 있는 분류체계를 이해하고자 한다.

1 정신장애의 개념

정신장애(mental disorder)라는 용어는 정신병(psychosis)과 정신질환(mental illness)의 개념을 모두 포괄하는 용어로 정신장애를 이해하기 위해서는 이와 유사한 용어인 정신병, 정신질환에 대한 명확한 구분이 필요하다. 정신병(psychosis)은 초기에 많이 사용했던 용어로 주로 증상이 있을 때 사용하는 제한적인 의미를 가진다. 정신질환(mental illness)은 질병의 개념을 강조함으로써 병리적인 현상이 진행되는 것을 의미하며 의학계에서 사용하는 명칭이다. 반면, 정신장애(mental disorder)는 질병 자체의 진행 외에도 질병으로 인한 사회적 기능을 제대로 발휘하지 못하는 것까지를 포함하는 개념이다.

표 4-1 정신병, 정신질환, 정신장애의 개념

용어	개념
정신병/정신증 psychosis	• 현실검증력이 저하되어 망상과 환각 등의 증세를 보이는 조현병과 같은 정신질환들을 말함 • 정신질환이나 정신장애에 대한 개념을 모르는 일반인들이 사용하는 용어
정신질환 mental illness/disease	• 정신기능의 이상을 나타내어 사회생활에 적응하지 못하고 일상생활에 잦은 지장을 초래하는 병적 상태를 말함 • 의학계에서는 정신질환이 공식적인 명칭
정신장애 mental disorder	• 가장 광의의 개념으로 정신병과 정신질환의 개념을 포괄하는 개념 • 치료를 통해 주요 증상들이 감소하거나 사라진 이후에도 질병 이전의 사회적 기능을 제대로 하지 못하는 경우

2 정신장애의 현황

정신건강실태조사는 지역사회 거주 성인을 대상으로 한 정신건강에 대한 조사로, 보건복지부 주관으로 2001년부터 매 5년마다 실시되고 있다. 가장 최근인 2021년도 정신건강 실태조사에 의하면, 정신장애 평생 유병률은 27.8%로 18세 이상 국민 4명 중 1명은 평생 한 번 이상 정신장애를 경험하고 있는 것으로 나타났으며, 성별로는 남성이 32.7%, 여성이 22.9%였다. 주요 정신장애별 평생 유병률을 살펴보면, 알코올 사용장애가 11.6%로 가장 높은 비율을 차지하고 있으며, 다음으로 니코틴 사용장애 9.5%, 불안장애 9.3%, 우울장애 7.7% 등의 순으로 나타났다. 성별로는 남성은 니코틴 사용장애, 여성은 불안장애가 가장 높았다.

정신장애 일년 유병률은 8.5%로 국민 100명 중 8.5명은 지난 1년 동안 한 번 이상 정신장애를 경험하고 있는 것으로 나타났고 성별로는 남성이 8.9%, 여성이 8.0%였다. 주요 정신장애별 일년 유병률을 살펴보면 불안장애가 3.1%로 가장 높은 비율을 차지하고 있으며, 다음으로 니코틴 사용장애 2.7%, 알코올 사용장애 2.6%, 특정공포증 2.1% 등의 순이었다. 성별로는 남성은 니코틴 사용장애, 여성은 불안장애가 가장 높게 나타났다.

표 4-2 정신장애 평생유병률 단위: %

진단	평생 유병률			일년 유병률		
	전체	남자	여자	전체	남자	여자
전체	**27.8**	**32.7**	**22.9**	**8.5**	**8.9**	**8.0**
알코올 사용장애	11.6	17.6	5.4	2.6	3.4	1.8
알코올의존	6.2	9.5	3.0	1.5	2.0	1.0
알코올남용	5.3	8.2	2.4	1.1	1.4	0.8
니코틴 사용장애	9.5	17.7	1.1	2.7	4.9	0.5
니코틴의존	8.1	15.0	1.1	2.4	4.2	0.5
니코틴금단	4.7	8.9	0.5	1.0	1.7	0.1
우울장애	7.7	5.7	9.8	1.7	1.1	2.4
주요우울장애	7.7	5.7	9.8	1.7	1.1	2.4
기분부전장애	0.5	0.3	0.6	0.2	0.1	0.2
불안장애	9.3	5.4	13.4	3.1	1.6	4.7
강박장애	0.2	0.1	0.4	0.1	0.0	0.3
외상후스트레스장애	1.5	1.3	1.6	0.3	0.2	0.3
공황장애	0.4	0.5	0.4	0.1	0.2	0.0
광장공포증	0.3	0.2	0.4	0.2	0.1	0.3
사회공포증	0.6	0.2	1.0	0.2	0.1	0.4
범불안장애	1.7	1.2	2.1	0.4	0.4	0.4
특정공포증	6.3	2.6	10.0	2.1	0.7	3.6

출처: 보건복지부 · 국립정신건강센터(2021). 2021년도 정신건강 실태조사 보고서. p.56-58.

이외 자살 관련 행동을 조사한 결과를 살펴보면 평생 자살 관련 행동 중 자살사고가 10.7%로 나타났으며 성별로는 여성 12.0%, 남성 9.4%로 남성보다 여성이 높았다. 또한, 1년 자살사고는 1.3%로 나타났으며 여성 1.7%, 남성 1.0%였다.

표 4-3 자살 관련 행동 (평생, 1년) 단위: %

구분	전체	남자	여자
평생			
자살사고	10.7	9.4	12.0
자살계획	2.5	2.1	2.8
자살시도	1.7	1.6	1.9
1년			
자살사고	1.3	1.0	1.7
자살계획	0.5	0.3	0.7
자살시도	0.1	0.1	0.1

출처: 보건복지부 · 국립정신건강센터(2021). 2021년도 정신건강 실태조사 보고서. p.100.

3 정신장애의 원인

정신장애의 원인을 찾기 위해 수많은 학자들이 다양한 이론들을 제기하고 이를 증명하기 위한 노력들이 있었다. 이 원인들을 크게 나누어 보면 생물학적, 심리적, 사회적, 통합적 원인으로 나누어 볼 수 있다. 현재는 각각의 전문영역에서 이 각각의 원인들 중 한 가지만 정신장애의 원인으로 보지 않으며 각각의 원인들을 모두 고려하여 정신장애를 개입하고 있다.

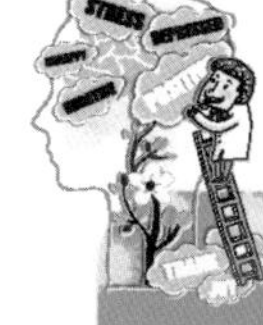

1) 생물학적 원인

정신장애의 원인을 생물학적 결함이나 생물학적 기능상의 문제로 본다. 즉, 정신장애 원인을 유전, 뇌의 생화학적 이상, 뇌의 구조적 요인 등에 기인한 것으로 보고 이를 규명하기 위해 쌍둥이 연구, 유전학, 정신약물학, 뇌영상기법 등을 이용한다.

최근 들어 유전학, 생화학, 분자생물학, CT, MRI, PET와 같은 뇌영상기법이 더욱 발달하면서 생물학적 원인을 찾는 연구에서 획기적인 발전이 이루어지고 있으며, 정신장애를 치료하는 신약을 개발하고 약물치료 효과를 검증하는 연구들은 지속해서 진행되고 있다. 또한, 뇌에 영향을 미치는 모든 질병, 외상, 감염, 내분비장애, 면역장애, 독성물질, 심지어 음식 등은 정신장애를 야기하거나 정신건강에 영향을 미칠 수 있다고 주장하며 검증하고 있다.

이에 따라 정신장애에 대한 치료도 약물치료, 전기충격치료, 두뇌수술 등이 있다. 도파민(dopamine), 노르에피네프린(norepinephrine), 세로토닌(serotonin) 등 특정한 신경전달물질의 과잉분비나 결핍을 조절하는 약물을 통해 정신장애 증상을 치료하며 약물치료에 반응하지 않거나 임신 등 약물치료가 어렵거나 약물치료를 원치 않는 경우에 클라이언트 및 가족의 동의하에 전기충격치료(electroshock therapy), 경두개자기자극술(Transcranial Magnetic Stimulation)[1] 등이 시도된다.

2) 심리적 원인

영유아기 및 아동기의 부정적인 경험들, 즉 애착, 이별, 외로움, 학대, 방임, 죽음, 스트레스 등의 외상적 경험은 정신건강, 나아가 정신장애 발생에

1) 자기장을 이용해 뇌 표면에 전류를 발생시켜 뇌세포를 직접 자극하는 치료술

의미 있는 영향을 준다. 즉, 여러 이론들을 통해 개인 내적인 무의식적 갈등, 환경적 요인과 관련된 학습 경험, 개인의 역기능적 사고 과정 등이 정신장애를 발생시키는 원인이라고 본다.

(1) 정신분석이론

정신분석이론에서는 정신장애를 심리적인 요인, 즉 어린 시절 경험에 뿌리를 두고 있는 개인 내적인 무의식적 갈등과 관련이 있다고 설명한다. 예를 들어, 프로이트(Freud)는 말 공포증을 보이는 5세 아동 한스의 사례보고(1909)를 통해서 공포증이 오이디푸스 콤플렉스와 관련된 것을 설명했다. 자아가 사회적으로 용납될 수 없는 무의식적인 욕구와 갈등을 다루기 위해 방어기제를 동원하여 오이디푸스 콤플렉스에서 비롯된 거세불안, 근친상간에 대한 불안을 억압하고 다른 대상에 대치함으로써 그 대상을 매우 두려워하고 회피하는 공포증상을 보이게 된다는 것이다. 망상이나 히스테리 증상 등 다양한 정신장애의 원인도 역시 어린 시절에 해결되지 않은 무의식적 갈등에 있다고 설명하고 있다. 따라서 정신분석치료에서는 무의식적 갈등을 파악하고 이를 자각하게 함으로써 정신장애가 치료될 수 있다고 본다.

(2) 행동주의이론

행동주의이론은 정상적인 행동뿐만 아니라 이상행동도 학습된다고 보았다. 1920년 왓슨(Watson)과 레이너(Rayner)는 11개월 된 알버트에게 고전적 조건형성실험 절차를 통해 쥐에 대한 공포반응이 학습될 수 있다는 것을 입증하였으며 역조건형성 절차를 이용하여 공포증상을 소거할 수 있음도 보여주었다. 행동주의이론에서는 고전적 조건형성, 조작적 조건형성, 사회학습 이론을 통해 이상행동이 발달하고 유지되는 것을 설명하고 있으며 이러한 학습원리를 이용해서 다양한 유형의 정신장애를 치료할 수 있다고 설명했다. 예를 들어 '고전적 조건형성'은 파블로프(Pavlov)의 유명한 고전적 조건형성실험에서 보여준 바와 같이 개에게 무조건 자극(고기)과 조건자극(종소리)을 짝지어 제시함으로써 조건자극(종소리)에 대한 조건반응(타액분비)이 학습되는 것을 말한다. 이 원리를 이용하여 왓슨과 레이너가 11개월 된 알버트에게 천둥소리(무조건 자극)와 하얀 쥐(조건자극)를 짝지어 제시한 결과, 알버트는 하얀 쥐에 대한 공포반응(조건반응)을 습득하게 되었다. 조작적 조건형성은 보상(강화물)이 뒤따르는 행동은 학습하고 처벌이 주어지는 행동은 회피한다는 손다이크(Thorndike, 1911)의 효과의 법칙에 기반을 둔 것으로 스키너(Skinner)가 이를 더욱 발전시키고 체계화하여 부적응적인 행동을 소거하고 바람직한 행동을 조성하는 행동수정기법을 개발했다. 또한, 반두라(Bandura)는 강화물이 없이도 다른 사람의 행동을 관찰하고 모방함으로써 새로운 행동을 학습할 수 있다는 사회학습이론을 제시하였다.

정신분석이론이 개인 내부에서 일어나는 현상을 객관적으로 분명하게 측정하지 못한다는 비과학적인 문제점을 비판하면서 행동치료 효과를 객관적으로 평가하여 경험적으로 입증하는 많은 연구가 이루어져 왔다. 예를 들면, 강박장애에 노출 및 반응방지법, 불안장애에 체계적 둔감법, 공포증 치료에 모델링 기법 등으로 다양한 정신장애에 행동치료방법들이 효과적이며 계속해서 쓰이고 있다.

(3) 인지이론

인지이론은 사람들이 경험하는 심리적 고통이나 정신장애가 부적응적이고 역기능적인 생각이나 비합리적인 신념 때문에 생긴다고 설명했다. 엘리스(Ellis)는 개인의 성격과 정신장애를 이해하는 데 있어서 외부자극에 대한 개인의 반응을 매개하는 신념체계가 중요하다고 보았으며 비합리적인 신념을 좀 더 합리적인 신념으로 변화시킴으로써 심리적 문제를 해결할 수 있다고 보았다. 벡(Beck)은 부정적인 인지도식, 역기능적인 신념, 인지적 오류, 부정적인 자동적 사고와 같은 인지적 요인에 입각하여 우울, 불안 등 다양한 정신장애가 유발되는 기제를 체계적으로 제시하였다.

1960년대에 행동치료는 정신장애와 관련이 있는 인지과정에는 주의를 기울이지 않았으나 1970년대에 마이켄바움(Meichenbaum), 벡(Beck)과 같은 인지치료자들이 인지적 이론을 행동치료에 적용하기 시작하여 인지행동치료로 통합이 이루어졌다. 인지행동치료의 기본가정은 정서와 행동은 인지의 결과이며 인지적·행동적 개입을 통해서 심리적 고통과 부적응 문제를 감소시킬 수 있다고 보는 것이다. 자동적인 자기패배적인 사고를 파악하고 부적응적인 인지도식을 변화시켜서 적응적이고 합리적인 도식이 발달하도록 돕는 인지 재구조화 기법 등이 현재 정신장애 치료에 여전히 많이 사용되고 있다.

3) 사회적 원인

사회환경을 인간의 정신과 행동에 중요한 요인으로 보며 사회적 또는 환경적 요인이 심리적인 문제 및 정신장애를 발달시킨다고 보고 있다. 한 개인이 대처할 수 있는 한계를 넘는 상황에 의해 정신장애가 발병한다는 것이다. 연구자들은 빈곤, 성차별, 인종차별 등과 같은 열악한 사회경제적 지위나 계급 등이 정신장애를 발생시킨다고 주장했다. 사회스트레스 이론(social stress theory)을 바탕으로 한 여러 연구에서 사회경제적 스트레스를 많이 받은 빈곤계층이 정신장애 발병률이 높았음을 보여주고 있다. 그러나 역으로 정신장애로 인해 건강했던 개인이 기존에 수행하던 역할 수행에 한계를 갖게 되어 교육적·직업적 기회에 대한 제약이 사회경제적 지위에 영향을 줄 수 있다.

사회적 원인을 뒷받침해주는 또 다른 이론인 낙인이론(labeling theory)은 정신장애를 생물학적 이상이나 심리적 이상이 아니라 인간의 행동에 대한 사회의 반응에 의해 규정지어진다고 주장하였다. 즉, 사회 속 타인에 의해 정신장애로 보이고 인식되는 것이 정신장애라는 것이다. 개인이 어떤 지역사회나 집단의 규범을 어기는 행동(예를 들면, 소리를 지르고 이유 없이 사람을 때리는 행동 등)을 하면 그는 정신적으로 문제가 있다고 낙인이 붙게 되고 그는 이렇게 계속 행동할 것이라는 낙인에 따라 역할을 수행한다는 것이다. 그러나 정신장애 발생으로 인해 이들이 하는 부적응적인 행동, 사고 등에 의해 낙인이 이루어질 수 있고 여러 치료들을 시작하면서 사회적 규범을 어기는 행동이 축소되거나 사라지므로 실제 정신장애와 낙인 간의 인과관계를 명확하게 설명하는 데에는 한계가 있다.

마지막으로 생활문제이론(problem of living theory)에서는 정신장애는 질병이 아니라 타인과 함께 생활하는 사회에서 타인에게 보이는 생활에서의 문제라고 주장했다. 동일한 문화권에서도 동일한 행동에 대해 보는 견해는 각각 다를 수 있으므로 상이한 문화권에서는 동일행동에 대해 당연히 다른 견해를 보일 수 있기 때문에 정신장애는 사회로부터의 반응이 원인이라고 보았다(Kendell, 1975). 그러나 이 이론은 정신장애를 가진 많은 사람들이 약물치료를 시작하면서 증상이 조절되고 생활의 문제가 사라지기 때문에 비판을 받았다.

4) 통합적 원인

앞에서 설명한 생물학적 · 심리적 · 사회적 요인들을 모두 통합하여 정신장애의 발생에 대해 설명하는 '스트레스 취약성 모델(vulnerability stress model)' 이다. 체질 스트레스 모델, 소인 스트레스 모델이라고도 한다. 취약성(vulnerability)은 유전, 신경전달물질의 이상 등과 같이 생물학적 요인일 수도 있고 부적응적인 성격특성이나 부정적인 인지도식과 같이 심리적인 요인일 수도 있다. 스트레스는 개인이 경험하는 부정적인 생활사건들(가족의 사망, 실연이나 실직, 신체질환 등)이라 할 수 있다. 이 모델은 개인이 가지고 있는 취약성 요인과 스트레스 요인이 상호작용하여 정신장애가 발생한다고 설명한다. 즉 심리적 스트레스가 극도로 심한 경우에는 개인적 취약성이 매우 경미하더라도 정신장애를 보일 수 있으며 반대로 스트레스가 경미하더라도 매우 심각한 개인적 취약성을 가진 사람은 정신장애를 발생할 수 있다는 것이다(권석만, 2013).

주빈과 스프링(Zubin & Spring, 1977)이 제시한 조현병에 대한 취약성 스트레스 모델에 따르면 조현병 부모의 자녀는 그 장애에 대한 개인적인 취약성을 가지고 있으며(유전적 요인과 출생 전후의 신체적 · 심리적 요인), 성장하는 과정에서 스트레스를 경험하게 될 경우에 개인적인 취약성과 스트레스가 상호작용하여 일정 수준을 넘게 되면 조현병이 발병할 수 있다고 설명한다. 같은 유전적 취약성을 가진 일란성 쌍생아라고 해도 동일하게 정신장애를 보이지 않는 경우가 많은데 이 현상은 이 모델로 설명 가능하다. 따라서 정신장애인을 둘러싼 모든 생물학적 · 심리적 · 사회적 요인들에 대한 정보를 충분히 얻고 이러한 자료를 통합하는 것이 중요하다는 점과 개인적 대처능력, 사회적 자원 등 정신장애를 막을 수 있는 요인들이 중요하다는 점을 우리에게 시사해준다.

정리하면 앞서 정신장애의 원인은 초기에는 크레펠린(Kraepelin)의 영향을 받아서 신경 및 생물학적 요인을 강조하다가 1950년대에서 1960년대에 정신분석이론이 주도적이던 시기를 지나 최근 들어 다시 유전적 · 생화학적 · 신경학적 · 심리적 요인 등이 통합하는 추세로 진행하고 있음을 볼 수 있다. 정신장애 원인론에서 어느 하나가 맞고 틀린 게 아니며 계속해서 의학, 심리학, 사회학, 사회복지학 등 여러 학문분야에서 원인을 밝히기 위해 연구하고 있으므로 다양한 학문 분야에서 정신장애에 대한 원인이 어떻게 규명하고 있는지 계속 학습해야 할 것이다.

4 정신장애 진단분류

1) 진단분류의 개념

고대 그리스 용어인 진단(diagnosis)은 '구별하기' 또는 '식별하기'를 의미한다. 정신장애의 진단이란 특정 정신장애에 대한 정의에 입각해서 개인이 가진 문제에 대해 전문적인 용어로 이름을 붙이는 과정이라 할 수 있다. 진단은 면담, 행동관찰, 심리평가 등을 통해 정보를 수집하고 각 정보들의 중요도를 고려해서 이루어진다. 정신장애는 신체질환에 비해 진단 및 분류하기가 어렵고 전문가마다 진단의 일치도 및 객관성에 논란이 있는 경우가 많으므로 이를 해결하기 위해 지속적인 노력이 있었다. 이 과정에서 개발된 대표적인 진단분류체계가 미국정신의학협회에서 개발한 정신장애 진단 및 통계편람(DSM)과 세계보건기구(WHO)에서 개발한 국제질병분류(ICD)이다.

2) 진단분류의 필요성

정신장애 진단분류체계가 필요한 이유를 살펴보면 다음과 같다.

첫째, 진단명을 통해 전문가 간, 전문가, 클라이언트, 가족 간에 의사소통이 효율적으로 이루어질 수 있으며 개인을 이해하거나 돕기 위한 중요한 정보를 제공한다. 예를 들어, 어떤 개인이 주요 우울장애라는 진단을 받은 후 의뢰되었다면 사회복지사는 그 진단 범주에 속하는 증상들을 즉각적으로 떠올릴 수 있으므로 초기 상담이 보다 효율적으로 이루어질 수 있다. 또한 특정 장애로 진단받은 경우에 가장 우선적이고 적합한 치료적 개입에 대한 결정을 내리거나 필요한 경우에 관련 분야 전문가들과 치료적 협업을 고려하는 데 도움이 된다(예를 들어, 조현병의 경우에는 약물치료가 우선적으로 선택될 수 있고 자폐스펙트럼장애의 경우에는 특수교육, 언어치료, 놀이치료, 행동수정, 부모교육 등 다학제적 개입이 선택될 수 있다).

둘째, 정신장애의 원인, 치료효과평가 등과 같은 임상 연구에서 공존장애를 가진 대상을 연구에서 배제하고 특정 장애를 가진 연구대상자를 선발하여 다양한 정신장애의 원인을 규명하고 효과적인 치료방법을 개발하기 위한 통제된 연구가 이루어질 수 있다. 그러므로 여러 진단 집단들 간의 비교를 통해 다양한 정신장애에 대한 명료하고 체계적인 이해와 예후를 예측하는 데 도움이 된다.

3) 진단분류의 특성

(1) 진단의 기본 조건

일상생활에서 사회적·직업적 역할을 적절히 수행하고 있는 사람들 중에서도 심리적인 문제나 증상을 하나 이상 가지는 경우가 드물지 않다. 하지만 하나 혹은 몇 개의 증상만으로는 적용 가능한 진단을 내리기에 충분하지 않다. 일반적으로 정신장애 진단을 내리기 위해서는 두 가지 조건이 충족되어야 한다. 첫째, 증상들이 특정한 패턴으로 집합적으로 나타나야 한다(증후군). 예를 들어 우울한 기분, 불안, 불면증, 주의집중 어려움 등은 그 증상 자체만으로는 진단 내릴 수 없다. 둘째, 이러한 증상들로 인하여 임상적으로 유의한 정도의 고통과 사회적·직업적 기능 손상이 초래되어야 한다(박원명 외, 2014).

(2) 진단분류방법

정신장애를 분류하는 방법은 크게 두 가지로 볼 수 있다. 범주적 분류는 이상행동이 정상행동과 질적으로 다른 명백한 특징이 있다고 보는 반면, 차원적 분류는 이상행동이 정상행동과 질적으로 다르지 않으며 부적응을 평가하는 몇 가지 연속적인 차원상에서 양적으로 다른 정도의 차이라고 가정한다.

범주적 분류는 역사적으로 볼 때 고대 그리스 철학자인 플라톤(Planton)의 분류법에서 시작된다. 어떠한 질병을 구성하는 임상적인 증상이 있으며 이러한 준거가 되는 진단기준에 따라 진단을 내리는데 이러한 진단은 정상적인 건강한 상태와는 분명히 구분되는 특징이 있으므로 임상적인 증상 특징들이 어떤 진단 범주에 속하는가를 판단하는 것이다. 임상적으로 유용하게 사용될 수 있으며 정신장애에 대한 DSM 분류체계의 근간을 이룬다. 차원적 분류는 고대 그리스 의학자인 히포크라테스(Hippocrates)의 분류법에서 출발한다고 볼 수 있는데 병적인 상태가 건강한 상태와 질적으로 다른 점은 없다고 본다(조수철, 신민섭, 2006).

(3) 정신장애 진단분류체계의 변화과정

정신장애의 병명은 시대에 따라 변해왔다. B.C 5세기에 히포크라테스가 경험적 관찰에 근거하여 정신장애를 조증, 멜랑콜리아, 히스테리아로 분류하였다. 또 인간의 건강과 질환을 네 가지 체액(혈액, 점액, 황담즙, 흑담즙)의 조화와 이상에서 비롯된 결과로 설명했다. 반면 플라톤은 논리적 또는 합리적 개념에 의해서 정신장애를 신으로부터 선물받은 것과 신체에서 기인한 것으로 나누어 '신성한 광기', '색징적 광기'로 구분했다[2].

2) 이러한 관찰적 경험론 대 관념적 합리론의 대조적인 방법은 오늘에 이르기까지 정신의학의 역사를 통틀어서 공존하거나 교대되어왔다.

대규모의 체계적이고 효율적인 조직을 구성하고 방대한 연구 결과들을 포함하여 만든 진단체계는 정신장애 진단 및 통계편람(DSM)과 국제질병분류(ICD)이다. 그러나 정신장애에 대한 지식과 연구 경험이 축적하면서 정신장애 진단 및 통계편람(DSM)과 국제질병분류(ICD)는 수십 년간 지속적인 개선 작업을 해왔다. 미국에서는 1952년 정신장애 진단 및 통계편람 제1판(DSM-I)은 첫 출판 이후에 국제질병분류(ICD)의 개정판들과 서로 보완하면서 차례로 DSM-II(1968), DSM-III(1980), DSM-III_R(1987)로 개정하였다. 1994년 DSM-IV, 2000년에는 내용 일부를 보완하여 DSM-IV-TR을 발간했다. 가장 최근인 2013년에는 현장연구 결과 등을 고려하여 DSM-5를 발간했다. 국제질병분류(ICD)는 ICD-6(1949)에 처음으로 정신장애를 포함하였다. 이후 여러 차례 개정 작업을 거쳐 2018년에 발표된 ICD-11은 인터넷게임중독, 스마트폰중독 등 행위중독을 포함했다. 이렇듯 정신장애 진단체계 개정과정에서는 수년간 축적된 연구결과와 시대적 · 문화적 변화를 반영하여 새로운 진단명이 추가하거나 기존의 진단명을 삭제하기도 한다.

표 4-4 **국제질병분류(ICD)와 정신장애 진단 및 통계편람(DSM)의 역사**

ICD-5 1938	
ICD-6 1949	
	1952 DSM-I
ICD-7 1955	
ICD-8a 1968	1968 DSM-II
ICD-9 1979	
	1980 DSM-III
	1987 DSM-III-R
ICD-10 1992	
	1994 DSM-IV
	2000 DSM-IV-TR
	2013 DSM-5
ICD-11 2018	

4) 진단분류체계의 유형

(1) 정신장애 진단 및 통계편람(Diagnostic and Statistical Manual of Mental Disorder: DSM)

정신장애 진단 및 통계편람(DSM)은 각 정신장애를 정의하는 증상들로 구성된 진단기준에 입각하여 그 기준을 만족시킬 경우에 특정 정신장애로 진단하는 범주적인 분류체계이다. 정신장애 진단 및 통계편람(DSM)은 경험이 풍부한 임상가들의 기술을 시작으로 수십 년 동안 각 장애별로 진단기준을 구체적으로 명확하게 제시하기 위해 노력해오고 있다.

① DSM-I(1952)

1952년 출판된 DSM-I은 크레펠린(Kraepelin)에 의해 개발된 정신의학분류법[3])을 토대로 하였다. 제2차 세계대전에 참전한 군인들의 정신상태와 장애를 진단할 기준을 마련하기 위해서 세계보건기구(WHO)의 ICD-6를 기초로 미국정신의학회(APA)에서 개발하였다. 먼저 미국정신의학회 위원회는 학회회원들에게 설문지를 돌리고 회신을 받아 몇 차례 수정하는 과정을 거치고 모든 회원들의 투표 참여를 통해 1952년 정신질환의 진단 및 통계편람(DSM-I)을 출판하였다. DSM-I은 106개 정신장애를 수록하였고 크게 3영역으로 구분했다.

- 코르사코프 증후군, 간질(2010년 뇌전증으로 변경) 등의 기질적 뇌 증후군
- 우울, 정신분열증(2011년 조현병으로 변경) 등의 기능적 장애
- 정신박약

3) 1883년 독일의 정신의학자인 크레펠린(Kraepelin)은 정신장애 진단체계를 마련한 선구자로 유사한 증상을 보이는 대상자들이 모두 동일한 질병에 걸렸을 것이라 가정하고 과학적 연구를 진행하였다.

② DSM-II(1968)

미국정신의학회(APA)는 1968년에 DSM-I을 DSM-II로 개정하여 발표하였다. DSM-II 진단명에 반응(reaction)이라는 용어를 포함하여 많이 기술하였다. 즉, 정신장애를 삶의 갈등이나 부적응에 대한 반응으로 보고 이러한 심리적 · 사회적 요인들을 반영하려고 노력했다. 예를 들어 아돌프 마이어(Adolf Meyer)는 우울증을 심리적 · 사회적 · 환경적 · 생물학적 반응으로 보아서 멜랑콜리아라는 용어보다는 우울이라는 용어를 쓰기 시작하였다. DSM-II는 11개 영역의 182개 정신장애를 수록하였고 불안장애, 우울장애, 성격장애 부분을 확장했다(Blashfield et al., 2014). 또한, 아동청소년의 정신장애는 성인의 경우보다 심리적 · 사회적 요인을 강조하는 면을 반영하여 집단비행반응, 과잉행동반응, 과잉불안반응, 가출반응, 비사회화 공격반응, 철회반응을 추가하여 성인 정신장애와는 다르다고 보았으나 진단기준은 별도로 제시하지 않았다.

③ DSM-III(1980)

정신역동을 근간으로 한 DSM-II에서 급진적인 변화를 시도하였으며 각 정신장애를 더욱 구체적이고 다양하게 범주화하였다. 정신장애 원인에 대해서 중립적이고 기술적인 진단 준거를 제시하였고 진단체계의 임상적 유용성을 강조하였다. 당시 정신장애에 대한 다양한 치료 약물들이 개발되고 있었고 이와 함께 의학적 관점을 중시하는 패러다임으로 변화하였다. DSM-I/II의 출판 목적이 정신장애에 대한 진단명을 통일하여 치료진 간에 의사소통을 향상시키는 것이었다면, DSM-III의 경우에는 정신의학에서의 과학적인 관점을 추구했다. 따라서 각 장애의 진단기준을 명백하게 기술적으로 제시하고 경험적인 연구를 통해 밝혀진 전형적인 인구통계학적 특성이나 감별진단, 장애의 발병이나 경과 등에 대해서도 상세하게 명시하였다. 또한, 다축진단체계를 도입하여 정신장애를 체계적으로 진단할 수 있도록 하였다.

축 Ⅰ: 임상적 장애 및 임상적 주의를 필요로 하는 상태
축 Ⅱ: 성격장애 및 정신지체
축 Ⅲ: 일반적인 의학적 상태
축 Ⅳ: 심리사회적 및 환경적 문제
축 Ⅴ: 전반적 기능평가 척도(GAF)

1987년에는 새로운 연구결과들을 추가하여 개정한 DSM-III-R을 출판했다. DSM-III의 다축체계나 진단기준의 사용, 정신장애의 주요 구성은 그대로 유지하였으며 수면장애와 흡입제 남용/의존/중독과 같은 새로운 진단범주를 포함하였고 아동기 혹은 청소년기 정신분열성 장애를 삭제했다.

④ DSM-IV(1994)

1992년 출판된 ICD-10과 호환을 이루기 위해 DSM-IV의 출판 필요성이 제기되었다. DSM-IV는 DSM-III와 마찬가지로 다축진단체계와 기술적인 접근법을 채택하였으며 DSM-III에서 제시된 의문점에 대한 경험적 증거들을 보완하였다. 또한, 2000년에 체계적인 문헌 및 현장연구를 포함한 경험적 연구들을 갱신하여 DSM-IV-TR을 출판하였는데, 이때 진단기준 내용에서의 변화는 없었지만 장애와 관련된 특징에 대한 정보, 문화와 연령, 성별 특징, 장애의 예상되는 경과, 유병률, 가족양상 등에 관한 정보를 포함했다(APA, 2000). 그러나 진단 간에 공존율이 높다는 것, 진단을 정확히 감별하기 어려웠다는 점, 진단명이 유전적 연구나 기타 연구 결과와 통합하기 매우 어렵다는 점 등의 비판이 있었다.

⑤ DSM-5(2013)

앞서 DSM-IV의 비판을 받아들여 이를 보완하기 위해 대폭적인 변화를 시도했다. 우선 가장 중요한 변화는 다축체계를 폐기했다는 것이다. DSM-IV에서 성격장애와 지적장애를 축II진단으로 분류한 것은 정신장애를 치료할 때 이를 간과하지 않게 하려는 목적이었다. 그러나 이 다축체계가 임상적 유용성과 타당성이 부족하다는 이유로 DSM-5에서는 다축체계를 없애고 축II의 성격장애와 지적장애, 축III의 신체질환이나 일반적 의학적 상태 등은 축I 진단과 함께 기술하도록 하였다. 또한, 축IV의 심리사회적·환경적 문제, 축V의 전반적 기능상태 평가는 일차 진단에 부가적으로 기술하도록 하였고 축V에서 사용했던 전반적 기능평가척도(GAF)는 개념이 명료하지 않고 임상현장에서 적용하는 데 문제점이 있어서 세계보건기구(WHO)에서 개발한 장애평가목록(WHODAS) 2.0을 사용하도록 했다. 이 척도는 6개 영역(이해력 및 의사소통, 이동능력, 자조, 사교활동, 일상적인 활동, 사회참여)에서 개인의 활동수행 능력을 평가하기 위해 개발된 36문항으로 구성된 자기보고형 질문지이다.

또한, DSM은 범주적 진단분류체계이지만 차원적 개념을 일부 장애에는 도입하려는 시도를 했다. 먼저 진단명을 '스펙트럼(spectrum)', '관련(related)'으로 재정비하여 장애들을 서로 별개인 것으로 취급하는 엄격한 경계선을 없애려고 시도했다(예: 조현병 스펙트럼 및 기타 정신병적 장애, 자폐스펙트럼장애, 양극성 및 관련 장애). 또한 진단기준에 심각도를 추가하여 더 많은 정보를 수집할 수 있도록 하였다. 예를 들면 알코올사용장애의 경우 11개의 진단기준 중 충족되는 개수에 따라 심각도를 세분화할 수 있다. 또한 신경인지장애의 경우 주요(major)와 경도(mild)로 나눔으로써 진단의 특이도(specificity)를 향상시킬 수 있도록 했다. 마지막으로 일차 정신장애 진단기준에 맞지 않는 정신과적 증상을 같이 기록하도록 하였다. 예를 들어 주요 우울장애에서 불안증이 동반되는 경우에는 이를 주요 우울장애 진단명을 기록할 때 명시하도록 하였다(주요 우울장애, 불안증 동반).

DSM-5는 '성 불쾌증(Gender Dysphoria)' 범주를 추가하고 우울장애에 '파괴적 기분조절부전장애', 강박 및 관련 장애에 '수집광'과 '피부뜯기장애', 물질 관련 및 중독장애에 비물질 관련 장애인 '도박장애'를 추가했다. 자폐스펙트럼장애에 이전의 자폐성장애, 아스퍼거장애, 아동기붕괴성장애, 달리 분류되지 않는 전반적 발달장애를 모두 포함했다. 성격장애는 DSM-IV의 진단기준을 그대로 차용하였지만 그에 더해서 성격장애에 대한 대안적인 차원적 모델도 제시하였다. 표 4-5에서 보는 바와 같이 이외에도 다양한 변화들이 이루어졌으며 대상자에게 영향을 미치는 문화, 인종, 민족, 성 등의 영향을 반영하였다.

(2) 세계보건기구의 국제질병분류(ICD)

국제질병분류(International Classification of Diseases: ICD)는 1949년 세계보건기구(WHO)에서 책임을 지고 출판하기 시작한 6판(ICD-6)에서부터 정신장애를 별도의 항으로 다루었다. 현재 국제질병분류(ICD)는 세계에서 널리 사용되고 있는 공식적 방법으로, ICD-10은 현재 우리나라 정부통계나 의료영역에서도 공식적으로 채택하고 있으며 이를 번역하여 '한국 표준 질병·사인 분류(Korean Standard Classification of Diseases, KCD)'로 사용하고 있다.

① ICD 출간에서 ICD-6

국제질병분류(ICD)는 각 나라의 사망원인에 대한 통일된 용어의 필요성에 따라 1900년에 '국제사망원인 목록(International list of Causes of Death, ICD)'이라는 이름으로 초판이 출간되었다. 이후 대략 10년마다 개정을 하여 1938년 ICD-5를 출간했다. 국제연합(UN)은 제2차 세계대전 직후에 세계보건기구(WHO)에 질병의 국제적 명명법, 원인, 표준화된 진단 과정 등을 수립하고 개정하는 업무를 위임했다. 이에 1946년 세계보건기구(WHO)의 임시위원회는 국제질병분류(ICD)의 6번째 개정을 위한 준비와 국제병인목록의 설립업무를 시작했다. 임시위원회에서 사망통계분류를 검토하고 질병통계로 개정하여 '질병, 손상 및 사망 원인의 국제분류'를 제작한 것이 ICD-6(1949)이며 여기에 최초로 정신장애 몇 가지를 포함했다. 즉, '정신, 정신신경 및 성격장애' 영역은 3개의 군(정신증, 정신신경증 장애, 성격 · 행동 및 정신지체)으로 정리하고 26개 범주를 포함했다. 그러나 용어를 제외하고 정의, 진단지침 등은 제시하지 않았다. 당시 ICD-6의 정신장애 분류는 널리 받아들여지지 않았으나 미국정신의학회에서 이를 기반으로 DSM-I(1952)을 제작하였다.

② ICD-7에서 ICD-9

ICD-7(1955)의 정신장애 분류는 이전과 동일하게 큰 변화가 없었고 오류와 불일치를 수정하는 데 중점을 두었다. 이후 몇십 년간 세계보건기구(WHO)와 미국정신의학회(APA)는 협력을 해서 ICD-8(1965), 개정판인 ICD-8a(1968)와 DSM-II의 정신장애 분류를 개발하였다. 그 결과 DSM-II와 ICD-8a의 정신장애영역은 동일한 세 개의 범주를 사용하였고 용어, 숫자코딩체계, 범주의 순서와 하위범주 또한 두 체계 간에 상당히 유사해졌다.

이후 세계보건기구(WHO)는 임상현장에서 진단범주를 의미 있게 적용하기 위해서는 추가적인 지침이 필요하다고 결정하여 1974년에 용어집을 출간했다. 용어집의 자료는 ICD-9(1979)의 정신장애 편에 통합되었고 거의 모든 세계보건기구(WHO)의 회원국에서 채택했다.

③ ICD-10에서 ICD-11

ICD-10(1992)은 DSM-IV와의 협업을 통해 개정되었고 여전히 중요한 차이는 있었지만 ICD-10과 DSM-IV는 개념적으로 매우 유사해졌다. 세계보건기구(WHO)는 ICD-10 '정신 및 행태 장애' 편에 포함된 각 조건에 대한 용어 정의가 임상현장에서 진단을 내리기 위해 사용하는 데 충분한 정보를 제공하지 않는다고 판단하여 '정신 및 행태 장애분류: 임상기술과 진단지침(CDDG, 1992)'을 개발하였다. 이 지침은 정신장애 범주의 주요 임상 및 관련 특징들을 기술하였고 진단을 내리는 데 있어 임상가에게 도움을 주기 위해 더 유연하고 조작적인 범주 지침을 제공하였다. 1993년에 세계보건기구(WHO)는 '정신 및 행태 장애 분류: 연구를 위한 진단기준'을 출간하였고 이는 DSM-IV와 매우 유사한 조작적 진단기준을 포함하고 있다. 그럼에도 DSM과 ICD체계 간에 공유된 176개 진단 범주 중에서 일과성 틱장애만 동일하다는 보고가 있을 정도로 중요한 차이가 존재한다.

세계보건기구(WHO)는 ICD-11(2018) 개정안을 발표하였다. 개정안을 발표하면서 임상적 유용성과 세계적 적용 가능성에 중점을 두었다. 이를 통해 진단분류가 다양한 지역, 국가, 언어, 문화적 맥락 그리고 자원 수준이 매우 다른 상황에서도 유용해지길 기대하고 있다.

(3) DSM과 ICD 비교

대부분의 정신장애 연구자들은 DSM의 기준을 사용하였고 'ICD-10의 연구를 위한 진단기준(DCR)'은 연구에서 채택하지 않았다. 반면에 임상현장에서는 'ICD-10 임상 기술과 진단지침(CDDG)'이 훨씬 더 일반적으로 사용되고 있다. 44개국의 약 5,000여 명의 정신의학자들을 대상으로 이루어진 국제적인 조사 연구에 따르면 응답자의 70%에서 ICD가 일상적 임상현장에서 가장 많이 사용하는 진단분류체계라고 답했고 23%가 DSM-IV를 주로 사용하고 있었다(Reed et al., 2011). 우리나라에서는 ICD와 DSM을 상호보완해서 둘 다 사용하고 있으나 DSM이 더 일반적으로 사용되고 있다.

DSM-5와 ICD-10/11의 차이점을 몇 가지만 살펴보면 다음과 같다.

① DSM-5는 진단기준에 제시된 증상 수를 충족해야 진단이 가능한 반면, ICD-10은 진단 지침을 사용하므로 덜 엄격하고 임상가의 판단에 더 자율성을 부여한다.
② DSM-5의 주의력결핍 과잉행동장애는 ICD-10에서 운동과다성 품행장애와 가장 유사하지만 동일하지 않다.
③ DSM-5는 우울장애 범주 내에 파괴적 기분조절곤란장애를 포함하지만 ICD-10은 이 장애를 포함하지 않는다.
④ DSM-5는 물질남용과 의존 간에 구별이 없지만 ICD-10은 사용, 남용, 의존 범주를 사용한다.
⑤ ICD-10은 혼재성 불안 및 우울장애를 포함하지만 DSM-5에는 없다.

(4) 진단분류에 대한 한계와 전망

현재 진단체계가 가진 한계는 먼저 각 정신장애 범주가 다른 장애와 경계가 분명한 독립적인 진단이라고 규정하기 어렵다. 또한 같은 진단을 받은 사람들 간에도 개인차가 있다. 특히 전문가가 클라이언트의 고유 특성보다 진단명에 초점을 맞출 때 치료방법의 선택과 예후에 대해 선입견을 가지게 될 수 있다. 또한 진단기준을 충족시키지는 않지만 분명히 어려움이 있는 경우, 치료에 접근하기 어려울 수 있으며 각각의 정신장애에 영향을 주는 상황적 요인을 고려하고 있으나 여전히 중요하게 다루고 있지는 않다는 점 등이 있다.

또한, 4차 산업사회로 들어서면서 인공지능, 빅데이터 분석, 기계학습 등 최첨단 IT 기술이 정신장애 원인을 찾는 연구나 진단 및 치료에서 중요한 패러다임으로 자리 잡았다. 따라서 이 방법론을 이용한 정신장애 진단분류 및 치료적 개입에 대한 많은 연구가 앞으로 계속 활발히 이루어질 것이다.

표 4-5 DSM-5의 장애범주와 주요특성

장애의 범주	주요특성
신경발달장애	• 중추신경계, 즉 뇌의 발달 지연 또는 뇌 손상과 관련된 것으로 알려진 정신장애를 포함 • 하위유형: 지적장애, 의사소통장애, 자폐스펙트럼장애, 주의력결핍 과잉행동장애, 특정학습장애, 운동장애 등
조현병 스펙트럼 및 기타 정신증적 장애	• 조현병을 비롯하여 그와 유사한 증상을 나타내는 심각한 정신장애를 포함 • 망상, 환각, 혼란스러운 언어, 부적절한 행동, 둔마된 감정이나 사회적 고립을 특징적으로 나타내는 정신장애 • 하위유형: 조현형 성격장애, 망상장애, 단기정신증적 장애, 조현형 장애, 조현병, 조현정동장애 등
양극성 및 관련 장애	• 기분변화가 매우 심하여 기분이 고양된 상태와 침체된 상태가 주기적으로 나타나는 일련의 장애 • 하위유형: 제 I 형 양극성 장애, 제 II 형 양극성 장애, 순환감정장애 등
우울장애	• 우울하고 슬픈 기분을 주된 증상으로 하는 다양한 장애 • 하위유형: 파괴적 기분조절곤란장애, 주요 우울장애, 지속성 우울장애, 월경전불쾌감장애 등
불안장애	• 불안과 공포를 주된 증상으로 하는 장애로서 불안이 나타나는 다양한 양상에 따라 구분 • 하위유형: 분리불안 장애, 선택적 함구증, 특정공포증, 사회불안장애, 공황장애, 광장공포증, 범불안장애 등
강박 및 관련 장애	• 강박적인 집착과 반복적인 행동을 특징적으로 나타내는 일련의 장애 • 하위유형: 강박장애, 신체변형장애, 저장장애, 모발뽑기장애(발모광), 피부벗기기장애 등
외상 후 스트레스 사건 관련 장애	• 충격적인 외상사건이나 스트레스 사건을 경험한 이후에 부적응 증상을 나타내는 장애 • 하위유형: 외상 후 스트레스장애, 급성스트레스장애, 반응성 애착장애, 탈억제성 사회적 유대감 장애, 적응장애 등
해리장애	• 의식, 기억, 자기정체감 및 환경지각의 통합적 기능이 평소와 달리 급격하게 변화하는 장애 • 하위유형: 해리성 기억상실증, 해리성 정체감 장애, 이인증/비현실감 장애 등
신체증상 및 관련 장애	• 원인이 불분명한 신체증상을 호소하거나 그에 대한 과도한 염려를 나타내는 장애 • 하위유형: 신체증상장애, 질병불안장애, 전환장애, 허위성 장애 등
급식 및 섭식장애	• 개인의 건강과 심리사회적 기능을 현저하게 방해하는 부적응적인 섭식행동과 섭식관련 행동 • 하위유형: 신경성 식욕부진증, 신경성 폭식증, 폭식장애, 이식증, 반추장애, 회피적/제한적 음식섭취장애 등
배설장애	• 아동기나 청소년기에 흔히 진단되는 장애 • 대소변을 가릴 충분한 연령이 되었음에도 불구하고 이를 가리지 못하고 옷이나 적절치 않은 장소에서 배설 • 하위유형: 유뇨증, 유분증 등
수면-각성장애	• 수면의 양이나 질의 문제로 인해 수면-각성에 대한 불만과 불평을 나타내는 장애 • 하위유형: 불면장애, 과다수면장애, 수면발작증, 호흡관련 수면장애 등

장애의 범주	주요특성
성기능장애	• 원활한 성행위를 방해하는 다양한 기능장애 • 하위유형: 남성성욕감퇴 장애, 발기장애, 조루증, 지루증, 여성성적관심/흥분장애 등
성불편증	• 자신에게 주어진 생물학적 성과 자신이 경험하고 표현하는 성행동 간의 현저한 괴리로 인해 심각한 고통과 사회적 적응 곤란을 나타내는 경우
파괴적, 충동통제 및 품행장애	• 정서와 행동에 대한 자기통제의 문제를 나타내는 다양한 장애를 포함 • 하위유형: 적대적 반항장애, 품행장애, 간헐적 폭발성 장애, 도벽증, 방화증 등
물질 관련 및 중독장애	• 술, 담배, 마약 등과 같은 중독성 물질을 사용하거나 중독성 행위에 몰두함으로써 생겨나는 다양한 부적응적 증상 포함 • 물질 관련 장애와 비물질 관련 장애로 구분
신경인지장애	• 뇌 손상으로 인해 의식, 기억, 언어, 판단 등이 인지적 기능에 심각한 결손이 나타나는 경우 • 하위유형: 주요신경인지장애, 경도신경인지장애, 섬망
성격장애	• 성격 자체가 부적응적이어서 사회적 기대에 어긋난 이상행동을 지속적으로 나타내는 경우 • A, B, C 세 군집으로 분류되는 열 가지 유형
성도착장애	• 성행위방식에서 비정상성을 나타내는 장애로서 변태성욕증이라고도 함 • 하위유형: 노출장애, 관음장애, 접촉마찰 장애, 성적 피학 장애, 성적 가학 장애, 아동성애 장애 등
기타 정신장애	• 개인에게 현저한 고통과 더불어 사회적 · 직업적 기능의 저하를 초래하는 심리적 문제이지만 앞에서 제시한 정신장애 진단기준을 충족시키지 못하는 경우

CHAPTER

05 정신과 증상론

감정, 사고, 행동 등에서 나타나는 정신질환 증상의 원인 및 표현에 대한 연구는 정신병리학(Psychopathology)을 통해 이루어진다.

정신건강 전문가들은 정신 현상에 대해 임상가 동료 간, 직종 간, 학자 간에 믿고 소통할 수 있는 공통적이고 일관된 범주적 정의가 필요하다. 정신장애의 진단, 경과, 예후, 병태생리, 원인 등의 연구 및 증상, 징후, 장애 등에 대한 분류 및 공통된 명명 또한 요구된다.

크레펠린(Kraepelin)은 19세기 정신장애를 종합하여 증후군에 따라 질병을 분류한 기술정신의학을 창시하였고 이는 정신병적 증상들을 기술하고 분류하고 명명하여 정신질환 기초 이론에 영향을 미쳤다. 본 장에서는 정신병리에 대한 이해 및 정신상태 검사에 대해 살펴보고자 한다.

1 정신병리의 이해

정신병리(psychopathology)는 의식상태에서부터 병식 수준까지 매우 넓은 부분을 포함하고 있다. 정신병리는 정신질환에서 행동, 사고, 의식 등으로 나타나는 비정상적인 증상을 말하며 정신과적 보고서의 정신상태검사(Mental Status Examination, MSE)라는 항목에 일목요연하게 정리된다.

1) 기분과 정동장애(Disorders of Mood and Affect)

감정(emotion)은 정동과 기분에 관한 정신, 신체, 행동적 요소이다. 정동은 자신에 의해 표현되고 타인에 의해 관찰되는 현재 느끼는 감정 경험을 말하며 기분(mood)은 자신에 의해 주관적으로 경험되고 보고되는 전반적이고 지속적인 감정 상태이다.

(1) 기분의 장애

기분(mood)은 자신에 의해 주관적으로 경험하고 보고하거나 타인에 의해 관찰되는 광범위하고 지속적인 감정이며, 우울, 들뜸, 분노 등이 있다. 우울하거나 고양된 기분이 아닌 정상범위의 기분은 안정된 기분(euthymic mood)이라고 한다.

① 고양된 기분(elevated mood)

보통 이상의 즐거운 기분으로 조증에서 흔히 나타난다.

- 다행감(euphoria)은 경조증 혹은 조증 상태에서 볼 수 있으며, 즐거운 일

이 없는데도 싱글벙글하는 마음의 상태이며 자신감, 유쾌한 기분, 행복감을 느끼며 낙관적 태도를 보인다.

- 발양(elation)은 즐거운 기분이 넘쳐 행동과 욕구가 과장되어 나타나는 경우이다.
- 앙양(Exaltation)은 즐거운 기분이 더욱 고양되고 과대한 기분 상태로 나타난다.
- 황홀감(ecstasy)은 강렬한 환희의 느낌과 극단적으로 초월적 신비감, 전능감 등을 가질 때를 말한다.
- 확대적 기분(expansive mood)은 자신의 기분을 제한 없고 거리낌 없이 표현하는 것으로 자신의 중요성을 과대평가하는 행동이 포함된다.
- 불안정한 기분(irritable mood)은 쉽게 화내거나 자극되는 경우를 말하며 기분 동요(mood swing)는 다행감과 우울 또는 불안 사이의 기분이 번갈아 나타나는 것이다.

② 우울(Depression)

슬픈 느낌의 정동으로 가장 흔한 증상 중 하나이다. 우울은 기분이 안 좋은 경우 나타나는 정상적인 반응의 우울부터 병적인 우울까지이다. 우울할 때는 슬픈 기분, 비관, 자기비하, 무력감, 무겁고 처진 느낌, 절망감, 고립 무원감, 의욕 감퇴, 흥미와 재미의 상실, 죄책감 등을 가지며 조용하고 행동이 감소된다. 또한 불면, 두통, 식욕부진 및 식욕상실, 소화불량, 체중감소, 성욕 감퇴, 무력 상태 등 신체 증상이 동반된다. 우울은 대개 증오, 분노, 공격성 등의 감정을 억압한 결과로 나타난다.

- 우울할 일이 있으나 그 정도가 지나치거나 우울할 일도 없는데도 상당 기간 지속적으로 우울한 기분을 느낄 때 병적인 우울(depression)로 본다.
- 무쾌감증(Anhedonia)은 일상적이고 즐거운 활동에 흥미가 소실되고 종

종 우울이 동반된다. 흥미를 상실하고 일상적인 일에서 재미와 즐거움을 느끼지 못하고 유쾌한 활동에서 위축되고 우울한 기분에 빠져 있는 경우이다.

- 애도(grief or mourning)는 실제적 상실에 따른 슬픔이다. 애도 반응이 연장될 때 우울이 되며 같은 정신역동적 과정을 가진다.
- 불쾌한 기분(dysphoria)은 즐겁지 못한 불쾌하고 나쁜 기분을 말한다. 자신의 감정이나 기분을 말로 표현하거나 인식하는 것이 불가능한 경우 감정 표현 불능증(alexithymia)이라고 한다.

③ 불안(anxiety)

불안은 내 · 외부적인 위험을 예측하며 나타나는 염려의 느낌이고, 두려움, 걱정 등이 지속되며 무의식적 충동이나 환경적 요인의 위험에 대한 경고신호로 나타난다. 불안은 정상적으로도 흔히 경험하는 감정이지만 이유도 없이 아주 강하게 오랫동안 지속되는 경우에는 병적인 경우가 많다. 진땀, 구갈, 심계항진, 호흡곤란 등 신체적 증상이 동반된다.

- 초조(agitation)는 불안한 기분과 함께 신체적 긴장과 어찌할 바를 모르고 안절부절못하는 좌불안석의 상태이다.
- 긴장(tension)은 감정 및 신체적 활동이 수축되거나 흥분되는 불쾌하고 팽팽한 느낌으로 안전을 위해 싸워야 하는 심리 정서와 신체적인 활동이 증가한다.
- 공황(panic)은 급성 불안과 함께 극심한 자율신경계증상(식은땀, 심계항진 등)이 동반되는 상태이며 격렬한 신체 불안 증상과 함께 공포 증상이 나타날 수 있다. 공황은 심인적인 원인과 생물학적인 원인이 있을 수 있다.
- 공포(phobia)는 특정 대상에 대하여 의식적으로 불안을 느끼고 현실적인

위험에 대해 두렵고 무서운 상태이다.

- 부동성 불안(Free-floating anxiety)은 원인을 모른 채 단지 불안만을 느끼며 광범위하고 초점이 없는 상태의 불안이다.

(2) 정동의 장애

정동(affect)은 자신에 의해 표현되고 타인에 의해 관찰되는 감정 경험이며, 클라이언트 외부 표현이 자신의 설명과 일치하지 않을 수도 있다. 정동은 주어진 상황에서 클라이언트의 감정 상태가 적절하거나 혹은 사고 내용과 감정 상태가 일치하는 경우에 적절하다(appropriate)고 하며 일치하지 않을 경우 부적절하다(inappropriate)고 한다.

① 불충분 정동(inadequate affect)

정서 둔마(flat affect)는 정동적 느낌의 표현이 거의 없는 상태이며 정동 표현이 거의 부재에 가까운 상태이다. 음성은 단조롭고 얼굴표정은 움직임이 거의 없는 상태이다.

제한된 정동(restricted affect)은 표현된 정도가 둔마 상태보다 약간 덜한 상태를 말하며 감정적 톤의 강도가 감소되고 감정을 표현하는 폭이 비정상적으로 좁은 상태이다.

둔화된 정동(blunted affect)은 밖으로 표현된 정도가 감퇴되고 감정적 톤 강도도 심하게 감소되어 감정이 없이 전혀 표현이 안 되는 상태이다.

② 부적합 정동(inappropriate affect)

유동적 정동(labile affect)은 외부자극에 상관없이 정동의 표현이 빠르고 갑작스럽게 변화하는 상태이다.

울화통(temper tantrum)은 사소한 자극으로도 유발되는 분노나 짜증으로 생떼를 부리는 어린아이 감정 반응에서 볼 수 있는 상태이다.

③ 기타

양가성(ambivalence)은 한 대상에 대해 사랑과 미움이 동시에 있는 것으로 동일한 시점에 동일한 사람에게 두 개의 반대되는 충동이 공존할 때를 말한다. 상반된 감정이 모순 없이 존재하며 대체로 한쪽의 감정이 무의식 내에 억압되어 있다.

무감동 상태(apathy)는 멀어짐과 무관심으로 감정 표현이 둔마된 상태이다.

이인증(depersonalization)은 자신이 자신 같지 않고 다른 것 같다는 주체성이 변화된 느낌을 말한다.

비현실감(derealization)은 자신을 둘러싸고 있는 주위 세상이 바뀐 것 같다는 느낌이다.

수치(shame)는 자신의 기대만큼 살지 못했을 때 느끼는 좌절 등 복합된 기분이며, 죄책감(guilty feeling)은 잘못으로 생각되는 행동을 했을 때 느끼는 기분이다.

2) 사고장애(Disorders of Thought)

사고는 생각에서 시작하고 적절한 연상 과정을 거쳐 말로써 표현된다. 사고(thought)란 문제 혹은 상황에 의해 시작되는 관념이며 상징이나 연상 목표에 따라 지향적인 결론에 도달하는 과정이다.

기억이나 상상을 동원하여 생채 내외로부터 지각된 자극을 해석하고 판단하며 다른 자극과 통합하여 그 의미를 유추하고 이를 통해 새로운 개념을 만들어내는 기능이기도 하다. 사고의 과정은 논리적 연속을 통해 언어로 표현되는 대단히 복잡한 과정이며 정상적 사고는 이성과 논리에 따라

합리적으로 진행된다. 무의식적인 동기에서 오는 실수와 실행착오도 정상적 과정일 수 있으며 일부의 사고장애는 발견하기가 쉽지 않다.

(1) 사고형태의 장애(disorder of thought form)

비현실(dereism)은 논리 또는 체험에 의해 환상이 억제되지 못하고 나타나며 정신이 논리적 경험과 일치하지 않을 때를 말한다.

자폐적 사고(autistic thinking)는 내부적이고 사적인 세계에 몰두하여 자기 혼자에게만 의미가 있는 생각에 빠져 있을 때를 말한다.

마술적 사고(magical thinking)는 자기중심적 또는 본능적 욕구로 현실을 무시한 비논리적 사고이며 자신의 생각이 외부 세계에 영향을 미칠 수 있다고 생각한다.

비논리적 사고(illogical thinking)는 잘못된 결론 또는 내부적 모순을 포함하는 사고를 말하며 문화적인 가치나 지능적인 문제로 인한 비논리성을 포함하지 않는다.

(2) 사고 진행의 장애(disorder in progress of thought)

사고는 생각에서 시작하고 적절한 연상 과정을 거쳐 말로써 표현된다. 사고 진행에 있어 연상의 속도와 방식에 이완이 없는지, 속도는 정상인지, 연상에 전체적인 논리성이 결여되지는 않았는지 등을 살펴보아야 한다.

- 사고의 비약(flight of idea)은 한 생각에서 다른 생각으로 연상과정이 대단히 빠르게 일어나며 목적에 도달하지 못하는 경우이다. 연상은 전체적인 논리성을 갖추지 못하고 단편적인 연결만 되는 경우가 많다. 조증에서 흔하게 나타나며 음향 연상(clang association)은 음에 따라 새로운 관념이 연상되며 우연히 시작된 발음 때문에 비슷한 발음의 언어를 연

결하는 등의 모습이 나타나기도 한다.

- 사고의 지연(retardation of thought)은 사고의 비약과는 반대이다. 사고의 시작과 진행이 느리고 연상의 속도도 대단히 느려서 아예 연상이 제대로 안 되는 경우도 있다. 목소리도 낮은 편이며 주로 우울증에서 나타난다.
- 사고의 중단(thought blocking)은 한 가지 사고 혹은 관념이 끝나기 전에 사고의 흐름이 중단된 상태이며 연상의 진행이 갑자기 중단되거나 다시 재개되기도 한다. 짧은 중단 후 무슨 이야기를 했는지 어떤 이야기를 진행하고 있었는지 기억이 나지 않으며 실제로 그다음 생각이 없어져서 말을 멈추게 된다. 조현병에서 주로 나타난다.
- 연상의 이완(loosening of association)은 관념이 한 가지 주제에서 다른 주제로 넘어갈 때 전혀 상관없는 논리성을 상실한 사고가 진행되는 때를 말한다. 사고장애의 기본이 되는 현상이며 매우 심한 때는 지리멸렬한 말을 하게 된다.
- 지리멸렬(incoherent)은 사고 진행이 와해되어 논리적 연결이 안 되고 의미 없고 파괴된 언어를 사용하며 연상이 극도로 이완되어 논리적, 문법적 연결을 갖지 못한 채 사고에 따른 단어가 조합된 상태이다. 조현병에서 나타나는 연상 이완의 상태나 단어만 나열하는(word salad) 상태이다.
- 보속증(perseveration)은 한 관념이 지속적으로 반복 표현되는 경우이며 외부에서 어떤 자극이 들어오건 계속 같은 말로 되풀이하며 반응하는 경우를 말한다. 기질성 장애, 인지장애에서 볼 수 있다.
- 우원증(circumstantiality)은 요점에 도달하는 데 지연이 되고 엉뚱한 연상에 의하여 한참 다른 이야기를 하다가 자신이 목표로 한 이야기로 다시 돌아오는 경우를 말한다. 불필요한 묘사를 거친 후 목적에 도달하거나 세부사항과 삽입하는 내용이 과다하게 포함되는 것이 특징이며 조현병, 지적장애, 기질성 장애에서 나타난다.

- 신어 조작증(neologism)은 환자에 의해 만들어진 자기만이 아는 의미를 지닌 새로운 말이며 종종 특이하고 다른 단어들의 음절을 결합하여 생성한다. 심리적인 이유로 인해 만들어지는 경우가 있으며 자폐 사고, 망상 등 조현병에서 볼 수 있다.
- 탈원증(tangentiality)은 다른 이야기로 빠져서 결국 원래 이야기를 잊어버리고 다른 이야기만 하는 경우를 말한다.
- 엉뚱함(irrelevant)은 질문에 맞지 않은 대답을 하며 연상이 극도로 이완된 경우이며 동문서답에 해당된다.
- 압축(Condensation)은 다양한 개념들이 하나로 융합된 경우이다.
- 설어(glossolalia)는 전혀 알아들을 수 없는 단어로 신의 계시를 전달하며 소위 방언 등이 해당된다. 특정한 종교적 행위로 나타날 때는 사고의 장애와 구별할 수 있다.

(3) 사고내용의 장애

① 사고의 내용

사고 주제는 무엇인가, 어느 한 주제에 집착해 있는가(preoccupied idea), 지나친 의미를 부여하지는 않는가(overvalued idea)에 대해 살펴보아야 한다.

- 사고 빈곤(poverty of content)은 모호하거나 내용이 없는 정보로만 구성되어 있거나 의미 없는 반복 등으로 사고 내용이 빈약한 상태이다.
- 사고 집착 또는 경향(trend or preoccupation of thought)은 논리보다 감정 요소로 인해 특정 내용이나 감정에 사고가 집중되어 다른 생각을 할 수 없거나 편집성 경향을 갖는 상태이다.

② 망상(delusion)

망상은 사실과는 다른 불합리하고 잘못된 생각이나 신념이다. 외부 현실에 대한 잘못된 추론으로 환자가 가지고 있는 교육, 지능, 주변 환경, 문화 배경과 맞지 않고 논리에 의해 수정되지 않는 특징을 가진다. 일부 특정 종교나 가치에 대한 강한 신념, 즉 이데올로기나 편견 등이 있을 수 있으나 그것이 논리적 수준을 넘어 병적으로 나타나고 이성으로 설명될 수 없을 때 망상이라고 말한다.

- 관계망상(idea of reference 혹은 delusion of reference)은 주위에서 일어나는 일들이 모두 자신과 관련이 있다고 생각한다. TV나 라디오 등에서 내 말을 하고 있다는 망상으로 연결되기도 한다. 정신병적인 상태에서 흔히 나타난다.
- 피해망상(persecutory delusion)은 관계망상 다음으로 정신병에서 흔하게 나타난다. 누군가 자신을 해치거나 누군가 자신을 괴롭힌다는 믿음을 가진 경우이다. 보통 자신의 증오와 공격성이 투사되어 나타나며 '음식에 독약이 들어있다', '남이 나를 미행한다', '나를 감시하고 도청한다'는 생각을 하는 경우도 있다. 때때로 과대망상과 복합되어 나타나기도 하는데 내가 신의 아들이기 때문에 박해당하고 있다고 믿는다.
- 과대망상(grandiose delusion)은 자신이 위대하다, 전능하다, 능력이 있다고 믿는 망상이다. '나는 예수다', '나는 텔레파시를 사용할 수 있다', '나는 초능력을 가지고 있다'는 등 자신이 실제보다 위대한 사람이라고 믿거나 고귀한 혈통에 속하고 능력 있는 사람이라고 믿는 망상이다. 열등감이나 불안정감에서 비롯되고 조현병 및 조증 상태에서도 나타난다.
- 자책 망상(delusion of self-accusation)은 죄의식, 자기징벌을 내용으로 한다. 죄망상(delusion of sin)은 자신이 큰 죄를 지었다는 망상이며 빈곤 망상

(delusion of poverty)은 자신은 망했으며 가진 것이 없다는 망상이다. 병망상(delusion of illness)은 중병에 걸렸다는 망상이며 허무망상(nihilistic delusion)은 자신은 죽었다 등의 망상이다. 자존심의 손상이나 자기 징벌, 적개심, 죄의식이 투사되어 나타나게 된다.

- 연애 망상(delusion of loving)은 누군가 자기를 몹시 사랑하고 있다고 믿으며 유명한 인사가 신분 때문에 자기를 몰래 사랑한다고 믿는 드 클레랑보 증후군(De Clerambault) 등은 이성의 사소한 행동에는 특별한 의미가 부과되어 있고 자신보다 더 높은 사회경제적 지위를 가진 타인이 나를 좋아한다고 믿는 증상이다.
- 우울성 망상(depressive delusion)은 사실은 그렇지 않은데 '나는 많은 죄를 지어서 도저히 구제받을 수 없다'거나 '우리 집안은 완전히 망했다' 등의 생각을 가진 경우이다. 조현병과 우울증에서 나타난다.

③ 기타

- 사고 투입(thought insertion)은 누군가 생각을 머릿속으로 쑤셔 넣는다, 내가 원하지 않는 다른 생각이 나에게 들어왔다는 망상이다.
- 사고 전파(thought broadcasting)는 내가 생각한 것이 다른 사람에게 알려진다. 내가 생각한 것이 TV에 나온다는 망상이다.
- 사고 유출(thought leakage)은 내 생각이 밖으로 빠져나간다. 말하지 않았는데도 남들이 내 생각을 다 알고 있다는 등의 망상이다.
- 누군가 내 생각을 끄집어낸다 등의 사고 박탈(thought deprivation), 누군가 나를 조종하고 있다는 망상(delusion of being controlled) 등은 주로 조현병에서 나타나는 망상내용이다.

사례+ 피해망상 사례

1988년 8월 4일 밤 9시 MBC 뉴스데스크에서 앵커가 서울의 지하철 요금을 인상한다는 뉴스를 소개하던 중 뒤에서 갑자기 방송실에 난입한 남자가 나타나 아래와 같이 소리치고 끌려나갔다. “귓속에 도청장치가 들어있습니다. 여러분! 귓속에 도청장치가 들어있습니다. 저는 가리봉1동 136... 소OO이라고 합니다!”

소OO 씨는 축구를 하다 축구공에 귀를 맞아 고막이 파열된 후 인근 병원에서 치료를 받았으나 이명 증상이 멎지 않자 의사가 자신의 귀에 도청장치를 심어놓았다는 망상에 빠졌다. 실제 이명 소리가 삐 하면서 일정 간격으로 들린 것은 사실이나 이후 조현병이 생기면서 망상 등이 나타났으리라 추정된다. 조현병에서 나타나는 피해망상 등은 ‘어떤 조직이 나를 해치기 위하여 음모를 꾸미고 벽에 도청장치를 설치했다’, ‘가족이 모두 매수당했고 옆집 사람이 행동대장이다’라는 식으로 그럴듯한 이야기를 만드는 경우까지 있다. 망상 내용이나 정도는 막연하게 생각하거나 그 느낌이나 생각이 확실하다고 굳게 믿고 나아가 그 생각에 따라 행동하는 경우까지 내용이나 정도는 다양하게 나타날 수 있다.

(4) 기타

- 강박사고(obsession)는 사고 과정의 장애로 분류되며 의식적으로 원치 않음에도 불구하고 한 가지 생각에만 맴돌고 벗어나지 못하는 경우이다. 원인 탐색, 계산을 반복하는 등 본인도 필요 없다는 것을 알고 벗어나려 해도 벗어나지 못하는 생각이 떠오르고, 일부 강박 행동 등이 동반되는 경우가 있다.
- 공포증(Phobia)은 어떤 대상이나 상황을 비합리적으로 무서워하고 피하는 상태이다. 물공포, 고소 공포 등 대상에 따른 다양한 공포증이 존재하며 불안장애에서 나타난다.
- 건강 염려증(hypochondria)은 신체 건강에 관해 많은 관심을 가지며 특정 병에 걸리지 않았을까 걱정하는 증상이다. 신체형 장애에서 유발된다.

3) 지각장애(Disorders of Perception)

지각이란 감각기관으로 들어온 생체 내부 및 외부로부터 감각적 자극을 파악하고 인식하며 물리적 자극을 심리적 정보로 바꾸어 그 의미를 해석하는 정신기능이다.

(1) 착각(illusion)

실제로 외부의 감각자극을 왜곡하여 지각하는 것을 의미한다. 즉, 실제로 자극이 있고 자극을 인지하지만 잘못 해석하는 경우이다. 착각은 일부 정상적으로 일어나기도 하지만 강한 욕구 충동이나 감정의 투사에 의해 일어난다. 테이프를 뜯어내는 소리를 자신을 비난하는 소리로 듣거나, 바람 소리로 인한 창문의 움직임을 누가 찾아온 것으로 생각하는 경우이다. 심한 신체적 피로, 심리적 갈등이나 흥분 상태 및 뇌 자체에 손상이 있는 기질적 문제가 있을 때 생길 수 있다.

거시증(macropsia)은 특수한 형태로 사물이 실제 크기보다 크게 보이는 것이며 미시증(micropsia)은 사물이 작게 보이는 경우를 말한다. 공감각(synesthesia)은 소리나 촉각을 색채로 보는 등의 다른 감각 형태로 지각되는 착각을 말한다. 약물 복용 상태이거나 외상, 간질을 경험하거나, 시력이나 청력을 후천적으로 잃은 사람들에게서 간혹 발견되기도 하며 아르튀르랭보 등 일부 예술가는 공감각 능력을 가지고 있었다고 한다.

(2) 환각(hallucination)

실재하지 않는 자극이나 감각을 거짓 지각하는 경우로 외부자극이 실제로 없는데도 마치 외부에서 자극이 들어온 것처럼 지각하는 현상을 환각이라고 명명한다. 정신분석에서는 용납할 수 없는 무의식적 욕구가 외부로 투사되어 자극으로 지각한다고 설명하고 있다. 예기환각(anticipatory hallucination)은 무엇인가 들리거나 보일 것이라 예상할 때 나타나는 환각이며 진성환각(true hallucination)은 마음속에서 일어나는 생각을 현실로 인식하는 경우이고 가성환각(pseudo hallucination)은 환각을 경험하지만 사실이 아님을 인식하는 등으로 히스테리나 공황에서 일시적으로 나타난다. 정상인도 일반적으로 경험하는 환각은 수면에 들거나, 잠이 깰 때 나타나는 입면환각(hypnagogic hallucination)과 각성환각(hypnopompic hallucination)이 있다.

환시(visual hallucination)는 존재하지 않는 사물이 보이며 뇌의 기질적 원인이 있는 진전섬망 등에서 나타나는 경우가 많다.

환청(auditory hallucination)은 실제로 없는 소리를 의미 있는 소리나 말소리로 듣는 경우이다. 아무도 없는 방에서 자신의 이름을 부르는 소리 또는 자신이 행동하는 것에 대해서 비평하거나 지시하는 소리를 듣고 현실로 지각하는 경우를 환청이라고 하며 환각 중 가장 흔하게 나타난다. 조현병, 정동장애에서 나타난다.

환촉(tactile hallucination)은 어떤 물체가 피부에 접촉되고 있다고 느끼거나 벌레가 기어가는 듯한 느낌이 나타나며 알코올이나 약물 중독, 진전섬망, 조현병에서 나타난다.

환취(olfactory hallucination)는 실제로 없는 냄새를 맡는 것이며, 대부분 나쁜 냄새 등이 난다. 담배 냄새, 동물의 사체나 음식물이 썩어가는 등의 냄새이며 조현병과 측두엽의 병변에서 나타난다.

환미(gustatory hallucination)는 실제로 없는 맛을 지각하며 망상과 연결되어 음식에서 쓴맛 또는 불쾌하고 이상한 맛이 느껴지는 경우이다.

운동 환각(kinesthetic hallucination)은 절단된 신체 부분이 존재하는 것처럼 지각하는 환각으로 환상사지 또는 환상지라고 한다. 몸의 모양이나 크기가 다르게 느껴지거나 몸이 움직이는 것처럼 느껴지는 환각 등도 있다.

(3) 인식장애(agnosia)

기질적 뇌장애 때문에 사물은 인지하거나 감각자극의 의미를 해석하지 못하는 것이다. 환자의 불완전 마비 또는 반신 마비 등을 인식하면서도 마비에 대해 지각 자체가 없는 질병 실인증(anosognosia), 자신의 신체 부분을 인정하지 않는 신체 실인증(somatopagnosia)등의 경우도 있다. 사물을 인지하지 못하는 입체 인지 불능증(astereognosia), 사물이나 사람을 보고도 몰라보는 시각 실인증(visual agnosia), 얼굴을 인지하지 못하는 안면인식장애(prosopagnosia) 등 여러 형태가 있다.

4) 행동 장애

행동은 충동, 동기, 소원, 욕구, 본능, 갈망 등이 개인의 행동이나 운동으로 표현되는 정신측면이며 일부 표정과 태도(facial expression and attitude)로도 나타날 수 있다.

(1) 행동 증가

행동 증가(increased activity)는 정신운동이 증가되어 있는 상태로 외부자극에 상관없이 행동이 증가된 흥분(excited) 상태이다.

- 정신운동 격정(psychomotor agitation)은 자극에 의해 운동 활동이 과잉되거나, 내부 긴장에 반응하기 위한 인지적 과활동 상태이다.
- 과다활동(hyperactivity)은 공격적이고 파괴적인 활동과 안절부절못하는 모습으로 뇌병리가 있는 상태이다.
- 틱(tic)은 발작적인 운동 행동 등으로 운동 틱 및 불수의적인 음성 틱

등으로 나타난다.

- 좌불안석(akathisia)은 앉은 채로 가만히 있을 수 없는 상태를 가르키며 서거나 앉거나 제자리걸음을 하거나 몸을 전후좌우로 흔드는 상태이다. 정신병적인 초조와 오인될 수 있으며 항정신병 약물에 의한 부작용에서 나타날 수 있다.

(2) 행동 감퇴

행동 감퇴(decreased activity)는 정신운동이 둔화된 것으로 말도 느리고 움직임도 작게 나타나며 감정 상태에 따라 일시적으로 무력 상태가 된다. 행동 감퇴는 전형적으로 우울증에서 나타난다.

- 무의지증(abulia)은 행동이나 사고할 욕구가 없는 상태로 행동 결과에 무관심한 상태이다.
- 함구증(mutism)은 구조적 이상이 없는 말이 없는 상태이다.
- 실어증(aphasia)은 말을 하지 않는 상태이며 운동성 실어증(motor aphasia)은 말을 이해하지만 말하지 못하는 상태, 지각성 실어증(sensory aphasia)은 말을 이해하지 못하는 상태로 베르니케 실어증(wernicke's fluent aphasia)이라고 한다. 명사성 실어증(nominal aphasia)은 대상에 대한 맞는 이름을 발견하지 못한 것이고, 문장적 실어증(syntactical aphasia)은 올바른 단어들을 연결하지 못하는 경우이다.

(3) 긴장 행동

긴장 행동은 비기질성 장애에서 오는 운동 이상이며 기질적 병리에 의해 이차적으로 생긴 것은 아니다.

- 긴장성 흥분(catatonic excitement)은 외부자극에 영향받지 않는 목적이 없는 운동 활동이다.
- 긴장성 혼미(catatonic stuper)는 현저하게 느려진 운동 활동으로 외부의 작용에 반응하지 않고 주위를 인식하지 못하는 것처럼 보인다.
- 긴장성 강직(catatonic rigidity)은 강직된 자세를 수의적으로 취하며 움직이려는 모든 노력을 견디어낸다.
- 긴장성 자세(catatonic posture)는 부적절한 자세를 수의적으로 취하고 장시간 동안 유지되는 상태이다.

(4) 자동행동, 반복행동

자동행동(automatism)은 타인의 말에 자동적으로 따르는 명령 자동증(command automatism), 주어진 말을 따라 하는 반향 언어, 보여진 행동을 따라 하는 반향 동작 등이 있다. 증오와 분노를 억압하고 복종을 가장한 표현일 수도 있다.

- 반복행동(repetitious activity)은 같은 행동을 반복하는 것으로 상동증(stereotype)이라고 한다.
- 계속적으로 유지되는 부동자세를 취하며 한 가지 자세를 유지하는 것을 강경증(catalepsy)이라고 하며 밀랍과 같은 상태로, 타동에 의해 취해진 상태를 유지하는 것을 납굴증(waxy flesibility)이라 한다.

(5) 강박행동

강박행동(compulsion)은 하나의 행위를 반복적으로 수행하려는 조절 불가능한 충동이다. 비합리적인 줄 알면서도 특정 행동을 하게 되는 반복적인 욕구에 저항할 수 없을 때 나타나고 흔히 강박사고(obsession)를 동반한다.

문을 잠그거나 불이나 전기 등을 확인하는 등 같은 행동을 반복하는 것에서 불안을 감소시킬 목적으로 자동적 · 강박적 행동을 하는 의식(ritual)까지 다양하게 나타난다.

- 음주광(Dipsomania)은 강박적으로 술을 마시거나 발모광(trichotillomania)은 강박적으로 머리털을 뽑는 행위이고, 절도광(kleptomania)은 강박적으로 훔치는 행위이다.

(6) 공격성

공격성(aggression)은 분노, 화, 증오에 따른 강압적이고 목적이 있는 행위로서 언어나 행동으로 표현된다. 순간적이고 돌발적인 행동을 폭발적으로 일으키며 폭언, 폭행, 파괴, 방화, 자해, 살인 등을 저지를 수 있다. 발달장애나 뇌 기능 장애, 충동 억제 장애에서 나타난다.

행동화(acting out)는 무의식적 욕구나 충동, 환상이 행동으로 표현되며 공격 행동, 타인이나 자신에 대한 위험 행동으로 나타날 수 있다.

- 자살(suicide)은 자살 기도, 자살의도 등으로 나타난다. 정신분석에서는 사랑의 결핍이나 무능감, 거부감을 느끼거나 증오와 복수의 감정이 자신에게 향했을 때 나타난다고 설명한다. 중독문제, 조현병, 우울증 환자 등에서 나타난다.

5) 의식장애

의식이란 외부의 자극을 감각기관으로 받아들여 중추신경계에 전달하고 새로운 관념을 이해하며 파악하는 능력을 말한다. 자기 자신과 외부에 대한 자각을 하고 합리적으로 사태를 이해하거나 파악하는 등 장애가 없는 경우를 정상적이라 할 수 있다. 일반적으로 정신병이나 신경증적 상태에서 의식 수준은 정상이나 의식이 명료하지 않은 경우는 우선 뇌의 기질적인 외상을 의심해야 한다.

의식과 무의식의 중간 상태로 몽롱한 상태(dream state, twilight state)가 있을 수 있으며 몽유증, 야경증, 간질의 복합 발작 부분에서 이러한 상태가 나타날 수 있다.

의식 혼탁(clouding of consciousness)은 감각자극에 대한 지각과 사고, 반응, 기억 등의 장애가 있는 상태이며 간질이나 히스테리에서 나타나는 발작적 의식 혼탁 등의 경우가 있다.

섬망(delirium)은 일시적으로 갑작스럽게 나타나는 정신상태의 혼란으로 주의산만, 착란, 당황, 의심, 공포, 악몽 등의 증상이 나타나고 환각, 환청, 초조 등의 증상 등이 동반될 수 있다. 고열이나 수술 직후, 중독의 심한 상태 또는 중독의 금단 증상에서 나타날 수 있다.

- 의식이 혼탁된 자극을 제대로 지각하지 못하고 반응도 제대로 못 하는 상태(drowsiness), 주의력 집중의 장애 등으로 환자가 혼란스러워 헷갈리는 상태(confusion) 등이 있을 수 있다.
- 혼미(stupor)는 운동 능력을 상실한 상태로 외부의 강력한 자극 시 일시적으로 반응할 수 있는 정도이다. 혼수(coma)는 모든 정신 활동과 신경 조직 기능이 마비되고 대뇌 기능도 마비되어 심장과 폐 등 생명 유지 상태만이 남아 있는 상태를 말한다.

6) 기억장애(Disorders of memory)

기억은 이후 의식으로 불러올 수 있도록 정보를 저장하는 기능을 의미한다. 기억의 과정은 정보를 하나의 중요 인상으로 등록하고(registration), 저장 또는 유지(retention)한 후 필요시 재생하는(recall) 일련의 과정으로 이루어진다. 따라서 기억에 문제가 있을 때는 저장의 문제가 있을 수도 있고 재생의 문제가 있을 수도 있다. 기억은 감정에 의해 영향을 받기도 하는데 망각이나 기억 착오는 부정적 감정으로 인한 방어기제로 나타날 수 있다.

(1) 기억항진(hypermnesia)

기억항진은 지나치게 자세한 것까지도 지엽적으로 기억해내는 것으로 특정 기간, 특정 사건 또는 경험에 한정되어 병적으로 과도하고 상세하게 기억하는 경우이다. 조증, 편집증에서 볼 수 있다.

(2) 기억상실(amnesia)

- 기억상실(amnesia)은 부분 또는 전체적으로 과거 기억을 회상할 수 있는 능력이 없는 기억 불능 상태이며, 감정적인 문제나 기질적인 문제로 나타날 수 있다.
- 기질성 건망증(organic amnesia)은 중독에서 나타나는 두부 외상 시 등록이 안 되는 경우와 코르사코프 증후군(Kosakoff syndrome)에서와 같이 저장이 오래가지 못할 때 나타난다. 코르사코프 증후군은 기억장애가 점진적으로 진행되며 회복 또한 불안전하다.
- 심인성 건망증(psychogenic amnesia)은 등록과 저장이 정상적이나 재생에 문제가 나타나며 방어와 회피의 문제이다. 돌발적으로 발생하고 일정 기간 선택적으로 국한되어 나타나며 갑자기 또는 완전히 회복되는 특징을 가지고 있다.
- 상행성 건망증(anterograde amnesia)은 의식 회복 이후 일정 기간 경험을 회상 못 하는 경우이며, 역행성 건망증(retrograde amnesia)은 의식장애가

있던 기간과 그 이전 경험까지 회상 못 하는 경우이다. 회복할 때는 사건 가까운 쪽부터 회복된다.

(3) 기타

- 기억착오(paramnesia)는 재생 및 회상 장애로 기억이 변조되어 무의식적으로 거짓 기억을 하는 것이다. 작화증(confabulation)은 기억의 손상이 있는 부분을 그럴듯한 이야기로 꾸밀 때를 말한다.
- 기시감(deja vu)은 새로운 상황 등 낯선 곳이나 상황에서 전에 본 것과 같은 느낌의 시각적 착각이며, 미시감(jamais vu)은 전에 경험하고 알고 있던 것이 생소하고 낯설게 보이는 현상이다.
- 뇌의 기질적 손상이 있는 경우가 아니면 기억의 장애는 없는 경우가 보통이다. 다만, 급성 정신병적 상태나 정서적으로 극히 불안정한 경우 주의집중력의 장애 등으로 인하여 재생(immediate recall) 장애가 있는 것처럼 보일 수 있다.

7) 주의장애(Disorders of attention · concentration)

주의란 경험의 어느 부분에 관심을 집중하여 기울이는 노력이며 한 가지 활동에 집중을 유지할 수 있는 능력을 말한다. 보통 유용한 정보 중 중요한 자극을 선택하여 주의를 집중(concentration)하고 과거 경험과 연관시키고 해석하는 연상과정(association precess)을 거친다. 주의력이란 자신이 필요로 하는 대상과 일에 마음을 집중하여 나가는 힘인데 우울증의 경우는 무엇인가에 집중하는 것이 귀찮고 힘들어서 주의력이 저하될 수 있다. 뇌의 기질적 장애가 있는 경우에도 주의력과 집중력에 장애가 있는 경우가 많다.

주의산만(distractibility)은 충분한 기간 동안 주의를 유지하지 못하고 계속적으로 다른 자극에 주의를 돌리는 경우를 말한다. 조증 상태에서 주위에 사소한 자극에 모두 관심을 기울이기 때문에 주의산만이 흔히 나타난다. 조현병에서도 자신만의 생각에 집착하는 경우 주의력에 손상이 있을 수 있다.

선택적 부주의(selective inattention)는 불안을 야기하는 것에서 선택적으로 주의를 차단하는 경우이고 과잉각성(hypercigilance)은 내·외부의 자극에 과잉 주의를 주는 상태이다.

8) 지남력장애(Disorders of orientation)

지남력이란 환경을 이해하고 그에 대해 자신의 위치를 파악하는 것이며 시간(time), 장소(place), 사람(person) 등의 상황을 인식하는지 알아볼 수 있다. 현재의 구체적인 연월, 계절 등을 인지하는 시간에 대한 판단, 현재 위치하고 있는 장소, 공간, 자신이 처해 있는 상황을 정확하게 파악하는지 장소에 대한 판단, 그리고 동반하는 가족이나 지인, 주위 환경에 위치하는 사람에 대해 인지하는 등 사람에 대한 판단에 있어 문제가 있을 때 지남력장애가 있다고 한다. 기억이나 주의 자각 장애가 있을 때 나타난다. 지남력장애의 심각도에 따라 시간, 장소, 사람의 순서대로 장애가 나타나며 현재가 몇 년도인지, 지금 방문한 의료 기관이 어디인지, 옆에 서 있는 사람이 누구인지 알 수 없을 때 지남력장애가 나타난다고 할 수 있다. 회복의 순서는 반대로 사람, 장소, 시간순으로 나타나는 경향이 있다.

9) 지능

지능이란 문제에 대해 합리적으로 사고하고 해결하는 인지적 능력과 학습 능력을 포함하는 총체적인 능력을 의미한다. 일반적으로 뇌의 기질 장애가 없는 정신장애의 경우 지능은 정상이다. 그러나 정신장애의 상태에 따라 지능이 제대로 발휘되지 않을 수 있다.

(1) 지적장애(mental retardation, MR)

지능 발육 지연의 정도에 따라 경도(지능지수 50~69), 중등도(지능지수 35~49), 고도(지능지수 20~34), 최고도(지능지수 20 미만)로 구분하고 있다. 지능 발달이 안 되어 지능지수 70 미만이면 지적장애라고 한다. 지적장애는 유전적이거나 발달단계 초기 여러 원인에 의해 지능 발달이 정상적으로 이루어지지 않은 경우를 말한다.

(2) 치매(dementia)

치매는 정상적으로 발달했던 지능이 정상 지능에 도달했으나 후천적인 뇌기능 장애 등 어떤 이유로 인해 지능 능력이 떨어지게 될 때 나타난다. 지능은 비가역적으로 저하된 상태로 90 이하로 떨어지게 되며 과거의 기억과 지식의 단편 등은 남아 있을 수 있다.

- 가성 치매(pseudodementia)는 치매와 비슷하나 기질성이 아니며 우울증과 같은 정신장애 때문에 나타나는 치매같아 보이는 증상이며 우울증 등에서 볼 수 있다.

2 정신상태검사

일반적으로 정신의학검사 또는 병력에 대한 조사는 진단과 치료에 필수적인 과정이다.

1) 병력조사

정신과 영역에서의 조사는 병력조사와 정신상태검사로 이루어진다. 병력조사는 정신의학검사로 기술하기도 하며 병력 청취와 임상 검진이 클라이언트를 평가하는 데 주요한 요소이다. 병력조사는 정신과적 평가와 동시에 치료적 면담이 될 수도 있기 때문에 질환의 종류와 클라이언트의 성격 특성에 따라 유연하게 이루어져야 한다.

2) 정신상태검사(Mental Status Examination, MSE)

정신상태검사는 정신과 클라이언트 사정 시 매우 중요하다. 전반적인 외모, 행동과 활동 상태, 태도, 언어, 기분과 정동, 사고 내용과 사고 과정, 지각, 인지 상태(의식 수준, 지남력, 기억력, 주의집중력), 지능, 판단력, 병식 등 클라이언트에 대한 관찰과 진단을 통해 확인하여 조사한다.

(1) 외모, 전반적 태도 및 행동(appearance, general attitude and behavior)

외견상 나타나 보이는 클라이언트의 모습과 태도와 행동에 대해 관찰한다. 클라이언트의 체격, 옷차림새, 헤어스타일, 위생상태, 실제 나이보다 많거나 적어 보이는지, 화장이나 꾸밈의 상태, 자세와 표정은 어떤지 등 전반적인 외모에 대해 기록한다. 활동성이 많은지, 적은지, 초조하거나 긴장된 모습인지 강박 행동이나 반향언어, 틱이나 상동 행동 등은 없는지 활동과 언어 활동에 대해 기록한다. 면담자에 대한 태도가 협조적이거나 회피적인 클라이언트인지, 솔직하거나 호의적인지, 적대적, 공격적, 저항적인지 등을 기술한다.

우울증 클라이언트는 나이보다 늙어 보이거나 자세와 표정 근육의 긴장 상태에 있어 힘이 없어 축 처져 있는 모습을 보이기도 한다. 어떤 클라이언트는 지나치게 순종적인 태도를 보이거나 반대로 적대적이고 공격적인 태도를 보이는 클라이언트도 있다.

(2) 사고의 진행(thought progress)

말수가 많거나 적은지, 스스로 이야기하는지, 묻는 이야기에만 대답하는지 등 사고 과정의 흐름에 대해 살펴본다. 천천히 말하는지, 빨리 말하는지, 요점이나 줄거리 없이 이야기하는지, 이야기 도중 옆길로 새어나가는지, 들어보지 못한 새로운 용어를 사용한다든지 사고 분열, 지리멸렬, 연상 이완 등이 있는지 관찰하여 기록한다.

(3) 사고의 내용(contents of thought)

클라이언트 자신에 대한 생각이나 주변 환경 및 주위 사람들에 대해 어떻게 생각하는지 질문하며 관찰한다. 자신이 특별한 사람이거나 능력이 있는 사람으로 인지하는지, 다른 사람들이 자신을 괴롭히거나 자신을 죽이려 하지는 않는지, 다른 사람들이 자신과 관련된 이야기를 나누거나 자신과 관련된 사건 사고들이 일어난다고 믿는지 등의 사고에 대한 내용에 대해 관찰한다. 과거의 행동, 도덕성, 건강, 소유물이나 능력 등에 대해 어떻게 평가하고 인식하는지를 질문하여 망상이나 강박, 건강 염려증 등이 있는지 살펴본다.

(4) 지각(perception)

지각은 시각, 청각, 후각, 촉각, 미각 등의 감각기관을 통해 나타나는 정보로서 환청, 환시 등의 환각 등에 대해 알아본다. 잡음이나 이명 등이 들리지 않는지, 사람의 말소리인지 특별한 소음 등이 들리는지, 환각은 언제 어느 시간에 나타나는지, 그 내용은 어떠하고 복잡성, 선명성은 어느 정도인지 관찰하여 기록한다. 클라이언트는 자신에게 나타나는 환각에 대해 어떻게 이해하고 받아들이고 있는지 일반적인 환각과 착각 등과 구별하여 지각적 장애가 있는지 조사하여 기록한다.

(5) 감정 반응(emotional reaction)

클라이언트의 감정 반응은 이미 행동 전반에 나타나기 때문에 기분이 어떠한지 묻는다. 감정상태에 대해 본인이 이야기하는 감정과 일치하는 표정과 태도를 취하고 있는지 반대의 상태인지 관찰한다. 감정 변화의 요인은 무엇이고 지나치게 과장되어 있거나 고양되어 있지는 않은지, 감정에 대해 불충분하게 표현하거나 억제되어 있지 않은지 조사한다. 기분이 좋거나 나쁘거나 우울하거나 불안하거나 등의 클라이언트가 진술하는 감정의 반응을 기록하며 동시에 나타나는 감정 반응이 적절한지, 부적절한지 살펴본다.

(6) 지적 능력(intellectual function)

개인의 과거 일을 물어봄으로 기억능력을 알아볼 수 있으며 몇 시간 전일, 또는 수 분 전에 대화했던 내용을 물어봄으로써 단기 · 장기 기억을 확인할 수 있다. 100에서 7씩 숫자를 빼 나가는 계산을 함으로써 계산력 및 집중력 등을 검사할 수 있으며 일반적인 상식이나 간단한 질문, 예를 들어 '길을 가다 지갑을 줍게 되면 어떻게 하면 좋을까?', '돌다리도 두드려 보고 건는다는 속담은 무슨 의미인가?' 등의 질문을 통해 지식이나 상식 등과 같은 판단력을 조사할 수 있다. 일부 기질적 장애가 있는 클라이언트에게는 연도와 계절, 현 대통령이 누구인지 등 시간을 물어보거나, 면담이 진행되는 장소나 동반한 사람이 누구인지 묻는 등 질문이 요구된다.

(7) 의식(consciousness)

의식은 감각 능력의 정도를 말하며 정신상태검사 등이 실시되는 클라이언트들은 의식 수준이 정상적인 경우가 많다. 클라이언트들은 지나치게 각성되어 있는지, 명료한지, 졸린 듯한 상태이거나 혼미한지, 섬망이나 혼수상태인지를 확인한다. 의식장애 시 주의집중 장애나 대뇌 기능 장애 등을 확인한다.

(8) 병식(insight)

클라이언트가 자신이 병에 대해 얼마나 인식하고 있는지는 치료적 예후를 위해서도 매우 중요한 부분이다. 자신의 병명을 알고 있거나 증상에 대해 알고 있는지, 치료받는 이유를 아는지 물어볼 수 있다. 병식의 수준은 다양한데 자신이 왜 병원에 입원했는지 모르고 증상이나 나타나는 환각 등이 사실과 다르다는 것을 모르는 경우에는 병식이 없다고 할 수 있으며, 어느 정도 병을 인식하고 도움이 필요한 것을 알면서도 부인하거나 병을 치료하는 동기가 결여되어 있는 경우도 있다. 병에 대해 일부 인식하고 있지만, 타인을 탓하며 병에 대해 부정하는 경우도 있고 병원에 있게 된 상황을 원망하는 경우도 있다. 병식은 정신과 치료에서 중요한 부분으로 질병이 있음을 이해하고 적절한 감정 반응과 함께 질병 상태를 치료하려는 진실한 감정적 병식을 갖는 것이 중요하다.

사례 + 정신상태검사의 질문 예시

Q 지남력
오늘은 며칠입니까?
지금은 무슨 계절입니까?
여기는 어디라고 생각하십니까? 여기는 무엇을 하는 곳입니까?

Q 지능과 지식
우리나라 현재 대통령은 누구입니까?
우리나라 5대 도시를 이야기해보세요.
5×4=얼마입니까?

Q 주의집중력
100-7을 계속 빼어보세요. 100 -7 = ? - 7 = ? -7 은 얼마입니까?
삼천리강산을 거꾸로 하면 어떻게 됩니까?

Q 기억력
당신의 생년월일은 언제입니까?
당신의 주소는 어디입니까?
오늘 아침 반찬은 무엇이었습니까?
시계, 배, 모자 이 세 가지를 암기해보세요. (5분 뒤에 다시 물어본다)

Q 판단력
영화관에서 불이 나면 어떻게 하시겠습니까?
길에서 다른 사람의 주민등록증을 주웠을 때는 어떻게 하시겠습니까?

Mental Health and Mental Disorders

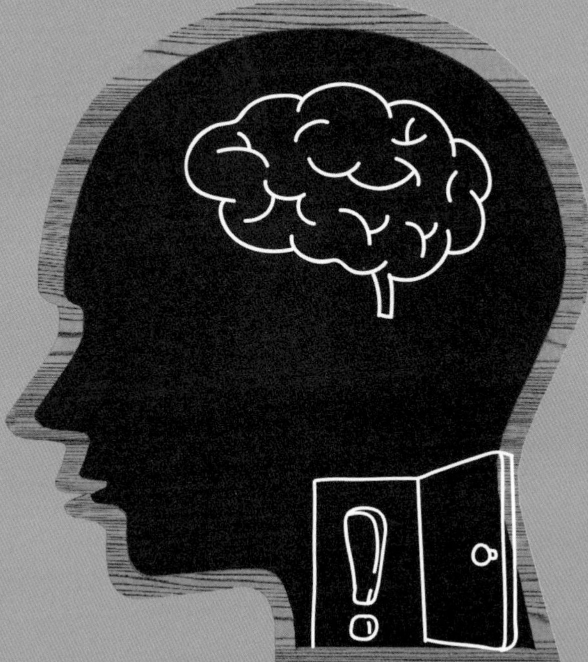

PART III

주요 정신장애의 이해

CHAPTER 06

주의력결핍 과잉행동장애와 자폐스펙트럼장애

신경발달장애는 대부분 아동기에 시작되며 이 장애는 인간의 뇌 성장과 발달에 영향을 준다. 그러므로 이 장애를 가진 아동과 부모는 고통을 겪을 수 있고 아동의 증상은 가족 전체에게 영향을 미칠 수 있다. 그러나 지역사회의 다양한 개입들을 통해 초기에 도움을 받고 아동이 성장하게 된다면 더 심각한 문제가 진행되는 것을 막을 수 있으며 어려움이 감소될 수 있다. 따라서 이번 장에서는 신경발달장애에 포함되는 대표적인 두 가지 장애인 주의력결핍 과잉행동장애와 자폐스펙트럼장애를 학습하고자 한다.

1 주의력결핍 과잉행동장애(attention deficit hyperactivity disorder, ADHD)

1) 개념

말썽꾸러기, 천방지축, 말 안 듣는 아이, 골칫덩어리 등으로 쉽게 불리며 첫인상은 지나치게 활동을 많이 하고 차분하지 못하며 들떠 있는 것처럼 보인다. 1900년대 초기에는 충동적이고 산만하고 과다활동을 주 증상으로 보고 과다활동증후군이라 불렀다. 가장 흔한 아동기 정신장애 중 하나로 주의력결핍 과잉행동장애의 발병 시기는 보통 3~6세로 보이나 초등학교 입학할 때까지는 진단을 내리지 않는다. 국가별로 적용하는 진단 체계와 문화뿐만 아니라 조사 수행 지역, 정보제공자, 진단기준의 종류, 진단기준의 엄격성, 조사대상 크기에 따라 차이가 나지만, 주의력결핍 과잉행동장애의 유병률에 대한 문헌은 세계 전역에서 아동 인구의 약 5.2%가 진단을 받는다고 한다(Polanczyk et al., 2007). 최근 미국정신의학회(American Psychiatry Association, APA, 2013)에서는 주의력결핍 과잉행동 유병률을 아동의 5%, 성인의 2.5%로 보고하고 있다. 우리나라의 경우, 가장 적게는 1.99%부터 많게는 초등학생은 약 13%, 중고등학생은 7%로 연구대상과 연령에 따라서 차이가 있다(김은진 외, 2017).

성별 차이의 원인에 대해서는 알려지지 않았으나 여아보다 남아에게 더 많이 나타나는데, 특히 과잉행동-충동형과 혼합형에서 두드러지게 나타난다(Miller & Hinshaw, 2012). 단지, 여아에게는 얌전하고 차분하게 행동할 것이 권장되나 남아는 씩씩하고 용감하게 키우는 것이 좋다는 통념에 의해 영향을 받아 남아가 성장과정에서 과잉행동이나 충동적인 행동이 허용되는 경우가 많다는 논의가 있다. 그러나 이는 현재 양육방식이 이전에 비해 동등하게 변화하고 있음에 따라 유병률에 있어서 성별 차이에 대해서는 추후 구체적인 연구가 필요하다.

연령에 따라서는 과잉행동-충동형은 학령전기 때 많으나 나이가 들면서 감소한다. 혼합형은 학령기 때 많으나 이후 줄어든다. 부주의형은 나이에 따른 변동이 적다.

2) 원인

주의력결핍 과잉행동의 정확한 원인은 아직 충분히 밝혀지지는 않았으나 다양하고 복합적 요인들 간의 상호작용이 시사되고 이를 확인하기 위한 연구들이 지속되고 있다. 현재까지 밝혀진 바에 따르면 유전적 원인과 생물학적 원인으로 인한 위험요인들을 갖고 있는 경우, 심리사회적 요인들과 상호작용을 통해 ADHD가 발생하는 것으로 추정된다.

(1) 생물학적 원인

주의력결핍 과잉행동장애와 관련되는 단일유전자를 밝히려는 연구들이 수행되고 있지만 아직까지 원인이라고 할 만한 특정 유전자가 밝혀지지 않았다. 단, 쌍둥이 연구에 의하면 주의력결핍 과잉행동장애 증상의 일치율은 평균 80%로 매우 높다(Mash & Wolfe, 2009; 2012; Wicks-Nelson & Israel, 2015). 또한 주의력결핍 과잉행동 아동의 형제자매에게서 주의력결핍 과잉행동장애가 동반 발생할 위험이 일반인보다 높다. 출생 전이나 출산할 때 입었을 미세한 뇌 손상이나 출생 후 고열, 감염(뇌염 등), 독성물질, 대사장애나 외상으로 인한 뇌 손상 때문에 발생한다는 가설이 오래전부터 제기되었다. 그러나 연구 결과가 일관적이지 않아 중추신경계통의 뇌 손상이 있다는 증거는 불충분하다. 실제 뇌 손상을 입은 아동에게 주의력결핍이나 과잉행동이 반드시 나타나지 않는다.

뇌를 비롯한 신경계에 신경전달물질이라는 화학물질이 있어 세포들 간의 정보를 전달하는 역할을 한다. 이 신경전달물질 중 노르에피네프린(norepinephrine)이나 도파민(dopamine) 이상이 주의력결핍 과잉행동장애의 원인이라는 가설이 있다. 이 신경전달물질에 영향을 주는 약물치료가 효과적으로 나타나 이 가설이 계속 지지받고 있다. 또한, 어머니가 임신 중이나 출산할 때 어떤 문제가 있었거나 합병증을 겪으면 그렇지 않은 경우보다 주의력결핍 과잉행동장애에 더 걸릴 확률이 높다는 보고도 있다. 때로는 산모의 흡연, 음주, 약물남용 등이 일부 원인이 될 수 있다. 앞서 살펴본 바와 같이 여러 가지 가설들이 있으며 충분하지는 않지만 생물학적 이론을 지지하는 증거들이 계속 밝혀지고 있다.

(2) 심리사회적 원인

과잉행동을 하는 아동에게 부모가 부정적이고 비판적인 경우, 과잉행동의 문제가 지속적으로 나타났다. 또한, 자녀에게 적대적인 경우, 부부간에 문제가 있는 경우, 가족 갈등이 있는 경우에도 부정적인 기질을 가진 학령전기의 아동을 주의력결핍 과잉행동장애로 발전시킬 위험성이 높았다 (Mash & Wolfe, 2009/2012).

주의력결핍 과잉행동장애 아동은 부모를 자주 화나게 만들 수 있다. 부모가 인내심을 잃고 화를 자주 내면 아동은 스트레스를 받게 된다. 이로 인해 부모 자녀관계는 더욱 부정적이고 거부적으로 반응하게 되어 점차 관계가 악화된다. 이러한 관계는 아동이 향후 어린이집, 유치원, 학교에서 교사와의 관계로 이어져 교사의 지시를 수용하지 못하거나 규칙을 위반하게 된다. 즉, 양육방법과 대처방식이 아동의 증상과 증상으로 인해 2차적으로 나타나는 문제에 영향을 주어 주의력결핍 과잉행동장애를 지속시키고 악화시키는 데 영향을 주는 한 가지 요인이 된다. 따라서 주의력결핍 과잉행동장애아동의 효과적인 개입을 위해서는 생물학적 원인과 심리사회학적 요인이 모두 고려되어야 한다.

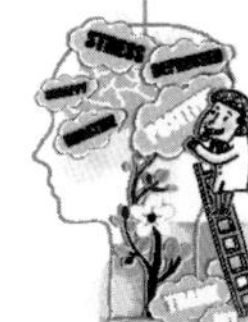

3) 진단기준

DSM-5에서는 주의력결핍과 과잉행동-충동성을 주 증상으로 보고 있다. DSM-IV에서 DSM-5의 ADHD의 진단기준은 크게 달라지지 않았다. 다만, 발병연령을 7세 이전에서 12세 이전으로 수정하였다. 주의력결핍 과잉행동장애를 진단하려면 아동의 출생력과 발달력에 대해 자세히 알아야 하며 가정과 학교생활에 대한 부모와 교사의 평가보고도 중요하다.

표 6-1 주의력결핍 과잉행동장애 DSM-5 진단기준

A. 주의력결핍 및/또는 과잉행동-충동성이 지속적 양상으로 있어 다음 1 및/또는 2에 의해 특징지어지는 기능과 발달을 방해한다.

1. 주의력결핍: 다음 중 6개 또는 그 이상의 부주의 증상이 있고 이 증상이 최소 6개월간 지속되며 이는 발달 수준과 일치하지 않고 사회적 · 학업/직업적 기능에 직접적으로 부정적인 영향을 끼친다.
   a. 정밀한 일에 세심한 주의를 기울이지 못하거나 학업, 직업이나 다른 활동을 할 때 조심성이 없어 실수를 자주 한다(예를 들어, 세부사항을 간과하거나 일을 부정확하게 한다).
   b. 작업이나 놀이에 계속해서 집중하기 어렵다(예를 들어, 수업, 대화, 독서 중에 집중을 유지하는 것이 어렵다).
   c. 다른 사람이 직접 말하는 것을 귀 기울여서 듣지 않는 것 같다(예를 들어, 특별히 자극이 없음에도 불구하고 다른 곳을 본다).
   d. 지시대로 따라 하지 못하며 학업, 간단한 일이나 일터에서 직무를 자주 끝내지 못한다(예를 들어, 시작은 잘 하지만 금방 관심을 잃고 다른 일로 샌다).
   e. 작업 및 활동을 조직적으로 하기 어렵다(예를 들어, 순차적인 일을 하거나 자료나 물건들을 정리하는 데 어려움이 있다).
   f. 지속적인 정신력을 요하는 작업을 피하거나 싫어하거나 거부한다(예를 들어, 학업이나 숙제, 어른의 경우 보고서를 작성하고 긴 서류를 검토하는 일).
   g. 작업이나 활동에 필요한 물건을 자주 잃어버린다(예를 들어, 장난감, 숙제, 연필, 책, 도구).
   h. 외부자극으로 생각이 쉽게 흩어진다.
   I. 일상적인 활동을 자주 잊어버린다.

2. 과잉행동-충동성: 다음 중 6개 또는 그 이상의 과잉행동-충동적 증상이 있고, 이 증상이 최소 6개월간 지속되며 이는 발달 수준과 일치하지 않고 사회적 · 학업/직업적 기능에 직접적으로 부정적인 영향을 끼친다.
   a. 손이나 발을 움직이거나 몸을 뒤트는 등 가만히 앉아 있지 못한다.
   b. 가만히 앉아 있어야 하는 교실이나, 다른 장소에서 차분하게 앉아 있지 못한다.
   c. 어떤 장소에서 부적절하게 지나치게 뛰어다니거나 기어오른다(성인의 경우 안절부절못한다는 주관적 느낌으로 이어질 수 있음).
   d. 놀이나 여가활동을 평온하게 즐기지 못한다.
   e. 계속하여 쉴 새 없이 움직인다(마치 모터가 달린 것처럼).
   f. 말을 지나치게 자주 많이 한다.
   g. 질문이 다 끝나기도 전에 불쑥 대답한다.

h. 차례를 기다리지 못한다.
I. 다른 사람이 하는 일을 자주 방해하거나 간섭한다(예를 들어, 대화를 하거나 게임을 하는 데 불쑥 끼어들어 참견함).

B. 과잉행동-충동적 증상이나 주의력결핍 증상으로 인한 장애가 12세 이전부터 나타나야 한다.

C. 이런 증상으로 인한 장애가 2개나 그 이상의 환경(예: 학교, 직장, 집)에서 나타난다.

D. 사회, 학업 또는 직업기능에서 임상적으로 심각한 장애가 있다는 근거가 확실하다.

E. 증상이 주로 전반적 발달장애, 조현병 또는 기타 정신질환의 과정에서 발생되는 것이 아니며 다른 정신질환(예: 기분장애, 불안장애, 해리장애, 인격장애)로 더 잘 설명되지 않는다.

※ 다음 중 하나를 명시한다.
혼합형(복합형): 지난 6개월간 A1(부주의) 및 A2(과잉행동-충동성) 진단기준에 모두 맞을 때
주의력결핍형: 지난 6개월간 A1의 진단기준에는 맞지만 A2 기준에는 맞지 않을 때
과잉행동-충동형: 지난 6개월간 A2 진단기준에 맞지만 A1 기준에는 맞지 않을 때

※ 다음의 경우 명시한다.
부분적 완화상태: 과거에는 전체기준이 충족되었지만 지난 6개월간에는 전체기준에 모두 맞지 않고 증상이 여전히 사회적 · 학업적 · 직업적 기능에 장애가 될 때

※ 현재 심각도를 명시한다.
경도: 현재 진단을 충족하는 수준을 초과하는 증상은 거의 없으며 증상으로 인한 사회적, 학업적 또는 직업적 기능의 손상은 경미한 수준을 넘지 않는다.
중등도: 증상 또는 기능의 손상이 '경도'와 '고도' 사이에 있다.
고도: 진단을 충족하는 수준을 초과하는 다양한 증상 또는 특히 심각한 몇 가지 증상이 있다. 혹은 증상이 사회적 또는 직업적 기능에 뚜렷한 손상을 야기한다.

출처: American Psychiatric Association(2013). DSM-5

4) 진단기준이 되는 핵심증상

이 장애의 특징적 증상은 낮은 집중력으로 인한 짧은 주의집중과 과잉행동 및 충동성이다.

(1) 부주의

학업, 직업, 사회적 상황에서 드러난다. 이 장애가 있는 사람들은 세부적인 면에 면밀한 주의를 기울이지 못하고 학업이나 다른 과업에서 자주 실수를 한다. 한 가지 일을 시작하자마자 또 다른 일에 관심을 가지고 이것

저것 손을 대기 때문에 한 가지 일을 정해진 시간에 끝내지 못하는 경우가 발생한다. 직접 관계가 없는 자극에도 산만해지고 사소한 소리, 사건에 주의를 기울이기 때문에 하고 있던 과업을 자주 중단하게 된다. 이로 인해 다른 사람들이 볼 때는 약속을 지키지 않거나 주어진 일을 하지 않아 책임감이 없고 불성실한 것으로 보인다. 물건을 자주 분실하거나 일상에서의 약속을 잊어버리는 경우도 있으며 경기나 게임에서도 규칙이나 세부사항을 잘 따르지 못하기도 한다.

(2) 과잉행동

자리에 가만히 앉아 있지 못하고 지속해서 움직이고 말을 많이 하기도 한다. 어떤 목적이나 계획으로 움직이는 것이 아니라 정신없어 보이기도 한다. 손을 두드리거나 지나치게 팔과 다리를 흔들기도 하고 식사 중에 또는 공부하다가도 자리에서 일어나 말을 많이 하며 움직인다.

청소년과 성인의 과잉행동 증상은 아동기에 비해 일반적으로 감소하지만 안절부절못하고 조용히 앉아서 하는 활동을 잘하지 못하는 양상은 흔히 나타난다.

(3) 충동성

성급하게 말하거나 행동하는 것이다. 충동성에 문제가 있는 아동은 질문이 채 끝나기도 전에 성급하게 대답하고 자기 차례를 기다리지 못하며 학교, 일상생활 등에서 문제를 초래할 정도로 다른 사람의 활동을 방해하고 간섭한다.

이 충동성은 대인관계에 부정적 영향을 준다. 남의 말을 중간에 끊고 자기 이야기만 한다. 자신과 관련 없는 일까지 끼어든다. 차례를 기다리지 못하고 적당하지 않은 시점에서 대화를 시작하기 때문에 다른 사람들이 이를 불편하게 여기고 싫어할 수 있으나 이를 인식하지 못한다.

5) 주의력결핍 과잉행동장애 평정척도(ADHD Rating Scales, ARS)

이 척도는 두폴(DuPaul, 1998)이 DSM 진단기준을 근거로 개발하여 6~12세 아동의 부모 765명과 교사 551명을 대상으로 표준화하였다. 부주의성을 반영하는 9개 문항(홀수 문항)과 과잉행동-충동성을 반영하는 9개 문항(짝수 문항) 총 18개의 문항이며 각 문항은 행동의 심각도에 따라 4점 척도

사례 + 주의력결핍 과잉행동장애

지성이는 초등학교 3학년으로 성급하고 충동적이었다. 학교에서 자신의 차례를 기다리지 못해 먼저 하려고 하고 자신이 갖고 싶은 것이 있으면 무조건 빼앗으며 자신의 마음대로 되지 않으면 울거나 상대방을 때리거나 숨어버리는 등의 행동을 반복하였다. 이로 인해 지성이에게 다가가는 친구가 점점 줄어들었다. 지성이의 부모님이 이러한 행동을 고치도록 화를 내고 혼내보기도 하고 달래보기도 하였지만 지성이의 행동은 달라지지 않았다. 이런 행동이 초등학교 입학하면서부터 시작된 것은 아니었다. 1학년 때는 학교에서 자리에 오래 앉아 있지 못하고 물건들을 잘 잃어버렸다. 선생님의 지시를 따르지 않았으며 숙제를 끝까지 마치지 못했다. 1학년 담임선생님이 부모면담시간에 지성이 어머니에게 지성이의 학교생활을 이야기했다. 지성이 어머니는 학습에 문제 있는 것으로 생각하여 과외선생님을 구해 집에서 과외를 하였다. 그러나 집에서도 집중을 하지 못하는 것은 마찬가지였으며 과외는 지속하지 못하였다.

3학년 담임선생님은 교탁 옆에 지성이 자리를 따로 마련해서 지성이가 수업시간에 수시로 일어나서 방해하는 행동을 줄이려고 하였으나 수정되지 않고 점점 심해졌다. 결국 선생님은 지성이 부모님에게 정밀진단을 받길 권하여 부모님은 지성이를 데리고 대학병원 정신과에 가서 상담을 받았다. 지능검사에서는 정상지능으로 나왔으며 주의력결핍 과잉행동장애 진단을 받고 치료를 일주일에 한 번씩 받았으며 매일 약을 먹어야 했다. 그러나 정신과 상담과 약물치료를 받았으나 지성이의 행동은 크게 달라지지 않았다. 선생님이 다른 친구들을 때리는 행동을 혼내자 선생님을 때려 이로 인해 지역사회 정신건강복지센터에 의뢰되었다.

(0~3점)로 평정된다. 한국어판 주의력결핍 과잉행동장애 평정척도(K-ARS)는 이를 한국어로 번역한 것으로 타당도 연구 및 규준이 마련되어 있다(장수진 외, 2007). 총점을 산출하는 방식과 부주의, 과잉행동-충동성 문항 각 9개 중 2(자주 그렇다) 혹은 3(매우 자주 그렇다)에 체크된 문항이 6개 이상인지를 확인하는 문항 개수를 세는 방식으로 평가한다. 이때 부모용 19점 이상, 교사용 17점 이상일 경우 ADHD의 가능성을 의심해 볼 수 있다.

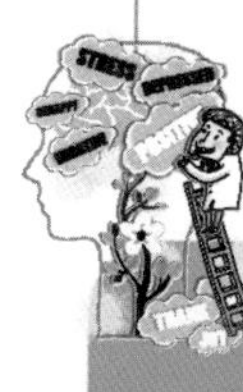

6) 치료적 개입

주의력결핍 과잉행동 치료는 여러 가지 개입방법들을 함께 사용한다. 일반적으로 심리사회적 치료는 파괴적 행동 감소, 학업수행력 향상, 사회적 기술향상과 같은 포괄적인 문제에 중점을 두고 있다. 약물치료의 경우 충동성과 과잉행동을 줄여주고 이차적으로 발생하는 불안장애와 우울장애 증상이 나타날 경우 항우울제를 함께 처방받기도 한다.

주의력결핍 과잉행동장애의 경우 가까운 사람들이 예의가 없고 성격이 급한 못된 아이라는 생각에서 주의력결핍 과잉행동장애는 흔히 나타날 수 있는 병으로 인식하고 아동을 바라보는 시각을 바꾸고 적극적으로 치료를 받도록 하는 것이 여전히 중요하다. 아동, 부모, 교사, 전문가들이 함께 환경을 바꾸어주어야 치료가 시작되고 효과가 지속될 수 있다. 치료에 많은 시간과 노력이 필요하며 장기적인 목표를 가지고 모두가 인내심을 가지고 기다려주어야 한다. 여러 연구에서 약물치료와 동시에 심리사회적인 측면이 함께 이루어질 때 증상이 더 많이 호전되었다. 공존장애가 없는 경우에는 약물치료만으로도 좋은 효과를 보이는 반면, 불안, 학습장애, 또래관계 문제 등을 동반한 경우 행동치료와 부모교육 등 심리사회적 개입의 결합이 효과가 높았다(신현균, 김진숙, 2016).

표 6-2 ADHD 아동청소년 대상 사회기술훈련의 예시

구분	회기	사회기술훈련 주제
적응단계	1	다른 사람과 대화 시 필요한 신체적 요소를 배웁시다
	2	다른 사람과 대화 시 필요한 목소리의 요소를 배워봅시다
	3	말의 구성요소에 맞게 말하기/듣기
	4	다른 사람이 말하는 것을 잘 듣는 연습을 합시다
표현단계	5	개인적인 만남에서 이야기 나누기
	6	집단 만남에서 이야기 나누기
	7	전화통화의 예절을 배웁시다
	8	나의 생각을 표현해봅시다
	9	나의 생각을 표현해봅시다
	10	칭찬 및 사과하기/감사한 마음 전하기
	11	다른 사람에게 부탁하기
	12	다른 사람의 요구를 거절하기
활용단계	13	불쾌하거나 화난 감정 표현하기
	14	친구에게 충고하기, 충고 듣기
	15	친구에게 힘이 되어주기
	16	친구와의 갈등에서 나 표현하기
	17	부모님과의 갈등에서 나 표현하기
	18	물건을 교환할 때 어떻게 하면 좋을까요?
마무리단계	19	공공장소에서 부당한 상황에 대처하기
	20	문제해결 하기
	21	문제해결 하기
	22	문제해결 하기

출처: 오영림, 진성일(2002: 28-29)에서 사회기술훈련 내용만 재구성함.

참고

〈나는 오늘 나에게 ADHD라는 이름을 주었다〉(휴머니스트)를 쓴 임상심리학자 신지수 씨(31)는 "ADHD의 증상과 개념이 초기 정립되는 시기에 산만하고 시끄럽고 미성숙해 보이는 특성이 주로 남자아이들에게서 발견되면서 이건 '남자아이의 장애'라는 암묵적 합의가 이뤄졌다"고 설명한다. 그는 "세월이 흐르며 다양한 유형의 ADHD 증상이 나타났음에도 남자아이에게만 적용이 된다는 고정관념으로 인해 여성과 여자아이가 진단에서 배제돼 왔다"고 말했다.

신 씨의 이력은 조금 독특하다. 그는 ADHD와 같은 정신질환 환자를 병원 현장에서 만나 심리평가 · 치료를 하는 전문가인 동시 본인이 ADHD를 진단받은 당사자다. 대학병원에서 임상심리학자로 근무하던 어느 날, 그는 빈 검사실에 들어가 충동적으로 스스로에게 주의력 검사를 실시한다. ADHD가 의심된다는 결과를 확인한 후 정신과에 내원해 ADHD 진단을 받았다. (중략) 여성 환자들이 ADHD 진단에서 소외돼 왔다는 사실을 알게 됐다. 그리고 자신의 경험담과 ADHD에 대한 지식을 엮어서 책으로 출간했다.

"진단을 받고 나서 내가 평생 자잘한 모든 것에 애쓰며 살아왔다는 것을 알았어요."

ADHD의 증상 중 하나는 부주의 혹은 주의산만이다. 주의력을 지속하는 데 어려움을 느끼고, 작은 자극에도 쉽게 주의가 산만해지곤 한다. ADHD를 가지고 있다 해도 남들보다 더 많이 시간과 노력을 투자해 우수한 학업성적이나 업무성과를 낼 수는 있다. 하지만 일상적 부주의는 노력만으로 쉽게 고치기 힘들다. 신 씨는 모두가 자신처럼 집중을 잘 못 해서 학창시절 교무실에 자주 불려가는 것이 당연하다고 여겼는데, 동료가 그것이 당연하지 않다고 말을 해주고 나서야 본인의 일상이 남달랐다는 것을 알았다고 한다. 남들은 이해하기 힘든 자신만의 ADHD 특성을 설명하기 위해 그는 '버스 내리기'와 관련된 일화를 소개했다.

"버스를 타면 정거장을 놓치곤 하는 것이 일상이에요. 얼마 전에도 대중교통을 타고 하루에 4번 이동할 일이 있었는데, 6차례나 잘못 타거나 잘못 내렸어요. 귀를 쫑긋 세우면서 집중을 하고 가다가도, 차가 막히거나 하는 돌발적인 변수가 발생하면 순간적으로 집중력이 저하돼 정거장을 잘못 내리곤 해요."

출처: 경향신문 2021.7.6.일 자 이혜인 기자
https://www.khan.co.kr/culture/book/article/202107061008001

2 자폐스펙트럼장애(autism spectrum disorder, ASD)

1) 개념

자폐스펙트럼장애(autism spectrum disorder)는 아동기 정신증, 아동기 조현병, 비전형발달 등으로 불렸었다. 오스트리아 출신 정신과 의사인 레오 캐너(L. Kanner)는 1943년에 발표한 논문에서 자신이 관찰했던 아동들이 눈 맞춤을 피하거나, 질문에 대답하지 않는 사회적 의사소통에 어려움을 보이고 기이한 행동을 하는 소아를 유아자폐증(infantile autism)이라고 하였다. 이로 인해 자폐증 연구의 대가인 그의 이름이 붙여져 '캐너자폐증(Kanner's autism)'이라고 불리기도 하였다. 유아자폐증(infantile autism)은 선천적으로 또는 발달 초기부터 전반적인 발달과정의 왜곡 때문에 생긴다는 것이 알려짐에 따라 발달장애라는 개념이 도입되었다. 1980년 이후 DSM-III와 DSM-IV, ICD-10에서는 전반적 발달장애라는 진단명으로 불렸다. 2013년 DSM-5에서는 이전에 전반적 발달장애의 하위진단 4개(아스퍼거 장애, 자폐성 장애, 소아기 붕괴성장애, 광범위성 발달장애)를 하나로 묶어 자폐스펙트럼장애로 정의했다.

자폐스펙트럼장애는 매년 증가하고 있으며 현재 세계 인구의 약 1%가 자폐스펙트럼장애 진단을 받은 것으로 나타났다. 미국질병통계예방센터(Centers for Disease Control and Prevention(CDC), 2014)가 실시한 자폐스펙트럼장애 유병률 조사결과, 68명 중 1명(남아는 42명 중 1명, 여아는 189명 중 1명)의 유병률을 발표했는데 이는 2012년 발표한 88명 중 1명보다 30% 높아진 수치이다. 일반적으로 자폐스펙트럼장애는 여아보다 남아가 3~4배 더 많이 발생한다. 그러나 여아가 자폐증상을 보이는 경우에는 남아보다 그 증상이 더 심각하고 지적장애의 어려움을 겪고 있는 경우가 많다.

우리나라의 경우는 장애인실태조사(통계청, 2018)에 따르면 2014년 자폐스펙트럼장애 추정 수 10,572명, 출현율 0.02%에서 2017년 13,215명, 출현율 0.03%로 3년 사이에 0.01%가 증가하였다. 이는 기존의 광범위성 발달장애 범주 하에 속해 있던 아스퍼거 장애, 자폐성 장애, 소아기 붕괴성 장애, 광범위성 발달장애가 자폐스펙트럼장애로 포함되면서 유병률이 높아진 것으로 볼 수 있다.

2) 원인

자폐스펙트럼장애의 원인을 초기에는 정신역동적 요인으로 보았으나 최근에는 유전적 및 중추신경계 이상 등 다양한 생물학적 요인들이 밝혀지면서 여러 원인들을 결합하여 발생하는 것으로 본다.

(1) 생물학적 원인

사회적 의사소통에 있어서의 결함과 제한되고 반복적인 행동 및 관심과 같은 특징은 생물학적인 원인 때문에 나타난다. 많은 염색체가 자폐스펙트럼장애와 연관되어 있다. 또 자폐스펙트럼장애 아동이 있는 가족 중에 형제자매가 같은 장애를 가지고 태어날 확률은 20%이다(Ozonoff el al., 2011). 많은 연구들에 따라 차이는 있지만 일반 사람들에 비해 높은 비율로 유전적인 영향이 있음을 뒷받침해주고 있다.

사회적 의사소통과 행동문제를 설명하기 위해서 자폐스펙트럼장애가 있던 사람들에 대한 사후 뇌연구가 있었다. 장애가 있던 사람들의 뇌는 정상인들과 크기는 같지만 뉴런의 수가 적었다고 보고했다(Schumann & Amaral, 2006). 또, 일반 아동에 비해 자폐스펙트럼장애 아동의 편도체의 크기가 더 크다는 것을 밝혀냈다.

이외 신경전달물질인 세로토닌(serotonin)의 이상이 일관되게 보고되고 있다. 자폐 아동 가운데 약 30~40%에서 세로토닌 수치가 정상 아동보다 높게 발견되었다. 하지만 세로토닌의 이상이 임상적 증상과 어떻게 관련되는지 그리고 신경화학적 원인과 어떤 관련성을 가지는지에 대해서는 명확히 밝혀져 있지 않으므로 향후 연구가 더 필요하다.

(2) 심리사회적 원인

역사적으로 한때 자폐스펙트럼장애가 부모의 잘못된 양육이 원인이라고 여겨졌다. 여러 연구들에서 심각한 자폐스펙트럼장애의 부모는 완벽주의적이고 냉담한 성격, 높은 사회경제적 지위, 높은 지능지수를 가지고 강박적이며 기계적이라고 지적한바 있다. 이 견해는 아동들의 이상행동이 부모의 책임이라는 이론을 가져왔다. 이에 부모들은 죄책감을 느끼면서 큰 충격을 받았다. 이후 많은 연구들의 결과, 자폐스펙트럼장애 아동 부모와 일반 아동 부모의 성격 특성과 육아법에는 차이가 없다는 것이 밝혀졌다. 오히려 자폐스펙트럼장애를 가진 아동을 양육하면서 가지게 되는 부모의 극심한 스트레스와 힘든 육아에서 오는 이차적 반응이라고 시사하였다.

3) 진단기준

자폐스펙트럼장애는 아주 어린 시절부터 여러 가지 증상이 나타난다. 가장 특징적인 증상은 사회적 상호작용이나 소통을 잘하지 못하는 것이다. 가족구성원을 포함한 주변 사람들에게 전혀 관심을 보이지 않고 혼자 지내는 것을 좋아한다. 누군가와 함께 놀고 싶다거나 애정을 받고 싶다는 욕구가 없어 보인다. 언어를 사용하기보다는 손을 잡아당기거나 원하는 것을 위해 우는 등 단순한 의사소통을 사용한다. 우리가 이해할 수 없는 특정 단어를 의미 없이 반복하기도 한다. DSM-5는 자폐스펙트럼장애라는 용어를 사용하고 사회적 상호작용과 의사소통에서의 장애를 나타낼 뿐만 아니라 제한된 관심과 흥미를 지니며 상동적인 행동을 반복적으로 나타내는 장애들을 모두 포함하고 있다. 즉, DSM-IV에서 전반적 발달장애에 포함되었던 아스퍼거 장애, 자폐성 장애, 소아기 붕괴성 장애, 광범위성 발달장애를 통합하였는데, 이것은 네 가지 장애들이 증상의 심각도만 다를 뿐 연속선상에 존재하는 하나의 장애를 나타내는 것이라는 연구결과를 반영한 것이다.

이러한 자폐스펙트럼장애 증상을 가졌거나 장애로 발전할 가능성을 가진 유아를 감별하기 위해서는 매우 어린 시절부터 세심한 관찰이 필요하다. 자폐증의 여러 증상이 매우 어릴 때부터 복합적으로 나타난다면 가족이 이상을 발견할 수 있다. 자폐 아동의 약 75%가량이 생후 18개월에서 30개월 사이에 이미 여러 자폐증상과 징후를 나타내는 것으로 알려졌다. 자폐스펙트럼장애를 진단하기 위해서 면담, 관찰, 심리평가 등이 필요하다.

DSM-5는 자폐스펙트럼장애의 개념에 사회적 의사소통과 사회적 상호작용 및 제한된 그리고 반복적 행동패턴이라는 두 가지 기본적 증상을 포함했다. 과거에 있던 증상이 현재는 없어도 현재 진단을 내릴 때 포함되도록 하였다. 또한 증상이 3세 이후에 생겨도 진단기준에 포함되도록 하였다. 이 개정을 통해 더 많은 아동들이 치료를 받는 기회를 가지고 있는 것으로 보인다.

표 6-3 DSM-5 자폐스펙트럼장애 진단기준

A. 사회적 의사소통과 사회적 상호작용의 지속적인 결함이 현재 또는 과거에 아래 항목에서처럼 여러 영역에 나타난다.
   1. 사회적 · 정서적 상호작용의 결함(예를 들어 다른 사람에게 비정상적인 방식으로 사회적 접근을 시도하고 정상적으로 번갈아 가며 대화하지 못하며 다른 사람과 관심사나 감정을 공유하지 못하고 심한 경우에는 사회적 상호작용을 시작하거나 응답하지 못함)
   2. 사회적 상호작용을 위한 비언어적 의사소통 행동의 결함(예를 들어 언어적 의사소통과 비언어적 의사소통을 통합된 형태로 사용하지 못하고, 눈 맞춤과 몸동작이 이상하고 이해하지 못하며 심한 경우 표정이나 비언어적 의사소통을 전혀 사용하지 못함)

3. 대인관계를 가지고 유지하고 이해하는 것의 결함(예를 들어, 다양한 사회적 상황에 맞춰 행동을 조절하지 못하고 상상놀이를 하거나 친구를 만드는 데 어려움이 있으며 심한 경우에는 또래 친구에 대해 관심이 전혀 없음)

B. 행동, 관심 혹은 활동이 한정되고 반복적인 양상이 다음 네 가지 중 두 가지 이상 나타난다.
1. 상동적이고 반복적인 행동, 물건 사용 혹은 언어사용(예를 들어 단순한 운동상동증, 장난감을 한 줄로 세우거나 물체를 뒤집는 행동, 반향언어, 기이한 어구의 사용)
2. 동일한 것에 대한 고집, 일상적인 것에 대한 완고한 집착, 언어적 혹은 비언어적 행동의 관습적 사용(예를 들어, 작은 변화에도 매우 스트레스를 받고 변화를 힘들어하고, 사고에 융통성이 없고 관습적으로 인사를 하거나, 매일 같은 길로 가거나 매일 같은 음식을 먹어야 함)
3. 매우 한정적이고 고정된 관심사를 보이며 그 강도나 초점이 비정상적임(예를 들어, 특이한 물체에 강한 애착을 보이거나 몰두하고 과도할 정도로 제한되거나 집요한 관심)
4. 감각적 자극에 대해 과도하게 크거나 혹은 작은 반응성, 환경의 감각적 측면에 대해서 비정상적인 관심(예를 들어 통증이나 기온에 대한 무감각, 특이한 소리나 재질에 대한 혐오반응, 특정한 물건을 과도하게 냄새 맡거나 만지는 행동, 빛이나 움직임에 대해 시각적으로 매료됨)

C. 증상은 초기 발달 시기에 나타난다.

D. 증상은 사회적 · 직업적 또는 다른 중요한 기능영역에서 심각한 손상을 초래한다.

E. 이러한 장애는 지적 장애 혹은 전반적 발달지연으로 더 잘 설명되지 않는다.

출처: American Psychiatric Association(2013). DSM-5

이 증상은 경미한 단계에서 심각한 단계까지 다양할 수 있고 시간이 흐르거나 상황에 따라 변할 수 있다.

표 6-4 자폐스펙트럼장애의 심각도 수준

심각도 수준	사회적 의사소통	제한적이고 반복적인 행동
3단계 상당히 많은 지원을 필요로 하는 수준	사회적 상호작용에 문제를 유발하는 언어적 · 비언어적 의사소통의 심각한 결핍. 이해할 수 있는 단어를 거의 말하지 않고 좀처럼 사회적 접촉을 시작하지 않음	모든 영역의 기능에 혼란을 초래하는 집착, 고정된 습관, 반복적인 행동을 보임. 의례적인 절차나 일상적인 것을 하지 못하게 할 때 매우 고통스러워함
2단계 많은 지원을 필요로 하는 수준	언어적 · 비언어적 의사소통의 분명한 결핍. 단순한 문장을 말하고 매우 이상한 비언어적인 의사소통을 함	제한적이고 반복적인 행동이 나타나 쉽게 눈에 띔. 행동이 변화되거나 하지 못하게 했을 때 고통과 좌절을 느낌
1단계 지원이 필요한 수준	적절한 지원이 없을 때 손상된 의사소통으로 인해 두드러진 문제가 발생함. 완전한 문장으로 말할 수 있고 대화에 참여할 수 있지만 다른 사람과 주고받는 대화는 못 함	반복적인 행동이 일상 기능에 큰 불편을 초래함. 독립적인 생활이 방해가 될 정도로 조직화되고 계획하는 데 문제가 있음

4) 주요증상

(1) 사회적 측면

자폐 아동은 다른 사람들과 사회적 상호작용을 잘하지 못하고 개개인간의 독특성을 잘 인식하지 못한다. 다른 사람과 눈 맞춤을 하지 않고 공중을 응시하거나 특이한 응시접촉을 보인다. 보통 매우 짧은 기간 동안 응시하고 보통 사람들이 쳐다보는 것과 약간 다르게 사물을 쳐다본다. 물건을 집거나 만질 때 나타날 수 있는 행동 반응도 하지 않으며 다른 사람이 안아주는 것에 익숙하지 못하다. 눈을 잘 맞추지 못하는 증상은 학교에 들어간 후에도 계속될 수 있고 심지어 성인기까지 지속될 수 있다. 다른 사람의 감정을 인식하지 못하고 정상 아동처럼 사회적 단서에 잘 반응하지 못한다. 다른 사람의 행동이나 사회적 맥락에 따라 자신의 행동을 조절하는 능력이 떨어지고 공감능력이 결여되어 있어서 타인의 감정이나 정서적 반응을 잘 이해하지 못한다.

(2) 언어적 측면

언어적 의사소통과 비언어적 의사소통 모두에서 장애를 보인다. 이 증상은 매우 어린 나이부터 나타나며 좀 더 나이가 든 후에도 다른 사람들의 몸짓을 잘 이해하지 못한다. 또 사회적 모방도 하지 못해서 인사하기, 도리도리 놀이 등 비교적 매우 어린 시기에 어른의 몸짓을 흉내 내며 하는 놀이를 잘하지 못한다. 사회적 맥락에서 매우 간단한 지시가 행해졌을 경우에는 잘 이해하지만 맥락에서 벗어나면 지시를 잘 이해하지 못한다. 다른 사람의 몸짓, 표정뿐만 아니라 다른 사람이 울 때, 웃을 때 등 상황을 이해하지 못한다. 많은 자폐 아동들은 몇 개의 어절을 반복적으로 이야기하거나 의미 없는 말을 반복한다. 언어를 이해하는 능력이 매우 저하되어 있다. 지능이 높은 자폐 아동의 경우도 억양 없이 단조롭게 이야기하고 몸짓이나 손짓 등 비언어적 영역에서도 매우 단조로운 방식이 반복해서 나타난다.

(3) 행동적 측면

돌, 머리카락, 장난감, 금속 등 특정 물체나 물체의 일부분에 과도하게 집착하는 경향을 보이는 경우가 있다. 이 특별한 점에 주의가 끌리면 그것을 반복해서 놀려고 하고 다른 사람이 그 물건을 치우거나 빼앗으려 하면 소리를 지르거나 난폭해진다. 연령에 관계없이 어떤 하나의 방식을 고수하는 경우가 있다.

(4) 인지적 측면

자폐 아동이 보이는 인지적 이상은 매우 복잡하고 광범위한 형태로 나타난다. 기차, 지하철역, 자동차 모델명 외우기 등에 매우 집착할 수 있으나 추상적이고 창조적인 사고는 잘하지 못한다. 예를 들면 퍼즐은 잘 맞추지만 그 의미를 알아차리지 못한다. 정상 아동이 여러 가지 단서를 활용하는 것과 달리 자폐 아동은 과제를 풀 때 한 가지 단서에만 치중하는 경향이 있다. 성인기에 접어든 몇몇 자폐 아동은 우수한 기계적 기억력, 음악적 재능, 우수한 수학 계산능력 등 특수한 능력을 보이는 경우가 있다.

(5) 감각반응의 독특성

소리에 대한 반응이 가장 대표적이다. 매우 큰 소리가 발생해도 마치 귀에 아무것도 안 들리는 것처럼 아무런 반응을 보이지 않다가 특정한 작은 소리에는 민감하게 반응을 한다. 또 소리에는 반응을 보이지 않지만 빛에 반응을 보일 수 있다. 고통, 뜨거움, 차가움 등에 과도하게 민감해지거나 둔감해지는 현상이 자폐 아동에게 종종 발견된다. 이들은 종종 다른 사람에게 자신이 보고 있는 사물을 인식하지 못하는 듯한 인상을 준다. 이로 인해 때때로 시각에 문제가 있는 것으로 오해를 받기도 한다.

(6) 기타 주요증상

과잉행동, 파괴적 행동, 심한 떼쓰기 등의 행동이 명백한 이유 없이 자폐 아동에게 종종 나타나는 경우가 있다. 팔을 물거나 벽에 머리를 부딪치는 것과 같은 자기파괴적인 행동이 일어나기도 한다. 수면이상, 공포증, 오줌 지리기, 충동적 행동 등도 흔하게 발생한다. 수면문제는 자폐 아동에게 자주 나타나는 증상으로 모두가 잠들어 있을 때 울어서 가족들을 깨우는 경우가 종종 있으며 이 증상은 성인이 되어서도 나타날 수 있다.

5) 아동기 자폐증 평정척도(CARS)

미국 노스캐롤라이나 대학의 정신의학연구소에서 제작(1988년 개정판)한 자폐아진단검사로 자폐증의 정도를 파악하고 자폐적 행동의 정도를 기술하는 데 유용하다. 국내에서는 1995년에 김태련과 박랑규가 번역하였고 신민섭과 김융희(1998)가 표준화하였다. 이 척도는 아동을 관찰한 후 실제 기록지에 작성한다. 15개의 각 문항은 1점에서부터 4점까지 평정하는데 1점은 정상 범위 내에 있음을 의미하고 2점은 경증의 비정상, 3점은 중간 정도의 비정상, 4점은 해당 연령에서 심하게 비정상적인 행동임을 나타낸다. 각 등급 사이에 중간점(1.5, 2.5, 3.5)도 있어 각 등급의 중간으로 판단될 때는 이 중간점을 이용한다. 점수가 낮은 15점부터 가장 심한 60점까지 있다. 한국 표준화 연구에서 자폐증과 다른 비자폐증장애를 구분하는 절단점은 28점으로 제시하고 있다(신민섭, 김융희, 1998).

6) 치료적 개입

자폐스펙트럼장애를 완치할 수 있는 약물이나 특수치료는 아직 없다. 대부분의 사례에서 자폐스펙트럼장애는 평생 지속되는 장애이다. 그러나 조기에 진단받고 치료를 시작한 아동은 그렇지 않은 아동에 비해 더 좋은 결과를 보여주고 있다. 주로 치료목표는 행동장애를 감소시키고 언어, 의사소통, 자립기술 등을 개선하는 것이다. 따라서 다양한 프로그램이 포함된 포괄적 특수교육과 함께 주로 행동치료를 통해 체계적으로 행동교정을 한다. 주 양육자도 이 교육훈련을 이해하도록 하며 많은 시간과 노력을 통해 문제해결형식으로 아동을 돌보도록 한다. 또한 증상 중 공격성, 과잉행동, 자해행위를 효과적으로 감소시키기는 약물치료가 보조적으로 사용되기도 한다.

(1) 행동치료

행동수정은 자폐스펙트럼장애 아동을 치료하는 데 매우 많이 사용되는 기법이다. 행동수정을 효과적으로 사용하기 위해서는 자폐스펙트럼장애 아동의 이상행동 형태와 사회적 결핍의 본질을 확실히 이해한 후 실시하여야 하고 자폐스펙트럼장애 아동을 수정되지 않은 환경에 적응시키는 훈련보다는 환경을 아동에게 맞추어 적응시키는 훈련이 필요하다. 아동은 자신의 행동을 다양한 환경에 일반화시키지 못하기 때문에 성공적인 치료를 위해서는 안정적인 환경의 유지가 매우 중요하다. 만약 환경을 바꾸어야 할 경우에는 주의 깊게 고려하여야 한다.

주로 아동의 부적응 행동 중 공격행동, 자해행동을 교정시키고자 하는 경우 아동의 행동을 촉진시키는 원인과 적절한 대응전략을 설정하는 데 차별적 강화기법을 사용하는 것이 효과적이다. 제한된 노출, 둔감화, 모델링, 대처기술획득 등의 기법을 중심으로 이루어질 수 있다. 행동치료가 효과적이기 위해서는 아동의 발달 수준을 잘 고려하여 발달수준에 맞춘 적절한 기법을 사용하여야 하고 자폐 아동 개개인의 특수한 증상을 잘 이해하고 아동이 할 수 있는 발달 수준을 고려한 대응전략을 설정해야 한다.

정적 강화의 하나인 구체적 보상을 할 때 사회적 강화와 짝을 지어서 주는 것이 효과적이다. 아동에게 음식물을 줄 때는 언제나 칭찬을 하거나 미소를 지어 보이거나 어깨에 손을 대어보는 것이 좋다. 그러나 아동이 이해하고 좋아하는 형식을 선택해야 한다. 아동 중에는 몸에 손을 대는 것, 머리를 쓰다듬는 것을 싫어할 수 있다. 칭찬보다 박수, 미소를 보일 때 지시한 일을 더 잘하는 아동도 있다. 아동이 이해하고 좋아하는 방식을 선택하기 전에 부모와 이야기를 나누는 것이 좋다.

또한, 소거는 아동이 바람직하지 못한 행동을 했을 때 이를 무시하거나 경시함으로써 이 행동을 줄어들게 하여 결국 사라지게 하는 기법으로 사용된다. 부모, 교사가 항상 협력하여 목표행동을 가정과 학교 모두에서 소거할 수 있다. 소거 중에도 아동이 바람직한 행동을 하면 즉시 그 행동을 강화해주어야 한다. 아동의 부정적 행동이 가벼운 행동 제재로 고쳐지지 않았다면 심한 제한 절차를 사용할 수 있다.

이외 여러 가지 놀이를 아동과 함께하여 아동의 긍정적 활동을 자연스럽게 강화할 수도 있고 새로운 강점들을 발견하며 학습할 수 있다. 부모 등 주요 양육자도 이 놀이를 익혀 가정에서 활용하게 되면 아동은 어떤 한 상황에서 배운 것을 다른 장소에서 쉽고 자연스럽게 일반화시킬 수 있게 된다(이용승, 2016).

사례 + **자폐스펙트럼장애 사례**

6세 여울이는 어린이집 선생님의 지시사항을 이해하지 못했다. 또한 자신이 소중히 여기는 물건에 집착하고 소리를 지르기도 하였다. 세 살이 되었는데 정상적인 언어습득을 못 하고 주 양육자인 엄마를 찾지 않았다. 혼자서 가지고 다니는 자동차 2개를 좋아해서 늘 같은 자동차를 반복해서 움직이는 행동을 몇 시간 동안 반복하였다. 어린이집 또래 친구들에게도 먼저 말을 걸거나 같이 놀고자 하는 행동을 하지 않았다. 동생이 둘이 있던 여울이가 어린이집에 들어가면서 이런 행동이 또래 아이들과 상당히 다르다는 것을 부모가 알게 되었다. 어린이집 선생님의 권유에 따라 어머님은 정신과 방문을 하게 되었으며 정신과 상담 후에는 어린이집을 휴원하고 자폐스펙트럼 장애아동들을 위한 치료센터를 이용하기 시작했다. 처음 센터에 방문하는 것부터 어려움이 있었다. 센터선생님과 엄마가 센터를 방문할 차량에 태우기 전부터 실랑이가 벌어졌다. 센터차량에 탑승하고도 계속 소리를 지르는 것이 반복되었다. 센터에 내리자마자 소리를 지르기 시작했으며 센터에 있는 40분가량 반복되었다. 두 번째 방문에도 비슷하였다. 여울이 어머니는 여울이가 너무 힘들어하자 센터 이용을 포기하고자 하는 생각도 들었다고 하였다. 열 번째 방문까지도 비슷하였으나 이제 소리를 지르는 시간 간격이 감소하였다. 10분가량 같은 소리를 반복해서 지르다가도 모래놀이 치료실에서 20분가량 조용히 관찰하기도 하였다. 잠깐의 정적 이후 다시 소리를 지르기도 하고 바지에 오줌을 싸기도 하였다. 그러나 변화는 천천히 시작되었다. 3개월가량 이후에 친숙해진 사회복지사 선생님 등에 센터를 이용하는 1시간 동안 안겨 있거나 업혀있기도 하였다. 다른 사람들과 소통하지 않고 혼자만의 세계에 고립되어 아무 말도 하지 않던 여울이에게 변화가 천천히 시작되었다.

CHAPTER 07

조현병 스펙트럼 및 기타 정신증적 장애

조현병 스펙트럼 및 기타 정신증적 장애(schizophrenia spectrum and other psychotic disorders)는 현실을 왜곡하는 기괴한 사고와 혼란스러운 언어를 특징으로 하는 다양한 장애를 포괄한다. 조현병 스펙트럼 장애의 핵심적인 특징은 망상, 환각, 와해된 언어, 와해된 또는 비정상적인 운동행동, 음성증상 등이 있으며, 증상의 심각도와 기간에 따라 스펙트럼상으로 배열될 수 있다. 스펙트럼에 속하는 장애는 조현병, 조현형장애, 조현정동장애, 망상장애, 단기정신증적 장애 등이다. 이 장에서는 조현병을 중심으로 구체적인 임상적 특성과 진단기준 그리고 치료 및 대처방법에 대해 알아보고자 한다.

1 조현병

1) 조현병의 이해

(1) 개념

조현병(Schizophrenia)은 인지적, 정서적, 행동적 장애가 다각도로 혼합되어 현실관계와 개념형성에 기본적인 장애를 나타내는 정신증적 반응군으로 인격의 와해, 사회적 기능의 와해, 현실과의 접촉상실과 현실왜곡이 나타나는 심각한 정신 상태이다(APA, 2013).

Schizophrenia 용어는 그리스어에서 기원하였으며 'Skhizein'과 'phren'의 합성어이다. 이를 번역하는 과정에서 '정신이나 마음이 분열되어 적절한 기능을 하지 못하는 질병'을 의미하는 'split-mind disorder'로 번역되었다(Cho et al., 2018). 그 결과 질병의 특징과 상관없이 정신이나 마음이 분열된다고 하는 의미로 전달되어 질병의 이름이 주는 낙인(stigma)이 매우 심각하였다. 이런 점을 고려하여, 2012년 대한신경정신의학회에서 정신분열병의 병명을 조현병으로 변경하였다. '조현'은 '악기의 줄을 고르는 것'을 의미하며 조현병이 뇌의 신경연결 조절에 장애가 있다는 것을 은유적으로 표현하였다. 조현병이라는 이름은 약물치료, 정신치료, 재활치료와 같은 적절한 치료, 즉 '고르게 하기(tuning)'를 통하여 회복이 가능하다는 긍정적인 의미를 강조한 것이다(Cho, et al., 2018). 또한 용어가 가지고 있는 편견과 선입견을 배제하려고 노력했다는 데에 의의가 있다.

조현병은 이른 나이에 발병하여 오랜 기간 개인의 삶에 지대한 영향을 미치는 만성정신질환으로, 정서, 인지, 사고과정 및 행동이라는 인간 생활 전반에 걸쳐 증상이 나타난다. 조현병은 다른 정신과적 장애보다 임상증상이 다양한 하나의 복합증후군으로, 망상, 환각, 와해된 언어나 행동과 같은 양성증상과 정서적 둔마, 무의욕증, 무쾌감 등의 음성증상이 주된 증상으로 나타난다. 이런 증상들은 조현병이 있는 클라이언트를 혼란스럽고 불안하게 하며 고립되게 만든다.

(2) 원인

조현병의 원인을 하나로 설명하기 어렵지만, 현대 의학의 발달로 뇌에 대한 연구가 진행되면서 '뇌의 질환'이라는 점에 무게가 실리고 있다. 즉, 개인의 유전적 요인과 심리사회적 요인들이 상호작용함으로써 뇌에 이상이 발생되는 질환이라고 본다. 조현병이 뇌의 질환이라는 점에서는 어느 정도 의견이 일치되고 있으나 심리·사회적 요인 또한 발병과 경과에 중요한 역할을 한다고 볼 수 있다.

① 생물학적 원인

가계 연구와 쌍생아 연구에서는 부모 중 한 사람이 조현병인 경우 자녀의 조현병 유병률은 13%, 부모 모두 조현병일 경우 자녀의 조현병 유병률은 46%로 높아지며, 일란성 쌍생아의 조현병 공병률은 50%가 넘는다는 결과를 볼 때 유전적인 영향을 받는다는 것을 알 수 있다. 그러나 가족 중에 조현병이 있는 구성원이 있다는 사실이 일반인보다 발병할 가능성이 높다는 것이지 100% 조현병이 유전되는 것은 아니다.

또 다른 원인으로 1960년대 이후 '도파민 가설'이 지지되어 왔는데, 도파민의 과다 분비 혹은 도파민 수용체의 증가로 인해 도파민 활동이 과잉 상태가 되면 조현병이 발병한다는 가설이다(Van Rossum, 1967). 도파민 과활성 상태가 되면 외부로부터의 불필요한 자극을 적절히 차단하지 못하게 되고 이로 인해 많은 정보가 유입되어 결국 환청이나 망상이 생길 수 있다는 주장이다. 이후 수정된 도파민 가설은 도파민 활성 과잉뿐 아니라 활성 저하로 조현병 당사자들에게 나타나는 양성증상과 음성증상이 공존하는 것을 설명하였다.

이 밖에 출생 전후의 생물학적 환경이 중요하며 태내조건(예: 어머니의 임신 중의 외상, 영양실조, 감염, 중독 등), 출생 시의 문제(예: 출산 시의 외상, 산소결핍, 감염, 출혈 등), 출생 직후의 문제(예: 출생 직후의 영양부족, 질병, 사고 등)가 조현병의 원인이 될 수 있다는 주장이다. 이러한 요인은 조현병의 직접적인 원인이기보다 유전적 취약성을 발현시키는 작용을 하는 것으로 여겨진다.

② 심리적 원인

인지적 입장에서는 조현병을 가진 클라이언트들이 나타내는 주의(attention)의 기능 손상과 조현병의 증상이 관련 있다고 본다. 주의란 외부자극들 중 적절한 정보를 선택하고 부적절한 정보수용을 억제하는 기능인데 이 기능이 손상되면 부적절한 정보를 억제하지 못하고, 갑자기 많은 정보가 들어올 때 지나치게 단순한 논리로 처리하려다 보니 비논리적인 망상을 경험하거나 외부자극을 받아들이지 않는 양상을 보인다. 즉 주의의 기능 손상이 인지장애나 사고장애로 이어지게 된다는 것이다.

대표적 정신분석적 입장인 프로이트(Freud)는 자아의 심한 결함 때문에 생긴 정신 내적인 갈등이 병을 유발한다고 보고, 발병원인을 갈등모델과 결손모델로 설명하였다. 갈등모델(conflict theory)은 심리적 갈등이 생겼을 때 부정, 투사와 같은 미성숙한 방어기제를 사용하게 되어 자아의 기능이 초기로 퇴행하게 된다는 이론이다. 결손모델(deficiency model)은 조현병이 갈등으로 시작하지만 외부로 향했던 리비도 에너지가 내부로 철수되어 과대망상, 건강염려증 유발, 심리적 기능 손상을 야기한다는 이론이다. 즉, 조현병은 자아의 경계가 무너져 외부 현실과 심리적 현실을 구분하지 못하게 되어 환각과 망상을 현실로 지각하게 되는 것을 말한다.

대상관계이론은 생애 초기 발달과정을 중요하게 보는데, 말러(Mahler)는 발병원인을 모자관계의 분리개별화 과정에서 찾는다. 아이에게 어머니는 욕구충족과 안전의 근원이지만 아이는 점차 어머니로부터 분리되어 독립된 개체로 성장하게 된다. 이 단계에서 아이가 어머니에게 지나치게 의존하고 독립성을 키우지 못하여 건전한 자아를 가지지 못할 때 증상이 나타난다고 보았다.

③ 사회적 원인

가. 부모와의 의사소통

베이트슨과 그의 동료들(Bateson et al., 1956)은 '조현병에 관한 이론' 보고서에 이중구속 개념을 소개하면서, 정신병리적 행동이 병리적 가족의 의사소통 맥락에서 충분히 이해될 수 있다고 가정하였다. 이중구속(double bind)은 부모의 말과 행동이 자녀에게 서로 다른 모순된 메시지를 동시에 주는 것을 말한다. 자녀는 그들의 부모로부터 모호하고 혼란스러운 정보를 받게 되므로 갈등에 놓이게 되고, 분노, 불안, 절망 등의 감정을 느끼게 되며 결국 분명한 의사소통과 사회적 판단력을 형성하지 못하게 된다. 때때로 사람들은 누구나 이중구속에 묶일 수 있지만, 조현병을 가진 클라이언트는 지속적으로 이러한 이중구속을 다루어야만 하는 상황에 놓이게 되고, 그 결과 조현병에 걸리게 된다고 본다.

윈(Wynne, 1961)은 조현병 발병에 영향을 미치는 의사소통과 가족역할에 대한 연구를 통해 조현병 가족의 역기능적 가족특성을 발견하였다. 역기능적 가족은 친밀감, 애정, 적대감의 혼재로 가족 간 의사소통을 왜곡하며, 관계에 대한 현실적 지각과 합리적 사고를 방해하게 된다. 표면적으로는 서로 돕고 이해하려는 듯 보이나, 속으로는 가족 개개인의 독립된 발전을 두려워하고, 이를 막으려 하는 역기능적 의사소통 방식이 발병에 영향을 준다.

나. 부모의 부부관계

리츠와 그의 동료들(Lidz et al., 1957)은 조현병이 있는 클라이언트 부모의 갈등적인 부부관계를 밝혀냄으로써 부모 역할 수행과 상호지지가 부족한 가족을 결혼분파와 결혼왜곡으로 유형화하였다. 결혼분파(marital schism)란 부부가 서로에게 적대적이고 공격적이어서 결혼생활은 가족구성원 모두에게 상처받는 전쟁터가 된다. 자녀들은 부모 중 누구 편을 들어야 할지 혼란스럽고, 어느 한편을 들면 죄책감을 느낀다. 부부왜곡(marital skew)은 한쪽 배우자가 강해 다른 쪽의 감정을 지배함으로써 약한 쪽은 이성의 자식을 편애하고 동성 자식에게는 증오를 표현한다. 엄마가 자신에게 의존하도록 강요하여 독립된 인격으로 성장하는 것을 저해한다. 자녀는 부모의 불안정한 결혼을 균형 잡아야 한다는 압박감을 가지게 되고, 자녀는 문제를 일으켜 부모의 불화를 가리고 부모의 주의를 다른 곳으로 전환하려 하며 자신의 발달 욕구를 희생할 때 조현병이 발병한다고 보았다.

다. 강렬한 부정적 감정표출

표출된 정서(expressed emotion: EE)란 부정적이고 간섭하는 태도로 나타나는 클라이언트에 대한 가족의 표현이며, 이는 조현병을 가진 클라이언트에 대한 비난, 적개심, 지나친 정서적 간섭을 포함한다. 높은 표출감정을 보이는 가정에서 낮은 표출감정을 보이는 가족보다 조현병 재발률이 높다고 보고된다. 그러나 다른 측면에서 표출감정이 클라이언트의 재발을 야기한다기보다 클라이언트의 문제행동이 가족을 자극하여 심각한 표출감정을 나타내게 한다고 볼 수도 있다(Kavanagh, 1992). 가족의 높은 표출감정이 클라이언트에게 스트레스를 주어 조현병이 발병하거나 재발할 수도 있지만, 반대로 클라이언트의 발병으로 인한 문제행동과 재입원을 반복함으로써 가족의 감정수준이 높아진다고 할 수도 있다.

라. 사회문화적 요인

동일한 문화권이라고 하더라도 거주지역과 사회계층에 따라 생활조건이 다르고 생활방식이 다르기 때문에 조현병의 발병률이 다를 수 있다고 가정하는 대표적 가설이 사회적 유발설(sociogenic hypothesis)과 사회적 선택설(social selection hypothesis)이 있다.

사회적 유발설은 사회경제적 계층이 낮을수록 스트레스가 많기 때문에 발병할 수 있다는 설명이다. 반면에 사회적 선택설은 중상류층에 속하는 사람도 조현병에 걸리면 사회적 적응능력이 저하되어 사회계층이 낮은 곳으로 옮겨가기 때문에 하위 계층에서 조현병이 더 많이 발견된다는 가설이다.

④ 스트레스 취약성 모델

스트레스 취약성 모델(vulnerability stress model)은 정신질환에 대한 유전적, 생물학적, 심리사회적 취약성을 가진 사람이 스트레스 사건을 경험할 때 발병한다는 것이다(김철권 · 변원탄, 2000). 취약성이란 주로 정신질환을 일으킬 수 있는 위험성을 의미하는 것으로 증상의 발병 시기와 관계없이 개인이 지속적으로 가지고 있는 유전적, 발달적 이상이다. 따라서 정신장애에 대한 취약성이 있는 사람은 취약성이 없는 사람에 비해 스트레스가 심해질 경우 조현병이 발병할 확률이 높아진다. 조현병이 있는 클라이언트가 사회생활을 잘 해내지 못하거나 재발을 하는 이유도 스트레스를 극복하지 못하는 취약성을 가지고 있기 때문이다. 일반인과 정신장애인의 스트레스를 비교한 연구(고성희, 1980; 손경희, 1983)를 보면, 일반인과 정신장애인 간의 스트레스를 느낀 사건 수는 비슷하지만, 스트레스를 초래한 사건에 대한 심각도에 차이를 느낀다. 즉 동일한 자극이 일반인과 조현병이 있는 클라이언트에게 주어질 때 일반인보다 클라이언트들이 훨씬 스트레스에 예민하고 부정적 자극에 과도하게 반응하게 된다는 것이다.

(3) 유병률

조현병은 지역, 인종, 문화적 특성과 상관없이 평생 유병률[1] 대략 1% 정도로 일정하게 나타나고 있다(McGrath et al., 2004). 2016년도에 국내에서 실시한 정신질환실태조사 결과에 따르면, 전 국민의 4명 중 1명이 평생 한 번은 정신질환을 경험하는 것으로 나타났으며, 망상이나 환각, 현실에 대한 판단력 저하로 사회적, 직업적 영역에서 상당한 문제를 겪는 조현병 증상을 경험하는 경우도 약 1.8%로 나타났다. 또한 조현병 스펙트럼 장애의 평생 유병률은 0.5%(남자 0.5%, 여자 0.4%), 1년 유병률은 0.2%로 나타났다. 지역사회에서 조현병 스펙트럼 장애유병률은 실제보다 과소 추정되었을 가능성이 있는데, 이는 장애에 대한 사회적 편견과 낙인 때문에 증상이 있어도 다른 사람에게 이야기하지 않거나, 응답자가 장애로 인한 인지기능 저하 및 사고 장애로 조사에 적절하게 응하지 못하였을 수 있다.

지난 5년(2013~2017년)간 건강보험공단이 건강보험 진료비 빅데이터를 분석한 결과를 살펴보면, '조현병' 질환으로 진료를 받은 인원은 2012년 10만 980명에서 2017년 10만 7,662명으로 약 7% 늘었다. 2017년 기준 연령대별 진료현황을 보면 40대가 2만 8,694명(26.7%)으로 가장 많았고, 이어 50대(2만 3,066명, 21.4%), 30대(2만 589명, 19.1%) 순이었다.

지역사회에서 일 년간 조현병 스펙트럼장애를 경험한 적이 있는 사람과 입원 혹은 입소해 있는 클라이언트의 수까지 합치면 총 11만 3,000명으로 추산된다(보건복지부, 2016). 이처럼 조현병은 우리가 생각하는 것보다 훨씬 더 흔한 질환이면서, 그 어떤 병보다 가정과 사회에 부담을 주는 질환이다. 결코 우리와 다른 특정 소수만의 문제가 아니라는 것이다. 조현병이 있는 클라이언트들이 사회나 가정에서 겪는 어려움 중 자신의 감정을 표현하고 욕구를 상대방에게 전달하는 능력이 부족하여(Liberman, 1988) 사회적으로

1) 평생 유병률: 일생 동안 조현병에 걸릴 가능성

고립되어 타인과 친밀한 관계를 맺지 못하고 주어진 사회적 역할을 적절히 수행하지 못하는 등 사회적 기능장애를 보인다. 약물치료를 통해 망상이나 환청 같은 양성증상이 나아진 후에도 사회적 기능 손상은 남아 있기 때문에 취업과 주거문제 등 지속적인 치료와 관리가 필요하다.

사례 + 조현병의 사례

영화 '샤인'(1996)은 집착과 조종, 통제, 강압적이고 과잉개입을 하는 아버지(피터)의 양육방식에 힘들어하는 천재 피아니스트 아들(데이비드)의 이야기를 그린 영화이다. 이 영화에서 아버지는 아들에게 사랑한다고 말하면서도 거친 비난과 적대적인 양육태도를 보이고 있다. 이와 같은 모순적인 사랑의 양육환경과정에서 부자는 잘못된 부모-자녀 관계를 이어가고 있다. 아버지가 자식의 성공을 위해 선택했던 거부적-통제적, 애정적-통제적 양육방식이 자녀에게는 '개인의 취약성'이 될 수 있고, 이 취약성이 주요 생활사건과 맞물려 조현병을 발병시킬 수 있다는 내용이다.

출처: 이형진 · 이현심(2020).

2) 진단기준

조현병의 진단기준은 DSM의 발전과 함께 여러 차례 변하였고, 2013년에 발간된 DSM-5에서 일부 개정되었다. 진단기준 A의 변화와 함께, 조현병의 아형 분류를 과감하게 없애는 등 조현병 스펙트럼 장애의 DSM-5 진단기준에 변화가 있음을 확인할 수 있다.

우선 진단기준 A에서 가장 눈에 띄는 변화는 '주의(note)' 항목이 사라졌다는 것이다. 즉, 망상이 기괴하거나, 환각이 계속적으로 행동이나 생각에 대해 간섭하는 목소리이거나, 둘 또는 그 이상이 서로 대화하는 목소리일 경우에는 한 개 증상만 있어도 조현병으로 진단 가능하다는 기준이 빠졌다. DSM-5에 따르면, 망상(delusion), 환각(hallucination), 와해된 언어(disorganized speech), 심하게 와해된 행동이나 긴장증적 행동(disorganized and bizarre behavior)과, 음성증상, 즉 정서적 둔마(affective flattening), 무논리증(alogia) 또는 무의욕증(avolition) 중에서 2개 이상 존재하며, 이들 중 최소한 1개의 증상은 망상, 환각 또는 와해된 언어에 해당되어야 하고, 이 증상이 6개월 이상 지속될 때 조현병으로 진단한다.

표 7-1 조현병 (DSM-5) 진단기준

A. 다음 중 2개 이상의 증상이(망상, 환각, 또는 혼란스러운 언어 중 하나는 반드시 포함) 1개월 이상 나타나야 한다.
 1. 망상
 2. 환각
 3. 혼란스러운 언어(빈번하게 주제에서 벗어나거나 지리멸렬함)
 4. 혼란스러운 행동이나 긴장증적 행동
 5. 음성증상(즉, 정서적 둔마, 무언증, 무욕증)

B. 장애가 발생한 이후 상당 기간 동안 직업, 대인관계, 자기관리와 같은 한 가지 이상의 주요 영역에서 발생 전보다 두드러지게 기능이 현저하게 저하되어야 한다(아동기나 청소년기에 발병된 경우에는 대인관계, 학업 또는 직업에서 기대되는 수준에 이르지 못해야 한다).

C. 기간
 1. 지속적 장애증상이 적어도 6개월간 지속되어야 한다. 6개월의 기간에는 진단기준 A를 만족시키는 기간이 적어도 1개월 이상 포함되어야 하며, 전구기 또는 관해기의 증상이 나타나는 기간을 포함한다. 이러한 전구기나 관해기 동안에는 장애의 증상이 단지 음성증상으로만 나타날 수 있거나 진단기준 A에 있는 2개 이상의 증상이 보다 덜 심한 형태로 나타날 수 있다.

D. 조현정동장애와 정신병적 증상을 동반하는 우울장애 또는 양극성 장애의 가능성이 배제되어야 한다.
 1. 주요 우울 삽화나 조증 삽화가 활성기에 동시에 나타난 적이 없어야 한다.
 2. 또는 활성기에 기분 삽화가 나타나면, 기분 삽화의 총 기간이 이 병의 활성기와 관해기의 전체 기간에 비해 짧아야 한다.

E. 이 장애가 정신활성물질(약물남용, 치료약물)이나 다른 신체적 질병의 생리적 효과에 의한 것이 아니어야 한다.

F. 아동기에 시작하는 자폐스펙트럼장애나 의사소통장애를 지닌 과거병력이 있을 경우, 현저한 망상이나 환각이 1개월 이상 나타날 경우에만 조현병의 추가진단이 가능하다.

출처: American Psychiatric Association(2013). DSM-5.

두 번째 변화는 조현병의 진단기준에 기존의 아형(subtypes) 분류[2]가 완전히 사라졌다는 점이다. 진단적 신뢰도가 떨어지고 아형별 예후의 차이가 없다는 이유로 조현병 아형 분류가 적합하지 않다고 보았다. 대신 세부 명시에서 다양한 정신병적 증상의 종류와 중증도를 표기할 수 있도록 하였다. 중증도는 환각, 망상, 와해된 언어, 비정상적 정신운동, 음성 증상 등의 가장 기본적인 정신병적 증상에 더하여, 인지기능의 저하와 우울증, 조증의 기분증상, 총 8개의 측정 항목을 갖추었고, 각 항목별로 0점에서 4점까지 [0점=증상 없음(none); 1점=모호한 증상(equivocal); 2점=증상은 있지만, 경미함(present, but mild); 3점=중등도의 증상(present and moderate); 4점=중한 증상(present and severe)] 5단계의 평가를 할 수 있도록 제안하였다.

3) 주요증상

조현병의 증상은 원래 없어야 하는데 불필요하게 있어 문제가 되는 양성증상과 반대로 있어야 하는데 없어서 문제가 되는 음성증상이 있다.

(1) 양성증상

망상, 환각, 이상한 말과 행동은 핵심 양성증상이라고 볼 수 있다.

① 망상(delusion)

망상은 사실과는 다른 잘못된 믿음 혹은 신념을 말한다. 남이 나를 해칠 것 같은 생각(피해망상, persecutory delusion), 주변에서 일어나는 일상적인 모든

2) DSM-IV-TR에서는 조현병의 이질성(heterogeneity)을 보다 세분화하여 잘 설명하기 위한 목적으로 편집형(paranoid), 해체형(disorganized), 긴장형(catatonic), 감별불능형(undifferentiated), 잔류형(residual) 등의 아형으로 분류하였다.

일들이 자신과 관련되어 있다는 생각(관계망상, delusion of reference), 자신이 타인에게 조종당하고 있다는 생각(조종망상, delusion of being controlled), 나는 신이기 때문에 세상을 구원할 수 있다는 생각(종교망상, religious delusion) 등이 대표적인 예이다.

② 환각(hallucination)

환각은 실제 외부자극이 없는데도 불구하고 마치 외부에서 자극이 들어오는 것처럼 지각하는 현상을 말한다. 환청(auditory hallucination), 환시(visual hallucination), 환촉(tactile hallucination), 환미(tasteful hallucination) 등이 있으며 환청이 가장 흔한 증상이다. 환청은 주로 누군가 자신을 욕하는 사람 목소리, 자신에게 행동을 명령하는 소리로 들리는 경우가 많다. 환청에 답하기 때문에 혼잣말(self talking)을 하거나 혼자 웃는(silly smile) 모습을 볼 수 있다.

③ 이상한 말과 행동(disorganized behavior and speech)

사고과정이나 내용의 장애로 대화 도중 엉뚱한 이야기를 하거나, 앞뒤에 맞지 않는 말을 하는 경우를 말한다. 또한 계절이나 상황에 맞지 않는 옷차림을 하고 다니거나 공격적인 행동을 보이는 경우도 있다.

(2) 음성증상

음성증상에 감정표현의 저하[3](diminished emotional expression), 무욕증(avolition), 무언어증(alogia), 무쾌감증(anhedonia) 등이 있다.

---

3) DSM-Ⅳ에서는 음성증상의 예로 정서적 둔마(affective flattening)를 들었으나, DSM-5에서는 새롭게 감정표현의 저하(diminished emotional expression)를 예시로 들고 있다. 정서적 둔마보다 감정표현의 저하라는 예시가 조현병 클라이언트에게서 보이는 감정의 이상을 더 명료하게 표현할 수 있다고 보았다(Liemburg et al., 2013).

① 감정표현의 저하(diminished emotional expression)

감정변화의 폭이 좁기 때문에 얼굴표정이나 목소리 톤에 변화가 없고, 자신의 감정뿐만 아니라 다른 사람들의 감정에 대해 무디고 표현이 감소되는 상태를 말한다.

② 무의욕증(avolition)

아무런 의욕이나 관심이 없는 상태로, 일상생활에서 가장 기본이 되는 씻고 먹는 것에도 무관심해지는 것을 말한다.

③ 무언어증(alogia)

언어반응이 없거나 매우 간단한 대답만 하고 반응이 없는 경우를 말한다.

④ 무쾌감증(anhedonia)

삶의 어떠한 일에서도 즐거움을 느낄 수 없는 이른바 '즐거움을 경험할 수 있는 능력의 상실'을 의미한다. 무쾌감증을 경험하는 사람들은 대인관계, 취미활동, 이성에 대한 관심 및 성관계 등에 즐거움을 느끼지 못하여 사회적 활동이나 관계를 갖지 않고 결국 고립된 생활을 하게 된다.

4) 선별도구

조현병이 발병한 후 적절한 치료개입이 지연될수록 경과 및 예후는 부정적이다. 조현병은 처음부터 갑작스럽게 발병하는 병이 아니다. 그래서 뚜렷한 정신병적 증상이 드러나기 이전의 상태를 발병의 조기 단계라고 해서 조기 정신증이라고 한다. 조기 정신증을 선별하기 위해 임상현장에서 간편하게 사용할 수 있는 선별도구를 활용할 수 있다. 각 항목은 '없음=0점', '가끔=1점', '자주=2점', '거의 항상=3점'까지 4포인트 리커트 척도이다. 빈도와 고통 각각의 총점은 0-45였다. 점수가 높으면 정신병적 경험의 빈도가 높아지고 이러한 경험으로 인한 고통의 정도가 높아진다는 것을 알 수 있다. 빈도 또는 고통점수가 6점 이상일 경우 상담이 필요하다.

표 7-2 조기정신증 선별도구(Community Assessment of Psychic Experiences, CAPE-15)

문항	빈도				고통			
	없음	가끔	자주	거의 항상	없음	조금	상당히	매우
1. 사람들이 당신에 대해 넌지시 말하거나, 숨겨진 의미로 어떤 말을 하는 것 같은 느낌이 든 적이 있습니까?								
2. 어떤 사람들이 겉으로 보이는 것과 다른 것 같다는 느낌이 든 적이 있습니까?								
3. 어떤 식으로든 당신이 괴롭힘당하고 있는 것 같다는 느낌이 든 적이 있습니까?								
4. 당신을 둘러싼 음모가 있는 것 같은 느낌이 든 적이 있습니까?								
5. 당신의 외모 때문에 사람들이 당신을 이상하게 쳐다보는 것 같은 느낌이 든 적이 있습니까?								
6. 컴퓨터와 같은 전자 기기들이 당신이 생각하는 방식에 영향을 끼치는 것처럼 느껴질 때가 있습니까?								
7. 당신의 머릿속 생각들을 누군가 빼앗아 가고 있는 것처럼 느껴질 때가 있습니까?								
8. 당신의 머릿속 생각들이 자신의 것이 아닌 것처럼 느껴질 때가 있습니까?								
9. 당신의 생각들이 너무나 생생해서 다른 사람들이 당신의 생각을 들을까 봐 걱정된 적이 있습니까?								
10. 당신의 생각을 메아리처럼 들어본 적이 있습니까?								
11. 어떤 기운이나 힘이 당신을 통제하는 것처럼 느껴질 때가 있습니까?								
12. 가족이나 친구, 지인들과 똑같이 생긴 분신이 나타난 것처럼 느껴질 때가 있습니까?								
13. 혼자 있을 때 어떤 음성을 들은 적이 있습니까?								
14. 혼자 있을 때 어떤 사람들이 서로 말하는 것을 들은 적이 있습니까?								
15. 다른 사람 눈에는 보이지 않는 어떤 사물이나, 사람, 혹은 동물을 본 적이 있습니까?								
0~5점 정상범위	6점 이상 전문가와 상담 필요							

출처: Capra et al.(2013), Kim et al.(2020).

5) 개입 및 대처방법

조현병 발병 이후 첫 5년 이내의 기간은 높은 취약성을 가지고 있으면서도 동시에 최대의 기대를 할 수 있는 결정적 시기이다(Birchwood & Macmillan, 1993). 이 시기에 개인적, 사회적 또는 생물학적 요인들이 향후 질병의 예후와 건강 사이의 균형을 잡는 데 영향을 준다. 또한 조현병이 있는 클라이언트의 진정한 회복을 위해서는 입·퇴원을 반복하는 클라이언트들을 지역사회에 안정적으로 복귀시키는 것이 반드시 필요하다. 이를 위해서는 망상이나 환청 등의 양성증상 완화와 조현병이 있는 클라이언트들이 자신의 잠재적인 기능을 최대한 발휘하는 것이 밑바탕 되어야 한다. 현재까지 개발된 조현병 치료 약물은 양성증상 개선과 재발 방지에는 상당히 효과적이지만 음성증상과 인지기능 저하의 개선에 대한 과학적 근거는 제한적이다(김성완, 2018). 또한 조현병이 있는 클라이언트들이 일관되게 보고하는 기능의 손상은 이들에게 특징적으로 나타나는 양상으로 약물치료에 의해 증상들이 많이 경감된 이후에도 지속된다(Bellack, et al., 2007; Couture et al., 2006). 효과적인 재활치료는 약물 순응도를 증가시켜 재발과 재입원을 감소시킬 수 있고, 약물치료로 급성 정신증상을 조절하는 것은 정신사회적 치료에 참여할 수 있도록 돕는다.

따라서, 조현병이 있는 클라이언트들이 지역사회의 한 구성원으로 통합되기 위해서는 지속적인 약물치료와 함께 조현병으로 손상된 대인관계, 사회적 및 직업적 기능과 가족관계의 개선을 위한 통합적인 개입이 필요하다. 외국의 경우 임상지침을 통해 정신건강 실천가들에게 가이드라인을 제시하고 있다. 영국의 경우, 조현병의 모든 단계에서 적정한 약물치료와 인지행동치료, 지지정신치료 및 상담, 가족개입, 정신건강교육, 사회기술훈련 등과 같은 정신사회적 개입을 강조하고 있다(정영철, 2008). 호주의 경우 초기 정신병이 있는 클라이언트들에게 맞춘 아주 다양한 집단 프로그램의 제공과 함께 지역사회생활의 참여를 촉진하는 것을 강조하고 있다(김영식 외, 2007).

(1) 약물치료

약물치료는 조현병의 환청이나 망상과 같은 양성증상을 조절함으로써 재발과 재입원을 감소시키고, 조현병이 있는 클라이언트들이 지역사회에서 다양한 재활프로그램에 참여할 수 있도록 돕는다.

초발 조현병 클라이언트의 약물치료 반응률은 55~80.8%(Lieberman et al., 2003)로, 매우 양호하지만 병을 가볍게 여기거나 치료에 대한 부정적 편견으로 인해 치료를 조기 중단할 경우 재발하게 된다. 항정신병 약물은 정신병적 증상 완화에 효과적이지만 동시에 부작용이 나타날 수 있다. 약물의 부작용은 약물치료를 스스로 중단하게 만드는 요인(Kampman et al., 2002) 중 하나이므로, 정신건강사회복지사는 약물의 부작용, 이에 적절하게 대처하는 방법을 클라이언트와 가족들에게 알려주어야 한다.

조현병 치료에 사용되는 약물은 크게 두 종류로 분류된다. 1950년대부터 개발되어 사용되어 온 '정형 또는 전형적(typical)' 항정신병약물과 60년대부터 사용된 '비정형(atypical)' 항정신병약물로 분류된다. 새로운 비정형 항정신병약물이 정형 항정신병보다 광범위한 증상에 효과를 보이며 약물의 부작용도 더 적고 경미하다. 약물의 대표적인 부작용은 표 7-3과 같이 입마름, 변비, 졸림, 호르몬 이상, 운동장애(추체외로증상[4]), 심장 및 혈액순환장애 등이 있다. 초발 클라이언트들은 약물 부작용에 대해 더 예민하여 추체외로 증상과(Chatterjee et al., 1995) 항정신병약물에 의한 체중 증가율이(Curtis et al., 2016) 더 높다고 알려져 있다. 특히 여성 클라이언트들은 체중 증가에

4) 추체외로증상(Extrapyramidal symptoms, EPS) 또는 추체외로부작용(Extrapyramidal side effects, EPSE)은 약물유발 운동장애로 불수의적인 근육 수축 및 경련, 좌불안석, 떨림, 비정상적으로 운동의 시작이 안 되거나 느려지는 등의 증상을 말한다.

민감하여 약물을 중단할 뿐만 아니라 다이어트 관련 약물을 복용하기 때문에 재발 위험성은 더 높을 것으로 예측되므로(김지현 외, 2018) 이에 대한 교육이 필요하다.

표 7-3 약물의 부작용 및 대처방안

구분	내용
소화기관장애	입 마름: 무가당 껌을 씹거나 물로 입안을 헹구어내기 변비: 섬유질 및 과일 섭취, 운동
호르몬 이상	여성: 유즙분비, 성욕감퇴, 월경장애 남성: 유방비대, 성욕감퇴, 성기능 장애
운동장애 (추체외로증상)	떨림, 전율 및 근육 수축 등을 말하며, 얼굴과 손 부위에 가장 흔하게 나타남. 부작용이 지속될 경우, 다른 약물로 바꾸거나 부작용을 조절할 수 있는 약물을 추가할 수 있음
심장 및 혈액순환 장애	심리적 혹은 신체적으로 안절부절못함 느낌. 앉았다가 일어설 때 혈압이 낮아지는 현상이 종종 나타나는데, 이로 인해 몽롱하거나 어지러움을 느낌 천천히 일어나기, 음주/흡연하지 않기
체중 증가	식습관 개선, 규칙적인 운동

(2) 사회기술훈련

조현병이 있는 클라이언트들은 사고와 인지, 정서, 행동, 일상생활기능 등 장애를 보이지만, 특히 시선접촉 회피, 주제와 상관없는 엉뚱한 대화, 무표정한 얼굴표정과 단조로운 음성 등 사회기술부족으로 대인관계상황에 어려움을 겪는다(Brozgold, et al., 1998). 항정신병 약물을 통해서 이런 음성 증상 및 사회적 위축도 비교적 호전시킬 수 있으나, 대인관계나 직장 및 학교 적응과 같은 사회생활에서의 기능수준 향상은 여전히 기대에 미치지 못하고 있다. 이들은 잦은 입퇴원으로 사회기술을 배울 기회를 놓쳐버렸거나, 이전에 배웠던 사회적 능력이 병으로 인해 퇴화되기 때문이고, 사회적 편견이 그들을 사회로부터 소외시켜 그들에게 사회기술을 익히고 연습할 기회가 없어 대인관계 문제가 발생한다는 등 사회기술이 부족한 이유에 대해 여러 주장이 제기된바 있다(Honeycutt & Belcher, 1991).

이런 여러 가지 이유로 조현병이 있는 클라이언트들이 지역사회 공동체 일원으로서 다른 사람들과 원만한 대인관계를 맺고 유지하기 위해서는 구체적인 사회기술에 대한 학습과 훈련이 필요하다. 이를 위해 프로그램으로 개발된 것이 사회기술훈련(Social Skill Training)이다. 즉, 사회기술훈련이란 사회생활이나 대인관계에서 자신이 필요로 하는 것을 얻기 위한 사회적 의사소통 기술을 증진하는 것으로(Liberman, 1988), 대화기술, 금전관리, 교통수단 이용, 자기주장기술, 취업유지기술 등이 있다. 사회기술훈련은 역할극, 행동 시연, 지지적 피드백, 개인의 사회적 환경에 적용하는 것을 촉진하기 위한 과제와 연습을 통해 훈련한다. 양성증상이나 재발에 대한 효과는 뚜렷하지 않지만 사회 기능과 음성증상에 대해 효과적일 수 있어 사회 기능과 관련된 문제가 있는 클라이언트에게 제공할 수 있다. 특히 인지 교정이나 지원 고용과 함께 제공될 때 효과적이다(Morin & Franck, 2017).

(3) 정서관리프로그램

조현병이 있는 클라이언트들은 앞서 설명했듯이 사회적 능력이 현저하게 저하되어있다는 특징을 가지고 있는데, 특히 시선, 억양, 얼굴표정, 제스처 등 비언어적인 대인관계 기술이 부족하다(김철권 · 변원탄, 2000). 조현병이 만성으로 갈수록 클라이언트들은 정서반응이 감소하고 정서의 부적절성, 정서조절 과정의 왜곡 등 환청이나 정서적 장애가 더 중요한 증상이 될 수 있다(민성길, 2015; 이수정 · 안석균, 2000). 이러한 증상을 완화시키기 위해 자신의 정서뿐만 아니라 타인의 정서 상태를 정확하게 이해하는 효과적인 정서관리훈련을 통해 성공적인 사회적 기능을 얻을 수 있다고 본다.

정서관리훈련 프로그램은 조현병이 있는 클라이언트들이 자기 자신의 감정적인 경험과 다른 사람의 감정적인 경험을 정확하게 지각하고, 자신과 타인의 긍정적이고 부정적인 감정을 반영적으로 모니터함으로써 적절한 감정을 표출하고 조절할 수 있도록 돕는다. 이 프로그램은 정서인식훈련, 정서표현훈련, 정서조절훈련, 정서활용훈련으로 정형화되어 있으며, 20회기가 가장 효과적이라고 보고된다(이우경 외, 2004).

표 7-4 정서관리프로그램의 예시

단계	주제
1단계 정서인식훈련	집단원 및 프로그램 소개하기
	감정단어 학습하기
	얼굴표정, 감정단어를 이용한 감정 인식하기
	상황사진을 통한 감정 확인하기
	나와 타인의 감정 인식하기
2단계 정서표현훈련	얼굴 표정을 통한 감정 표현하기
	심상을 통한 감정 표현하기
	글을 통한 감정 표현하기
	지시문을 이용한 감정 표현하기
	감정의 기차타기
3단계 정서활용훈련	공감연습
	함께 느껴봐요, 기분가면 만들기
	유사한 정서들 간의 관계 이해하기
	상황카드를 통해 복합적인 정서의 의미 이해하기
	정서의 전환능력과 행복 찾기
4단계 정서조절훈련	자기도식-나를 알아보기
	생각과 감정 연결하기
	우울한 기분과 관련된 생각을 인식하고 대처하기
	분노감과 관련된 생각을 인식하고 대처하기
	불안, 두려움과 관련된 생각을 인식하고 대처하기

출처: 진명자 외(2014).

(4) 인지행동치료

약물치료와 함께 인지행동치료를 제공하는 것은 조현병이 있는 클라이언트의 회복에 효과적이다. 특히 조현병의 전구기인 고위험군 시기의 클라이언트에게는 항정신병약물보다 인지행동치료가 우선적으로 권고되고 있다(Addington et al., 2017). 조현병이 있는 클라이언트의 인지능력 저하는 첫 발병 시부터 시작되어 이후 만성적인 경과를 밟게 된다(Robinson et al., 2004). 조현병에서 손상된 인지장애는 사회인지, 문제해결능력, 사회조망능력 등 광범위한 부분에서 일어나고, 이런 인지기능 손상은 일상생활에 장애를 초래하여 결국 약물 순응도를 떨어뜨리기도 한다(Green, 1996). 뿐만 아니라 역기능적 사고나 인지적 왜곡, 비합리적 신념으로 인해 일상생활 전반에 장애를 초래한다. 그러므로 인지행동치료의 목적은 증상을 극복할 수 있는 대안적 대처방식을 익히고 증상으로 인한 고통과 기능 저하를 감소시키는 것이다. 예를 들면, 아래 사례처럼 인지왜곡을 교정함으로써 관계사고 등의 증상을 조절하는 데 도움을 줄 수 있다.

또한 스트레스 관리와 자존감 향상도 조현병이 있는 클라이언트를 위한 인지행동치료의 중요한 요소이다. 특히 스트레스는 뇌의 도파민 시스템을 항진시켜 정신증상을 악화시키고 재발을 촉진할 수 있어(Mizrahi, 2016), 인지행동치료를 통해 스트레스 대처능력을 향상시키는 것이 증상조절과 재발방지에 도움이 될 수 있다.

사례+ 인지행동치료의 사례

A씨는 병원에 가기 위해 버스카드를 충전하려고 편의점에 갔는데, 평소에는 1만 원 단위로 충전하던 것을 방학 기간이라 5천 원만 충전하고자 했다. 하지만 편의점 주인에게 만 원짜리 지폐를 내밀며 "만 원 충전해주세요."라고 이야기했다. 그 순간 말이 자신의 생각과 다르게 나오는 것이 생각(망상) 속 사람들이 앞으로 자신을 힘들게 만들려는 전조 증상이라는 느낌이 들어 불안해졌다.

정신건강사회복지사는 A씨에게 생각기록지를 작성하게 함으로써 왜곡된 자동적 사고를 발견하고 대안을 찾음으로써 합리적인 생각으로 바꾸는 연습을 하게 하였다.

생각기록지를 작성

상황	버스카드를 충전하러 편의점에 들어갔는데 5천 원만 충전해야겠다고 생각했지만 "만 원 충전해주세요."라고 의도와 달리 말이 나왔다.
자동적 사고	내가 왜 그랬지? 생각 속의 사람들이 내가 잘못 말하게 조정하는 것이 다시 시작된 것 같다.
감정	당황스러움
증거 찾기	생각 속의 사람들이 내 생각의 방향을 조정해서 점점 스스로 생각하는 힘을 잃어가는 느낌이 들었다(하지만, 실제로는 나를 조정한 사람은 없었다)
대안 찾기	누구나 생각과 다르게 말했던 경험이 있다. 사회복지사 선생님도 머릿속으로 설을 생각했지만 추석이라고 말했다.
합리적 생각	평소 버스카드를 만 원씩 충전했기 때문에 습관이 돼서 그렇게 말했을 것이다. 습관에 의한 단순 실수이다.
감정 재평가	약간 안심

사례출처: 이가영 외(2016).

인지행동치료 원리에 기반한 사례관리(cognitive behavioral case management) 방식도 널리 사용되고 있는데, 인간의 뇌는 정신병적 증상이 발생할 가능성을 기본적으로 갖고 있어서 클라이언트의 정신병적 경험을 이해할만하고 수정 가능하다는 정상화(normalization)를 전제로 수행된다. 국내에서는 광주시에서 정신건강기술개발사업(김성완 외, 2016)으로 인지행동치료 기반 사례관리를 위해 스마트폰 애플리케이션을 개발하여 활용하고 있다. 기존

사례관리 방식의 장점은 유지하면서, 디지털시대에 활용 가능한 새로운 사례관리 툴을 마련하였다. 사례관리 앱의 주요 기능인 '생각기록'은 스트레스 상황에서 시간과 장소에 구애받지 않고 스스로 인지치료를 하며 이를 사례관리자와 공유할 수 있다는 장점이 있다. 또한 '상담과 대화' 기능을 통해 필요할 때 사례관리자와 의사소통을 할 수 있어 사례관리의 핵심 요소 중 하나인 접근성을 극대화시켰다.

(5) 가족교육

가족은 조현병을 포함한 만성정신질환의 회복을 돕는 일차 지지 기반이기에 장기적인 치료 과정에서 발생하는 상황에 적절하게 대처하고 소진되지 않도록 가족에 대한 치료적 개입이 반드시 필요하다. 가족교육은 질병에 대한 지식을 습득하고 대처하는 기술을 익힘으로써 클라이언트와 가족 모두를 돕는 것을 목표로 한다. 교육의 형태는 조현병이 있는 클라이언트와 가족, 단일가족을 대상으로 하거나 여러 가족을 대상으로 일정 기간에 걸쳐 조현병의 원인, 증상, 치료법 등에 관한 지식을 전달하는 집단가족교육으로 이루어질 수 있다. 또한 교육에 참여한 가족들 간의 협력과 지지를 도모할 수 있는 자조모임 형태로도 진행할 수 있다. 효과적인 가족교육은 클라이언트와 가족 모두에게 긍정적인 영향을 미친다. 가족이 가족교육에 참여한 클라이언트들의 경우, 그렇지 않은 경우에 비해 치료에 잘 참여하며 재발증상과 재입원도 감소하였다(Kreyenbuhl et al., 2010). 가족은 가족교육을 통해 질병에 대한 부담감과 죄책감, 스트레스가 감소하면서 가족관계가 개선되고, 가족의 표출감정(Expressed Emotion) 또한 줄어들었다(Pharoah et al., 2006).

국내의 한국정신사회재활협회에서는 가족교육 프로그램으로 「패밀리 링크(Fmily Link, http://www.familylink.or.kr)」를 제공하고 있다. 가족과 함께하는 교육프로그램인 「패밀리 링크」는 국내에서 2005년에 시작하여 지금까지 꾸준히 발전해오고 있다. 「패밀리 링크는」 12회기로, 정신질환의 이해, 누가 나를 이해해 줄 것인가?, 정신질환에 대한 약물치료, 위기관리, 가족으로서의 행복한 생활과 즐거운 인생, 가족의 스트레스관리, 재발 방지를 위한 계획, 권리와 옹호, 당사자를 위한 평생계획, 미래를 향한 전진으로 구성되어 있다. 또한 '가족강사 양성과정'을 통해 정신질환을 가진 사람의 가족들을 「패밀리 링크」 가족강사로 활동할 수 있도록 지원하고 있다.

(6) 사례관리

사례관리(case management)는 만성적이며 복합적인 문제를 가진 개인의 일상생활, 증상 및 약물복용관리, 가족 상담 등을 제공하고 다양한 치료자원을 동원하여 사회적응과 기능회복을 돕는 체계적이고 통합적인 접근법을 말한다. 사례관리자는 클라이언트를 존중하고 공감하며 위기 상황에서 쉽게 클라이언트와 접촉할 수 있어야 하고, 클라이언트의 욕구에 따라 개별화된 사례관리의 목적을 설정할 수 있어야 한다. 이들이 회복에 이를 때까지 꾸준하고 지속적인 서비스를 제공해야 한다. 아울러 클라이언트가 자신감을 회복할 수 있도록 긍정적인 태도로 관계를 유지하며, 정신병리에 대한 이해와 재활에 대한 전문성을 갖추어야 한다(Edwards et al., 1999). 정신장애인들의 재발을 예방하고 지역사회의 한 구성원으로 통합되기 위해서 사례관리는 지역사회 정신건강기관뿐 아니라 의료기관에서도 필요하며, 기관 간의 협력이 중요하다.

2 기타 정신증적 장애

1) 망상장애(delusional disorder)

망상장애의 평생 유병률은 약 0.2%로 보고되며, 한 가지 이상의 망상이 적어도 1개월 이상 지속적으로 나타나지만 조현병 진단기준에 부합되지 않는다. 조현병에서 나타나는 기괴한 내용의 망상이 아니며, 망상 이외에 기능손상이 없고, 비교적 사회적 · 직업적 기능이 유지된다. 또한 조증이나 우울삽화가 나타날 경우 망상 증상의 지속기간에 비해 짧게 나타난다.

망상의 내용에 따라 아래와 같이 구분된다.

- 피해형(persecutory delusion): 가장 흔한 망상으로 자기가 누군가에게 악의적 피해를 입고 있다는 망상이다(예: 투서, 고소광)
- 과대형(grandiose delusion): 과대한 힘, 지식이 있고 위대한 재능과 통찰력이 있다는 망상이다(예: 발명광)
- 질투형(jealous delusion): 배우자, 연인이 부정을 저질렀다는 망상(예: 의처증, 의부증)으로, 여자보다 남자에게 많다.
- 애정형(색정형, erotomanic delusion): 유명하고 높은 지위의 사람이 자기와 사랑에 빠졌다고 믿는 망상이다.
- 신체형(somatic delusion): 자신에게 신체적 결함이 있다고 믿는 망상(예: 몸에서 악취가 난다, 기생충에 감염되었다)이다.
- 혼합형(2개 이상의 망상이 혼합된 망상) 등이 있다.

2) 조현형장애(schizophreniform disorder)

조현형장애의 평생 유병률은 0.1~0.2%로 보고되며, 조현병과 같은 증상을 가지고 있으나 조현병 진단 조건인 6개월 이상을 만족시키지 않고 그 미만으로 증상이 지속되었을 때 진단한다. 나아가 사회적, 직업적 기능의 손상이나 장애가 없어도 진단될 수 있다. 장애의 증상이 만약 1개월 이하로 나타난다면 단기 정신병적 장애, 6개월 이상 증상이 지속되면 조현병으로 진단된다.

3) 조현정동장애(schizoaffective disorder)

정확한 유병률을 알기 어렵지만 대략 1% 미만으로, 조현병보다 낮은 0.3~0.8%로 보고된다. 조현병의 증상(조현병 진단기준 중 1개를 충족)과 주요 기분삽화(주요 우울 또는 조증)가 동시에 일정 기간 지속될 때 진단된다. 기분삽화가 없을 때에도 망상과 환각이 2주 이상 나타나야 한다.

4) 단기 정신증적 장애(brief psychotic disorder)

단기 정신병적 장애 평생 유병률은 0.3%로 나타났으며, 1년 유병률은 2001년 0.3%, 2006년 0.2%, 2011년 0.2%, 2016년 0%로 점차 감소하는 추세이다(보건복지부, 2016). 이 장애는 조현병의 주요 증상(망상, 환각, 혼란스러운 언어와 행동 등) 중 한 가지 이상이 최소 1일, 최대 1개월 이내에 나타날 경우 진단된다. 증상이 나타나는 기간은 짧지만 그 기간 동안 격렬한 감정적 동요나 혼란을 경험하고 자살위험이 높으므로 보호 및 관찰이 필요하다. 또한 장애로부터 회복된 후에는 병전 기능 수준으로 완전히 회복된다.

3 조현병과 범죄

우리 사회는 오랜 시간 국민정신건강증진과 중증정신질환자 지역사회 통합을 위해 노력해왔다. 정신장애에 대한 인식개선을 통한 정신건강서비스 이용을 지원하고, 정신건강문제를 조기에 발견 및 개입하여 만성화를 방지하고자 하였다. 또한 중증·만성질환자들의 삶의 질 향상에도 노력해왔다. 그러나 이런 노력에도 불구하고, 여전히 조현병에 대한 사회적인 낙인과 편견이 남아 있는 가운데 지난 2016년 강남역 살인사건을 시작으로 2019년 진주시의 한 아파트 방화사건 등 조현병이 있는 클라이언트의 범죄가 지속적으로 발생하였다. 이 사건을 시작으로 조현병이 있는 사람들의 공격성과 범죄에 대한 사회적 관심이 다시 높아졌고 동시에 정신장애인에 대한 편견과 선입견이 한층 더 심해졌다.

이수정(2018)의 연구에서는 조현병이 있는 클라이언트가 범죄를 저지르는 경우는 피해망상과 같은 사고장애를 가진 경우가 대부분이라고 제시한다. 조현병을 앓고 있는 클라이언트들이 환청과 망상이 있다 하더라도 환청과 망상의 내용에 따라 위험하지 않은 경우도 많아 조현병에 대한 정확한 이해에 근거한 매체의 보고가 필요하다. 실제로 국내 총 범죄자 174만여 명 가운데 정신질환자가 저지른 범죄는 7,304명으로 0.4%에 불과하다(경찰청, 2019). 정신장애인의 자타해 위험성은 매우 일부에게 나타나지만, 매체는 이러한 통계나 실질적인 정보를 기반으로 하지 않는다. 범죄 사건에 정신병력이 기재되는 순간 범죄의 원인은 질병으로 향하게 된다.

정신질환에 대한 부정적인 언론 보도는 대중으로 하여금 정신질환에 대한 편견을 증가시키게 되며, 이러한 편견과 낙인은 정신질환자의 치료를 지연시켜 병의 진행과정과 사회복귀에도 악영향을 끼친다(Franz et al., 2010; Sibitz et al., 2011). 조현병과 범죄와의 관련성에 대한 대중의 부정적인 인식은 조현병이 있는 클라이언트뿐 아니라 가족들에게 낙인을 주게 되고, 낙인은 정신질환을 가진 클라이언트가 자신의 병을 인정하는 것에 방해가 되며 도움요청행위(help-seeking behavior)를 하는 데 장애가 된다(Wrigley et al., 2005). 도움요청행위란 개인이 자신의 문제를 해결하기 위해 타인에게 도움을 구하는 행위로, 여기서 정신건강 도움요청행위는 지역사회 정신건강복지센터를 이용하거나 정신과를 직접 찾아가는 행위를 말한다. 국내 지역사회 일반 성인이 정신건강문제로 정신건강의학과 전문의를 찾은 경우는 7.0%, 진단을 받은 정신장애인의 정신건강서비스 이용률은 22.2%로 나타났다(보건복지부, 2016). 다른 나라들과 비교하면 여전히 정신건강서비스 이용률이 낮은 수준으로 볼 수 있다. 미국의 경우 최근 1년 사이 정신건강서비스를 이용한 일반인의 비율은 14.2%, 정신질환자에서 43.1%로 나타났으며, 캐나다의 경우 정신질환자의 46.5%가 정신건강서비스를 이용한 것으로 나타났다(보건복지부, 2020).

조현병이 있는 당사자들이 대중의 낙인으로 정신건강 서비스를 지금보다 더 이용하지 않게 된다면, 치료 시기가 지연되며 잦은 입원과 재발로 병의 경과에 부정적인 영향을 미치게 된다. 따라서 정신장애에 대한 올바르고 정확한 이해가 일반인들에게 필요하며, 조현병이 있는 클라이언트와 정신건강문제를 가진 사람들이 정신건강 서비스 이용률을 높일 수 있는 다각적인 방법을 모색해야 한다.

CHAPTER 08

우울장애와 양극성 및 관련 장애

7장에서 살펴본 조현병 스펙트럼 장애의 주요한 증상이 사고(Thought)의 영역에서 나타난다면 우울장애와 양극성 장애는 주로 기분(Mood) 조절의 어려움에서 발생한다. 기분이란 지속적인 감정 상태를 뜻하며 일시적인 감정과는 다르다. DSM-IV에서는 우울장애와 양극성 장애를 기분장애(Mood Disorder)로 분류했으나 DSM-5에서는 임상적 발현, 가족력, 병의 경과와 치료에 실질적인 차이가 있다는 증거를 기반으로 두 가지 장애를 독립된 진단 범주로 구분하여 분류하고 있다(John W, Barnhill, M.D, 2019).

1 우울장애(Depressive Disorders)

1) 우울장애의 이해

우울장애는 슬픔, 공허감, 짜증스러운 기분과 함께 신체적, 인지적인 증상으로 인해 개인의 기능을 현저하게 떨어뜨린다. 우울장애는 기분의 저하나 의욕상실이 지속되어 일상생활이나 사회생활에 심각한 지장을 주는 상태로 정의할 수 있다(APA, 2013). 우울장애를 다룬 책 중 베스트셀러가 된 자서전적 에세이, '죽고 싶지만 떡볶이는 먹고 싶어(백세희, 2018)'의 책 제목이 시사하듯 우울장애는 흔한 심리적 감기 증상에 비유되기도 하는 동시에 삶을 매우 황량하게 만드는 부적응 증상이기도 하다.

DSM-5에서는 우울장애의 세부 유형으로 주요 우울장애, 지속성 우울장애, 월경전기 불쾌장애, 파괴적 기분조절곤란 장애로 구분하고 있다. 주된 원인과 유병률, 사례에 대해 주요 우울장애를 중심으로 살펴보고자 한다.

(1) 원인

① 생물학적 원인

우울증을 유발하는 생물학적 원인으로 유전적 원인, 뇌의 신경생화학적 원인, 뇌구조의 기능손상, 내분비 계통의 이상, 생체리듬의 이상 등에 연구가 진행되고 있다. 먼저 유전적 원인으로 쌍생아에서 우울증의 일치율을 비교하는 연구를 진행한 결과 우울증의 일란성 쌍생아의 일치율은 40%, 이란성 쌍생아의 일치율은 11%에 불과하여 유전적 소인의 증거가 분명치 않다고 이해되고 있다(권석만, 2019).

신경·생화학적 원인으로는 카테콜아민 부족이 우울증을 일으킨다고 본다. 뇌의 카테콜아민은 신경전달물질인 노르에피네프린, 세로토닌, 도파민 등이다(Robert, E. et al, 2008). 이러한 카테콜아민의 결핍이 우울증을 발생시킨다는 이론이다. 우울증 치료약물이 주로 노르에피네프린, 세로토닌의 활동수준을 증가시키는 것으로 밝혀져 우울증과 카테콜아민 가설은 강력히 지지되고 있으나 아직까지 정확한 기제는 충분히 밝혀지지 않고 있다.

우울증의 원인으로 기타 신경생리적 요인과 생체리듬의 이상 등도 제시되고 있다. 신경생리적 요인으로는 우울증 환자의 경우 코르티솔과 같은 내분비 호르몬 수준이 높다는 것이다. 코르티솔의 과잉분비가 우울증과 관련된다는 것으로 알코올, 체중감소, 노령 등 다른 요인에 의해서도 코르티솔 과잉분비가 나타날 수 있어 원인으로 분명치 않다. 또한 우울증을 나타내는 사람의 경우 수면각성 주기 및 체온 변화의 주기를 조정하는 생체리듬에 이상이 있다는 주장도 있다. 우울증 환자의 수면각성 주기와 체온조절주기가 4~6시간 정도 빠르며, 우울한 사람은 쉽게 잠들지 못하거나 자주 잠에서 깨는 수면장애를 보이기도 한다.

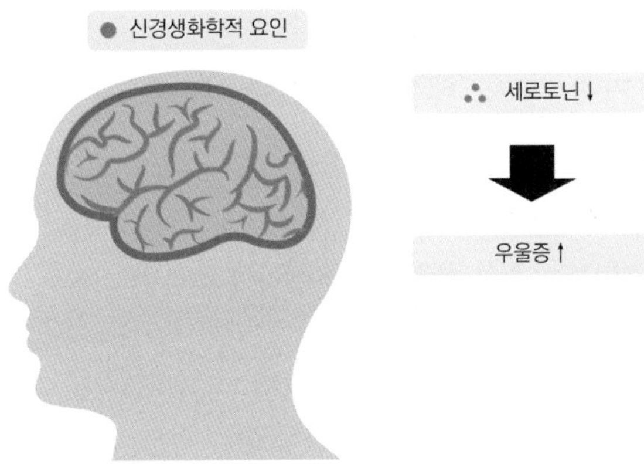

그림 8-1 **우울증의 신경생화학적 요인**

출처: https://www.psychiatricnews.net/news/userArticlePhoto.html

② 심리 · 사회환경적 원인

심리 · 사회환경적 요인에서는 우울장애의 초기 발병에 동반되었던 스트레스가 뇌의 생물학적 상태에 장기간 지속적인 변화를 일으키게 한다고 본다(대한신경정신의학회, 1997). 개인에게 심리적 스트레스를 주는 생활사건들은 흔히 우울증을 촉발하게 된다. 생활사건이란 생활 속에서 새로운 변화로 이에 적응해야 하는 심리적 부담, 스트레스를 주는 사건을 뜻한다. 이러한 부정적 환경적 요인에는 개인에게 심리적 충격을 줄 수 있는 주요 생활사건(major life events)과 경미한 생활사건(minor life events), 사회적 지지 결여가 있다(권석만, 2019).

주요 생활사건에는 커다란 좌절감을 안겨주는 사건들이다. 갑작스런 실직, 가족의 사망 등이 있다. 우울증은 이러한 주요 생활사건이 계기가 되어 유발되기도 하지만 일상생활 속에서 자주 경험하는 사소한 생활의 누적이 유발하기도 한다. 예를 들어 친구나 가족과의 사소한 다툼, 주변 사람들의 사소한 비난, 전철에서 당한 불쾌한 일 등이 해당되며 사소한 사건들이 누적되면 마치 이슬비에 옷 젖듯이 심각한 영향을 줄 수 있다. 또한 아무런 일이 없었는데 무기력감이 밀려오거나 우울감에 침체되는 사람이 있다. 개인의 정서생활의 유지를 위해 필수적인 조건인 사회적 지지의 원천은 친한 친구, 가족, 교사, 배우자 등으로 이러한 지지가 오랜 기간 결핍되는 경우 우울증을 촉발하기도 한다.

표 8-1 대학생이 경험하는 주요 생활사건과 심리적 스트레스 정도

주요생활사건	스트레스 정도	주요생활사건	스트레스 정도
가까운 가족의 사망	100	친한 친구와 심한 다툼	40
친한 친구의 사망	73	경제적 지위 변화	39
부모의 이혼	65	전공의 변화	39
법적 구속	63	부모의 갈등	39
심한 신체적 질병	63	업무의 증가	37
해고나 실직	50	진학한 첫 학기	35
중요한 과목에서 실패	47	주거 상황의 변화	31
가족의 질병 혹은 손상	45	교수와의 심한 언쟁	30
성적(sexual) 문제	44	기대보다 낮은 성적	29

출처: Zimbardo & Weber(1997).

위와 같은 환경적 요인도 우울증을 모두 설명하기 어려우며 심리적 요인과 관련된 이론에서 원인을 찾기도 한다(대한신경정신의학회, 1997). 프로이트를 대표로 하는 정신역동이론에 의하면 우울증은 낮은 자존심과 심한 자기비평이 특징적이며, 생애초기 부모와의 애착관계의 불안정성과 불안정이 이후 삶에서 이별과 상실 시기에 우울증을 촉발한다고 보기도 한다. 또한 학습된 무기력이론으로 설명하기도 하는데, 좌절 경험이 많은 사람은 무력감이 학습되어 상황을 변화시키려는 노력을 시도하지 않는다는 것이다. 인지이론에서는 우울증은 인지 기능의 손상으로 나타나는 것으로 아동기의 부정적 경험이 부정적 개념을 형성하고 '자기 자신', '미래', '주변 환경'에 대해 부정적으로 평가하게 되어 우울증상이 나타나게 된다고 설명한다.

(2) 유병률

주요 우울장애의 평생 유병률은 서양에서 남성 5~12%, 여성 10~25%로 보고되고 있으며, 시점 유병률은 남성 2~3%, 여성 5~9%로 알려져 있다. 주요 우울장애는 시대, 사회, 민족에 관계없이 비슷한 정도로 발생한다고 알려져 있지만 실제로 조사된 유병률, 발병률은 많은 차이를 보이는데 이는 아직까지 우울증에 대한 진단기준, 연구방법이 완전히 통일되지 않았기 때문으로 생각된다. 한국의 경우에는 그동안 정신질환의 진단 및 통계편람(DSM) 체계에 따른 우울장애 역학조사가 그다지 많지 않았다. 그러나 여러 연구를 종합하여 볼 때 일반적으로 한국 성인의 평생 유병률은 3.3~5.6%, 시점유병률은 2% 내외로 파악되고 있다.

최근 대규모 인구를 대상으로 한 조사로는 2016년 보건복지부에서 시행된 정신질환실태 역학조사가 있다(보건복지부, 2017). 보건복지부 조사는 5년마다 만 18~74세 성인을 대상으로 주요 정신질환의 유병률을 조사하고, 성별, 연령, 결혼상태, 소득수준, 거주지역, 교육수준에 따른 질환의 분포를 파악하는 것이 목적이다. 2016년 조사결과 주요 우울장애의 평생 유병률은 전체 5.0%, 남성은 3.0%, 여성은 6.9%로 나타나 여성이 남성에 비해 2배 이상 높게 나타났다. 1년 유병률은 전체 인구 1.5%, 남성은 1.1%, 여성은 2.0%로 조사되었다. 한국에서 여성, 20대, 월소득 200만 원 미만의 저소

득층일 경우 1년 유병률이 높게 나타났고, 남성의 경우 미혼집단에서 여성은 이혼·별거·사별집단에서 주요 우울장애의 1년 유병률이 높았다.

발병연령은 남성은 10대 후반에 가장 높은 발병률을 나타내었고, 여성은 30대 초반에서 발병률이 높게 나타났다. 연령이 증가함에 따라 남녀 모두 발병률이 점차 감소하였다.

주요 우울장애의 위험요인은 여성이 남성에 비해 1.6배 정도 발생위험이 높고, 연령에 따라서는 60세 이상의 연령군에 비해 18~29세 연령군이 약 4.8배 발생위험이 높았다.

사례+ 주요우울증 사례

대학교 신입생 A양은 아침에 눈을 뜨면 무거운 마음이 밀려온다. 학교에 나가서 하루하루 생활하는 게 괴롭기 때문이다. 다소 내성적인 A양은 입학 초기에 친구를 사귀는 데 적극적이지 못했다. 고등학교 시절에는 특별히 노력하지 않아도 공부를 잘했던 A양에게 친구들이 먼저 다가오곤 했다. 그러나 대학에서는 다가오는 친구가 없었고 A양 역시 친구를 사귀기 위해 노력하지 않았다. 이렇게 몇 달을 보내다 보니 대학에서 A양은 외톨이가 되었다.

A양은 학교에 나와 혼자 강의를 듣고 캠퍼스와 도서관을 배회하다 집에 돌아가는 외롭고 재미없는 생활이 반복되었다. 점심도 혼자 먹고 혼자 지내다 보니 다른 학생들에게 혼자 있는 모습을 보여주기 싫어 점점 학생들을 피해 다녔다.

A양은 자신이 인간적 매력도, 능력도 없는 열등한 존재라는 생각을 지울 수가 없다. 학교에 다니는 것도 괴롭고 고통스러운 일이 되었다. 매일 아침에 깨어나지 않았으면 하는 바람으로 잠이 들고 다른 일에도 의욕이 없어졌다. 점차 학교에 가지 않는 날이 늘어났고, 학업성적도 나빠졌으며 이렇게 대학에 다닐 바에는 자퇴를 하는 것이 낫겠다고 생각하게 되었다.

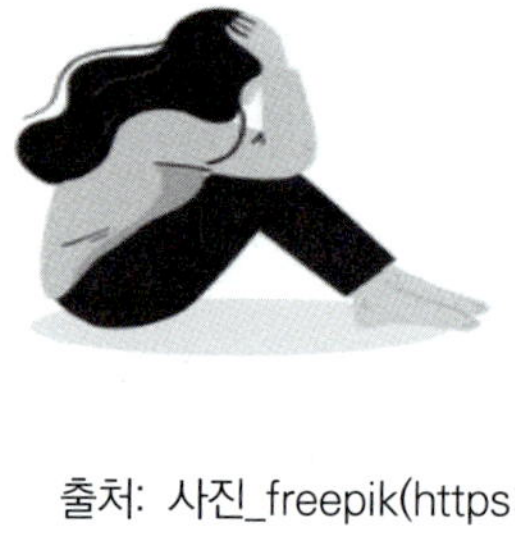
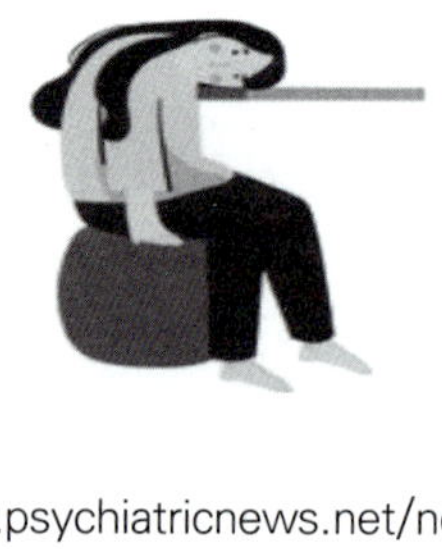
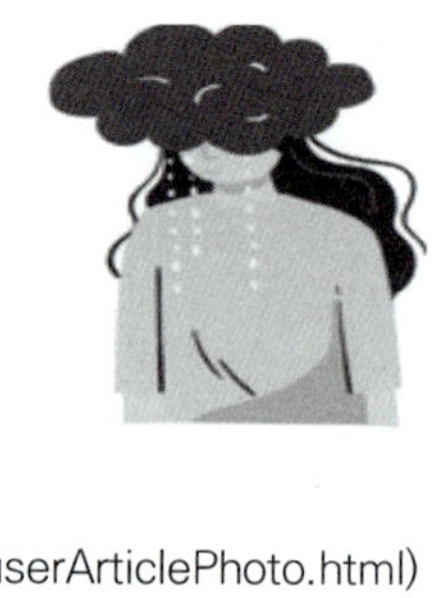

출처: 사진_freepik(https://www.psychiatricnews.net/news/userArticlePhoto.html)
권석만(2019). 우울증 침체화 절망의 늪. 학지사. pp16-18 사례 각색

2) 진단기준 및 증상: DSM-5의 우울장애와 하위유형

우울장애의 세부 유형으로 주요 우울장애, 지속성 우울장애, 월경전기 불쾌장애, 파괴적 기분조절곤란 장애가 있다.

(1) 주요 우울장애(Major Depressive Disorder)의 진단기준

주요 우울장애는 표 8-2의 9개 진단기준 중 우울기분과 흥미나 즐거움의 상실을 포함하여 5가지 이상의 증상이 2주 이상 지속되면 진단된다. 주의점으로는 자연재해, 사별, 재정파탄 등 중요한 상실에 대한 반응으로 진단기준 A에 기술된 극도의 슬픔, 불면, 식욕 저하가 나타날 수 있고 비록 상황에 따라 적절한 애도반응으로 볼 수 있지만, 정상적인 상실 반응 동안에 주요 우울 삽화가 나타난다면 주의 깊게 다루어져야 한다. 이러한 판단을 위해서는 개인의 과거력과 상실의 고통을 표현하는 각 문화적 특징을 바탕으로 한 임상적인 판단이 필요하다.

표 8-2 주요 우울장애 진단기준(DSM-5)

A. 다음의 증상 가운데 5가지 이상의 증상이 2주 연속으로 지속되며 이전의 기능 상태와 비교할 때 변화를 보이는 경우, 증상 가운데 적어도 하나는 우울 기분이거나 흥미나 즐거움의 상실이어야 한다.

1. 하루 중 대부분 그리고 거의 매일 지속되는 우울 기분에 대해 주관적으로 보고(예, 슬픔, 공허감 또는 절망감)하거나 객관적으로 관찰됨(예, 눈물 흘림)(주의점: 아동 · 청소년의 경우는 과민한 기분으로 나타나기도 함.)
2. 거의 매일 하루 중 대부분 거의 또는 모든 일상 활동에 대해 흥미나 즐거움이 뚜렷하게 저하됨.
3. 체중조절을 하고 있지 않은 상태에서 의미 있는 체중의 감소(예, 1개월 동안 5% 이상의 체중 변화)나 체중의 증가 거의 매일 나타나는 식욕의 감소나 증가가 있음(주의점: 아동에서는 체중 증가가 기대치에 미달되는 경우)
4. 거의 매일 나타나는 불면이나 과다수면
5. 거의 매일 나타나는 정신운동 초조나 지연(객관적으로 관찰 가능함. 단지 주관적인 좌불안석 또는 처지는 느낌뿐만이 아님)
6. 거의 매일 나타나는 피로나 활력의 상실
7. 거의 매일 무가치감 또는 과도하거나 부적절한 죄책감(망상적일 수도 있는)을 느낌(단순히 병이 있다는 데 대한 자책이나 죄책감이 아님)
8. 거의 매일 나타나는 사고력이나 집중력의 감소 또는 우유부단함(주관적인 호소나 객관적인 관찰 가능함)

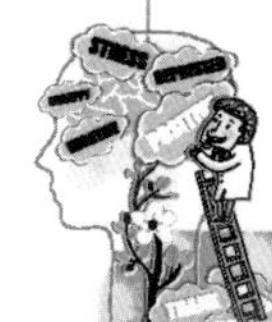

9. 반복적인 죽음에 대한 생각(단지 죽음에 대한 두려움이 아닌), 구체적인 계획 없이 반복되는 자살사고 또는 자살시도나 자살 수행에 대한 구체적인 계획

B. 증상이 사회적, 직업적 또는 다른 중요한 기능 영역에서 임상적으로 현저한 고통이나 손상을 초래한다.

C. 삽화가 물질의 생리적 효과나 다른 의학적 상태로 인한 것이 아니다.

D. 주요우울 삽화가 조현정동장애, 조현병, 조현양상장애, 망상장애, 달리 명시된 또는 명시되지 않은 조현병 스펙트럼 및 기타 정신병적 장애로 더 잘 설명되지 않는다.

E. 조증 삽화 혹은 경조증 삽화가 존재한 적이 없다.

출처: American Psychiatric Association(2013). DSM-5.

(2) 지속성 우울장애(Persistent Depressive Disorder)의 진단기준

지속성 우울장애는 우울 증상이 2년 이상 계속되는 만성적 우울증을 의미한다. 우울한 기분과 함께 B에 제시된 증상이 두 가지 이상 나타내는 경우 진단되며, 주요 우울장애가 2년 이상 지속되면 지속성 우울장애로 진단명이 변경된다.

표 8-3 지속성 우울장애의 진단기준(DSM-5)

A. 적어도 2년 동안 하루의 대부분 우울 기분이 있고 우울 기분이 없는 날보다 있는 날이 더 많으며 이는 주관적으로 보고하거나 객관적으로 관찰된다.

B. 우울 기간 동안 다음 두 가지(또는 그 이상)의 증상이 나타난다.
   1. 식욕 부진 또는 과식
   2. 불면 또는 과다수면
   3. 기력의 저하 또는 피로감
   4. 자존감 저하
   5. 집중력 감소 또는 우유부단
   6. 절망감

C. 장애가 있는 2년 동안(아동 · 청소년에는 1년) 연속적으로 2개월 이상 진단기준 A와 B의 증상이 존재하지 않았던 경우가 없었다.

D. 주요 우울장애의 진단기준을 만족하는 증상이 2년간 지속적으로 나타날 수 있다.

E. 조증 삽화, 경조증 삽화가 없어야 하고 순환성장애의 진단기준을 충족하지 않아야 한다.

F. 장애가 지속적인 조현정동장애, 조현병, 망상장애, 달리 명시된 또는 명시되지 않는 조현병 스펙트럼 및 기타 정신병적 장애와 겹쳐져서 나타나는 것이 아니다.

H. 증상이 사회적, 직업적 또는 다른 중요한 기능 영역에서 임상적으로 현저한 고통이나 손상을 초래한다.

출처: American Psychiatric Association(2013). DSM-5.

(3) 월경전 불쾌감 장애(Prementstrual Dysphoric Disorder)의 증상 및 진단기준

월경이 시작되기 전주에 정서적 불안정이나 분노감, 일상활동에 대한 흥미감소, 무기력감과 집중곤란 등 불쾌한 증상이 주기적으로 나타나는 경우를 말한다. 진단기준 A~C에 해당하는 증상이 전년도 대부분의 월경 주기에 있어야 한다.

표 8-4 월경전 불쾌감 장애 진단기준(DSM-5)

A. 대부분의 월경 주기에서 월경 시작 1주 전에 다음의 증상 가운데 5가지(또는 그 이상)가 시작되어 월경이 시작되고 수일 안에 증상이 호전되며 월경이 끝난 주에는 증상이 경미하거나 없어져야 한다.

B. 다음 증상 중 적어도 한 가지(또는 그 이상)는 포함되어야 한다.
1. 현저하게 불안정한 기분(예, 갑자기 울고 싶거나 슬퍼진다거나 거절에 대해 민감해지는 것)
2. 현저한 과민성, 분노 또는 대인관계에서의 갈등 증가
3. 현저한 우울 기분, 절망감 또는 자기비난의 사고
4. 현저한 불안, 긴장, 신경이 곤두섬 또는 과도한 긴장감

C. 다음 증상 중 적어도 한 가지(또는 그 이상)는 추가적으로 존재해야 하며 진단기준 B에 해당하는 증상과 더해져 총 5가지의 증상이 포함되어야 한다.
1. 일상 활동에서 흥미의 저하(예: 직업, 학교, 또래집단, 취미)
2. 집중하기 곤란하다는 주관적 느낌
3. 기면, 쉽게 피곤함 혹은 현저한 무기력
4. 식욕의 현저한 변화. 즉, 과식 또는 특정 음식의 탐닉
5. 과다수면 또는 불면
6. 압도되거나 자제력을 잃을 것 같은 주관적 느낌
7. 유방의 압통이나 부종, 두통, 관절통 혹은 근육통, 부풀어 오르거나 체중이 증가된 느낌과 같은 다른 신체적 증상

D. 증상이 직업이나 학교, 일상적인 사회활동과 대인관계를 현저하게 저해한다(예: 사회활동의 회피, 직장이나 학교에서의 생산성과 효율성의 감소).

E. 증상은 주요 우울장애나 공황장애, 지속성 우울장애(기분저하증) 혹은 성격장애와 같은 다른 장애로 인해 증상이 단순히 악화된 것이 아니다.(이러한 장애 중 어느 것에도 중첩되어 나타날 수는 있다.)

F. 진단기준 A는 적어도 연속적인 2회의 주기 동안 전향적인 일일 평가에 의해 확인되어야 한다.

G. 증상은 물질(예, 남용약물, 치료약물, 기타치료)의 생리적 효과나 다른 의학적 상태(예, 갑상선기능항진증)로 인한 것이 아니다.

출처: American Psychiatric Association(2013). DSM-5

(4) 파괴적 기분조절곤란 장애(Disruptive Mood Dysregulation Disorder)의 진단기준

반복적으로 심한 분노를 폭발하는 행동을 나타내는 경우를 말한다. 이 장애는 주로 아동기나 청소년기에 나타나며 자신의 불쾌한 기분을 조절하지 못하고 분노행동으로 표출하는 것이 주된 특징이다. 파괴적 기분조절곤란장애의 핵심증상은 만성적인 짜증과 간헐적인 분노폭발이다. 주의점은 이 진단은 적대적 반항장애, 간헐적 폭발장애 또는 양극성 장애와 동반이환할 수 없으나 주요 우울장애, 주의력 결핍 과잉장애, 품행장애, 물질사용장애와는 동반이환할 수 있다.

표 8-5 파괴적 기분조절곤란 장애 진단기준(DSM-5)

A. 고도의 재발성 분노발작이 언어적(예: 폭언) 또는 행동적(예: 사람이나 사물에 대한 물리적 공격성)으로 나타나며 상황이나 도발 자극에 비해 그 강도나 지속 시간이 극도로 비정상적이다.
B. 분노발작이 발달 수준에 부합하지 않는다.
C. 분노발작이 평균적으로 일주일에 3회 이상 발생한다.
D. 분노발작 사이의 기분이 지속적으로 과민하거나 거의 매일 하루 중 대부분의 시간 동안 화가 나 있으며 이것이 객관적으로 관찰될 수 있다(예: 부모, 선생님, 또래 집단).
E. 진단기준 A~D가 12개월 이상 지속되며 진단기준 A~D에 해당하는 모든 증상이 없는 기간이 연속 3개월 이상 되지 않는다.
F. 진단기준 A와 D가 세 환경(예: 가정, 학교, 또래 집단) 중 최소 두 군데 이상에서 나타나며 최소 한 군데에서는 고도의 증상을 보인다.
G. 이 진단은 6세 이전 또는 18세 이후에 처음으로 진단될 수 없다.
H. 과거력 또는 객관적인 관찰에 의하면 진단기준 A~E의 발생이 10세 이전이다.
I. 진단기준 A를 만족하는 기간을 제외하고 양극성 장애의 조증 또는 경조증 삽화의 모든 진단기준을 만족하는 뚜렷한 기간이 1일 이상 있지 않아야 한다.
J. 이러한 행동이 주요우울 삽화 중에만 나타나서는 안 되며 다른 정신질환(예: 자폐스펙트럼장애, 외상 후 스트레스 장애, 분리불안 장애, 지속성 우울장애[기분저하증])으로 더 잘 설명되지 않는다.
K. 증상이 물질의 생리적 효과나 다른 의학적 또는 신경학적 상태로 인한 것이 아니다.

출처: American Psychiatric Association(2013). DSM-5

(5) 우울증의 주요 증상정리

① 정서적 증상

우울증은 기본적으로 기분의 장애다. 일시적인 감정과 다른 지속적인 상태로 우울한 증상의 핵심은 슬픔이다. 부차적으로 좌절감과 공허감, 허무감, 무가치감 등의 정서 상태도 있지만 어떤 상실에 대한 슬픔에서 우울이 시작된다. 상실로 인한 침체감, 실패와 관련된 좌절감, 인생의 허무감과 미래의 절망감, 세상에 홀로인 것 같은 외로움을 느끼게 된다. 우울감이 심한 경우 무감각한 정서로 표현될 수 있고, 아동·청소년기에는 과민하고 불안정한 감정, 분노의 감정이 표출되기도 한다. 우울한 기분과 동반하여 삶에 대한 동기가 저하되고 욕구가 사라져 매사가 무의미하게 느껴지는 감정을 경험한다.

② 인지적 증상

우울 상태에서는 비관적이고 부정적인 생각이 늘어난다. 자기 비하와 함께 타인과 세상을 냉혹하다고 생각하고 인생에 대한 허무적인 생각으로 산다는 것이 버거운 일로 여겨져서 죽음에 대한 생각을 자주 하는 경향이 있다. 때로는 자신이 죄를 지었다는 비현실적인 죄책망상적 사고가 나타날 수도 있다. 아울러 인지 기능에도 제한이 발생한다. 주의집중이 잘되지 않고 기억력이 저하되며 결정을 내리지 못하는 모습을 보인다. 사고력 저하로 인해 자신의 능력을 발휘하지 못하고 학업, 직업활동에 어려움을 경험한다.

③ 행동적 증상

우울 상태에 있는 사람들은 어떤 일을 시작하는 데에 바로 진입하지 못하고 미루고 자꾸 지연시키는 일들이 반복된다. 전반적인 의욕저하가 나타나고 이로 인해 아침에 일어나지 못하고 피곤함을 많이 느끼고 지쳐 있다. 전반적으로 흥미를 잃고 긍정적 보상에 주의를 기울이지 못하기 때문에 사회적 활동을 회피하고 위축된 생활을 한다. 우울한 사람은 수면패턴에도 변화가 오는데 불면증으로 잠을 못 이루거나 반대로 과다수면이 나타나기도 한다. 때로는 초조하거나 좌불안석적인 불안정한 행동을 보이기도 하는데 심한 경우 자학행동이나 자살을 시도하기도 한다.

④ 신체적 증상

우울상태에서 신체생리적인 변화를 보이기도 한다. 우선 식욕과 체중에 변화가 나타날 수 있다. 식욕이 저하되어 체중이 현저히 감소하는 경우와 반대 현상으로 식욕이 증가하여 갑자기 살이 찌는 경우도 있다. 소화불량과 두통과 같은 신체화증상을 호소하기도 하고 전반적인 면역력이 저하되어 감기와 같은 전염질환에 쉽게 걸리게 된다.

3) 우울증 선별도구

다양한 우울증 선별도구 중 DSM-5에 기반한 평가척도는 다음과 같다. DSM-5의 진단준거와 함께 평가척도를 사용하여 진단의 정확성을 높일 수 있다. 우울증 선별도구는 성인용(만 18세 이상)과 아동청소년용(만 11~17세)의 PROMIS 우울증 단축형 척도가 있다. 이 선별도구는 DSM-5 관련 미국정신의학회(APA; American Psychiatric Association)의 온라인 사이트(Online Assessment Measures(psychiatry.org))에서 다운받아 사용할 수 있다(APA, 2019).

표 8-6 우울증 척도-성인용(만 18세 이상)

우울증 척도

(PROMIS Emotional Distress-Depression -short Form)

먼저 지난 2주 동안 당신이 '흥미나 쾌락의 상실', '우울감, 절망감'으로 괴로웠다면 특히 지난 7일 동안 당신이 다음의 증상을 얼마나 겪었는지 평가합니다. 자신에게 해당하는 항목에 표시해 주십시오.

지난 7일 동안…

	문항	전혀 없었다 1	거의 없었다 2	가끔 있었다 3	자주 있었다 4	항상 있었다 5
1	무가치감을 느꼈다.					
2	기대할 것이 아무것도 없는 것처럼 느껴졌다.					
3	무력감을 느꼈다.					
4	슬펐다.					
5	실패자처럼 느껴졌다.					
6	우울했다.					
7	불행했다.					
8	절망감을 느꼈다					
	점수 누계					
	총 점					

원점수 해석			
증상없거나 미미함	경도	중등도	고도
17점 미만	17~22점 이하	23~32점 이하	33점 이상

* 정확히 T점수 표에 의한 해석이 필요한 경우 APA사이트 참조

출처: APA(2019). DSM-5 진단평가척도 핸드북(신민섭, 오서진, 권주수 역). 학지사.

표 8-7 우울증 척도-아동 · 청소년용(만 11~17세)

우울증 척도

(PROMIS Emotional Distress-Depression -short Form)

먼저 지난 2주 동안 당신이 '흥미나 쾌락의 상실', '우울감, 절망감'으로 괴로웠다면 특히 지난 7일 동안 당신이 다음의 증상을 얼마나 겪었는지 평가합니다. 자신에게 해당하는 항목에 표시해 주십시오.

지난 7일 동안…

	문항	전혀 없었다 1	거의 없었다 2	가끔 있었다 3	자주 있었다 4	항상 있었다 5
1	계속해서 슬펐다.					
2	혼자라고 느꼈다.					
3	내 삶에서 모든 것이 잘못되어 간다고 느꼈다.					
4	어떤 것도 제대로 할 수 없는 것처럼 느껴졌다.					
5	외로웠다.					
6	슬펐다.					
7	불행했다.					
8	내 인생이 잘못됐다고 생각했다.					
9	슬퍼서 친구들과 함께 뭘 하기가 힘들었다.					
10	어떤 것에도 관심이 없었다.					
11	스트레스를 받았다.					
12	너무 슬퍼서 먹을 수가 없었다.					
13	혼자 있고 싶었다.					
14	즐거움을 느끼기가 어려웠다.					
	점수 누계					
	총 점					

원점수 해석			
증상 없거나 미미함	경도	중등도	고도
32점 미만	32~38점 이하	39~53점 이하	54점 이상

출처: APA(2019). DSM-5 진단평가척도 핸드북(신민섭, 오서진, 권주수 역). 학지사.

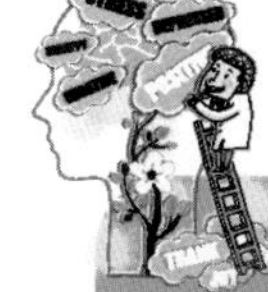

4) 대처방법

우울증은 비교적 가벼운 상황에서 회복되는 경우도 있지만 때론 인생의 중요한 업무수행이나 대인관계를 어렵게 한다. 학생이라면 학교생활, 직장인이라면 직장업무에 지장을 가져오기도 하며 심한 경우 자해와 자살시도 등의 행동으로 이어질 수 있어 적극적인 개입과 대처가 필요하다.

(1) 심리적 개입: 인지치료

우울증 치료의 대표적인 심리적 개입은 인지치료(Cognitive therapy)이다. 아론 벡(Beck, A.)이 이론적 근거를 제시하였으며 우울증은 부정적인 자동사고, 인지 오류, 역기능적 신념에 의해 발생하고 유지된다고 보았다(Beck et al, 1979). 인지치료는 우울을 가져오는 인지적 요인을 찾아 역기능적인 부분을 찾아보고 현실적이고 합리적인 생각으로 대체하여 우울증을 치료한다.

개입단계별로는 먼저 내담자를 우울하게 하는 환경적 생활 사건과 부정적인 생각을 조사한다. 탐색을 통해 생활 속에서 경험하는 사건의 의미를 어떻게 해석하는지 살펴보고 이러한 해석이 우울 증상과 어떻게 연결되는지 확인한다. 두 번째로 내담자의 해석의 내용에 대해 부정적인 자동사고와 함께 현실적인 타당성을 검토한다. 세 번째로 생활 사건의 경험에 대해 대안적으로 탐색해 보고, 보다 적응적인 생각으로 대체해 본다. 이때 습관화된 부정적 생각의 패턴을 확인해 보고 꾸준히 적응적인 생각으로 대체하는 노력을 한다. 마지막으로 우울증의 더 근원이 되는 역기능적 신념을 탐색하여 합리적인 신념으로 대체하도록 한다.

인지치료는 내담자가 자신과 자신의 삶에 대해 현실적이고 유연한 태도를 갖도록 유도한다. 인생의 좌절을 유연하게 넘어갈 수 있도록 지혜롭고 현명한 사람이 되도록 돕는 것이 목표다(권석만, 2000). 인지를 변화시키기 위해 다양한 행동적 기법이 함께 병행되어 인지행동치료(Cognitive Behavior Therapy)로 확장되기도 한다. 병행되는 행동적 기법에는 시간계획표 작성 및 실행하기, 대처기술 훈련, 자기생활 관찰표 작성하기 등이 있다.

[7일 감정 그래프 탐색]

7일 동안 저녁 동일한 시간을 정해서
☞자신의 하루 감정 중 가장 주된 감정에 이름과 수준(-10~0, 0~+10)을 확인해봅시다. ☞어떤 생각이 나의 감정에 반영되었는지 탐색해봅시다.

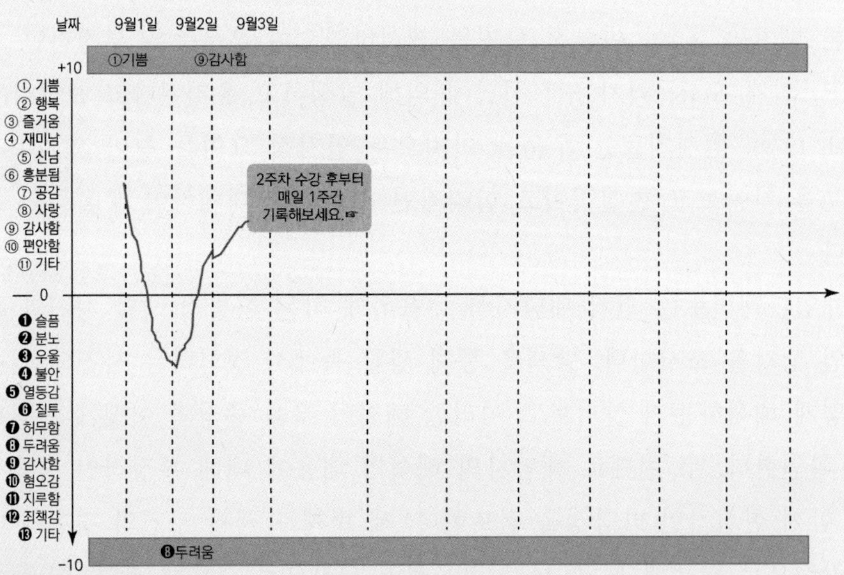

(2) 약물치료 및 그 밖의 물리적 치료

① 약물치료

약물치료의 기본은 약물을 통해 우울에 영향을 주는 뇌의 신경전달물질에 반응을 가져오게 하는 것이다. 우울증의 약물치료에는 크게 세 가지 약물이 사용된다. 첫째, 삼환계 항우울제(tricyclic antidepressants)이다. 단극성 우울증, 특히 심한 주요 우울증에 효과가 있는 것으로 보고되고 있다. 둘째, MAO억제제(monoamine oxidase inhibitor)는 비전형적 양상의 단극성 우울장애에 효과적으로 사용된다. 셋째, 선택적 세로토닌 재흡수 억제제(selective serotonin reuptake inhibitor, SSRI)로 SSRI는 신경전달물질인 세로토닌의 수준을 높여주는 기능을 하며, 치료 효과가 빠르고 부작용이 상대적으로 덜한 것으로 알려져 있다. SSRI의 대표적인 약물로는 플루옥세틴(상표명: 프로작 Prozac), 설트랄린(상표명: 졸로프트 Zoloft), 파로세틴(상표명: 팍실 Paxil)이 있다. 일반적으로 약물치료는 증상 완화에 효과가 있으나 때로 효과를 나타내지 못하는 대상자도 있고 재발을 예방하지 못한다는 한계가 있다. 가능한 심리적 개입과 함께 병행되는 것이 필요하다.

② 그 밖의 물리적 치료

전기충격치료(ECT, electroconvulsive therapy)는 머리에 일정한 전압의 전류를 연결하여 의도적인 경련을 일으키는 방법이다. 고전적인 치료방법이지만 실증적으로 우울장애에 효과적이라는 측면에서 아직까지 시행되고 있다. 1950년대~1960년대에 널리 사용되었고 현재는 전기충격에 대한 거부감으로 인해 항우울제 약물치료의 효과가 나타나지 않는 경우 사용이 권유되기도 한다.

또한 물리적 치료방법으로 광선치료(light therapy)가 있다. 눈에 아주 적은 양의 자외선을 포함한 빛을 노출시키는 방법으로 주로 계절성 우울증에 시행한다. 빛의 강도를 2,500럭스 정도 밝게 할 때 400럭스 이하의 어두운 빛보다 효과적으로 보고되고 있다.

2 양극성 및 관련 장애(Bipolar and Related Disorders)

1) 양극성 및 관련 장애의 이해

양극성 및 관련 장애는 DSM-5부터 우울장애와 분리되었다. 양극성 장애는 보통 조울증이라고 하는데 조증과 우울증이 번갈아 나타나거나 동시에 나타난다. 조증상태일 때는 기분이 심각하게 들뜬 상태, 비정상적 흥분, 과대망상 등이 나타나고 우울증 상태에서는 매사에 무기력하고 우울감, 자책감, 수면장애 등이 나타난다.

DSM-5에서는 양극성 및 관련 장애의 주요한 세부 유형으로 제I형 양극성 장애, 제II형 양극성 장애 및 순환성 장애로 구분하고 있다. 주된 원인과 유병률, 사례에 대해 양극성 장애를 중심으로 살펴보고자 한다.

(1) 원인

① 생물학적 원인

양극성 장애는 유전적 경향이 강한 생물학적 장애로 간주되어 왔다. 양극성 장애로 진단받은 대다수는 가족 중에 동일한 장애 또는 주요 우울장애를 경험한 사람이 있다. 실제 쌍둥이 및 입양 연구의 결과를 살펴보면 일란성 쌍둥이의 제I형 양극성 장애 일치도는 80%였으며, 이란성 쌍둥이의 일치도는 13%였다(Bertelsen et al, 1977). 입양 연구에서도 양극성 장애 자녀와 부모가 동일한 장애를 나타내는지 확인한 결과 양부모와의 동일성이 12%인 반면 생물학적 친부모는 동일성이 31%로 높게 나타났다. 이러한 유전 연구결과들을 일란성 쌍생아의 일치도가 100%는 아니라는 점에서 유전으로만 설명될 수는 없다.

신경생물학적 원인으로 가장 설명력이 있는 것은 주요 우울장애와도 연관되어 있는 노르에피네프린, 세로토닌, 도파민 등 카테콜아민(catecholamine) 가설이다. 노르에피네프린과 세로토닌의 부족이 우울증과 관련되어 있다면 도파민의 활성도 증가는 조증과 관련되어 나타난다. 또한 여러 가지 신경내분비 조절이상도 연관되는데 갑상선 기능저하는 우울증과 연관되는 반면 갑상선기능항진은 조증과 연관된다.

② 심리 · 사회환경적 원인

심리학적 원인으로 정신분석적 시각에서는 양극성 장애의 조증 증상을 무의식적 상실이나 자존감 손상에 대한 방어기제로 보고 있다(최송식 외, 2014). 인지 이론에서는 조증 증상을 나타내는 사람은 우울 증상을 보이는 사람과 마찬가지로 현실을 해석하는 데 왜곡사고를 나타낸다고 본다. 또한 심리사회적 스트레스 자극들은 양극성 장애의 발병을 유발할 수 있다(조용래 · 김빛나, 2016). 양극성 장애를 경험한 사람의 45~75%가 첫 발병 직전에 주요한 생활사건을 경험한 것으로 나타났다. 우울증 삽화(episode)[1]의 경우 주요 우울장애와 비슷하게 실직, 가족상실, 질병 등 부정적인 생활사건이 촉발요인이 된다면, 조증 삽화를 촉발하는 생활사건에는 목표달성 및 추구사건(새로운 일, 인간관계 시작, 공모전 참여 등) 등이 있다. 목표추구나 달성은 기

1) 삽화(episode): 정신장애 증상의 영향을 받아 정신, 행동 등 전반적인 수행 능력에 손상이 있는 상태가 유지되는 것을 말한다. 증상이 극심하게 나빠지거나 악화되는 불특정한 기간이 찾아오면 그것을 삽화라고 할 수 있다. 발생했을 때와 발생하지 않을 때의 구분이 명확하다.

능적인 측면이 있지만 과도하게 몰입하여 일상생활의 규칙성을 무너뜨려 경조증 촉발 혹은 재발 위험을 높인다.

(2) 유병률

양극성 장애의 평생 유병률은 미국, 영국 등 서양에서는 2.0~4.1% 정도로 보고되고 있으며 일본과 중국 등 아시아 국가의 경우 0.1%로 보고된다(보건복지부, 2017). 양극성 장애는 진단기준과 연구방법이 완전히 통일되지 않아 국가마다 차이가 있을 수 있으며 조증삽화의 경우 과대한 기분이 우울삽화에 비해 불편감이 적어 보고되지 않을 수 있다. 따라서 양극성 장애의 경우 유병률이 과소평가될 수 있다.

2016년 보건복지부의 조사결과에 따르면 양극성 장애의 평생 유병률은 전체 0.1%, 남성은 0.2%, 여성은 0.3%로 나타나 여성이 남성에 비해 다소 높게 나타났다. 1년 유병률도 동일하게 전체 인구 0.1%, 남성은 0.2%, 여성은 0.3%로 조사되었다. 연령대 중 30대에서 0.6%로 나타나, 가장 높은 유병률을 보였다. 전체 여성 중 미혼 집단에서 양극성 장애 1년 유병률이 0.6%로 가장 높게 도출되었다. 취업상태의 경우, 여성 미취업 집단이 0.6%로 가장 높은 유병률을 보였고, 거주지역에 따라서는 도시지역 거주자들이 농촌지역 거주자에 비해 높은 일년유병률을 보였다. 소득수준에 따라 살펴보면, 고소득층에서 유병률이 0.2%로 가장 높게 나타났다(보건복지부, 2017).

사례 + 양극성 장애 사례

로베르트 슈만(1810~1856)은 독일의 낭만주의 작곡가로 클라라와 브람스로 연결되는 열정적인 사랑으로 유명한 인물이다. 슈만의 곡 중 트로이메라이(꿈)는 우리나라 드마라에 가장 많이 애용되고 있다. 슈만은 어머니의 뜻에 따라 법대에 진학했지만 어려서부터 갖고 있던 음악에 대한 열정을 버릴 수가 없었다. 이에 피아노 교육자인 프리드리히 비크의 집에서 하숙을 하면서 교육을 받게 되었고, 비크의 딸인 피아노 신동, 클라라를 만나게 된다. 클라라와 슈만은 사랑하는 연인관계가 되었으나 스승인 비크는 슈만을 딸의 남편감으로 인정하지 않았다. 슈만의 나이는 클라라보다 9살이나 많았고, 피아노를 무리하게 연습하다가 4번째 손가락에 부상이 생겨 장래가 불투명했기 때문이다. 클라라가 21세 성인이 되면서 아버지의 극렬한 반대에도 불구하고 슈만과 결혼하게 되고 아버지 비크는 3년이 지나서야 두 사람을 인정하였다.

이후 슈만은 아름다운 곡을 작곡하고 클라라는 아름다운 연주를 해서 점점 유명해졌으나 이때 슈만은 양극성 장애로 인해 심각한 우울증에 빠지게 된다. 슈만은 클라라와의 결혼 직후인 1840년도와 1849년도에는 넘치는 에너지로 1년에 20곡이 넘는 작품을 완성했다. 하지만 1844년에는 한 곡도 완성하지 못했다. 이 시기에는 신경이 예민해져서 탈진했다고 되어있는데 심한 우울증으로 예민한 상태였던 것으로 보인다.

슈만의 양극성 장애는 점점 깊어졌다. 결국 1854년 슈만은 맨발로 집 밖으로 뛰쳐나가 라인강에 몸을 던지는 극단적 선택을 하고 만다. 다행히 지나가던 고깃배에 구조돼 목숨을 건졌지만, 가족의 짐이 될 수 없다는 생각에 슈만은 자진해서 엔데니히 정신 요양원에 입원했고 1856년에 숨을 거두었다. 이후 남은 클라라와 6명의 자녀 옆에 브람스가 함께했고 이들 가족을 돌보며 평생 독신으로 살다가 클라라가 세상을 떠난 뒤 브람스도 이듬해에 세상을 떠났다.

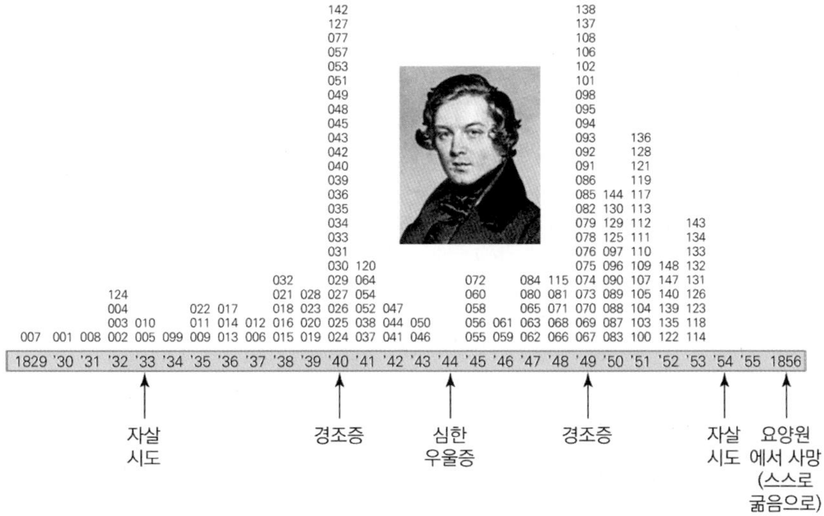

출처: 사진_슈만의 연도별 작곡수(https://pubmed.ncbi.nlm.nih.gov/13663552/)
전홍진(2020). 매우 예민한 사람들을 위한 책. pp65-69 요약

2) 진단기준 및 증상: DSM-5의 양극성 장애 세부유형

양극성 장애의 세부 유형으로 제Ⅰ형 양극성 장애, 제Ⅱ형 양극성 장애, 순환 감정장애가 있다.

(1) 제Ⅰ형 양극성 장애(Bipolar Ⅰ Disorder)의 진단기준

제Ⅰ형 양극성 장애를 진단하기 위해서는 조증 삽화에 대한 다음의 진단기준을 만족시켜야 한다. 조증 삽화는 경조증이나 주요우울 삽화 이전에 혹은 이후에 나타날 수 있다. 또한 일생의 한 번은 조증삽화가 있어야 제Ⅰ형 양극성 장애로 진단된다. 주요우울 삽화는 제Ⅰ형 양극성 장애에서 흔히 나타나지만 제Ⅰ형 양극성 장애를 진단하는 필수 조건은 아니다.

표 8-8 **제Ⅰ형 양극성 장애 진단기준(DSM-5)**

[조증삽화]

A. 비정상적으로 들뜨거나 의기양양하거나 과민한 기분 그리고 활동과 에너지의 증가가 적어도 일주일간(만약 입원이 필요한 정도라면 기간과 상관없이) 거의 매일, 하루 중 대부분 지속되는 분명한 기간이 있다.

B. 기분 장애 및 증가된 에너지와 활동을 보이는 기간 중 다음 증상 가운데 세 가지(또는 그 이상)를 보이며(기분이 단지 과민하기만 하다면 네 가지) 평소 모습에 비해 변화가 뚜렷하고 심각한 정도로 나타난다.
1. 자존감의 증가 또는 과대감
2. 수면에 대한 욕구감소(예, 단 3시간의 수면으로도 충분하다고 느낌)
3. 평소보다 말이 많아지거나 끊기 어려울 정도로 계속 말을 함.
4. 사고의 비약 또는 사고가 질주하듯 빠른 속도로 꼬리를 무는 듯한 주관적인 경험
5. 주관적으로 보고하거나 객관적으로 관찰되는 주의산만(예, 중요하지 않거나 관계없는 외적 자극에 너무 쉽게 주의가 분산됨)
6. 목표 지향적 활동의 증가(직장이나 학교에서의 사회적 활동 또는 성적활동) 또는 정신운동 초조(예, 목적이나 목표 없이 부산하게 움직임)
7. 고통스러운 결과를 초래할 가능성이 높은 활동에의 지나친 몰두(예, 과도한 쇼핑 등 과소비, 무분별한 성행위, 어리석은 사업 투자 등)

C. 기분장애가 사회적·직업적 기능의 현저한 손상을 초래할 정도로 충분히 심각하거나 자해나 타해를 예방하기 위해 입원이 필요 또는 정신병적 양상이 동반된다.

D. 삽화가 물질(예, 남용약물, 치료약물, 기타치료)의 생리적 효과나 다른 의학적 상태로 인한 것이 아니다.

[경조증 삽화]

A. 비정상적으로 들뜨거나 의기양양하거나 과민한 기분 그리고 활동과 에너지의 증가가 적어도 4일 연속으로 거의 매일, 하루 중 대부분 지속되는 분명한 기간이 있다.

B. 기분 장애 및 증가된 에너지와 활동을 보이는 기간 중 다음 증상 가운데 3가지(또는 그 이상)를 보이며 (기분이 단지 과민하기만 하다면 네 가지) 평소 모습에 비해 변화가 뚜렷하고 심각한 정도로 나타난다.
   1. 자존감의 증가 또는 과대감
   2. 수면에 대한 욕구감소(예, 단 3시간의 수면으로도 충분하다고 느낌)
   3. 평소보다 말이 많아지거나 끊기 어려울 정도로 계속 말을 함.
   4. 사고의 비약 또는 사고가 질주하듯 빠른 속도로 꼬리를 무는 듯한 주관적인 경험
   5. 주관적으로 보고하거나 객관적으로 관찰되는 주의산만(예, 중요하지 않거나 관계없는 외적 자극에 너무 쉽게 주의가 분산됨)
   6. 목표 지향적 활동의 증가(직장이나 학교에서의 사회적 활동 또는 성적활동) 또는 정신운동 초조(예, 목적이나 목표 없이 부산하게 움직임)
   7. 고통스러운 결과를 초래할 가능성이 높은 활동에의 지나친 몰두(예, 과도한 쇼핑 등 과소비, 무분별한 성행위, 어리석은 사업 투자 등)

C~F생략.

[주요우울 삽화]

A. 다음의 증상 가운데 5가지(또는 그 이상)의 증상이 2주 연속으로 지속되며 이전의 기능 상태와 비교할 때 변화를 보이는 경우 증상 가운데 적어도 하나는 (1)우울 기분이거나 (2)흥미나 즐거움의 상실이어야 한다.
   1. 하루 중 대부분 그리고 거의 매일 지속되는 우울 기분이 주관적인 보고(예, 슬픔, 공허감 또는 절망감)나 객관적인 관찰(예, 울 것 같은 표정)에서 드러남(주의점: 아동 · 청소년의 경우는 과민한 기분으로 나타나기도 함.)
   2. 거의 매일 하루 중 대부분 거의 또는 모든 일상 활동에 대해 흥미나 즐거움이 뚜렷하게 저하됨.
   3. 체중조절을 하고 있지 않은 상태에서 의미 있는 체중의 감소(예: 1개월 동안 5% 이상의 체중 변화)나 체중의 증가 거의 매일 나타나는 식욕의 감소나 증가가 있음(주의점: 아동에서는 체중 증가가 기대치에 미달되는 경우)
   4. 거의 매일 나타나는 불면이나 과다수면
   5. 거의 매일 나타나는 정신운동 초조나 지연(객관적으로 관찰 가능함, 단시 주관적인 좌불안석 또는 처지는 느낌뿐만은 아님)
   6. 거의 매일 나타나는 피로나 활력의 상실.
   7. 거의 매일 무가치감 또는 과도하거나 부적절한 죄책감(망상적일 수도 있는)을 느낌
   8. 거의 매일 나타나는 사고력이나 집중력의 감소 또는 우유부단함(주관적으로 호소하거나 객관적으로 관찰 가능함)
   9. 반복적인 죽음에 대한 생각(단지 죽음에 대한 두려움이 아닌) 구체적인 계획 없이 반복된 자살사고 또는 자살시도나 자살 수행에 대한 구체적인 계획

B. 증상이 사회적, 직업적 또는 다른 중요한 기능 영역에서 임상적으로 현저한 고통이나 손상을 초래한다.

C. 삽화가 물질의 생리적 효과나 다른 의학적 상태로 인한 것이 아니다.

제 I 형 양극성 장애
A. 적어도 1회의 조증 삽화를 만족한다.('조증 삽화' 하단의 진단기준 A부터 D까지) B. 조증 및 주요우울 삽화는 조현정동장애, 조현병, 조현양상장애, 망상장애, 달리 명시된 또는 명시되지 않는 조현병 스펙트럼 및 기타 정신병적 장애로 더 잘 설명되지 않는다.

출처: American Psychiatric Association(2013). DSM-5

(2) 제 II 형 양극성 장애(Bipolar II Disorder)의 진단기준

제Ⅱ형 양극성 장애를 진단하기 위해서는 다음에 나오는 현재 또는 과거의 경조증 삽화의 진단기준을 만족하는 동시에 현재 또는 과거의 주요우울 삽화의 진단기준을 만족해야 한다.

표 8-9 제 II 형 양극성 장애 진단기준(DSM-5)

[경조증 삽화] I 형의 경조증 삽화 참조 [주요우울 삽화] I 형의 주요우울 삽화 참조 **제 II 형 양극성 장애** A. 적어도 1회의 경조증 삽화(앞의 '경조증 삽화'의 진단기준 A부터 F)와 적어도 1회의 주요우울 삽화(앞의 '주요우울 삽화'의 진단기준 A~C)의 진단기준을 만족시킨다. B. 조증삽화는 1회도 없어야 한다. C. 경조증 삽화와 주요우울 삽화의 발생이 조현정동장애, 조현병, 조현양상장애, 망상장애, 달리 명시된 또는 명시되지 않는 조현병 스펙트럼 및 기타 정신병적 장애로 더 잘 설명되지 않는다. D. 우울증의 증상 또는 우울증과 경조증의 잦은 순환으로 인한 예측 불가능성이 사회적, 직업적 또는 다른 중요한 기능 영역에서 임상적으로 현저한 고통이나 손상을 초래한다.

출처: American Psychiatric Association(2013). DSM-5

(3) 순환감정장애(Cyclothymic Disorder)

순환감정장애는 경조증 증상의 주기들과 우울증 증상의 주기들이 포함된 만성적인 기분장애 특성을 지닌다. 순환감정장애는 증상 정도가 가벼운 양극성 장애 II의 형태로 볼 수 있다. 순환감정장애로 진단되기 위해서는 처음 2년 시기에 증상이 지속적이어야 하고 증상이 없는 시기가 2개월 이상이면 안 된다.

표 8-10 **순환감정장애 진단기준(DSM-5)**

A. 적어도 2년 동안(아동 · 청소년에는 1년) 다수의 경조증 기간(경조증 삽화의 진단기준을 충족하지 않는)과 우울증 기간(주요우울 삽화의 진단기준을 충족하지 않는)이 있어야 한다.
B. 2년 이상의 기간 동안(아동 · 청소년에는 1년), 경조증 기간과 우울증 기간이 절반 이상 차지해야 하고 증상이 없는 기간이 2개월 이상 지속되어서는 안 된다.
C. 주요우울 삽화, 조증 삽화 또는 경조증 삽화가 존재하지 않는다.
D. 진단기준 A의 증상이 조현정동장애, 조현병, 조현양상장애, 망상장애, 달리 명시된 또는 명시되지 않는 조현병 스펙트럼 및 기타 정신병적 장애로 더 잘 설명되지 않는다.
E. 증상이 물질(예, 남용약물, 치료약물)의 생리적 효과나 다른 의학적 상태(예, 갑상선기능항진증)로 인한 것이 아니어야 한다.
F. 증상이 사회적, 직업적 또는 다른 중요한 기능 영역에서 임상적으로 현저한 고통이나 손상을 초래한다.

출처: American Psychiatric Association(2013). DSM-5

3) 조증 선별도구

제 I 유형 양극성 장애를 진단하기 위해서는 조증 삽화에 대한 다음의 진단기준을 만족시켜야 한다. DSM-5에 기반한 조증 선별도구는 표 8-11과 같다. 이 선별도구는 DSM-5 관련 미국정신의학회(APA; American Psychiatric Association)의 온라인 사이트(Online Assessment Measures [psychiatry.org])에서 다운받아 사용할 수 있다(APA, 2019).

표 8-11 조증 척도-성인용(만 18세 이상)

조증 척도

(Altman Self-Rating Mania Scale: ASMR)

먼저 지난 2주 동안 당신이 심각한 수준으로 '평소보다 적게 잤지만 에너지가 넘침' 또는 '평소보다 많은 활동을 시작하거나 위험한 행동을 하게 됨'으로 괴로웠다면, 다음 아래의 5개의 문항에 대해 자신의 감정을 가장 잘 설명하는 항목에 표시해 주십시오.

지난 7일간..

항목 1	
□ 0	평소보다 더 행복하거나 쾌활하지 않다.
□ 1	가끔 평소보다 더 행복하거나 쾌활하다.
□ 2	종종 평소보다 더 행복하거나 쾌활하다.
□ 3	자주 평소보다 더 행복하거나 쾌활하다.
□ 4	항상 평소보다 더 행복하거나 쾌활하다.
항목 2	
□ 0	평소보다 더 자신감을 느끼지 않는다.
□ 1	가끔 평소보다 더 자신감이 느껴진다.
□ 2	종종 평소보다 더 자신감이 느껴진다.
□ 3	자주 평소보다 더 자신감이 느껴진다.
□ 4	모든 시간 동안 지나치게 자신감이 느껴진다.
항목 3	
□ 0	평소보다 잠잘 필요가 적게 느껴지지 않는다.
□ 1	가끔 평소보다 잠잘 필요가 적게 느껴진다.
□ 2	종종 평소보다 잠잘 필요가 적게 느껴진다.
□ 3	자주 평소보다 잠잘 필요가 적게 느껴진다.
□ 4	밤낮 동안 전혀 잠을 자지 않고도 피곤함을 느끼지 않고 지낼 수 있다.
항목 4	
□ 0	평소보다 말을 더 많이 하지 않는다.
□ 1	가끔 평소보다 더 말을 많이 한다.
□ 2	종종 평소보다 더 말을 많이 한다.
□ 3	자주 평소보다 더 말을 많이 한다.
□ 4	누군가가 끼어들 틈 없이 계속해서 말을 한다.

항목 5	
□ 0	평소보다 더 활동적(사회생활, 성, 직장, 가정, 학교생활)이지 않았다.
□ 1	가끔 평소보다 더 활동적이었다.
□ 2	종종 평소보다 더 활동적이었다.
□ 3	자주 평소보다 더 활동적이었다.
□ 4	항상 평소보다 더 활동적이고, 끊임없이 움직였다.
총 점	

원점수 해석	
5점 이하	6점 이상
- 임상적으로 유의한 조증 증상과 관련 적음	- 조증 혹은 경조증 상태일 확률이 높음 - 추가적인 진단 절차 및 치료 필요함

출처: APA(2019). DSM-5 진단평가척도 핸드북(신민섭, 오서진, 권주수 역). 학지사.

4) 대처방법

양극성 장애는 생심리사회적(biopsychosocial) 특성을 잘 반영한 통합적 접근이 필요하다. 생물학적 취약성을 보완하기 위한 약물치료를 기본으로 지속적인 유지를 위한 심리사회적 접근이 함께 계획되어야 한다.

(1) 약물치료

항조증 약물에는 리튬(Lithium)이 주로 처방되며 급성기 조증완화와 재발을 예방한다. 조증삽화에는 리튬 이외에도 퀘티아핀(Quetiapine), 올라자핀(Olanzapine), 리스페리돈(Risperidone) 등 비전형 항정신약물이 사용되고 있다. 비전형 항정신약물은 21세기 들어 많이 개발되고 있고 빠른 진정효과를 나타내고 있다. 이전의 전형 항정신약물에 비해 부작용이 덜한 편이지만 복용 시 졸림과 입마름, 손 떨림, 어지러움, 변비, 체중 증가가 나타날 수 있다. 양극성 장애시 우울 증상에 대한 항우울제 처방에 대해서는 우울 자체의 호전과 약물로 인한 경조증을 유발하지 않아야 하므로 처방이 까다롭다. 보통은 조증과 우울증 증상완화에 도움이 되는 리튬이 사용된다(대한우울 · 조울병학회, 2014). 처방받은 약물을 매일 꾸준히 복용하고 자신이 스스로 증상 및 부작용을 모니터링하는 것과 약의 부작용과 잠재적인 증상이 나타나는 것을 빨리 발견하는 것이 양극성 장애의 약물치료에 중요한 사항이다.

(2) 심리 · 사회적 개입

① 대인관계 및 사회적 리듬 치료

대인관계 및 사회적 리듬치료(Interpersonal & Social Rhythm Therapy: IPSRT)는 임상심리학자 프랭크(Frank)와 정신과 의사 쿠퍼(Kupfer) 등이 개발한 양극성 장애에 특화된 치료 프로그램이다(조용래 · 김빛나, 2016). 양극성 장애는 주로 사람과의 관계에서 촉발되므로 대인관계의 안정을 가져오고, 일상생활의 규칙성을 안정화시키는 것이 재발방지에 도움이 된다. 치료의 첫 단계에는 대상자의 사회적 리듬이 어떤지 사회적 리듬 차트[2]를 활용하여 일상생활을 요일과 시간대별로 기록하고 점검하며 감정조절에 중요한 일상생활의 특정한 패턴을 발견한다. 이후 사회적 리듬을 무너뜨리는 촉발요인을 찾고 최적의 사회적 리듬을 찾을 수 있는 수면패턴, 사회적 상호작용의 양, 다양한 자극의 결과 등을 찾는 것이다. 양극성 장애를 경험하게 될 때 다른 사람들보다 최적의 규칙성을 유지하는 것이 도움이 된다. 치료 종결기에는 재발 위험 시 행동지침 즉 조증이 나타날 때 기분, 생각, 수면패턴의 변화 등을 정리해 목록을 작성하여 초기 신호가 나타날 때 예방계획(병원에 전화하

2) 잠자리에서 일어난 시간부터 다른 사람과의 만남, 식사, 수면을 기록하는 도표로 일, 학업, 식사 등을 누구와 함께했는지 얼마나 자극이 되었는지를 그날의 기분과 에너지 수준과 함께 매일 5~15분 정도 작성하도록 하는 것이다.

기, 응급실 내원, 가족전화, 홈쇼핑 광고 보지 않기 등)을 세우고 문서화하여 언제든 볼 수 있도록 해결방법을 모색한다.

② 기타 통합적 인지행동치료

통합적 인지행동치료의 목표는 치료를 지속시키기 위해 양극성 장애를 경험하는 당사자와 가족 모두의 협력을 최대한 이끌어내는 것이다. 이를 위해 치료전반에 당사자와 가족교육을 병행한다. 양극성 장애의 증상을 모니터링하는 방법과 새로운 삽화를 조기에 확인하는 방법을 교육하며 처방된 약물에 대한 교육도 실시한다. 또한 스트레스에 대한 대처관리도 효과적으로 하기 위해서 다양한 인지행동적 접근, 의사소통 훈련도 병행하게 된다.

CHAPTER

09 물질 관련 및 중독장애

중독으로 인한 폐해는 알코올, 마약, 도박 등 중독 행위로 인한 중독자 양산뿐 아니라 가족, 사회적, 경제적 문제까지 심각한 상황을 초래한다. 중독문제는 크게 물질중독과 비물질중독으로 구분된다. 물질중독은 알코올, 약물 등 화학물질에 의해 신체적 · 심리적으로 중독되는 것이고, 비물질중독은 도박, 게임, 인터넷 과사용 등 물질이 아닌 어떤 행동을 반복하며 중독되는 것으로 구분 지어 볼 수 있다. DSM-5에서는 물질 관련 및 중독장애(Substance-Related and Addictive Disorder) 진단으로 알코올, 담배, 마약류 및 도박장애를 진단 내리고 있다. 중독문제에 있어 중독의 종류는 모두 다르지만 중독 과정에 있어 일부 유사한 진행과정과 회복 과정을 보이고 있어 정신건강 전문가들의 중독에 대한 기본적인 이해 및 지식이 요구되며, 또한 동시에 중독 회복에 대한 전문적인 개입과 실천 지식을 습득해야 한다.

1 물질 관련 및 중독장애

물질, 즉 약물은 중추신경계에 작용하여 인체에 영향을 미치며 인간의 외적 행동뿐 아니라 내적인 감정도 변화시키며 오랫동안 반복 사용하는 경우에는 중독에 이르는 질환을 유발한다. 습관성 물질은 중추신경계(central nervous system, CNS)에 미치는 영향에 따라 중추신경 흥분제와 중추신경 억제제로 나눌 수 있다. 중추신경 흥분제는 코카인, 암페타민, 니코틴, 카페인, 각성제 등이며 소량 투여 시 정신이 명료해지고 기분이 상승하며 심장이 빨리 뛰고 혈압이 올라간다. 그러나 과량 투여 시 환각 및 다행감이 느껴지고 강한 우월감을 느끼게 되었다가 혈중 농도가 급격히 저하되면서 신경이 예민해지고 초조 불안해지며 과민하고 우울한 상태로 변하게 된다.

반대로 중추신경 억제제인 헤로인, 모르핀, 알코올 등은 중추신경계의 기능을 저하시켜 진정작용을 유발하고 졸리고 나른하게 만든다. 과량 투여 시 혈중 농도가 급격히 상승하면서 불안감, 진전 등을 유발하며 호흡억제나 혼수상태를 일으킨다. 대마초나 일부 환각제, 그리고 최근 등장한 신종 약물 등은 흥분제 또는 억제제 등을 구분하기 어려우며 지각 기능과 과정에 영향을 미치며 작용하는 환각제로 사용된다. 우리나라는 '마약류 관리에 관한 법률(법률 제4632호)'에 따라 마약, 향정신성 의약품, 대마 등의 사용을 규제하고 있다.

물질에 대한 과사용, 남용 및 중독은 다양한 관점으로 이해되어 왔다. 과거 알코올중독이나 니코틴 중독을 포함하여 중독성 질환은 개인의 습관이나 취향의 문제로 이해되고 문제가 발생될 때도 개인의 의지 문제로 접근하기도 하였다. 그러나 중독문제는 정신과 신체에 영향을 주는 정신건강의 문제로, 계속 사용하고 싶은 충동과 갈망을 느끼고 양이 늘어나거나 금단 증상이 나타나기도 하며, 강박적 사고와 조절 능력을 상실하게 된다. 먼저, 알코올중독을 통해 우리나라의 물질중독의 의미와 폐해를 살펴보고자 한다.

1) 알코올중독의 이해

알코올중독은 진행적이고 만성적이며, 결국 죽음까지 이를 수 있는 치명적인 질환이다. 많은 양의 알코올을 반복적으로 섭취하여 신체 및 정신적으로 의존하고 가족, 직장, 사회생활 전반에 걸쳐 심각한 문제를 일으키게 된다. 알코올중독은 심리·사회·문화적인 원인과 정신과적인 증상을 이해하고, 성격적인 특징까지 살펴보아야 하는 질환이다.

국민건강 통계에 따르면 알코올 사용장애 평생 유병률은 2008년 16.2%, 2013년 13.4%, 2018년 12.2%로 조금씩 감소하고 있는 것으로 나타났지만 2018년 국민건강통계 결과에 따르면, 주 2회 이상 음주하고 1회 평균 7잔(여성 5잔) 이상 음주한 고위험 음주자의 비율은 14.7%로 2017년(14.2%)보다 0.5% 증가한 것으로 나타났다.

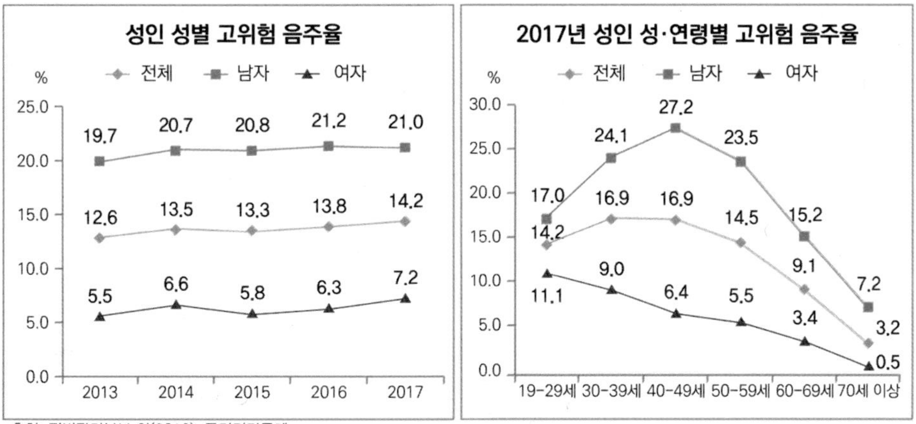

출처: 질병관리본부 외(2018). 국민건강통계.

그림 9-1 성인 고위험 음주율 통계

2001년 이후 5년마다 주기적으로 실시되는 정신질환실태 역학조사(2017)에 의하면 2016년 알코올 사용장애의 평생 유병률은 12.2%로, 남자가 18.1%, 여자가 6.4%로 나타났다. 알코올 사용장애 1년 유병률은 3.5%로, 지난 한 해 동안 알코올 사용장애에 이환된 18세 이상의 사람은 약 139만 명으로 추산되었다. 그러나 알코올중독자의 정신건강서비스 이용률은 12.1%로 타 정신질환 이용률 22.2%에 비해 저조한 실정이다. 알코올중독의 주요 신호로는 몰래 마시거나 혼자서 마시고, 음주량이 증가하는 내성이 나타나고 술 마신 다음 날 다시 해장술을 마시는 등 과도한 알코올 사용으로 인한 갈망과 충동성이 나타난다. 반복된 물질 사용으로 자기 통제가 불가능하여 취할 때까지 마시는 통제되지 않는 행동, 필름이 끊기거나 심하게 나타나는 금단 증상 등 심리적 · 인지적 · 행동적 손상이 나타난다.

2) 알코올중독의 원인

알코올중독은 생물 · 심리 · 사회학적 원인 등 다양한 원인을 찾아볼 수 있다. 유전적 요인도 알코올중독의 원인으로서 탐색되어 왔으며 문화 민족성도 알코올중독 발병률에 영향을 미치기도 하고(조성진 외, 1998) 알코올중독은 가족 특유의 질병으로 밝혀지기도 했다(Strassner, 1993: 4-5). 따라서 알코올중독은 단일한 원인보다 여러 가지 원인이 복합적으로 작용하는 것으로 이해될 필요가 있다(Abbott et al., 2000).

(1) 생물학적 원인

알코올중독의 원인으로 생물학적, 유전적 요인은 오랫동안 다루어져 왔으나 연구 부위가 인간의 뇌라는 제한점으로 생물학적 원인을 찾아내기 어려웠다. 카이즈(Kaij, 1960)의 남성 쌍생아 연구에서 일란성 쌍생아 집단의 알코올 남용 일치율은 54%, 이란성 쌍생아 일치율은 28%로 나타났다. 보만(Bohman, 1978)은 입양인 2,000명의 조사 연구에서 생물학적 부모의 알코올중독 여부와 입양 보낸 아이와의 알코올중독 문제가 유의미한 관계를 지니고 있음을 밝혀내었다. 이는 알코올중독 문제를 가진 사람의 부모 또는 친척 중 중독문제를 가진 사람이 있을 때 자녀에게서 중독 문제가 있을 수 있음을 설명하며, 중독 가정에서 성장한 일부 자녀는 중독 문제가 있는 배우자를 선택하는 경우도 보고되고 있다(서화정, 1993).

뇌의 도파민과 세토로닌과 같은 신경전달물질은 중독 및 기타 강박 행동에 관여된다고 보고되었다. 낮은 도파민 수준은 스트레스와 관련되고, 높은 도파민 수준은 쾌감과 관련된다. 알코올과 같은 습관성 행동을 유발하는 물질들은 보상회로의 도파민 분비를 자극하는데 알코올은 일시적으로 도파민을 증가시켜 기분을 좋게 만들고 이러한 경험은 다시 스트레스를 느낄 때 동일한 만족감을 얻기 위해 다시 알코올을 사용하게 된다. 그러나 잦은 알코올 사용은 시간이 지나면서 만성화되고 정상적인 뇌 기능 및 뇌 전달물질의 흐름을 방해하며 무의미한 중독 행동을 반복하게 된다.

(2) 심리학적 원인

① 정신분석이론

알코올중독은 다양한 심리적 원인을 찾아볼 수 있는데 특히 정신분석이론을 비롯하여 성격이론 등에서 그 원인을 찾아볼 수 있다. 프로이트는 구순기 시절 부모의 애정의 부족이나 만족을 얻지 못할 때 구순기적 고착에 의해 알코올중독으로 전환된다고 하였다(Chordokoff, 1964). 알코올중독자는 낮은 자존감, 무가치함, 부적절함 등의 감정을 부인하고 억압하여 무의식적 욕구로 나타나고, 현실적인 삶에서 자신의 욕구들이 안전하게 표출될 수 없는 심리적 갈등을 경험한다. 내적으로는 불안하거나 의존하고자 하는 욕구가 있지만 반면 통제하고 성취하고자 하는 욕구 사이에 갈등이 나타난다. 알코올중독자는 이때 나타나는 갈등을 부인하고 지나친 자기애적인 방어를 보이며 이를 알코올로 해결하게 된다. 좌절된 욕구나 야망이 알코올을 통해 심리적 이완감과 성취를 느끼게 해주고 이를 경험하기 위해 반복적으로 음주를 하게 되는 것이다(Mcelland, 1983). 알코올중독자는 자기 파괴적인 음주를 계속하며 뿌리 깊은 열등감과 의존 욕구를 부인하고 거대한 자기애를 줄여나가려고 한다. 나이트(Knight)는 이러한 심리는 적대감, 죄의식, 자학적 경향으로 움직이며 음주탐닉은 욕구좌절을 유발하며 악순환이 반복된다고 하였다.

② 사회학습이론

사회학습이론에 따르면 유기체는 긍정적 보상이 뒤따르는 행동을 반복하는 경향이 있다. 밀러(Miller)와 바로우(Barlow)는 개인이 술을 마심으로써 불안이 해소되고, 편안한 경험을 반복하면서 습관적 음주로 진행된다고 하였으며 셔번(Shoben) 또한 첫 음주에서 얻은 불안 해소 경험이 알코올중독으로 강화되는 요건이 된다고 하였다. 달라드(Dollard, 1950)도 공포와 갈등을 직면했을 때 술을 마신 후 마음이 편해지는 경험을 하게 되면서 알코올의 효능을 계속 유지하게 된다고 하였다.

어린 시절 선배나 또래집단을 통해 음주문화를 배우게 되고, 음주를 통해 문제를 해결하거나 갈등이 해결되는 사회적 경험을 통해 '술을 마시면 즐거울 것이다', '술을 마시면 문제가 해결될 것이다'와 같은 기대를 가질 수 있게 된다. 실제적인 정서 경험보다 자신의 기대에 의해 음주를 하게 되었을 때 술의 생리적 효과와 술에 대한 기대가 합쳐지면서 술의 긍정적인 효과를 느끼게 되는 것이다(정남운, 2000).

(3) 사회문화적 원인

사회문화는 음주에 있어 알코올 사용 효과와 표준량에 대한 태도, 믿음, 기대를 발달시킨다. 사회에서 수용 가능한 음주 행동에 대한 기준과 수용할 수 없는 행위에 대한 처벌 등이 강화될수록 과음과 만취 등의 문제를 보다 적극적으로 대처할 수 있다. 일부 하위문화에서도 음주 행동에 대한 태도, 규칙, 기대를 발달시킬 수 있는데 예를 들어 폭음은 대학생에게 수용될 수 있고 정상적으로 이해될 수 있으나 엄격한 종교집단 사람들에게는 그렇지 않을 수도 있다. 문화권마다 음주 습관 및 관용에 대한 태도는 사회 전반으로 음주문화에 영향을 미치고, 또한 민족성과도 관련되는데, 아일랜드, 프랑스 문화권에서는 알코올중독을 중대한 결점으로 생각하지 않는 특징이 있다(Levin, 1989).

3) 알코올중독 진단기준

알코올 관련 장애 진단 구분은 표 9-1의 11개 진단기준 중 2개 이상 해당되면 알코올 사용장애로 진단된다. 진단 중 2~3개에 해당되면 경도(mild), 4~5개에 해당되면 중등도(moderate), 6개 이상 해당되는 경우는 중증도(severe)로 구분하고 있다.

표 9-1 **알코올 사용장애 진단기준(DSM-5)**

A. 임상적으로 현저한 손상이나 고통을 일으키는 문제적 알코올 사용 양상이 지난 12개월 사이에 다음의 항목 중 최소한 2개 이상 나타난다.

1. 알코올을 종종 의도했던 것보다 많은 양, 혹은 오랜 기간 동안 사용함
2. 알코올 사용을 줄이거나 조절하려는 지속적인 욕구가 있음. 혹은 사용을 줄이거나 조절하려고 노력했지만 실패한 경험들이 있음
3. 알코올을 구하거나, 사용하거나 그 효과에서 벗어나기 위한 활동에 많은 시간을 보냄
4. 알코올에 대한 갈망감, 혹은 강한 바람, 혹은 욕구
5. 반복적인 알코올 사용으로 인해 직장, 학교 혹은 가정에서의 주요한 역할 책임 수행에 실패함
6. 알코올의 영향으로 지속적으로, 혹은 반복적으로 사회적 혹은 대인관계 문제가 발행하거나 악화됨에도 불구하고 알코올 사용을 지속함
7. 알코올 사용으로 인해 중요한 사회적, 직업적 혹은 여가 활동을 포기하거나 줄임
8. 신체적으로 해가 되는 상황에서도 반복적으로 알코올을 사용함
9. 알코올 사용으로 인해 지속적으로, 혹은 반복적으로 신체적 · 심리적 문제가 유발되거나 악화될 가능성이 높다는 것을 알면서도 계속 알코올을 사용함
10. 내성, 다음 중 하나로 정의됨
    a. 중독이나 원하는 효과를 얻기 위해 알코올 사용량의 뚜렷한 증가가 필요
    b. 동일한 용량의 알코올을 계속 사용할 경우 효과가 현저히 감소
11. 금단, 다음 중 하나로 나타남
    a. 알코올의 특징적인 금단 증후군(손 떨림, 불면, 식은땀, 오심 또는 구토, 환시, 환각, 불안, 초조 등)
    b. 금단 증상을 완화하거나 피하기 위해 알코올(혹은 벤조디아제핀 같은 비슷한 관련 물질)을 사용

출처: American Psychiatric Association(2013). DSM-5

4) 알코올중독의 주요 증상

(1) 신체적 증상 및 문제

오랫동안 지속된 음주는 신체적으로 심각한 영향을 미친다. 알코올은 대표적으로 간 기능에 영향을 미치는데 간은 술의 독성을 분해 해독하는 장기이면서도 알코올 대사 산물인 아세트알데히드에 의해 손상을 받는다. 음주 초기에는 지방간 등의 증상이 나타나며 일부 술을 끊고 치료를 받으면 호전되기도 한다. 그러나 지속적인 음주로 알코올성 간염이 생기고 주량이 많아질수록 간경화에 걸릴 확률이 높아진다. 간경화는 지방간과 달리 술을 끊어도 호전되지 않고 재생능력도 상실한다.

또한 알코올은 심근경색 등 심장기관의 장애를 일으키고, 식도나 위 및 내분비계 및 췌장의 손상을 일으키고 항문 등 혈액기관의 장애도 유발하게 된다. 과음하는 사람들에게 고혈압 등 관상동맥 질환도 발생하고 성욕 감퇴와 암, 심내막염증 등 다양한 신체적 질환이 유발된다. 특히 기억상실 증상 및 알코올성 다발신경염(신경 말단의 무감각 또는 통증, 운동과 행동의 장애, 혼란, 졸도 등의 증상 유발) 등 신경계의 장애 등이 나타날 수 있다.

① 알코올 금단

알코올 금단은 오랫동안 과음 후 갑자기 술을 끊었을 때 나타나는 증상으로 손 떨림, 식은땀, 긴장 등의 낮은 증상부터 쫓기는 기분, 환청, 환시, 발작 등의 진전섬망까지 다양한 증상이 나타난다. 오랫동안 장취를 해온 사람들은 금단증상이 나타나기 전 다시 술을 마셔서 금단증상을 완화시킨다. 알코올 금단 증상은 술을 마시지 않은 2일 정도가 지났을 때 그 고통이 절정에 달하고 4~5일 정도 지나면 증상이 완화된다. 그러나 이 기간이 지난 뒤에도 불면, 불안, 자율신경계 저하 같은 증상은 계속 나타나기도 한다.

② 알코올 진전섬망

알코올 진전섬망은 심각한 금단 현상 중 하나이며 심한 떨림, 지남력 상실 등이 나타나고, 열과 땀이 나거나 혈압이 높아지고 호흡이 빨라지는 등 과도한 활동성과 착각, 환각이 나타나기도 한다. 지속 기간은 짧은 편이며 진전섬망을 보이는 사람들 중 15%는 24시간 이내에 증상이 완화된다. 진전섬망은 알코올 사용장애를 가진 사람들의 5% 내에서 보이며 드물지만 치명적인 영향을 미치기 때문에 응급상태로 다루어져야 한다.

③ 알코올 기억상실증

알코올 기억상실증은 급성과 만성으로 나타나며 코르사코프 증후군(Korsakoff's syndrome)이라 불리는데 단기기억의 심각한 손상, 자발성 저하 등이 나타나며 상실된 기억을 메꾸기 위한 작화증 등이 나타나기도 한다. 알코올 기억상실이 나타나는 나이는 다양하지만 기억상실증이 나타나는 클라이언트 중 26%는 완전히 회복하지 못하고 일부 심각한 경우에는 뇌의 기질적 변화를 일으키는 알코올성 치매가 나타날 수 있다.

(2) 심리적 증상 및 문제

알코올중독자들은 알코올 문제가 심각해지면서 낮은 자존감, 자기 증오심, 자기중심적 생각 등이 나타나는 심리적 변화를 경험한다. 특히 알코올 문제로 인한 황폐화의 수준은 단계에 걸쳐 진행된다(Fishbein & Pease, 1996).

① 알코올중독 증상이 나타나기 전 단계(Prealcholic Symptomatic phase)

가끔씩 음주로 긴장을 풀거나 스트레스를 경감하게 된다. 음주자들이 초기 간헐적으로 음주를 하지만 어떤 음주자들은 생물학적, 문화적 원인에 의해 알코올중독이 가속화되기도 한다. 스트레스 해소를 위한 음주빈도가 많아지고 그로 인해 알코올의 내성도 생기기 때문에 과거의 음주량보다 더 많은 양의 음주를 하게 된다.

② 전구적 단계(Prodromal phase)

일시적으로 필름이 끊기는 등의 증상이 나타나면 전구적 단계가 시작한다는 표시이다. 필름 끊김(Black out)은 의식 상실은 아니지만 그 순간에 있었던 일들을 기억하지 못하며 어떤 이야기를 나누었는지 어떤 행동을 했는지 기억하지 못한다. 필름 끊김 현상이 나타난 후 일어난 행동을 기억하지 못해 자신의 음주에 불편감을 느끼지만 여전히 음주에 몰두하게 되고 음주사실을 감추고 몰래 마시게 되는 행동이 많아지고 죄책감이 증가한다. 첫 잔을 단숨에 마시거나 꿀꺽꿀꺽 마시며 음주로 인한 대화나 언급을 피한다.

③ 중대한 단계(Crucial phase)

중대 단계에서는 음주에 대한 조절 능력이 상실한다. 음주를 하게 되면 평소 계획한 양보다 더 많이 마시게 된다. 한번 음주를 하게 되면 그만 마시기가 쉽지 않아 끝장을 보게 되며 만취할 때까지 술을 마신다. 아침에도 해장술을 하거나 직장, 학교, 사회 생활에 문제를 경험하고 사람들을 피하게 된다. 음주 행동에 대한 합리화, 자기 과장적인 행동, 공격적 행동, 자책감과 자존감의 상실 등이 나타나면서 문제가 생긴다. 술을 끊어보는 금주 기간도 나타나지만 대체로 실패하며 자기연민, 도피, 비이성적 원망들이 심하게 나타난다. 이 시기에 일부 중독자들은 알코올로 인한 첫 입원이 시작된다.

④ 만성적 단계(Chronical Phase)

만성 단계에서는 한번 음주를 시작하면 수일 동안 만취하게 된다. 음주에 대한 강박성과 심각한 신체적, 심리정서적 문제를 갖게 된다. 사고의 손상, 도덕적 황폐화, 알코올로 인한 정신과적 음주, 사회적으로 열등한 사람들과의 음주, 비음료성 알코올 섭취 등이 나타난다. 젤리넥(Jellineck)은 이 시기의 알코올중독자에 대해 '바닥치기(Hits Bottom)' 상태라고 하였으며 갈 데까지 간 상태라고 하였다.

표 9-2 **알코올중독의 단계**

STEP 1단계: 전구단계		
• 해방감을 위해 때때로 마심	• 해방감을 위해 매일 마심	• 알코올에 대한 내성 증가
STEP 2단계: 진행성 단계		
• 최초의 기억상실(필름 끊김)	• 음주에 대한 논의를 피함	• 은밀한 음주
• 기억상실이 증가	• 꿀꺽꿀꺽 마심	• 음주에 대한 죄의식
STEP 3단계: 중대한 위기 단계		
• 음주조절 능력을 상실	• 사회적 압박감으로부터의 회피	• 알코올중독에 대한 변명
• 공격적 행동(과장된 태도)	• 끊임없는 가책	• 일시적 음주 중단
• 직장을 잃거나 그만둠	• 자기연민에 빠짐	• 불합리한 원한을 가짐
• 영양에 무관심하며 외모에 무신경	• 성적 욕구가 감퇴	• 질투와 의처증이 생김
• 해장술을 마심	• 음주 후 습관의 변화	• 알코올로 인한 첫 입원
STEP 4단계: 만성적 단계		
• 인격의 타락	• 사고력 장애	• 내성의 감퇴
• 막연한 공포심이 생김	• 음주에 대한 강박감을 가짐	• 불안함을 느낌
• 정신운동의 억제	• 화학제품을 마심	• 알코올에 의한 정신병
• 열등한 자들과 음주	• 구실을 찾지 못하고 완전한 패배를 인정	

출처: Estes & Heinemann Eds. (1986)

(3) 사회적 증상 및 문제

알코올로 인한 문제는 신체와 심리 문제에 그치지 않고 행동과 주변 환경까지 영향을 미친다. 지속된 음주는 가족의 안정을 위협하고 자녀와의 문제나 배우자와의 이혼 등의 가족 해체와 연결된다. 잦은 지각과 결근 등으로 인한 직장 문제가 발생하고 직업을 성실하게 유지하지 못하면서 이직하거나 해고당하는 등의 문제가 생긴다. 그로 인해 경제적 어려움, 신용불량 문제가 생기기도 한다. 음주 운전 등을 비롯한 법적 문제나 만취 후 공격성 및 폭력 등의 문제로 인해 가정 폭력 또는 사회적 범죄의 가해자나 피해자로 연루되기도 한다. 중독자들은 중독 자체보다도 중독의 진행 과정에서 생겨난 신체적 손상이나 사고로 사망하기도 하고, 만취한 상태의 법적 문제로 형법적 문제를 갖게 된다.

5) 알코올중독 선별도구

알코올중독은 단일한 증상이기보다 복잡하고 다양한 영역에서 문제가 야기되고 다각적인 정보수집에 의한 평가가 요구된다. 알코올중독의 정확한 진단과 평가를 위해서 기능 수행에 대한 진단적 도구가 필요하다. 선별(스크리닝)은 개인이 알코올 문제를 가지고 있을 위험성이 있는지 결정하기 위해 진행되며 면접과 사정 단계 등에서 진행된다.

알코올중독에 대한 스크리닝은 정신의료기관 및 지역사회 정신건강기관 등에서 활용되며 스크리닝을 하는 클라이언트에게 목적을 설명하고 정직하게 응답할 수 있도록 격려해야 한다. 진단도구들은 더욱 명확하게 선별하기 위해서 표준화되고 신뢰 타당도가 있는 검사도구를 활용해야 한다. 특히 클라이언트의 생활에서 어느 시기에 일어난 음주 문제를 사정하는지와 민감도(sensitivity)와 특이도(speciality)를 고려한 사정도구이어야 한다. 즉, 중독문제가 있는 사람들을 문제가 없는 사람으로 판단하는 민감도가 있어야 하고, 문제가 없는 사람들을 중독으로 판단하는 특이도를 고려해야 한다.

알코올중독을 선별하기 위한 대표적인 선별도구로써 CAGE와 Audit-K가 있다. CAGE는 유잉(Ewing)과 루즈(Rouse)에 의해 개발된 임상현장에서 가장 보편적으로 사용하는 표준화된 선별검사로 4문항짜리 간단한 검사이다(Ewing, 1984). 질문문항 속에 포함된 핵심 단어를 딴 알파벳의 단어 C(Cut, 술을 끊는), A(Annoyed, 괴로움), G(Guilty, 자책감), E(Eye-opener, 해장술)를 사용하여 CAGE라는 이름을 지었다. 또 다른 알코올중독 선별도구로 높은 타당도와 신뢰도를 보여주는 MAST(Michigan Alcoholism Screening Test)가 있으며, 임신한 여성들에게서 위험한 수준의 음주를 확인하는 TWEAK(Alcoholism Screening Test Developed for Women), 청소년을 위한 선별도구 POSIT(Problem Oriented Screening Instrument for Teenagers), 노인 음주자를 위한 G-MAST 등 다양한 선별도구 등이 있다.

AUDIT(Alcohol Use Disorder Identification Test)는 문제성 음주자 확인을 위한 선별도구이다. 모두 10개의 핵심 문항으로 이루어져 있고, 알코올 소비, 알코올 의존성, 알코올로 야기된 문제들에 대해 묻고 응답하도록 되어 있다. AUDIT-K는 민감도 84%, 특이도 86%를 가진 12점이 최적 절단점으로 나타났다(이병욱, 2000).

표 9-3 한국형 알코올사용장애 선별도구(AUDIT-K) 질문지

한국형 알코올사용장애 선별 검사

(Korean Version Alcohol Use Disorders Identification Test: AUDIT-K)

다음 문항을 읽고 해당하는 항목에 표시해 주십시오.

	문항	0점	1점	2점	3점	4점
1	얼마나 술을 자주 마십니까?	전혀 안 마심	월 1회 미만	월 2~4회	주 2~3회	주 4회 이상
2	술을 마시는 날은 한 번에 몇 잔 정도 마십니까? (소주, 맥주 등 술의 종류에 상관없이 각각의 잔 수로 계산)	1~2잔	3~4잔	5~6잔	7~9잔	10잔 이상
3	한 번의 좌석에서 소주 한 병 또는 맥주 4병 이상 마시는 경우는 얼마나 자주 있습니까?	없음	월 1회 미만	월 1회	주 1회	거의 매일
4	지난 1년간 한번 술을 마시기 시작하면 멈출 수 없었던 때가 얼마나 자주 있었습니까?	없음	월 1회 미만	월 1회	주 1회	거의 매일
5	지난 1년간 평소 같으면 할 수 있던 일을 음주 때문에 실패한 적이 얼마나 자주 있었습니까?	없음	월 1회 미만	월 1회	주 1회	거의 매일
6	지난 1년간 술을 마신 다음 날 일어나기 위해 해장술이 필요했던 적은 얼마나 자주 있었습니까?	없음	월 1회 미만	월 1회	주 1회	거의 매일
7	지난 1년간 음주 후에 죄책감이 든 적이 얼마나 자주 있었습니까?	없음	월 1회 미만	월 1회	주 1회	거의 매일
8	지난 1년간 음주 때문에 전날 밤에 있었던 일이 기억나지 않았던 적이 얼마나 자주 있었습니까?	없음	월 1회 미만	월 1회	주 1회	거의 매일
9	음주로 인해 자신이나 다른 사람이 다친 적이 있었습니까?	없음	-	있지만 지난 일 년간 없었다	-	지난 일 년간 있었다
10	친척이나 친구, 의사가 당신이 술 마시는 것을 걱정하거나 당신에게 술 끊기를 권유하는 적이 있었습니까?	없음	-	있지만 지난 일 년간 없었다	-	지난 일 년간 있었다

문항	0점	1점	2점	3점	4점
점수 누계					
총 점					

성별	결과해석		
	정상 음주군	위험 음주군	알코올사용장애 추정군
남	0~9점	10~19점	19~40점
여	0~5점	6~9점	10~40점

6) 치료적 개입

(1) 의학적 치료

미국중독의학협회(the American Society of Addiction Medicine Patient Placement Criteria, ASAM PPC)는 알코올 중독자의 임상적 심각성에 부합되는 치료 보호 수준을 구체화하였고 치료 결정을 위한 지침과 위험성이 증가할수록 집중적 치료 보호수준을 선택하도록 권고한다.

① 해독치료

해독치료란 알코올중독 치료를 시작하면서 몸에 남은 알코올 성분을 제거하고 신체적 금단 증상을 조절하는 치료의 첫 단계이다. 알코올 금단 및 진전 섬망 등의 증상이 나타날 수 있으므로 입원치료를 통해 이루어지는 것이 안전하며 해독 기간 동안 지지적 서비스는 금단 치료에 있어 중요한 부분이다.

② 입원치료

병원 입원치료에는 여러 단계가 있으며 클라이언트를 위해 입원이 필요한지 외래로 치료를 유지할 것인지 배치기준을 통해 검토해볼 수 있다. 클라이언트의 상태가 의학적, 정신의학적 합병증을 가지고 있거나, 심각한 금단 증상의 가능성이 있거나 외래치료 시 계속 음주를 했던 경험, 사회적 지지체계의 유무나 심리사회적 문제 등을 고려하여 입원치료를 결정할 수 있다. 입원치료는 안정된 공간 안에서 상담과 프로그램을 통해 음주문제 해결을 위한 정보를 제공하고, 외부에서의 반복되는 음주 사이클을 차단하여 치료적 개입을 유도할 수 있도록 하는 장점을 가지고 있다. 특히 24시간 지지적인 환경에서 치료 프로그램 및 다양한 의료 자원이 제공되는 강점이 있다.

그러나 많은 알코올중독 클라이언트는 입원과정이 자의가 아닌 타의에 의해 입원하는 사례가 많기 때문에 강제적이고 폐쇄적인 치료환경에 대한 거부감이 높고 처음부터 치료에 대한 자율적인 의지를 갖기 어렵다. 또한 치료에 대해 부정적이고 저항적이며 자신의 병을 이해하고 치료를 필요로 하기보다 입원치료를 부당하게 여기며 자신의 문제를 적극적으로 인식하지 못하고 있을 가능성도 높다.

③ 약물치료

알코올 약물치료는 갈망억제제 및 항불안제, 항우울제 및 진정제 등을 활용한다. 과거 혐오치료 접근으로 디설피람(Disulfiram) 복용 후 알코올에 대한 급성 민감성을 생성하고 아세트알데히드 탈수소효소(acetaldehyde dehydrogenase)를 억제하여 구토, 심한 피로감, 현기증, 호흡 곤란 등 불쾌감을 초래하여 음주와 불쾌감을 연결시키는 약제를 사용하기도 하였지만 최근에는 안정성 이유로 판매가 중단되었다.

술에 대한 갈망을 줄여주는 약물로서는 아캄프로세이트를 사용하고 날트렉손은 음주로 발생되는 즐거움을 뇌에서 차단하여 술을 마셔도 술맛이 없어 점차 술을 찾지 않게 된다. 벤조디아제핀 계열의 안정제도 술 대신 약을 먹을 경우 금단 증상 없이 해독 치료에 도움을 준다. 또한 알코올 단독 문제보다 금주와 함께 동반되는 불안, 우울 등의 심리적 안정감을 돕는 항불안제, 항우울제 등을 사용한다.

(2) 동기강화치료(Motivational interviewing)

동기강화치료는 중독자로 하여금 문제 행동의 부정적 결과와 변화의 필요성을 깨닫도록 하는 데 유용한 접근방법이다. 클라이언트는 변화에 저항적이고 자신의 문제에 부정하고 알코올로 인해 나타난 문제에 대해 다른 이유로 투사하는 등의 치료에 저항적일 수 있다.

프로체스카와 디클라멘트(Prochaska, Norcoss & Diclemente, 1995)는 중독치료 접근에 있어 알코올 사용에 대한 변화단계의 과정을 설명하고 문제인식과 변화의 필요성을 인식할 수 있는 과정을 설명하였다.

① 변화단계

- 전숙고 단계: 부적절한 음주에 대해 걱정하고 있지만 그것이 문제되는 수준이 아니라고 생각한다. 음주 패턴이 정상적이고 일반적이라고 인식하는 사람도 있고, 문제가 있지만 해결할 수 없다고 포기하는 사람도 있다. 이 단계에서는 변화의 필요성을 강요하기보다는 현실의 문제 인식을 도울 수 있도록 구체적이고 사실적인 정보를 돕는 것이 필요하다.
- 숙고 단계: 이 단계에서는 변화에 대한 양가감정을 가지고 있다. 변화의 필요성을 인식하지만 변화하겠다는 결정을 하기 전 단계이다. 여러 문제가 나타나는 현재의 상태를 유지하며 살아가는 것이 좋을지, 변화

의 고통이 따르지만 변화를 추구할 것인지 양가감정을 느끼고 있다. 이 단계에서는 변화의 장단점 및 변화 방법에 대해 논의하고 토론함으로써 변화에 대한 결정을 촉진시킬 필요가 있다.

- 준비 단계: 준비 단계에서는 공식적인 언약과 결심을 하고, 변화를 위한 여러 자원을 확보하거나 준비하는 단계이다. 이 단계에서는 정보를 수집하고, 변화 방법을 검토하고 각 방법의 긍정적, 부정적 결과를 생각해 볼 수 있도록 한다. 변화 계획은 충분한 정보와 내담자 욕구에 기초하여 수립해야 한다.
- 행동 단계: 구체적으로 중독 문제가 되는 행위를 끊는 단계로서 단주가 시작되고 단주 회복을 위한 여러 과정이 진행된다. 준비단계에서 수립한 변화 계획을 실행하고 그 과정에서 문제가 생기거나 어려움이 발생하면 계획을 수정하고 재실행하는 과정을 거쳐 지속하게 된다. 초기 단주는 100일 이상 유지될 때 의미 있는 단주 기간이라고 여겨지며 6개월 이상 지속할 수 있도록 한다.
- 유지 단계: 6개월 이상 변화를 유지하게 되면 새로운 습관이 형성되는 단계라고 한다. 이 단계에서는 술 없이 사는 생활이 새롭게 구축된다. 때로는 과거의 패턴으로 돌아가 재발할 수 있으나 재발은 치유회복을 위해 필요한 과정이며 실패가 아닌 실수로 인식하고 회복의 과정을 유지하는 것이 필요하다.

(3) A.A.(Alcoholic Anonymous)

A.A.는 익명의 알코올중독자모임(Alcoholic Anonymous)의 약자이며 수많은 나라에 지부를 갖고 있는 비공식적인 국제단체이다. 이 모임은 알코올중독으로부터 회복하기 위해 서로의 경험 및 희망, 용기와 지지를 함께 나누는 공동체로서 남녀노소, 인종차별을 초월한 자조 자립 모임이다. A.A.는

1935년 알코올중독자였던 빌 윌슨(Bill Wilson)이 의사 밥 스미스(Bob Smith)를 만나 자신의 진솔한 경험을 이야기하면서 알코올에 대한 욕구를 해소한 데에서 출발하였다. 현재에는 공개모임, 비공개모임, 여성모임 등이 있고 매년 지역별 라운드업 및 2년마다 개최되는 국제 컨벤션이 있다. 알코올중독자 가족을 위한 알아논(Al-anon: 알코올중독자가족모임)과 알아틴(Alateen: 알코올중독자 자녀모임)이 있으며 영적인 프로그램을 다루는 12단계 집단 등이 있다. AA 회원의 조건은 술을 끊겠다는 열망이며 후원관계를 맺음으로써 보다 빠르게 회복으로 나아갈 수 있다. AA는 알코올중독을 질병으로 간주하며 완전한 단주를 목표로 하고 종교적 신앙을 포함한 영성과 지지, 정직에 용기를 부여하며 단주친목 교본과 12단계 및 12전통에 기반하여 모임을 진행한다(천덕희, 1996).

(4) 가족 개입

가족은 중요한 치료적 자원이자 치료적 개입 대상 중 하나이다. 알코올중독은 클라이언트뿐 아니라 가족 내 다른 구성원에게 영향을 미치며 서로에게 문제를 일으키는 질병으로서 공동의존(Co-dependency)되어 가는 질환이다. 클라이언트는 자신의 병을 부정하거나, 중독의 원인을 다른 이유로 돌리며 가족에게 책임을 전가하기도 한다. 가족에 의해 입원된 경우 퇴원을 요구하며 협박을 일삼기도 한다. 가족들은 알코올중독에 대한 교육과 함께 일정 기간 이상 치료를 유지해야 하는지 이유를 알고 있어야 한다. 알코올중독 치료에 있어 중독자 본인만을 위한 치료가 아니라 가족에게도 나타나는 공동의존의 문제를 인식하고 해결해야 한다. 여러 치료기관을 통한 가족 교육 등에 참여하고 자조모임(알아논 모임, 알아틴 모임)을 통해 치료적 지지망을 형성해야 한다.

사례+ 알코올중독 사례

A씨의 첫잔은 초등학교 입학전 아버지 술심부름을 하다 한잔씩 마셨던 막걸리였다. 아버지의 술심부름을 도맡아 하며 한두모금 먹었던 막걸리는 배고픔을 잊게 하였다. A씨의 아버지는 항상 술을 마시는 사람이었고 술과 폭력이 함께였기 때문에 A씨는 다른 사람들과는 달리 늦게 술을 접하게 되었다. 그러나 술을 마시면 기분이 좋아지고 무엇이든지 할 수 있을 것 같다는 생각이 들었다. 좋아서 한잔, 피곤해서 한잔, 스트레스 받아서 한잔씩 마셨던 술은 점점 양이 늘어나고 술로 인한 사고도 많아졌다. 생업으로 운전직을 하다 술을 먹고 운전을 해서 사고가 났다. 그로인해 한동안 일을 못해 집에만 있었고 그럴 때는 술을 마시며 시간을 보냈다. 어느 순간 아이들에게 술 심부름을 시키고 술에 취해 가족과 아이들을 때리는 모습이 과거 아버지의 모습과 닮아있었다. 어느 날 정신을 차려보니, 아내가 강제로 병원에 입원을 시켰을 때는 매우 충격을 받아서 아내에게 협박, 회유, 설득, 다시는 술을 마시지 않겠다는 약속으로 퇴원을 했지만 병원 퇴원 이후 또 다시 술을 마시고 있었다. 자신이 문제라는 것을 알게 되었고 술 때문에 삶이 망가졌다는 것을 알았지만 술을 끊는 것도 쉽지 않았다.

2 비물질 관련 장애: 행위중독 장애

중독은 물질이 아닌 비물질, 행위로도 중독 문제는 나타날 수 있는데 대표적인 것이 도박중독과 인터넷 중독이다. 일부 인터넷 중독문제는 인터넷 과사용 및 과의존 문제로 그 사용상태에 대한 이용문화 측면에서 다루어지고 있다. 2019년 스마트폰 과의존 실태조사에 따르면 스마트폰 이용자 중 과의존 위험군(고위험군+잠재적 위험군)은 20.0%로 나타났으며 이는 2018년의 19.1%보다 증가한 것으로, 인구로 환산하면 약 887만1,000명에 달한다. 주된 사용자는 30.2%가 청소년층이며, 유아들과 60대 이상 인구층에서도 그 사용이 문제가 되고 있다.

또한 해로운 결과가 있음에도 불구하고 조절하지 못하고 계속적인 사용 문제가 있다는 측면에서 도박중독은 매우 심각한 행위중독에 포함된다. 도

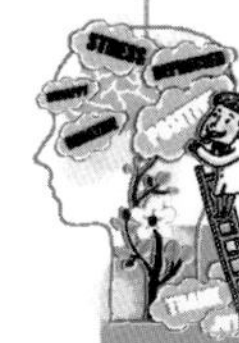

박중독은 DSM-4에서는 충동조절장애의 범주로 구분되었으나 DSM-5에서 비물질 관련 장애 도박장애로 구분 지어졌다. 본고에서는 행위중독의 대표적인 중독으로 도박중독에 대해 이해하고 살펴보고자 한다.

1) 도박중독의 이해

도박중독이란 도박으로 인하여 본인, 가족 및 대인관계의 갈등과 재정적, 사회적, 법적 문제가 발생하고 있음에도 불구하고 자신의 의지로 도박문제를 조절하지 못하고 지속적으로 도박을 하게 되는 것을 말한다. 도박중독자는 도박에 대한 계속적인 집착을 보이며 스스로 조절하는 능력을 상실하는 특징이 있다.

2018년 사행산업 이용실태조사에 따르면, 우리나라의 도박중독 유병률은 일반인 중 중위험 도박자(4.2%)와 문제성 도박자(1.1%)를 합하여 5.3%로 선진국의 2~3%[영국 1.9%(2007), 캐나다 1.7%(2005), 호주 2.55%(2006)]에 비해 상당히 높으며 심각한 수준이다. 도박문제는 개인의 문제만이 아니라 가족, 지역사회까지 넓은 맥락에서 정의되어야 하며 중독문제에 대한 효과적 개입은 개인과 주변 사회의 상호작용적 관계에 중점을 두어 반드시 환경 전체를 포함해야 한다(Margolis, R. D., 1998). 도박중독자의 치료적 개입은 심리·정서적 측면과 가족관계, 사회관계, 직업관계 등 통합적인 접근이 요구되며 경제적·법적 문제에 대한 해결 등 다각적인 서비스 전달 시스템이 요구된다.

2) 도박중독의 원인

도박중독의 원인은 심리적 원인, 생물학적 원인, 사회 환경적 원인 등 다양한 원인을 가지고 있다. 그러나 어느 한 가지 단일 원인으로 설명하기는 어렵다는 것이 학계의 공통된 의견이며 통합적인 원인들이 어우러지면서 발생하는 것으로 보고 있다.

(1) 생물학적 원인

도박중독자의 충동성에 관한 관련 연구에 있어 혈소판 모노아민 산화요소 억제제(monoamine oxidase B) 활성이 떨어져 있는 세로토닌계의 이상이 보고되었다. 또한, 남자 도박중독자의 소변에서 노르에피네프린 수치가 증가하였고 뇌척수액에서 노르에피네프린 대사산물(MHPG)이 증가하였는데 이러한 노르아드레날린계는 각성과 흥분, 자극 추구하는 경향과 관련이 있다. 포텐자(Potenza)는 도박중독자와 일반인의 뇌기능 활성에 스트루프(Stroop)검사를 통해 충동조절과 판단결정을 담당하는 전전두엽의 활성이 떨어진다는 것을 보고하였다.

(2) 유전적 원인

가족력 연구에서 부모 중 도박문제가 있을 때 자녀가 도박문제가 생길 가능성이 3배 정도, 조부모가 도박문제가 있는 경우에는 12배 발생빈도가 높은 것으로 나타났다(Shah et al., 2005). 아이젠(Eisen) 연구에서 대규모 쌍생아 연구 3,359명을 대상으로 한 조사에서 도박중독의 세 가지 이상의 증상을 만족하는 경우 56% 정도 유전적 요인이 관련되는 것으로 나타났고, 네 가지 이상의 증상을 보이는 경우는 62% 정도의 유전적 요인을 보이는 것으로 나타났다(MT et al., 2009).

(3) 심리적 원인

① 정신분석이론

프로이트는 강박적 도박자들에 대한 정신분석적 연구에서 손실(lose)에 대한 무의식적 갈망이 있으며 도박행위는 죄책감을 해소한다고 보았다. 또 다른 정신분석적 해석은 강박적 도박자들은 자기애(narcissists)에 도취되어 과대 망상적 의식과 전지전능의 환상으로 유도되고, 결과적으로 자신이 도박의 결과를 예측하거나 통제할 수 있다는 생각을 만들어낸다고 하였다.

② 인지이론

도박은 종류에 따라 자신의 기술이 다소 필요한 경우도 있지만 대부분 확률에 따른 경우의 수에서 결정되지만 도박중독자들은 자신의 능력이나 기술로 이 확률을 조절할 수 있다고 확신을 가지고 있다. 잘못된 인지적 오류는 승리를 확신하고 위험도가 높은 게임을 선호하며 위험한 베팅을 하게 하는 요인으로 작용한다. 비합리적 도박신념은 실제 가능한 확률 이상으로 성공 가능성을 높이 평가한다는 점에서 비현실적인 낙관주의에 가깝고 지나친 낙관성은 더욱 높은 금액을 걸고 더욱 자주 게임에 참여하게 된다. 도박에 대한 인지적 왜곡은 도박을 계속하거나 손실에도 불구하고 다시 하게 되는 근본적 요인이 될 수 있다.

아이오와 도박과제(Iowa Gambling Task, IGT)와 같은 검사는 위험-보상 상황에서 사람이 어떤 선택을 하는가를 검사하였다. 이 검사의 성과는 미리 정해진 보상과 처벌의 정도가 상이한 두 개의 카드 묶음 중에서 검사자가 어떤 것을 선택하느냐와 관련이 있다. 도박중독자를 대상으로 한 실험에서 상금은 적지만 장기적으로 보상이 높은 카드 대신 확률은 적지만 상금액이 높은 카드를 선택하는 경향이 있었다(Potenza, 2003). 기질적인 특성과 관련한 연구에서 도박중독자는 강박증 클라이언트에 비해 새로운 것을 추구하는 경향(novelty seeking)과 충동성은 높고 예기불안, 불확실성에 대한 두려움, 위험회피(harm avoidance) 등의 요인은 낮은 것으로 조사되었다.

③ 사회학습이론

친구들이나 직장 동료, TV 같은 방송 매체에서 도박을 통해 도박행위를 관찰하거나 그러한 소식을 듣게 되면, 사람들은 그중에서 좋은 결과만 선택하여 그것을 모방하게 되어 도박을 하게 된다는 이론이다. 긍정 강화모델은 도박을 통해 돈을 따게 되면, 그 결과 다음 도박행위를 할 가능성을 높여준다는 이론이다. 즉, 돈을 따는 행동 자체가 긍정적 강화물(positive reinforcer)이 되며 특히 돈을 따는 것이 언제일지 예측 불가능하다는 사실은 한동안 돈을 따는 강화물이 없어도 쉽게 기대를 포기하지 않게 만드는 중요한 요인이다. 돈을 따는 것 이외에도 다른 도박자들과 어울리면서 얻는 사회적인 관계와 카지노의 시각적, 청각적 자극과 같은 분위기 등도 도박행위를 증가시키는 강화물로 작용할 수 있다. 반대로 부정적 강화모델은 스트레스, 불안이나 우울한 정서 등 불쾌한 감정으로부터 도피하거나 이를 스스로 해결하기 위한 방법의 하나로 도박행위를 한다는 것이다. 스트레스를 해결하기 위해서 도박을 했지만, 도박 중독의 결과 생기는 경제적 문제, 가족이나 직장에서의 문제는 더 많은 스트레스와 불쾌한 감정을 낳게 된다. 결국 또다시 도박행위를 통해 불쾌한 감정에서 도피하려는 악순환이 이어진다.

(4) 사회문화적 원인

성장발달 환경의 영향에 대한 보고에서 15세 이전에 부모가 사망, 별거, 이혼했던 경우가 많고, 부모로부터의 훈육을 못 받았거나 가혹한 훈육을 했을 때, 부모가 변덕스러울 때 도박중독과 관련된 경우가 있다. 그리고 돈이나 물질에만 높은 가치관을 두는, 또는 저축-계획된 지출 등을 무시하는 낭비적 가정 분위기에서 자란 경우 등이 관련이 있을 것이라는 보고 등이 있다. 또한 사춘기에 도박행위를 해 볼 기회가 많을 경우 병적도박에 빠져들 가능성이 높아진다고 보고 있다(Sadock, 2003).

3) 도박중독의 진단기준

DSM-5의 도박장애의 진단기준은 표 9-4와 같다.

표 9-4 DSM-5(도박장애) 진단기준

A. 지난 12개월 동안 다음 중 네 개(또는 그 이상) 항목에 해당하는 도박행동이 비적응적인 성격을 띠고 지속적이고 반복적으로 일어난다.

1. 집착(Preoccupation with Gambling): 지난 도박의 좋은 기억, 도박계획, 도박자금 마련 등에 집착하여 일상생활이 곤란해진다.
2. 내성(Tolerance): 원하는 흥분을 위해 판돈을 올릴 필요성을 느낌.
3. 통제력의 상실(Loss of control): 도박을 줄이거나 끊으려는 노력의 반복적 실패
4. 금단증상(Withdrawal): 도박을 줄이거나 끊으려 할 때 초조, 안절부절못함, 성마름
5. 회피(Escape): 문제나 나쁜 기분에서 벗어나기 위해 도박함
6. 추격매수(Chasing): 잃은 돈을 만회하기 위해 다시 도박함
7. 거짓말(Lying): 가족이나 지인들에게 도박을 숨김
8. 대인관계, 일 등에 부정적인 결과(Negative consequences): 관계손상, 가족 및 사회관계 직업, 학업 등 위태, 상실
9. 구조요청(Bailout): 도박으로 인한 재정문제로 도움 요청.

B. 도박행동이 조증삽화에 의하지 않는다.(조증의 증상으로 도박행동을 하는 것이 아니다.)

4개 이상=도박장애, 2~3개=준임상 도박장애(4~5개: 경증 Mild, 6~7개: 중등도 Moderate, 8~9개: 중증 Severe)

출처: American Psychiatric Association(2013). DSM-5

4) 도박중독의 주요증상

(1) 도박중독자의 특징

① 행동적 특징

도박자는 도박하는 데 많은 시간을 보내게 되면서 좀 더 자주 베팅을 하고 동일한 수준의 흥분을 위해서 더 많은 금액을 베팅한다. 도박으로 돈을 잃은 후 잃은 돈을 복구하기 위해 바로 도박에 참가하면서 점차적으로 부채가 증가한다. 과거보다 많은 돈을 사용하면서 금전에 대해 비밀스럽거나 방어적이 되고 가족이나 친구로부터 돈을 빌리며 돈의 사용처에 대해 거짓말을 한다. 도박을 알게 된 다른 사람들에게 도박행위를 절제하겠다고 약속하지만 지켜지지 않는다. 대박을 꿈꾸며 대박만이 유일한 문제해결의 수단이라 믿고 돈을 딴 것에 대해 자랑하거나 돈을 잃은 것에 대해서도 떠벌릴 때도 있다.

② 심리적 특징

충동성은 도박중독자에게 가장 자주 보고되는 심리적 특성이다. 충동성으로 인해 계획에 따라 행동하거나 결과를 예측하여 수행하는 능력이 결여되고 즉각적인 만족을 추구하는 자극을 추구하며 도박행위에 지속적으로 관여할 가능성이 높다.

도박중독자들은 도박에 대한 자기조절능력이 저하되고, 욕구좌절에 대한 인내력도 낮아져 도박을 중단하려는 시도가 실패하게 된다. 또한 우울해하거나 불안해하는 등 감정 기복을 심하게 경험하면서 도박에서 느낄 수 있는 재미를 그리워하며 감정이 고조되거나 가라앉는 정서가 나타난다.

③ 인지적 특징

도박에 있어 비합리적 생각과 신념, 그리고 인지왜곡은 도박에 몰입하고 중독되는 과정에도 큰 영향을 준다. 주사위를 던질 때 나오는 숫자는 의지와 상관없이 확률에 의해 결정되지만 도박중독자들은 무선성의 개념을 간과한 채 다른 시행의 결과의 영향을 받는 것으로 이해한다(무선성의 오류). 또한 돈을 잃으면 운이 나쁘거나 재수가 없다고 생각하고, 이길 경우 자신의 능력을 과대평가하는 경향이 있다(통제력의 착각). 과거의 승리를 더 기억하고 있어 반복적으로 도박을 하게 된다(회상의 편파성). 좋은 꿈을 꾸었을 때 복권을 사는 행동처럼, 특정 행동이나 상황이 승패에 영향을 미친다고 집착할 수 있다(미신적 사고). 승패의 결정이 아슬아슬하게 근소한 차이로 판가름 날 때 조금만 잘하면 승리할 수 있었다는 생각, 거의 이길 뻔했다는 틀로 재구조화된다(해석적 편향). 동전 던지기에서 연속해서 뒷면이 나왔다면 다음에는 앞면이 나올 것이라고 믿는 과거에 패배한 사건들은 미래에는 덜 발생할 것이라는 믿음을 가지고 있다(도박자의 오류).

④ 환경적 특징

도박 문제는 가족과의 신뢰에도 영향을 주는데 가족들은 도박자에 대한 배신감, 우울함, 분노 등의 심리적 어려움에 처한다. 다른 중독과 구별되는 채무와 관련된 경제적 문제는 가족의 안정을 깨뜨리는 심각한 문제로 결과적으로 별거, 이혼 등의 가정 파괴까지 일으킨다.

도박중독자는 도박에 집중하면서 일에 대한 능력과 의욕이 저하되고 직장 내 생산성이 떨어진다. 때로는 돈을 사용하고 갚을 수 있다는 생각으로 사내의 공금을 횡령하여 도박할 자금으로 쓰는 경우도 있고 그로 인해 불법적 문제에 당면하게 된다. 공금횡령, 절도, 재물범죄 및 사기, 채권자의 고발로 인해 민·형사상 처벌 등 재정적, 법적 문제를 갖게 된다.

클러스터(Custer)의 네 단계 모형

① 따는 단계(Winning phase): 도박을 하는 첫날 또는 초기에 많은 금액을 따고, 그 이후로도 한동안은 계속 따거나, 잃어도 많은 금액을 잃지 않는 체험 때문에 계속 빠져든다. 이 단계에서는 이길 때 경험한 황홀감이 기억으로 남게 되어 돈을 잃는 단계에서도 자신은 언젠가는 다시 돈을 크게 딸수 있다는 왜곡된 생각을 계속 갖게 된다. 도박 게임에서 크게 따는 경험을 빅 윈(Big Win)이라고 하며 금액과 상관없이 기대보다 큰 금액을 획득하는 경험을 말한다.

② 잃는 단계(Progressive-loss phase): 잃는 단계에서는 도박의 횟수나 내기 금액이 자꾸 증가되고, 조금씩 문제가 나타난다. 사교적 활동이 아니라 혼자서 도박을 하러 다니기 시작한다. 이 단계에서는 이전에 크게 땄던 것만 생각하고, 잃은 것은 단지 운이 없어서 그런 것뿐이고 다시 크게 딸 수 있다는 잘못된 생각만 쫓다가 결국 병적 수준으로 빠져들게 된다. 스스로 그만두려고 시도하지만 본전을 만회하려는 생각으로 다시 하게 되고, 주변 사람들에게 거짓말을 하며 도박 사실을 숨기게 된다. 또한 갖고 있는 모든 돈을 탕진하는 상황에서 더 이상 도박을 하지 않는다는 조건으로 주변 사람들의 경제적 도움을 받기도 한다.

③ 절박한 단계(Desperate phase): 도박을 하면서 돈을 잃고 본전을 만회하려는 시도가 반복되면서 갖고 있던 돈이 다 떨어져서 돈을 빌려서 도박을 하고, 공금을 유용하거나 카드 사기, 심지어는 남의 돈을 훔쳐서까지 도박을 하게 된다. 또한 이러한 불법적인 일들로 인한 직업상실, 이혼, 자살 생각, 형사적 처벌 등을 경험하기도 한다.

④ 절망단계(Hopeless Phase): 마지막에는 더 이상 도박할 돈을 구할 수 없어 도박을 못 하게 되는 바닥을 치는 경험을 하게 되지만, 돈이 없어서 억지로 도박을 못하게 될 때에는 심한 금단증상을 체험하게 되고, 경제적으로나 신체 및 정서적으로 모두 황폐해진 상태가 된다. 이때 몇몇 도박자들은 가족들의 도움으로 치료기관을 찾기도 하며, 우울증, 자살사고, 스트레스성 신체질환을 경험하기도 한다. 대개 이렇게 될 때까지 15년이 걸리나, 1~2년 만에 그렇게 되는 경우도 있다.

출처: Lesieur, H. R., & Custer, R. L. (1984).

사례 + 도박중독 사례

'1년 반 동안 지인에게 땡겨 쓰고, 금액적으로 크고, 제일 거짓말 많이 하고, 완전히 미쳤던 거예요. 회사돈이든, 지인돈이든 다 빚이잖아요. 확 따서 갚아야 하는데 점점 더 커지는 거예요. 나중에는 회사돈으로 했어요. 싹 갚고 그만두어야겠다. 그런데 그게 되나요. 손에 돈 딱 들어오면 이거 한번 뻥튀기 해서 갚고 나머지 갖고 놀아야겠다. 그런데 다 잃어.. 그러면 따블로 또 하고, 또 잃고 악순환이 되어서 나중에는 아무것도 남지 않아요' (참여자 21)

'마지막에 경마를 할 때는 어떻게든 따보려고 갔는데 지금 생각해보니 따려고 간게 아니라 분위기를 즐기려고, 거기 가면 편안하고 내가 정말 대단한 사람인것 같고, 그런 것 때문에 갔던 것 같아요. 저는 일 년에 그런 짜릿한 게 서너 차례 있었는데 그 쾌감은...난리나요. 주변 사람에게 자랑하고 사먹이고 돈이 돈이 아닌것 같아요. 돈문제만이 아니라 도박의 재미때문에 계속 했던 것 같아요' (참여자 15)

- 단도박자의 회복유지과정에 관한 연구(채정아) 참여자 사례 중에서 -

5) 도박중독 선별도구

도박중독 개입에서 표준화된 선별도구를 이용하여 도박중독의 정도와 동반되는 정신과 질환을 평가할 수 있다. 특히 알코올 및 약물남용, 성격장애, 정동장애 및 자살문제 및 위기 등을 함께 평가하여야 한다. 선별도구는 자기보고식 선별검사이기 때문에 피검자의 적극적 협조가 있을수록 정확도가 높다는 점을 유의하여야 한다.

캐나다 약물남용 위원회(CCSA; Canadian Centre on Substance Abuse)가 2001년 CPGI(Canadian Problem Gambling Index)[1)]를 개발하였다. CPGI는 개발된 이래 일반인을 대상으로 한 캐나다의 전국조사 및 11,000명 이상을 대상으로 한 호주 Queensland 조사의 측정도구로 채택되었다(Queensland Government, 2001).

1) CPGI (Canadian Problem Gambling Index, 캐나다 문제도박 지침) 중 PGSI(Problem Gambling Serverity Index) 한국어판 (Loo, J. M., Oei, T. P., & Raylu, N. (2011). Psychometric evaluation of the problem gambling severity index-Chinese version (PGSI-C). Journal of Gambling Studies, 27(3), 453-466.)

표 9-5 도박중독진단검사 PGSI

도박중독진단검사

(PGSI Problem Gambling Serverity Index)

각 문항들에 대해 귀하가 지난 1년간 도박(사행성 게임)과 관련하여 경험하신 것을 솔직하게 응답해 주시기 바랍니다. 문항의 오른쪽에 있는 4개 중 하나에 표시해 주십시오.

	문항	아니다	가끔 그렇다	자주 그렇다	거의 항상 그렇다
1	귀하는 도박에서 잃어도 크게 상관없는 금액 이상으로 도박을 한 적이 있습니까?	0	1	2	3
2	귀하는 도박에서 이전과 같은 흥분감을 느끼기 위해 더 많은 돈을 걸어야 했던 적이 있습니까?	0	1	2	3
3	귀하는 도박으로 잃은 돈을 만회하기 위해 다른 날 다시 도박을 하신 적이 있습니까?	0	1	2	3
4	귀하는 도박자금을 마련하기 위해 돈을 빌리거나 무엇인가를 판 적이 있습니까?	0	1	2	3
5	귀하는 자신의 도박행위가 문제가 될 만한 수준이라고 느낀 적이 있습니까?	0	1	2	3
6	귀하는 도박으로 인해 스트레스나 불안 등을 포함한 어떤 건강상의 문제를 겪은 적이 있습니까?	0	1	2	3
7	귀하는 사실여부에 상관없이 다른 사람들로부터 도박행위를 비난받거나 도박문제가 있다는 얘기를 들은 적이 있습니까?	0	1	2	3
8	귀하의 도박행위로 인해 본인이나 가정에 재정적인 문제가 발생한 적이 있습니까?	0	1	2	3
9	귀하는 자신의 도박하는 방식이나 도박을 해서 발생한 일에 대해 죄책감을 느낀 적이 있습니까?	0	1	2	3
	점수 누계				
	총 점				

점수	유형	설명
0점	비문제성 도박자(Non-problem)	문제 없음
1~2점	저위험 도박자(Low risk)	낮은 수준의 문제가 있음
3~7점	중위험 도박자(Moderate risk)	보통 수준의 문제가 있음
8점 이상	문제성 도박자(Problem)	도박 중독의 가능성이 높으며 치료가 필요

출처: 김아영 외(2011). CPGI의 한국판 제작 및 타당화. 한국심리학회지: 일반, 30(4), 1011-1038.

CPGI는 총 31개 문항으로 구성되어 있으며, 이 중 9개의 진단문항을 도박중독진단검사 PGSI(Problem Gambling Serverity Index)로 4점 척도(0~3)를 사용하여 최근 12개월 기간의 도박중독 유병률을 측정한다. 우리나라에서는 사행산업통합감독위원회에서 도박중독 유병률을 조사한 이래 지속적으로 PGSI를 활용한 도박중독 유병률을 조사하고 있다.

6) 도박중독 개입 방법

(1) 약물치료

일반적으로 날트렉손(naltrexone)과 선택적 세로토닌재흡수억제제(SSRIs)를 투여한다. 성격적으로 감각 추구성향이 높거나 충동성이 강하고 갈망이 높은 유형(감각추구형)에는 주로 날트렉손을 시도한다. 우울 성향이 높고 내향적이며 사회적응이 어려운 유형(현실도피-적응장애형)은 우울문제가 도박에 선행되거나 도박의 후유증으로 이차적 우울증이 동반될 가능성이 높아 선택적 세로토닌 재흡수 억제제를 사용한다. 병용 투여하는 경우도 있으나 그 효과나 안정성이 명확하게 알려져 있지는 않다.

(2) 인지치료

도박문제에 영향을 미치는 여러 가지 인지왜곡을 변화시키는(Ladouceur & Walker, 1996) 인지치료에는 인지적 왜곡을 확인하고, 영향을 분석하고, 대안적인 신념을 발달시키는 표준 인지적 접근이 공통적으로 포함된다. 인지치료는 도박자의 오류, 결과에 대한 편향된 평가, 그리고 자신의 과장된 통제감 등 도박에 특정화된 왜곡을 확인하는 것이다. 도박중독에 대한 인지치료는 도박과 관련된 도식을 이해하면서 인지적 기법들을 창의적으로 통합하는 것이며 도박중독 치료 영역에서 인지치료는 긍정적인 결과를 보이고 있다.

(3) 가족 개입

도박중독자 가족들은 도박자에 대한 원망과 동시에 도박중독자를 도와야 한다는 양가감정을 갖고 있다. 가족은 위한 접근에는 가족에 의한 비난이나 집착, 빚에 대해 잘못된 대처행동이 도박행동을 더 강화시킨다는 사실을 인식하고 도박중독자의 행동에 집착하지 않고 스스로 책임질 수 있도록 도와야 한다. 가족 간의 갈등, 의사소통의 부재, 감정적 어려움에 대해 이해하고 경제적 안정을 도모하며 가족 본인의 삶을 건강하게 살아갈 수 있도록 지원한다.

(4) 단도박 모임(Gamblers Anonymous: GA)

단도박 모임은 1957년 캘리포니아 로스앤젤레스에서 시작되어 미국, 캐나다, 호주, 한국 등 전 세계에서 진행된다. 한국의 단도박 친목모임은 도박자인 미국인 신부 폴(Paul)에 의해서 소개되어 1984년 부천 심곡동에서 첫 모임을 가지게 되었다. 단도박 가족모임(Gam-Anon)도 동시에 시작되어 수많은 도박중독자뿐 아니라 가족에게도 새 삶을 열어주고 있다. 단 도박 모임은 12단계 프로그램을 적용하여 서로의 경험을 공유하고 치료 및 재발방지에 중요한 역할을 한다.

(5) 대안적 치료

도박중독 치료에 있어 다양한 치료 개입이 활용되기도 하는데 행동치료 및 명상치료 등을 결합하여 마음챙김치료법이 활용되기도 한다. 도박흥미가 감소할 때까지 도박자극을 상상으로 제시하거나 도박장면을 상상하는 동안 올라오는 충동을 명상이나 근육 이완을 통해 가라앉히는 등 도박자극에 대해 이해하고 그에 대한 충동을 조절하는 개입이 시도되기도 한다.

또한 도박으로 인한 재정적, 법률적 피해에 대해 대처할 수 있는 방안을 함께 상담하고 교육하는 재정법률 서비스도 요구된다. 도박문제의 가장 큰 폐해로 재정적 어려움이 생기고, 이 문제는 반복적으로 도박문제를 야기하는 재발요소로서 작용하므로 현재의 경제상황과 채무상황을 인식하고 이에 대한 대처방법을 제안하여 문제를 해결한다. 채권 추심에 대한 대처, 신용불량자로 살아가는 과정, 가압류 가처분에 대한 대처 방법 등 법률적 대처방법에 대한 이해와 교육이 요구된다. 또한 개인 워크아웃, 전환 대출, 개인 회생 등 현재의 채무를 조정하는 신용상담을 받아 대처방법을 모색한다. 이러한 개입은 폐해를 방지하고 재발 문제를 대처하기 위해 활용되어야 하며 무엇보다 중독문제에 대한 근본적인 치료와 개입과 함께 이루어져야 할 것이다.

CHAPTER 10

불안장애와 외상 후 스트레스 사건 관련 장애

불안은 누구나 일상생활 속에서 경험하는 감정이다. 정상적인 수준의 불안은 어떤 상황에서 일어날 일을 효과적으로 대비할 수 있도록 도와주는 역할을 하는 반면(예: 시험기간에 나타나는 적당한 긴장과 불안), 일반적이지 않고 부적응적인 양상으로 나타나는 병적 불안은 현실적인 위험이 없거나 사소함에도 불구하고 쉽게 불안해지거나, 납득할 만한 원인이 존재하지만 그 불안 정도가 지나쳐 심리적인 고통이 따르고 현실적인 적응에 어려움을 겪게 된다. 또한 오랜 기간 지속된다는 점에서(대부분 6개월 이상) 종종 스트레스에 의해 유발되는 일시적인 공포나 불안과도 다르다. 여기서 불안(anxiety)과 공포(fear), 두 개념이 유사해 보이지만, 불안은 앞으로 다가올 사건이 통제하기 어렵고, 예측 불가능하다는 느낌과 이와 관련된 부정적 정서를 포함하는 미래지향적인 정서 상태라면, 공포는 분명하고 원초적인 기초정서로 임박한 위험으로부터 도피하려는 강렬한 충동을 지닌 경보반응이라고 볼 수 있다(Barlow, 1988).

DSM-IV-TR(APA, 2000)에서는 강박장애와 외상 후 스트레스장애가 불안장애의 범주에 포함되어 있었지만, DSM-5(APA, 2013)에서는 이 두 장애가 강박 및 관련 장애와 외상 및 스트레스 관련 장애로 새로이 범주가 만들어지고, 분리불안 장애와 선택적 함구증이 불안장애의 범주에 새로 추가되었다. 따라서 DSM-5의 불안장애 범주에는 공황장애, 특정공포증, 광장공포증, 사회불안장애, 범불안장애, 분리불안 장애, 선택적 함구증이 있다.

1 공황장애

1) 공황장애의 이해

(1) 개념

공황장애(Panic Disorder)는 예기치 못한 상황에서 급작스러운 불안감과 더불어 호흡곤란, 어지러움, 발한과 같은 자율신경계 각성을 반영하는 증상을 동반하는 불안장애이다(APA, 2013). 미국 조사에 따르면 공황장애는 1년 유병률이 2.7%이며 평생 유병률은 4.6%로 보고되고 있으며(Kessler et al., 2010), 국내의 경우 1년 유병률은 0.2%, 평생 유병률은 0.4%로 보고된다(보건복지부, 2016). 미국의 유병률과 비교하면 낮지만, 5년마다 이루어지는 정신질환실태조사결과를 비교하면 증가하는 추세이다. 또한 건강보험심사평가원 자료에 따르면, 2016년 한 해 동안 대략 12만 명이 공황장애로 진료받았는데 이는 2010년에 비해 2.4배 증가한 수치이다.

공황장애는 예상치 못한 갑작스러운 불안 발작을 특징으로 하며, 호흡곤란, 흉부통증, 어지러움, 질식감 같은 신체증상과 자제력을 잃은 것 같은 공포감이나 죽음에 대한 공포감과 같은 인지증상들을 흔히 동반한다(Yates, 2009). 초기의 공황 발작은 치료를 받기 전까지 매주 두세 번 반복되는 순환적 발작이 일어나기도 하는데, 이런 반복적인 발작으로 사람들은 공황

자체를 매우 불안해하고 두려워하게 된다. 또한 공황장애는 우울증과 밀접한 관련이 있는데 우울이 동반되는 경우 경과 및 예후가 부정적인 것으로 보고된다(Brown et al., 2001).

(2) 원인

공황장애의 발병에 생물학적, 심리사회적 원인 등 다양한 요인들이 영향을 미치는 것으로 알려져 있다.

① 생물학적 원인

공황장애는 흔히 가족력 연구나 쌍생아 연구결과 공황장애가 있는 클라이언트의 일차가족은 일반인보다 3~5배의 공황장애 발생위험률이 높고 일란성 쌍생아가 이란성 쌍생아보다 발병일치율이 높다. 이 장애는 생물학적 또는 심리적 취약성을 가진 개인이 스트레스 상황에서의 경보장치가 잘못 작동하여 발생하는 공포 반응으로 본다(Barlow, 2004). 아직까지 공황장애의 명확한 생물학적 기제가 밝혀지지 않았지만, 공통적으로 언급되는 생물학적 취약요인으로 과잉반응 양상을 보이는 자율신경 및 신경내분비계 반응성으로 신경전달물질의 특정 활동 양상과 관련된다. 또한 심리적 취약성은 신체적 손상이나 질병에 걸릴 가능성에 대한 극도의 과민성을 반영하는 인지가 특징이며, 불안 민감도(anxiety sensitivity) 등 신경증적 성격기질을 반영하는 요소가 작용하는 것으로 알려져 있다.

② 심리사회적 원인

스트레스가 되는 다양한 생활사건, 다양한 의학적 스트레스가 대개 공황발작의 발생 전에 선행되기 때문에 이와 같은 요인이 공황발작의 시간적 결정요인 역할을 할 수 있다. 특히 광장공포증이 동반된 공황장애 클라이언트에서 어린 시절 부모와의 이별, 상실 등의 빈도가 높게 나타난다. 일부 공황장애가 있는 클라이언트들은 어린 시절 행동억제 경향이 있어 사회적으로 고립되고, 불안증상을 두려움으로 인지하는 경향과 함께 신체감각의 변화에 대해 예민하게 걱정하는 기질을 갖는 경우가 많다.

- 학습이론은 불안에 대하여 조건화된 자극이 내부적으로 공포를 활성화하며 공황발작을 일으키는 것으로 설명한다.
- 정신역동이론은 생애 초기의 사건이나 외상이 성적 긴장, 공격적 충동, 대인 갈등과 같은 정신내적 갈등을 야기하며, 특히 부모와 부적절한 관계나 애착문제가 있었을 경우 자신에게 위험한 것으로 인지했던 장면을 떠올리게 만드는 경험을 하게 되면 공황발작이 발생하는 것으로 설명한다.
- 인지적 입장에서 공황장애를 가장 설득력 있게 설명하고 있는 이론은 클라크(Clark)의 인지이론이다. 클라크(Clark, 1986)는 공황발작이 신체감각을 위험한 것으로 잘못 해석하는 파국적 오해석(catastrophic misinterpretation)에 의해 유발된다고 보았다. 예를 들면, 평소보다 강하거나 불규칙한 심장박동이나 흉부 통증을 심장마비의 전조로 생각하거나, 호흡곤란을 질식에 의한 죽음으로 생각하며, 현기증과 몸 떨림이 있을 때 자신이 미쳐버리거나 통제불능상태로 빠져 버리는 것으로 파국적인 해석을 하는 경향이 있다(예: 불안해서 가슴이 갑갑해지자 심장에 문제가 있다고 생각한다 → 이러다 죽으면 어쩌나 하는 생각을 하다 공황발작을 경험한다).

(3) 유병률

불안장애의 국내 평생 유병률은 2006년 6.9%, 2011년 8.7%, 2016년에는 9.3%로 점차 증가하고 있는 추세이다. 2011년과 2016년을 비교해볼 때 사회공포증이 0.5%에서 1.8%로 증가폭이 가장 컸다. 평생 유병률로 보면 특정공포증이 5.9%로 가장 높았으며, 범불안장애 2.3%, 사회공포증 1.8%, 광장공포증 0.7%, 공황장애 0.4% 순으로 나타났다.

사례 + 공황장애의 사례

A양은 신혼여행지에서 첫 공황을 경험했다. 신혼여행지였던 미국의 한 도시의 숙소 근처가 허름한 공장지대 같은 느낌이었는데, 사람들이 거리에서 술을 마시는 풍경이 너무 무서웠다. 호텔에 도착해서 저녁을 사러 다시 밖으로 나갔는데 숨이 안 쉬어지고 답답하며 다리에 힘이 풀리고 머리부터 싸해지는 느낌이 들어 숙소로 돌아왔다. 이후 열이 오르면서 화장실도 못 갈 정도로 공포를 느껴 침대에서 꼼짝도 하지 못했다. 1년이 지나 제주도를 여행하던 중 허름한 숙소에서 자려고 하는데 또 숨이 안 쉬어지고 손이 떨리면서 전과 같은 공황증상이 있어 응급실에 가게 되었다고 한다.

출처: 양정선(2020).

2) 공황장애 진단기준

표 10-1 공황장애(DSM-5) 진단기준

DSM-5에서는 심한 공포감이나 불쾌감과 함께 아래의 13가지 증상 중 4가지 이상이 발생할 때 공황 발작이라고 진단할 수 있다.

A. 반복적으로 예상하지 못한 공황발작이 있다. 공황발작은 극심한 공포와 고통이 갑작스럽게 발생하여 수 분 이내에 최고조에 이르러야 하며, 그 시간 동안 다음 네 가지 이상의 증상이 나타난다.
1. 심장이 마구 뛰거나 맥박이 빨라지는 느낌
2. 땀이 남
3. 손발이나 몸이 떨림
4. 숨이 가빠지거나 막힐 듯한 느낌
5. 질식할 것 같은 느낌
6. 가슴 부위의 통증이나 불쾌감
7. 메슥거리거나 속이 불편함
8. 어지럽고 휘청거리거나 혹은 실신할 것만 같은 느낌
9. 비현실감, 혹은 이인감[1](세상이 달라진 것 같은 이상한 느낌, 혹은 자신이 달라진 듯한 느낌)
10. 자제력을 잃거나 미쳐 버릴 것만 같아서 공포스러움
11. 죽음에 대한 공포
12. 이상한 감각(손발이 저릿저릿하거나 마비되는 것 같은 느낌)
13. 오한이나 몸이 화끈거리는 느낌

출처: American Psychiatric Association(2013). DSM-5.

3) 증상

공황장애는 반복되는 공황발작과 이 발작에 대한 과도한 걱정을 특징으로 한다. 공황 발작(panic attack)이란 어떤 외부의 위협이 없음에도 불구하고 가슴 두근거림, 발한, 진전, 호흡곤란, 질식할 것 같은 느낌, 흉통, 어지러움, 비현실감, 죽을 것 같은 공포, 오한 혹은 홍조, 무감각 혹은 저릿거리는 감각과 같은 다양한 신체 증상과 동반하여 심한 불안과 두려움을 느끼는 증상을 말한다. 공황 발작은 본래 외부의 위협에 반응하기 위한 뇌의 정상적인 작용이다. 공황장애 클라이언트의 경우 위협이 없는 상황에서도 부적

1) 이인성(이인감): 분리감 또는 자신의 사고, 느낌, 감각, 신체나 행동에 관하여 외부 관찰자가 되는 경험(예: 인지적 변화, 감정적 또는 신체적 마비), 비현실감: 비현실적이거나 자신의 주변 환경과 분리된 것 같은 경험(예: 꿈속에 있는 것 같거나, 안개가 낀 것 같거나, 시각적으로 왜곡된 것 같은 경험을 함)

절하게 반응하여 발작이 생기는 것으로, 이는 경보기가 잘못 작동하여 아무 때나 경보를 울리는 것과 같다.

공황 발작은 대개 짧은 시간 지속되며, 10분 이내에 증상이 최고조에 도달한다. 증상은 일반적으로 20분 내지 30분 이내에 소실되며 1시간을 넘는 경우는 드물다. 그러나 발작이 한 번으로 끝나지 않고 수일 또는 수개월 뒤에 반복적으로 나타나는 경향이 있다.

4) 선별도구

여기서는 불안장애와 외상 후 스트레스 사건 관련 장애 중 대표적으로 불안장애 선별도구를 소개하겠다. 범불안장애를 선별하기 위한 자기보고형 검사로 총 11개 문항으로 구성되어 있다. 총합이 17점 이상일 경우 불안이 높다고 볼 수 있다.

표 10-2 한국형 불안장애 선별도구(K-ANX)

다음의 문항은 귀하의 기분을 묻는 질문입니다. 지난 2주간 각 문항에 해당하는 증상을 얼마나 자주 경험하였는지 0(결코 그렇지 않다)에서 4(매우 그렇다) 중 해당하는 번호에 표시하여 주십시오.

	문 항	결코 그렇지 않다	약간 그렇다	그렇다	상당히 그렇다	매우 그렇다
1	이성적으로 참아 보려고 해도 불안을 견디기 힘들었다.	0	1	2	3	4
2	걱정하는 것을 조절하거나 멈출 수가 없었다.	0	1	2	3	4
3	초조하고 안절부절못했다.	0	1	2	3	4
4	피곤하여 다른 생각을 할 수 없었다.	0	1	2	3	4
5	어떤 것에도 도무지 집중할 수 없었다.	0	1	2	3	4
6	주변에서 오는 모든 자극에 신경이 쓰였다.	0	1	2	3	4
7	머리가 무겁고 목이 뻣뻣했다.	0	1	2	3	4
8	잠을 잘 자지 못해서 오전 내내 피곤했다.	0	1	2	3	4
9	불안하고 초조해서 직장생활과 사회생활에 어려움이 있었다.	0	1	2	3	4
10	갑자기 가슴이 답답해진 적이 있었다.	0	1	2	3	4
11	긴장되거나 신경이 곤두섰다.	0	1	2	3	4

출처: 김신향 외(2016).

5) 개입 및 대처방법

(1) 약물치료

공황장애가 있는 클라이언트에 대한 개입을 위해서는 당사자의 임상특성과 심각도에 따라 결정되어야 한다. 우선, 주관적인 불편감과 불안은 있으나 직업수행이나 기타 활동에 큰 지장이 없는 경한 공황발작이 있는 경우에는 인지행동치료만으로 효과를 볼 수 있다. 이들 클라이언트에게 인지행동치료만으로 치료반응이 불충분할 경우에 약물치료를 시작한다.

반면, 직업수행이나 기타 활동은 어느 정도 가능하나 잦은 공황발작이나 불안으로 응급실을 방문하거나, 광장공포증의 증상이 있는 중등도의 공황발작을 경험하는 클라이언트에게는 약물치료와 인지행동치료를 병행한다. 대표적인 약물치료는 세로토닌 재흡수억제제(selective serotonin reuptake inhibitors: SSRIs) 또는 삼환계 항우울제(tricyclic antidepressants: TCAs)가 있다. 중등도 공황발작을 보이는 클라이언트에서 약물치료와 인지행동치료로도 효과가 없을 경우 벤조디아제핀계 약물을 투여하게 된다. 대략 30%의 공황장애를 가진 클라이언트들이 적절한 약물치료에도 치료 불응성을 보이고(Liebowitz, 2007), 약물치료를 중단할 경우 약 50% 정도의 재발률을 보이는 등 만성적인 경과를 가진다(Toni et al., 2000).

공황장애가 있는 클라이언트는 약물치료 초기에 부정적 위약반응을 나타내기 쉬운데(김찬형, 1998), 이는 그들이 신체감각에 대한 과민반응을 갖기 쉽고, 자신의 신체를 조절할 수 없다는 두려움에 압도당하기 때문이다. 따라서 클라이언트에게 약물의 부작용을 너무 상세히 설명해주는 것은 오히려 역효과를 가져올 수 있다. 당사자들에게 흔히 나타나는 부작용을 열거해주고, 이들 부작용이 시간이 지나면서 감소되고, 유효한 약물효과가 나타날 것이라고 설명해준다.

(2) 인지행동치료

전통적인 인지행동치료의 시간적 혹은 지리적 제약 등 접근성의 문제 등 여러 제약을 극복하고 해결하기 위한 대안으로 좀 더 쉽고 짧은 기간에 적용할 수 있는 단축형 인지행동치료와 이메일이나 인터넷을 활용한 인지행동치료가 대두되고 있다. 또한 전통적인 인지행동치료로부터 변형된 새로운 형태의 인지행동치료로 시행되고 있다.

① 단축형 인지행동치료

전통적인 인지행동치료가 질환 교육, 인지재구조화, 자극감응훈련, 실제 노출, 이완요법 등의 다양한 구성요소들을 포함하는 12~18회기의 치료로 구성되었다면, 단축형 인지행동치료는 이들 중 치료의 효과에 핵심적인 역할을 하는 구성요소를 선별하여 좀 더 효율적인 형식으로 치료를 재구성하는 것을 목표로 한다(Smits et al., 2004). 단축형 인지행동치료는 짧게는 1회기부터 7회기로 구성할 수 있는데, 질환교육, 인지모형, 간단한 자극 감응 노출로 구성된 1회기의 단축형 집단 인지행동치료만으로도 공황빈도 및 심각도, 예기불안 등에서 유의한 결과를 보고한 연구도 있다(Jahng et al., 2009).

② 인터넷 기반의 인지행동치료

인터넷 기반의 인지행동치료(Internet-delivered cognitive behavioral therapy, I-CBT)는 인지행동치료 내용을 인터넷을 통해 클라이언트에게 전달하는 개입방법으로, 대개 6~15주 동안 치료자의 지원 및 감독하에 이루어지는 경우가 대부분이며(서호준 외, 2016), 어떤 프로그램의 경우에는 클라이언트 스스로 독립적으로 수행하는 경우도 있다. 매주 웹사이트에 로그인하여 일정하게 진도를 나가면서 연습하고 숙제를 하게 되며, 프로그램은 쌍방향 방식이나 여러 가지 소리, 비디오 등 다양한 방식으로 진행된다.

③ 마음챙김 기반 인지치료

카밧진과 그의 동료들(Kabat-Zinn et al., 2012)이 일반 대중들을 위해 배우기 쉬운 명상법의 일환으로 개발한 마음챙김 기반 스트레스 이완(mindfulness-based stress reduction, MBSR)을 씰과 그의 동료들(Seal et al., 2002)은 우울증 클라이언트들의 치료법으로 마음챙김 훈련과 인지행동이론을 통합하여 마음챙김 기반 인지치료(mindfulness-based cognitive therapy, MBCT)를 개발하였다. 특히, MBCT는 우울증의 재발을 막기 위한 프로그램으로 개발되었으며, 우울증상뿐만 아니라 불안과 관련된 부분에도 효과가 있어 조울증 장애(Lillis & Hayes, 2007), 범불안장애(William et al., 2007), 공황장애(윤지원 외, 2009)가 있는 클라이언트의 불안 감소에 효과적이라고 보고되고 있다.

MBCT에서는 우리 스스로가 사건들을 인지하고 이해하는 방식들을 잘 관찰하는 것을 가장 중요하게 생각한다. 그런 방식들은 자신이 경험하는 사건들에 대해 어떻게 느끼고, 어떻게 반응하게 되는지를 결정하기 때문이다. 공황장애가 있는 클라이언트에게 불안을 유발하는 경험과 외부에 민감한 감각이 불안한 감정을 불러일으키고, 자신이 죽을지도 모른다는 과잉일반화(overgeneralization) 및 파국화(catastrophizing)된 사고로 이어지는 과정에서, MBCT는 감각, 감정 그리고 생각에 개입할 수 있는 가능성을 제공한다. 즉, 감각을 통해 감정 혹은 생각에 주의를 기울여 새로운 경험을 하게 되며, 이전과는 다르게 반응할 수 있는 변화의 가능성을 제공함으로써 부정적인 사고와 감정을 보다 효과적으로 다룰 수 있도록 돕는다. 공황발작이 일어난 순간에 MBCT를 적용하기보다 평상시 훈련을 통해 조절이 가능하게 된다.

MBCT 프로그램(segal et al., 2002)은 한 회기에 2시간씩 총 8회로 구성되며 바디스캔, 정좌명상, 걷기 명상, mindful 움직임(요가), 3분 호흡을 하는 활동이며 매일 일상 속에서 '알아차림(awareness)'에 집중한다. 프로그램 초기에는 호흡과 신체감각에 집중할 수 있도록 안내하며, 이후 자신이 과거에 피하려고 했던 정신적 사건(mental event)에 대한 생각과 감정을 인식할 수 있도록 돕는다. 회기가 끝나면 매일 45분 정도 마음챙김 활동을 하는 과제가 주어진다. MBCT는 우울 혹은 불안에 대한 정신건강교육과 인지치료를 포함한다. 사람들은 원치 않는 생각이나 감정을 거부하거나 피하려고 시도하는 것이 실제로 고통을 가중시키고, 우울증을 해소하는 데 도움이 되기보다 우울증을 지속시킬 수 있다는 것을 배우게 된다. 또한 추가적인 행동으로 목욕을 하거나 음악감상, 산책 등 행복감을 줄 수 있는 활동을 할 수 있도록 지지한다. 클라이언트들은 증상이 악화될 때 취해야 할 조치와 함께 재발경고 생각이나 감정을 알아차릴 수 있는 행동계획을 개발해야 한다.

④ 노출치료

노출치료는 공포가 감소될 때까지 공포유발자극에 대해 체계적이고 반복적으로 직면하도록 하는 것이 주요 특징이다(Barlow, 1988). 치료과정에서는 여러 가지 방법으로 실시되는데, 예를 들면, 심상적(imaginal) 노출, 실제(in view) 노출, 가상현실(virtual reality)에 대한 노출, 가장 덜 공포스런 자극에서부터 가장 공포스러운 자극으로 점진적인 노출과 긴 시간 동안 가장 강렬한 공포자극에 노출시키는 것(홍수법, flooding), 집중적(massed, 여러 주 동안 매일 한번씩) 노출과 간격을 둔(spaced, 여러 달 동안 매주 한 번씩) 노출법 등이 있다.

가상현실 노출치료(Virtual reality exposure therapy, VRET)는 실제나 상상노출이 아닌 가상현실을 이용하여 실시하는 개입방법이다. 짧은 시간 내에 많은 노출 상황과 시나리오를 생성할 수 있다는 점과, 노출치료를 감행하기 어려운 상황이나 이행하기에 비용이 많이 드는 상황(예: 비행기 탑승)을 가상현실 속에서 재현할 수 있다는 장점이 있다.

(3) 호흡 재훈련

호흡 재훈련(breathing retraining)은 공황장애가 있는 클라이언트들에게 때때로 발생하는 급성 과호흡 증상을 감소시키고, 과호흡의 취약성을 감소시키며 자기조절기법을 개발해가는 것이다. 호흡 재훈련은 클라이언트에게서 있는 자세에서 90초 정도 깊고 빠른 과호흡을 하도록 직접 시켜보는 것으로 시작한다. 흔히, 공황장애가 있는 클라이언트가 과호흡으로 인해 생기는 신체감각들 때문에 힘들어하는 시간은 90초이다. 이런 연습 후에 클라이언트들에게 과호흡 시 느낀 신체 증상과 공황 때 경험한 증상 사이에 유사한 정도를 평가하게 하고 나서 과호흡의 본질에 대한 교육을 실시한다. 다음 단계는 바른 호흡법에 대해 교육하는데, 흉식호흡보다 복식호흡을 할 수 있도록 가르쳐준다. 혼자서 연습할 수 있는 시간을 주고, 연습한 후에는 일을 하거나 운전 중과 같은 산만한 분위기에서도 연습할 수 있게 돕는다. 마지막 단계에는 불안이나 공황발작이 생기는 순간에 대처하는 조절 전략으로 느린 호흡 조절을 적용시켜 본다.

(4) 이완훈련

이완훈련(relaxation training)은 불안에 대한 대처방법으로 이완의 중요성을 이해시킨 후에 점진적 근육이완 훈련방법을 가르치는 것으로 시작한다. 팔 아래와 위쪽 근육, 다리 아래와 위쪽 근육, 배, 가슴, 어깨, 목, 입, 눈, 이마의 위아래 근육 등 몸 전체의 근육들을 16개의 근육군으로 나누어 각각 10초간 긴장시킨 후, 20초간 이완시켜 가는데, 중요한 것은 긴장했다가 이완하는 감각에 정신을 집중하는 것이다. 과제를 통해 적어도 하루에 2회 이상 훈련하게 한다. 1~2주 정도의 연습을 통해 숙련이 되면, 팔, 다리, 배, 가슴, 어깨, 목, 눈, 이마 등 8개 근육군 이완으로 넘어간다. 다음은 배, 가슴, 어깨와 얼굴 4개의 근육군에 대한 이완훈련으로 넘어간다. 마지막 단계는 반사 이완 단계로 '편안하다'라는 말이 하나의 의미 있는 신호가 되어 4개의 근육군들을 곧바로 이완시킬 수 있게 된다. 이렇게 반사 이완 수준까지 하게 될 때 불안 유발 상황에서 적절하게 이완시켜 증상을 빨리 가라앉히고 공황발작으로 진행되는 것을 방지할 수 있다(최영희 · 이정흠, 1998).

2 기타 불안장애

1) 공포증

(1) 사회불안장애

사회불안장애(social anxiety disorder)는 친숙하지 않은 사람들에게 노출되거나, 타인에게 관찰되고 평가될 수 있는 한 가지 이상의 사회적 상황에서 극심한 공포나 불안, 타인의 부정적인 평가에 대한 두려움과 관련이 있는 것으로 알려져 있다(APA, 2013). 사회공포증(social phobia)이라는 진단명과 혼용되며, DSM-Ⅳ까지는 사회공포증이 주 진단명으로 사용되었으나, 사회공포증이라는 진단명 안에 문제를 광범위하게 포함하지 못하고, 손상 역시 제한적이라는 오해를 불러일으킬 수 있어(Heimberg et al., 2014) DSM-5부터는 사회불안장애를 주 진단명으로, 사회공포증은 보조 진단명으로 사용하기 시작하였다.

미국 성인을 대상으로 조사한 사회불안장애의 평생 유병률은 조사 방식과 시점, 그리고 대상에 따라 차이가 있으나 적게는 12.1%에서 많게는 13.3%에 이르는 것으로 나타났다(Magee et al., 1996; Ruscio et al., 2008). 반면 국내에서 조사된 사회불안장애의 평생 유병률 1.6%, 1년 유병률은 0.4%로 미국에 비해서는 상당히 낮은 것으로 조사되었다(보건복지부, 2016), 이는 정신장애에 대한 부정적인 낙인이나 사생활 중시 경향 때문에 적절하게 측정되지 않은 면이 있어 보인다(박성혁 · 최윤영 · 권정혜, 2017). 유병률은 성별에 따라 차이가 있는 것으로 나타나는데, 어느 문화권이나 대체로 남성에 비해 여성이 더 유병률이 높지만, 실제 치료를 받는 비율은 남성이 여성에 비해 더 높은 것으로 알려져 있다. 국내의 경우도 남성이 여성보다 상대적으로 더 높게 정신과 치료를 받는 것으로 나타났다(건강보험관리공단, 2017).

사회불안장애는 발병 후 치료받지 않는 경우 증상이 좋아지고 나빠지기를 반복하며 대체로 만성적인 경과를 보인다. 지금까지 사회불안장애 치료를 위해 인지행동치료를 다양하게 구성하여 시행했는데, 주로 심리교육, 인지재구성, 노출치료로 구성된다. 심리교육은 사회불안장애에 대한 인지행동모형에 대해 교육하며, 인지재구성에서는 클라이언트가 가진 역기능적 인지를 찾고 수정하는 시도를 하고, 불안을 느끼는 대상과 상황에 대한 노출을 시행한다. 치료 프로토콜에 따라 사회기술훈련 혹은 이완훈련을 추가하기도 한다(Jørstad-Stein & Heimberg, 2009).

(2) 광장공포증

광장공포증(agoraphobia)은 즉각적으로 피하기 어려운 장소나 상황에 처하게 되는 것에 대한 불안, 또는 공황발작과 유사한 증상이 일어났을 때 도움받기 어려운 장소나 상황에 처해 있는 것에 대한 불안이다. 이러한 불안으로 인해 클라이언트들은 혼자서는 외출하지 못하거나 시장과 같은 복잡한 장소, 대중교통의 이용 등을 지속적으로 피하게 된다. 광장공포증이 갇혀서 탈출할 수 없다는 공포감에 따른 불안과 호흡곤란이 특징이라면, 공황장애는 특별히 위협을 느낄 만한 상황이 아닌데도 신체의 경보 체계가 오작동해서 위협적인 상황과 동일한 '공황발작' 반응이 나타난다. 광장공포증은 공황장애가 있는 클라이언트의 1/3 내지 1/2에서 동반되며 광장공포증을 동반한 공황장애와 동반하지 않은 공황장애는 원인, 증상 및 치료 측면에서 구별된다.

사례 + 광장공포증의 사례

지난 25일 오후 8시 30분. 부산에서 서울로 가던 비행기가 이륙 직전 갑자기 활주로에 멈춰 섰다. 30대 여성 탑승객이 두려움과 함께 심한 호흡곤란 증세를 호소했기 때문이다. 이 클라이언트는 당시 승객으로 탑승 중이던 한 의료인과 승무원으로부터 시의적절한 응급조치를 받은 끝에 비행기에서 무사히 내렸지만, 나머지 승객들은 자정을 넘겨 서울에 도착하는 불편을 겪어야 했다.

출처: 연합뉴스(2017.05.30). '공포증 환자 늘어난다'.

(3) 특정공포증

특정공포증(specific phobia)은 특정한 대상이나 상황에 노출될 경우 심한 두려움과 회피행동을 지속적으로 나타내는 불안장애이다. 이들은 다른 불안장애와 달리 특정한 인지왜곡은 보이지 않는다. 다만 특정 대상이나 상황에 대한 두려움을 겪는 사람들은 두려워할 이유가 없다고 생각하면서도 막상 그 대상이나 상황을 접하면 심한 불안과 공포를 느낀다. 여기서 공포의 초점은 그 대상이나 상황으로부터 자신이 상해를 입게 될 것이라는 두려움이다. 따라서 공포 대상이 존재할 것이라고 예측만 되는 상황에서도 불안과 공포 반응이 나타나기도 한다.

공포대상이나 상황에 따라 네 가지 아형으로 분류된다.

- 자연환경형: 천둥, 번개, 폭포 등(가장 많음)

- 상황형: 대중교통, 공항, 터널 등 폐쇄된 공간이 주로 해당
- 혈액 · 주사 · 손상형: 피를 보거나 주사기를 보는 것
- 동물형: 바퀴벌레, 뱀, 거미 등 동물이나 곤충을 두려워하는 것

특정공포증을 치료하는 가장 효과적인 방법으로는 체계적 둔감법, 노출치료, 이완훈련기법 등이 대표적인 방법이다.

2) 범불안장애

DSM-5에 제시된 범불안장애(Generalized Anxiety Disorder)의 평생 유병률은 9%, 1년 유병률은 0.4~3.6%에 해당되며, 세계보건기구(WHO) 세계정신건강 조사위원회가 2001년부터 2012년까지 26개국을 대상으로 조사한 결과에서도 전 세계 평생 유병률은 3.7%, 1년 유병률은 1.8%로 나타났다(Ruscio et al., 2017). 국내의 경우 2016년 보건복지부의 정신질환 실태조사에 의하면, DSM-Ⅳ기준에 따른 범불안장애의 평생 유병률은 2.4%, 1년 유병률은 0.4%로 전 세계 평균에 비해 다소 낮은 편이다. 하지만 국내 범불안장애의 평생 유병률 추이를 보면 2006년 1.6%, 2011년 1.9%, 2016년 2.3%로 점점 증가하는 추이를 보인다.

범불안장애의 핵심특징은 스스로 조절하기 어려운 과도한 불안과 걱정이 적어도 6개월 이상 만성적으로 지속되는 것으로서 기타 인지 및 신체적 불안의 부수적 증상이 동반된다.

범불안장애는 조절할 수 없는 과도한 걱정이나 병적 불안이 6개월 이상 지속되는 상태로, 근육의 긴장, 과민함, 벼랑 끝에 선 것 같은 느낌, 집중의 어려움, 불면 중 적어도 세 가지 이상의 증상이 이 기간 동안 지속적으로 나타날 때 진단 내릴 수 있다.

범불안장애가 있는 클라이언트들이 가장 흔히 호소하는 증상은 크게 ①

과도한 생리적 각성, ② 왜곡된 인지과정, ③ 적응전략 부족으로 구분(Gelder, 1991)될 수 있다. 과도한 생리적 각성에 의한 신체적 증상으로 근육계의 긴장으로 인한 떨림, 근육통, 두통 등이 흔하고 자율신경계 과잉각성에 의해 숨 가쁨, 가슴 답답함, 심계항진, 소화기계 증상 등이 있는데 공황장애와 같은 다른 불안장애에서만큼 두드러지게 나타나지는 않는다고 보고된 바 있다. 왜곡된 인지과정에 의한 심리적 증상으로 반복적인 걱정, 사고, 짜증, 집중력 곤란 등이 흔히 나타난다. 적응전략의 부족으로 인한 행동증상으로는 회피, 꾸물거림, 문제해결기술의 부족 등이 있다.

이들은 불안을 주호소로 병원을 찾기보다 신체질환이나 동통, 우울증 및 수면장애 등을 주호소로 병원을 찾게 된다. 따라서 병원을 찾더라도 정신과 이외의 과에서 진료를 받는 경우가 많고, 정신장애의 경과 도중 불안증상이 동반(Allgulander, 2006)되는 경우가 흔하다는 점 때문에 범불안장애는 독립적인 장애로 인식되기보다는 종종 다른 정신장애와 동반되는 상태로 간주되었다. DSM-Ⅲ의 출간으로 별개의 정신장애로 분리되었으나 공황장애나 사회불안장애 등 다른 불안장애에서부터 조현병이나 망상장애 등 다양한 장애와 관련된 걱정 및 불안의 가능성이 배제된 후에 비로소 진단이 가능하기 때문에 진단 위계상 독립적인 장애로 진단(김근향, 2017)되기 어려운 특성이 있다.

3) 분리불안 장애

분리불안(separation anxiety)이란 중요한 애착 대상과의 분리로 인해 미래에 대한 불확실한 예상과 두려움에서 오는 심리적 반응으로(Benedek, 1970), 발달과정에서 매우 자연스러운 반응이나 분리에 대한 저항과 불안의 정도가 심하고 지속적인 경우, 이는 심각한 고통을 준다. 분리불안 장애는 중요한 애착 대상과 떨어지는 것에 대한 극심한 불안이 나타나는 것으로 정의되며, 애착 대상과 분리되는 것에 대하여 비현실적인 걱정과 두려움이 지속되어 집이 아닌 다른 장소에 가는 것을 꺼리는 증상을 보인다고 하였다 (APA, 2013).

이 장애를 경험하는 아동은 자신과 애착 대상에게 불행한 일이 닥쳐 다시 보지 못할 것 같다고 생각하거나 양육자가 자신을 버리고 사라지는 등의 왜곡된 사고로 과도한 불안을 보이며 감정기복이 심하고 자주 짜증을 낸다. 또한 애착 대상과 떨어지지 않기 위해 울거나 비명을 지르는 등 떼쓰는 경향을 보인다.

분리불안은 다양한 요인과 관련이 있는데 특히 개인적인 기질과 가족관계 및 부모의 과잉보호적인 양육태도가 서로 밀접한 상관관계가 있다(오은아, 1998). 예를 들어, 까다롭고 예민한 기질을 가진 자녀라도 부모가 자녀의 욕구에 민감하게 반응하여 안정 애착을 형성하였다면 자녀는 부모가 다시 돌아올 것이라고 쉽게 믿기 때문에 분리불안을 보일 가능성이 낮다. 즉, 부모양육 태도 및 부모-자녀 관계가 아동의 분리불안에 영향을 미치고, 심화시킬 수 있으므로, 초점화된 부모교육과 훈련이 필요하며, 인지행동놀이치료가 효과적이라고 보고되고 있다. 인지행동놀이치료(cognitive behavioral play therapy, CBPT)는 인지행동치료를 아동의 발달 수준에 맞는 다양한 놀이와 매체를 활용하여 적용시킨 목표지향적인 단기 접근방법이다(Knell & Moore, 1990).

4) 선택적 함묵증

선택적 함묵증(selective mutism)은 다른 상황에서는 말을 할 수 있음에도 불구하고 학교 상황처럼 말을 하는 것이 기대되는 사회적 상황에서는 지속적으로 말을 하지 않으려고 하는 증상이 최소한 1개월 이상 나타나는 장애로서, 이러한 장애로 인해 학업이나 직업적 성취 혹은 사회적 의사소통에 방해를 겪는다(APA, 2013). 이 장애는 성인과 청소년보다는 어린 아동에게 더 관찰되기 쉽고 발병률이 전체 인구의 1% 미만으로 드물게 나타난다.

선택적 함묵증은 언어기능에는 문제가 없지만, 특정한 상황에서 말을 하지 않기 때문에 또래와의 사회화 경험 부족, 학업의 어려움, 의사소통의 문제 등 다양한 영역에 영향을 미친다. 조기개입 시 치료성과가 긍정적으로 나타났으나 학교에서 선택적 함묵증의 증상이 문제화되기 전에는 치료의 필요성을 못 느끼기 때문에 발병 시기와 개입 시점에 대해 논하기가 어렵다(Viana et al., 2009). 그럼에도 불구하고 선택적 함묵증 치료에 개별적인 행동치료와 인지행동치료가 실증적인 연구를 통해 가장 효과적임이 밝혀졌다(Cohan et al., 2006; Reuther et al., 2011). 특히 노출(exposure), 모델링(modeling) 등의 핵심적인 행동치료적인 기법과 심리교육, 인지적 재구조화와 같은 인지치료적인 기법, 놀이치료를 같이 사용하는 것이 도움이 된다.

3 외상 후 스트레스 사건 관련 장애

우리 사회가 겪었던 포항 지진, 세월호 사건, 메르스 사태, COVID-19 등 자연 및 사회 재난은 생존자와 유가족 그리고 모든 사람들의 삶을 뒤흔드는 위협적이고 극심한 스트레스 사건이었다. 외상(trauma)은 자연 및 사회 재난뿐 아니라 성폭력, 교통사고, 폭행 등 심각한 신체적 위해 경험이나 갑작스러운 사건들도 포함한다. 이런 외상을 경험한 개인은 정신적 고통과 심리사회적 적응에 상당한 어려움을 야기한다는 것을 인식하면서 국가차원에서도 여러 형태의 심리적 지원을 확대하였다. 지역 내 재난심리지원센터가 개소되었고, 재난이나 그 밖의 사고로 정신적 충격을 받은 외상 환자의 심리적 안정과 사회적응을 지원하기 위한 국가트라우마센터를 설치 운영할 수 있는 법(정신건강증진 및 정신질환자 복지서비스 지원에 관한 법률, 2018.12.13. 개정시행)이 개정되었다. 이는 우리 사회에서 외상 사건이 빈번하게 일어나고 있음을 드러냄과 동시에 외상경험 이후의 정신건강문제에 관심을 갖게 되었음을 시사한다.

우리나라의 경우 외상을 경험한 일반성인의 약 38%가 고위험군에 해당하는 외상 후 스트레스장애(Posttraumatic Stress Disorder, PTSD) 증상을 보인다고 하며(김지윤 외, 2018), 2003년 대구 지하철 참사의 생존자 중 46.6%는 6년이 지난 후에도 여전히 PTSD 진단을 받았다(하신숙 외, 2009). 이는 외상으로 인한 개인에게 적기에 적절한 개입이 이루어져서 PTSD로 발전되지 않고 이전의 기능수준으로 회복할 수 있도록 도와야 함을 시사한다.

DSM-Ⅳ까지 불안장애로 분류되던 질환들이 외상이나 스트레스 사건 이후 불안이나 공포감 이외에도 분노, 불쾌감, 무기력감, 공격적인 증상 등이 특징적으로 나타난다는 공통점이 있어 DSM-5에서 외상 후 스트레스 사건 관련 장애라는 새로운 분류로 구분되었다. 새로 분류된 외상 후 스트레스 사건 관련 장애에는 외상 후 스트레스장애, 급성스트레스 장애, 적응장애, 반응성 애착장애, 탈억제성 사회적 유대감장애가 있다. 여기에서는 외상 후 스트레스장애를 중심으로 알아보고자 한다.

1) 외상 후 스트레스장애의 이해

(1) 개념

외상(Trauma)이란 상처(injury)나 부상(wound)을 뜻하는 고대 그리스어 단어에서 유래한다(Ford, 2012). 신체적 부상과 충격적인 사건에 뒤따르는 심리적 상처를 함축하고 있다.

외상 후 스트레스장애(Posttraumatic Stress Disorder, PTSD)는 전쟁, 자연재해

부터 교통사고, 산업재해, 폭행, 강간에 이르기까지 다양한 외상성 또는 스트레스성 사건에 직접적 또는 간접적으로 노출된 이후 나타나는 침투적 기억, 재경험, 회피, 정서적 마비와 과각성 등의 증상을 특징으로 하는 장애이다(APA, 2013). 즉, 외상(trauma)을 직접 경험한 사람들뿐만 아니라, 외상 상황을 목격한 사람, 간접적으로 외상의 정보에 대해 반복해서 노출된 사람도 외상 후 스트레스장애로 발전될 수 있다. 외상 후 스트레스장애의 증상들이 나타나는 시기는 개인차가 있을 수 있는데, 외상 사건 경험 이후 즉시 나타날 수도 있고 수주, 수개월 또는 수년 뒤에 나타날 수도 있다.

이 장애는 역사적으로 미국 남북전쟁 때 전쟁터의 군인에게서 나타났던 증상을 토대로 기술되었는데 주로 심장증상이 특징적이서 소위 '병사의 심장(soldier's heart)'이라고 기술되었다. 유사한 증상으로 제1차 세계대전시 기술된 '셸 쇼크(shell shock)', 나치 집단 수용소 생존자들의 '수용소 증후군(concentration camp syndrome)'으로 기술되다 최종적으로 베트남전 당시 생존한 병사들에게서 관찰된 증상들을 토대로 외상 후 스트레스 증후군이라는 개념 및 명칭이 확립되었다.

대부분의 사람들은 충격적인 사건을 경험하고 난 뒤 초기의 심한 감정적 반응은 보통 며칠이나 몇 주 이내에 자연스럽게 사라지고 차츰 안정을 찾아가면서 원래의 기능수준으로 회복하게 된다(Hobfoll et al, 2007). 그러나 쉽게 안정을 찾지 못하고, 이러한 반응이 사회적 관계 및 직업 등 중요한 삶의 영역에서 현저한 고통이나 손상을 초래하면서 1개월 이상 지속된다면 PTSD 진단을 받게 된다(APA, 2013). PTSD는 다른 정신장애와의 공병률이 상당히 높은 편이다. 구체적으로 우울장애, 불안장애, 물질사용장애, 성격장애가 동반되고, 정신증, 자살가능성, 해리증상, 작업 및 사회적 기능의 저하 등의 증상도 동반된다(Minnen et al., 2015).

외상 경험 이후 초기에 PTSD 증상을 정확하게 평가하고 심각성을 확인하는 것이 중요하다. 초기의 PTSD 증상이 이후의 우울, 불안 등 정신적 후

유증을 예측하는 요인(Nickerson et al., 2013)이기 때문이다.

(2) 원인

외상 후 스트레스 장애의 원인은 외상(trauma)이다. 그러나 외상 사건을 경험한 모든 사람에게서 발병하지 않는다. 스트레스가 심할수록 더 잘 발병하고 증상의 정도도 심하다고 보았으나, 한편에서는 스트레스 자체의 정도보다 개인이 그 스트레스를 어떻게 받아들이는지 더 중요한 요인을 본다.

데이슨과 포아(Davidson & Foa, 1991)는 PTSD를 유발할 수 있는 위험요인을 세 가지 요인으로 설명한다.

① 외상전요인(pretraumatic factors)으로 정신장애가 있는 가족력, 아동기의 외상경험, 의존성이나 불안정성과 같은 성격특성 등이 있다.

② 외상중요인(peritraumatic factors)은 외상경험 자체의 특성을 의미한다. 외상 사건의 강도가 심하고 자주 노출되었을수록 PTSD로 나타날 가능성이 높다. 또한 외상 사건이 자신과 가까운 사람일 때 그리고 타인의 악의에 의한 것일 때 PTSD 증상이 심하게 오래 지속된다.

③ 외상후요인(posttraumatic factors)으로 사회적 지지체계의 부족, 추가적인 생활스트레스, 결혼과 직장생활의 불안정, 심한 음주와 도박 등이 있다. 특히, 외상후요인들은 외상 경험자의 심리적 적응을 저해함으로써 PTSD를 유발하거나 더 악화시키는 요인이다.

(3) 유병률

국외 지역사회에서 외상 후 스트레스장애의 평생 유병률은 0.3~6.8% 사이로 보고되며, 위험도가 높은 인구(예: 참전군인, 사고 혹은 범죄 피해자)에서는 3~58%까지 표본집단의 특성과 조사방법에 따라 매우 다양하게 나타난다

(APA, 1994). 국내의 경우 평생 유병률은 1.5%, 1년 유병률은 0.5%(보건복지부, 2016)를 보이고 있다. 성별에 따라 외상 후 스트레스장애의 1년 유병률은 큰 차이가 나타나는데, 남자는 0.2%, 여자는 0.8%로 여자가 약 4배 이상 높은 유병률을 보였다. 1년 유병률이 가장 높은 인구의 특성을 정리하면, 남자는 미혼집단에서 0.4%, 여자는 이혼, 별거, 사별한 경우에 1.4%로 가장 높았다.

사례 + 외상 후 스트레스장애의 사례

시내버스가 강 아래로 추락한 사건의 생존자와 가족들이 경험한 외상 후 스트레스 증상이다.

"지금도 사고현장을 지나올 때면 저절로 어깨가 쭈뼛해지고 소름이 끼칩니다. 그리고 절대로 강 쪽으로는 앉지도 않을뿐더러 그쪽은 외면합니다."(생존자1)

"지금도 가끔 사고에 대한 악몽을 꿉니다. 꿈을 꾸면서 소리를 지르다 보니 옆에서 잠을 자는 집사람이 놀라기 일쑤입니다."(생존자2)

"하루라도 약을 먹지 않으면 숨이 멎을 것 같습니다. 며칠 전에는 약을 한번 걸렀다가 죽을 뻔했습니다. 그런가 하면 한 번은 약을 너무 많이 복용해 3일 동안 깨어나지 못한 적도 있습니다."(유가족)

출처: 이제두(2012).

2) 진단기준(DSM-5)

PTSD는 급성스트레스 장애(Acute Stress Disorder, ASD)와 함께 DSM-IV-TR(APA, 2000)까지는 불안장애 범주에 포함되어 있었지만 가장 최근에 개정된 DSM-5(APA, 2013)에서는 '외상 후 스트레스사건 관련 장애'라는 별개의 범주로 분리되었다. 표 10-3의 PTSD 진단기준에 명시된 증상들이 1개월 이상 지속되고 사회적, 직업적, 또는 다른 중요한 영역의 기능에서 임상적으로 심각한 고통이나 손상이 있어야 PTSD 진단을 내린다.

표 10-3 **외상 후 스트레스의 진단기준**

A. 죽음, 심각한 상해 또는 성적인 폭력에 실제적이든 위협을 경험한다.
   1. 외상사건을 직접 경험
   2. 외상사건이 타인에게 일어난 것을 목격
   3. 외상사건이 가까운 가족이나 친구에게 일어났다는 것을 알게 되는 것
   4. 외상사건의 혐오스러운 내용에 반복적 또는 극단적으로 노출되는 것(TV, 영화 제외)

B. 재경험: 외상사건과 관련된 침투증상이 다음 한 가지 이상 나타난다.
   1. 외상사건에 대한 반복적이고 침투적인 고통스러운 회상
   2. 외상사건과 관련된 반복적인 악몽
   3. 외상사건이 실제로 일어난 것처럼 느끼고 행동하는 해리반응(플래시백)
   4. 외상사건과 유사하거나 그러한 사건을 상징하는 내적, 외적 단서에 노출 시 심리적 고통을 경험함
   5. 외상사건을 상징하거나 그와 유사한 내적, 외적 단서에 대한 심각한 생리적 반응

C. 회피: 외상사건과 관련된 자극 회피가 다음 중 한 가지 이상의 방식으로 지속적으로 나타난다.
   1. 외상사건과 관련된 고통스러운 기억, 생각, 감정을 회피하거나 회피하려고 노력
   2. 외상사건과 관련된 고통스러운 기억, 생각, 감정을 유발하는 외적인 단서들을 회피하거나 회피하려는 노력

D. 인지의 부정적인 변화: 외상사건에 대한 인지와 감정의 부정적 변화가 다음 중 두 가지 이상 나타난다.
   1. 외상사건에 대한 망각
   2. 자신, 타인, 세상에 대한 과장된 부정적 신념이나 기대를 지속적으로 나타낸다.
   3. 외상사건의 원인이나 결과에 대한 왜곡된 인지, 이러한 인지로 자신과 타인을 비난
   4. 지속적인 부정적 정서 상태(예: 공포, 분노, 죄책감이나 수치심)
   5. 중요한 활동에 대한 관심이나 참여 감소
   6. 타인에 대해 무관심
   7. 긍정적 감정경험(예: 행복감, 만족)을 지속적으로 느끼지 못함.

E. 과각성: 외상사건과 관련하여 각성과 반응성의 현저한 변화가 다음 중 두 가지 이상 나타난다.
   1. (자극이 없거나 사소한 자극에도) 짜증스러운 행동이나 분노 폭발
   2. 무모하거나 자기파괴적인 행동
   3. 지나친 경계
   4. 과도한 놀람 반응
   5. 집중장해
   6. 수면장해

출처: American Psychiatric Association(2013). DSM-5.

3) 증상

DSM-Ⅳ-TR에서는 PTSD의 진단준거로 외상 사건의 재경험(reexperience), 외상과 관련된 자극에 대한 회피(avoidance)/마비(numbing), 그리고 과각성(hyperarousal)의 세 범주와 하위 증상 17개를 제시하였다(APA, 2000). 그러나

이후 여러 연구결과는 이러한 세 범주가 외상을 경험한 개인을 이해하는 데 충분하지 않다는 것을 지적하였다. 이에 따라 DSM-5에서는 침습(intrusion), 회피(avoidance), 각성과 반응성의 뚜렷한 변화(alterations in arousal and reactivity)에 인지와 기분의 부정적 변화(negative alteration in cognition and mood) 증상을 추가시켜 네 개의 범주로 하위 증상 20개를 제시하였다(APA, 2013).

(1) 침투증상(intrusion symptoms)

외상 사건과 관련된 기억이나 의식에 침투하여 재경험(re-experience)되는 것을 말한다. 외상 사건에 대한 고통스런 기억이 자꾸 떠오르거나 악몽을 꾸기도 한다.

(2) 외상사건과 관련된 자극을 회피

외상 사건의 재경험이 매우 고통스럽기 때문에 그와 관련된 기억이나 생각, 감정을 떠올리지 않으려고 노력한다. 고통스러운 외상경험을 떠올릴 수 있는 모든 자극이나 단서(사람, 장소, 대상, 상황 등)를 회피하려고 노력한다.

(3) 각성과 반응성의 뚜렷한 변화

평소에도 늘 과민하며 주의집중을 못하고 사소한 자극에 크게 놀라는 반응을 보이거나 짜증을 내기도 하고 분노를 폭발하기도 한다. 수면곤란을 나타낸다.

(4) 외상사건과 관련된 인지와 감정에 있어 부정적 변화

외상사건의 중요한 일부를 기억하지 못하거나 외상 사건의 원인이나 결과를 왜곡하여 받아들임으로써 자신이나 타인을 책망한다. 공포, 분노, 죄책감이나 수치심 같은 부정적 감정을 나타내거나 다른 사람에게서 거리감과 소외감을 느끼기도 한다.

사례+ 영화 레인오버미(Reign Over Me) 속 PTSD의 주요 증상

치과의사로 일하던 찰리 파인먼은 9 · 11 테러로 인해 사랑하는 아내와 세 딸, 그리고 키우던 강아지까지 모든 것을 한순간에 잃어버리게 된다. 거대한 외상 사건으로 인해 그날의 기억을 극단적으로 부정하고 회피한다. 찰리 파인먼은 자신을 만나러 온 장인과 장모를 보고 도망친다(회피). 찰리 파인먼은 의사생활도 그만두고 모든 관계를 단절한채 오로지 게임을 하고, 길을 다닐 때도 헤드폰을 끼고 70~80년대 음악을 들으며 대인관계를 피한다(회피). 우연히 클럽에서 만난 친구 앨런 존슨은 찰리 파인먼을 계속 위로하지만 오히려 그의 기억을 자극하게 되어 흥분한 찰리는 앨런의 얼굴에 물을 뿌리는 행동을 한다(과도한 각성상태).

찰리는 앨런의 도움으로 심리치료를 받지만 충분히 준비되지 않은 상태에서 그날의 기억을 직면하자 극도의 절망과 고통으로 극단적인 선택을 하게 된다(재경험).

출처: 김경수(2017).

4) PTSD 선별도구

PTSD 진단 및 치료를 위해 임상현장에서 간편하게 사용할 수 있는 자기보고형 척도가 권장된다. PTSD 선별도구(Primary Care PTSD Screen, PC-PTSD)는 지난 1달 동안의 증상을 측정할 수 있도록 개발된 척도로 PTSD 평가도구 중 가장 짧은 5문항으로 구성된 척도이다. 일차 의료기관에서 사용하기 위해 만들어졌고 대규모 재난 시 적용하기 유용하다고 알려져 있다.

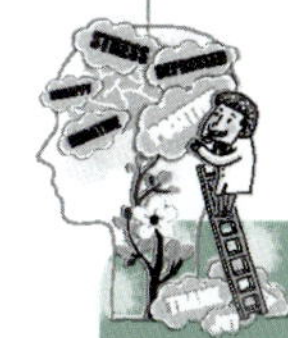

표 10-4 **PTSD 선별도구(Primary Care PTSD Screen, PC-PTSD)**

	살면서 두려웠던 경험, 끔찍했던 경험, 힘들었던 경험, 그 어떤 것이라도 있다면, 그것 때문에 지난 한 달 동안 다음을 경험한 적이 있습니까?	예	아니오
1	그 경험에 관한 악몽을 꾸거나, 생각하고 싶지 않은데도 그 경험이 떠오른 적이 있었다.		
2	그 경험에 대해 생각하지 않으려고 애쓰거나, 그 경험을 떠오르게 하는 상황을 피하기 위해 특별히 노력하였다.		
3	늘 주변을 살피고 경계하거나, 쉽게 놀라게 되었다.		
4	다른 사람, 일상활동, 또는 주변 상황에 대해서 가졌던 느낌이 없어지거나, 그것에 대해 멀어진 느낌이 들었다.		
5	그 사건이나 그 사건으로 인해 생긴 문제에 대한 죄책감을 느끼거나, 자기 자신이나 다른 사람에 대한 원망을 멈출 수가 없었다.		

총점(0~1점) 정상
총점(2점) 주의요망, 추가적인 평가나 전문가의 도움 필요.
총점(3~5점) 심한수준. 추가적인 평가나 전문가의 도움 필요.

출처: Prins et al. (2015), Jung et al.(2018).

5) 개입 및 대처방안

(1) 인지행동치료

전형적으로 인지행동치료는 PTSD를 겪고 있는 클라이언트들을 대상으로 심리교육, 노출, 인지재구성 및 불안관리로 구성되며, 심리교육은 PTSD의 일반적인 증상과 발병원인에 대한 정보를 제공한다. 또한 불안관리에서는 불안이나 공포감이 고조될 때 대처할 수 있는 기술들, 주로 이완훈련이나 호흡훈련을 말한다.

(2) 지속적 노출치료

지속적 노출법(Prolonged Exposure)은 외상 사건을 단계적으로 떠올리게 하여 불안한 기억에 반복적으로 노출시킴으로써 외상 사건을 불안 없이 직면할 수 있도록 유도하는 것이다. 외상경험을 단계적으로 반복 노출시킴으로써 관련된 공포에 둔감하게 만들어 외상 기억을 회피하려는 시도를 줄인다. 주로 치료의 첫 단계(1~2회기)에서 외상에 대한 일반적인 반응을 교육하고, 긴장이완과 호흡법을 연습한다. 이후에 치료에서 다룰 외상 사건에 따라 실제노출 혹은 상상노출로 이어진다.

최근에는 컴퓨터 과학을 활용한 치료법들이 제안되면서, 공황장애 치료에도 가상현실을 이용한 노출치료가 외상 후 스트레스장애에도 사용되고 있다.

(3) 안구운동 민감소실 및 재처리 치료

1987년경 프랜신 샤피로(Francine Shapiro)에 의해 개발되었으며, 안구를 수평으로 움직여 뇌를 자극해 과민 기억을 완화하는 것이다. 보통 사건 당시에 왜곡된 사고나 정서는 충분히 처리되지 않은 채 처음에 입력된 감각정보 형태 그대로 저장된다. 안구운동 민감소실 및 재처리 치료(Eye Movement Desensitization Processing: EMDR)는 이렇게 저장된 기억을 떠올리면서 동시에 안구운동으로 이중자극을 주어 외상기억의 이미지를 약화시킨다.

EMDR의 절차상 가장 특징적인 것은 안구운동과 같은 이중주의자극(dual attention stimuli)이다. 대표적인 자극이 안구운동이고 촉각이나 청각의 좌우 양측성 자극도 동일한 효과를 낸다고 알려졌다. 일반적인 절차는 다음과 같다.

① 클라이언트는 안구운동과 같은 외부자극과 동시에 외상적 기억(내부자극)에 집중하게 된다(이중 주의).

② 빠르고 반복적인 안구운동을 시켜서 인지적 변화와 불안 감소의 효과를 얻는다.

③ 클라이언트는 외상과 관련된 부정적 감정, 기억, 인지 등을 상기한 후, 안구운동 중 경험한 이미지나 감정을 치료자에게 말한다.

이 과정은 외상적 기억과 감정이 최소화될 때까지 진행된다. 1회기 당 90분씩, 3~12회까지 실시하는 것이 일반적이다.

(4) 스트레스 면역훈련

스트레스 면역훈련(Stress Inoculation Training; Meichenbaum, 1974)은 스트레스 자체를 제거하는 데 치료 목표를 두지 않으며, 스트레스를 주는 상황을 재해석하고 재평가하며 효과적인 문제해결 방법을 훈련시키는 치료기법이다. 즉, 스트레스를 유발하는 사건의 긍정적인 측면을 떠올리거나 이중의 미들을 생각해봄으로써 사건을 다시 개념화하는 것이다. 이러한 점은 인지수정과 유사하기 때문에, 인지행동치료의 범주에 포함되기도 한다.

이 기법은 심리교육단계, 훈련단계, 응용단계로 이루어진다. 심리교육단계에서는 발병이나 악화 및 유지에 대한 정보를 제공하고, 사건에 대한 감정과 생각, 반응(행동)을 구분하는 방법을 교육하며, 자신의 반응이나 증상을 인식하게 돕는다. 훈련단계에서는 호흡과 이완훈련, 역할극, 부정적 생각 멈추기 등과 같은 방법을 연습한다. 마지막 응용단계에서는 이전 단계에서 습득한 기술들을 일상에서 응용해 보고 이 경험을 함께 나누는 데 초점을 둔다.

4 기타 외상 후 스트레스 사건 관련 장애

1) 급성스트레스장애

급성스트레스장애(Acute Stress Disorder, ASD)는 추후 PTSD로 진행될 위험이 있는 외상 생존자를 조기에 선별하여 선제적으로 개입하기 위한 목적에서 DSM-5에 포함되었다. ASD는 PTSD와 유사하지만 해리 증상이 강조되고 요구되는 증상의 지속기간에 차이가 있다. ASD는 외상사건 발생 후 3일에서 1개월 사이에 진단된다.

2) 적응장애

적응장애(Adjustment Disorder)는 전반적인 스트레스 상황에 대한 광범위한 심리적 반응을 통칭하는 말로, 전학을 가거나, 시험을 앞두고 느끼는 스트레스, 상견례를 앞두고 느끼는 긴장 등 다양한 상황에서의 스트레스를 모두 포함한다. 급성스트레스장애(ASD)나 외상 후 스트레스 장애(PTSD)가 외상 경험을 필요로 하고 이에 대한 증상을 주된 진단기준으로 하는 데 반해 적응장애는 우울, 죄책감, 분노 등의 폭넓은 스트레스 반응을 포함한다.

적응장애의 증상은 보통 스트레스 후 3개월 이내에 발생하며, 스트레스가 사라진 후 6개월 이상 증상이 지속되지 않는다. 1차적인 원인은 배우자 사별, 해고, 이혼, 파산, 자녀의 사망 등 개별 스트레스 사건이며, 여기에 개인의 심리적 특성 및 취약성에 따라 스트레스가 지속될 수 있다. 적응장애 치료에 심리치료가 대표적이며 가족상담, 이완훈련, 스트레스 관리 훈련 등 추가적인 개입이 이루어질 수 있다. 증상에 따라서 약물치료를 단기간 사용할 수 있다.

3) 반응성 애착장애

반응성 애착장애(Reactive Attachment Disorder)는 적절한 애착이 부재한 아동에게 나타나는 장애로 반응성 애착장애 아동은 웃음 등의 긍정적인 감정 표현이 적고 타인에 대한 반응성도 낮은 특징을 보인다. 생애 초기 아동은 정상적인 심리발달을 위해 양육자와 일관성 있는 안정된 애착을 형성하는 것이 중요함에도 불구하고 양육자에게 충분한 애정을 받지 못하거나 학대 혹은 방임 상태로 양육되면서 애착외상이 발생한다. 애착외상을 경험한 아동은 부모를 비롯하여 타인과의 접촉을 두려워하고 이를 회피하므로 사회성 발달에 어려움을 경험하게 된다. 반응성 애착장애는 대략 생후 9개월 이상 만 5세 이전의 아동에게 주로 발병하며, 아동이 양육자와의 애착외상으로 인해 부적절하고 위축된 대인관계 패턴을 나타낸다. 흔히 인지발달과 언어발달이 늦어지거나 상동증적 행동을 보인다.

선천적이고 유전적 영향을 받는 자폐스펙트럼장애와 차이가 있지만, 주변에 관심이 없고 눈 마주침이 안 되며 사회성 결여 등 비슷한 부분도 많기 때문에 잘 구별되어야 한다. 반응성 애착장애 치료에는 부모교육, 가족치료, 양육자와 함께 놀이치료, 미술치료, 언어치료 등이 효과적인 것으로 알려져 있다(김찬형, 1998; 이혜련, 2004).

4) 탈억제성 사회적 유대감 장애

탈억제성 사회적 유대감 장애(Disinhibited Social Engagement)는 낯선 성인에게 부적절하고 과도하게 친숙한 행동을 보이는 것이 주된 장애이다. 앞서 설명한 반응성 애착장애는 사회적 접촉에 대해 위축되는 반응을 보이지만, 탈억제성 사회적 유대감 장애는 혼란스러운 행동을 나타낸다. 평범한 아동들은 낯선 사람에 대해 낯설어하고 수줍어하지만 탈억제성 사회적 유대감

장애를 갖고 있는 아동은 아무런 경계 없이 낯선 사람에게 지나치게 친숙한 행동을 보인다. 개입방법으로 주양육자와 아동 사이의 상호관계 양상에 대한 세밀한 평가를 통해 애착유형을 파악한 후, 애착증진 놀이치료, 부모교육 등을 시행할 수 있다.

CHAPTER

11 신경인지장애

신경인지장애(Neurocognitive Disorder)는 DSM-IV에서 치매(dementia)로 지칭되었다. 이후 DSM-5에서는 치매라는 용어를 새롭게 신경인지장애로 변경하고 심각성 정도에 따라 경도와 주요 신경인지장애로 구분하였으며, 섬망을 포함하여 제시하고 있다. 현대과학과 의학의 발달로 사람들의 평균수명이 증가하고 노인의 인구수는 지속적으로 늘어나고 있는 상황에서 특히 신경인지장애는 노인과 그 가족에게 큰 부담을 초래하고 있다.

1 신경인지장애의 이해

신경인지장애는 뇌의 손상으로 인해 의식, 기억, 언어, 판단 등 한 가지 이상의 인지적 기능에 심각한 결손이 나타나는 장애이다(APA, 2018). 치매라는 용어에서 신경인지장애라는 용어로 변경되었지만 아직까지 많은 연구문헌에서 치매를 더 많이 활용하고 있다. 치매는 라틴어 디멘스(demens)에서 유래된 말로 de(제거) + mens(정신) + tia(병)가 결합된 용어이다. 즉 뜻이

'정신이 제거된 질병'으로 부정적인 측면이 강하게 내포된 단어임에 유의할 측면이 있다(유순덕, 2018).

신경인지장애는 노년기에서 많이 나타나는 질환이지만 외상적인 뇌 손상, 신경세포의 경색 현상, 물질과 약물에 의해서도 유발되기 때문에 모든 연령층에서 나타날 수 있다. DSM-5에서는 신경인지장애로 주요(경도) 신경인지장애와 섬망으로 구분하고 있다. 주된 원인과 유병률, 사례에 대해 주요 신경인지장애를 중심으로 살펴보고자 한다.

1) 원인

신경인지장애는 기억장애와 인지기능 장애를 동반하는 임상증후군으로 수십 종의 다양한 원인에 의해 발생한다. 신경인지장애의 원인을 연구한 1987년의 연구에 따르면 알츠하이머형 치매가 가장 많았고 그다음이 혈관성 치매가 많은 것으로 나타났다. 이외에도 파킨슨병, 대사성 질환, 알코올성 치매, 뇌종양, 뇌수종, 우울증으로 인한 치매 등이 원인으로 나타났다(Erkimjuntti, 1987). 신경인지장애의 가장 주요한 원인으로 나타나는 알츠하이머형과 혈관성 치매에 대해 알아본다.

(1) 알츠하이머형

알츠하이머는 신경인지장애의 원인질병으로 가장 흔하다. 연령 증가에 따라 뇌신경 세포의 노화가 진행되면서 기억력 저하가 서서히 나타나고 언어 능력, 시지각 및 시공간 구성 능력, 관리 기능(executive functioning) 등 점차 광범위한 인지기능 감퇴로 확산되는 것이 특징이다(박종한, 이윤로, 1996). 알츠하이머병은 환자의 뇌에서 베타아밀로이드라는 단백질이 과도하게 생성됨으로써 침착이 만들어지는데, 이것으로 인해 기억 등의 기능을 담당하는 대뇌 신경세포가 사멸하여 발병한다고 알려지고 있다.

초기에는 소지품을 둔 곳을 잊어버린다거나 했던 말을 기억하지 못해 되풀이하는 등 소소한 건망증 양상의 최근 일화 기억력 저하를 보이는 것이 특징인데, 이는 새로운 정보를 학습하는 능력의 저하를 반영한다. 하지만 시간이 지남에 따라 과거 반복적인 경험을 통해 장기 기억으로 유지하던 정보까지 망각하며 심한 경우 자신의 고향, 이름, 생일과 같이 기본적인 신상 정보조차 기억하지 못하기도 한다.

기억 문제와 더불어 시공간 처리 능력이 저하되면서 익숙한 장소에서도 방향 감각이 저하되거나 길을 잃고 헤매기도 한다. 전두엽 기능의 저하로 인해 목표 지향적 행동 수행에 요구되는 실행 기능 저하도 뚜렷해지는데, 초기에는 익숙하지 않거나 복잡한 활동을 할 때 기능 저하가 나타나다가 점차 능숙하게 수행하던 돈 관리, 집안일 처리에도 어려움을 갖게 되고, 최종적으로 대소변 가리기, 옷 입기, 식사와 같이 매우 기초적인 자기 관리 행동에 문제가 나타난다.

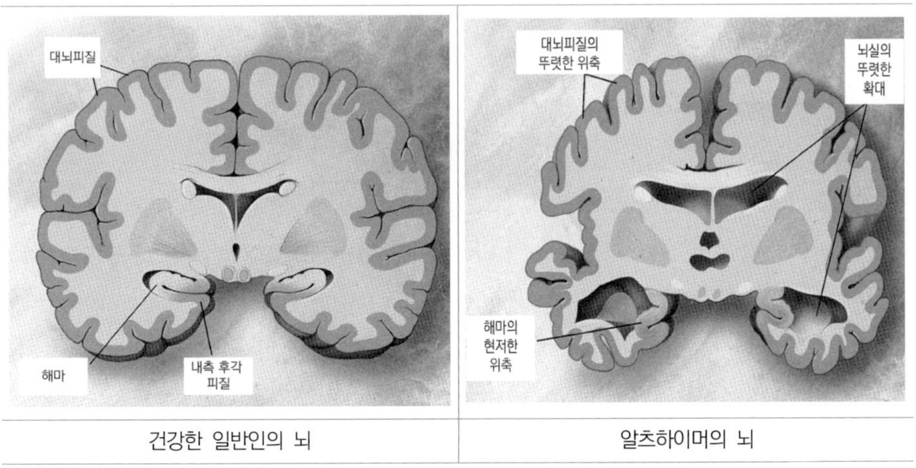

그림 11-1 건강한 사람의 뇌와 알츠하이머병 환자의 뇌

출처: https://ko.wikipedia.org/wiki/alzheimer

(2) 혈관성 치매(Vascular Dementia)

혈관성 치매는 뇌경색, 혈관 손상으로 대뇌에 충분한 산소 및 혈액이 공급되지 못한 결과 뇌에 병변이 생기고 치매가 발생하게 되는 것이다(설순호, 임선영, 2000). 혈관성 치매는 갑작스럽게 발병하고 병이 진행되는 동안 임상 양상이나 증상의 심각도가 변동을 보일 때가 많다는 점, 남성이 여성보다 더 많다는 점에서 알츠하이머형 치매와 차이가 있다. 손상 부위에 따라 차이가 있기는 하지만, 혈관성 치매 환자들은 병의 초기부터 국소 신경학적 징후를 보이는 경우가 흔하며, 정서 표현이 둔해진다거나 주변 환경이나 주위 사람들에게 무관심해지며 의욕이 저하되는 등 우울 증상을 동반할 때가 많다.

고혈압, 당뇨병, 고지혈증, 심장 질환, 협심증 등은 혈관성 치매의 주요 위험요인으로, 이에 대한 조절이 혈관성 치매 예방에 필요하다. 또한, 이미 뇌졸중을 경험한 환자라면 재발을 억제하여 추가적인 뇌 손상을 방지하는 것도 혈관성 치매로 진행하는 것을 예방하는 데에 중요한 방법 중 하나이다(대한노인정신의학회, 1998).

표 11-1 **알츠하이머성 치매와 혈관성 치매의 감별**

구 분	알츠하이머성 치매	혈관성 치매
발증 시기	고령이 됨에 따라서 두드러지게 증가	고령이 됨에 따라 증가하지만 알츠하이머성 치매보다 젊은 이에게 많음
경과	서서히 진행되거나 진행성으로 나타남	서서히 진행되지만 때로는 급성, 단계적으로 진행
자각 증상	없음	초기에는 두통, 현기증, 불면, 건망증 등을 호소하기도 함
정신 증상	① 인격의 붕괴가 현저함 ② 병에 대한 인식이 없음 ③ 동요성은 적고 점차 진행됨	① 비교적 말기까지 인격이나 판단력, 상식을 유지함 ② 병에 대한 인식이 있음 ③ 증상은 계속 변동되거나 고정된 경우도 있음
대뇌 증상	출현하지만 현저하지 않음	병변 부위에 따라서는 출현함
기타	행동이나 언어의 변화가 크고 감정조절이 극히 어려워짐	감정조절이 어렵거나 우울상태를 수반하는 등의 약간의 증상을 수반

출처: 곽상순(2007: 13).

2) 유병률

주요 신경인지장애의 경우 65세에서는 1~2%의 유병률을 보이고, 85세에서는 30%까지 유병률이 높아지는 것으로 보고된다. 경도 인지장애의 경우는 65세에서 2~10%, 85세에서 25%의 유병률이 관찰된다. 즉, 85세 이상 노인들의 과반수가 임상적으로 유의미한 인지기능 감퇴를 경험하고 있다(설순호, 임선영, 2000).

국내의 경우 2016년도 보건복지부의 조사결과에 따르면, 65세 이상 인구의 약 70만 3천968명이 주요 신경인지장애로 추산되었고 유병률은 9.95%였다(보건복지부, 2017). 이중 남성이 약 25만 4천 명, 여성이 44만 9천 명으로 남성보다 여성이 더 많은 비율을 차지하였다. 이렇게 여성인구가 주요 신경인지장애가 더 높게 노출되는 것은 대부분의 역학조사 연구결과가 비슷하며 여성인구의 수명이 남성보다 긴 것과 관련이 있어 보인다.

한편 65세 이상 인구의 주요 신경인지장애 유병률 추이를 살펴보면, 2020년 10.36%, 2030년 10.13%, 2050년 15.55%로 지속적으로 증가 양상을 보인다. 이에 따라 65세 이상 주요 신경인지장애 노인 1명을 돌봐야 하는 생산가능 인구수를 측정해보면, 2016년에는 1명의 주요 신경인지장애 노인을 57명이 돌봤다면, 2058년에는 1명의 주요 신경인지장애 노인을 약 7명이 돌봐야 하는 것으로 나타났다. 즉 지속적으로 주요 신경인지장애 노인에 대한 부양부담이 증가함을 알 수 있다.

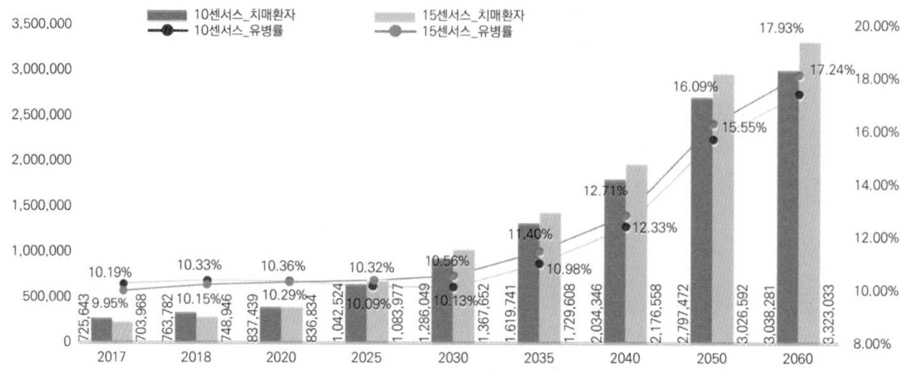

15센서스 적용 치매 유병률 추이

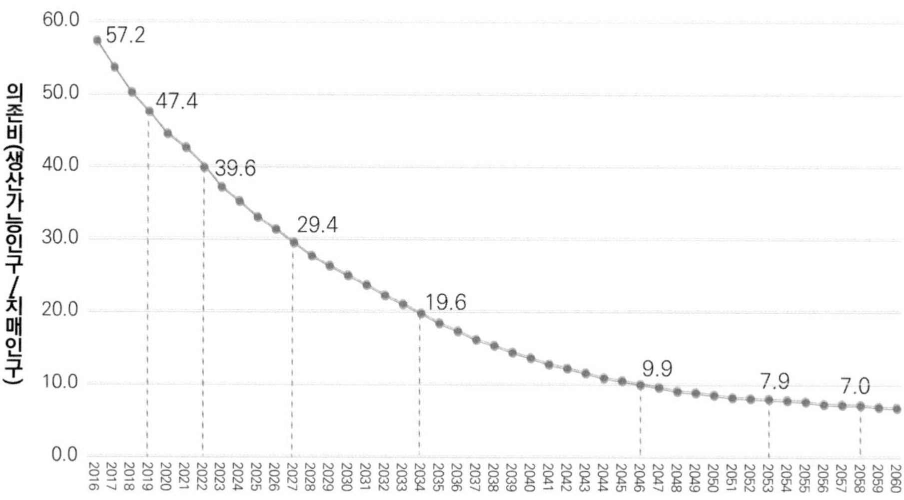

치매 의존비 추계

그림 11-2 **주요 신경인지장애 유병률 추이와 치매 의존비 추계**

출처: 보건복지부(2017: 144-145).

사례+ 주요 신경인지장애 사례

A씨는 부인의 의뢰로 신경정신과 평가를 위해 병원을 방문했다. A씨의 부인에 따르면 남편(A씨)이 65세에 은퇴를 하면서 시작되었다고 했다. 평소답지 않게 잘 잊어버렸고, 물건을 다른 위치에 놓았으며 공과금 납부도 잘 잊곤 했다. 처음 무언가를 잊을 때는 아내의 제안에도 병원 방문을 꺼렸다. 그러나 점점 상황이 악화되어 금방 TV로 시청한 스포츠 경기 결과를 기억해내지 못하게 되었고, 젊은 시절 운동선수였던 그가 동네 주변을 걷다가 몇 차례 넘어지고 나서는 밖의 외출도 두문불출하게 되었다. 또 이웃 사람들과 즐기던 카드 게임도 규칙이 너무 혼동된다며 사람들과 어울리는 것도 더 이상 하지 않았다. 점차 우울해 보였지만 A씨는 스스로 괜찮다고 하였다. 이런 상황은 어느 정도 기복은 있어서 어떨 때는 예전의 남편 그대로였다면, 어떨 때는 '마치 좀비, 그것도 우울한 좀비'와 사는 것 같다고 부인은 말했다. A씨는 낮 시간에는 지나칠 정도로 졸려 하면서 자주 무언가를 뚫어지게 쳐다보는 일이 늘어났다고 한다. 한 차례 운전 중 부주의성과 깊이지각의 어려움으로 교통사고를 내면서 A씨도 동의하여 병원에 방문하게 되었다. 의사는 이제 더 이상 운전을 해서는 안 된다고 하였고 주요 신경인지장애 가능성을 제시했다. 아내가 A씨의 병력을 얘기하는 동안 A씨는 자주 허공을 응시하고 대화의 내용에는 주의를 기울이지 않았다. A씨의 목소리는 너무 나지막해서 잘 들리지 않았고 자주 침을 흘려서 아내가 턱을 닦아 주었다. 의사가 인지검사를 제안하자 A씨는 "몰라요"라고 대답했다.

출처: John W, Barnhill, M.D(2019: 433-437).

2 진단기준 및 증상: DSM-5의 신경인지장애와 섬망

1) 주요(경도) 신경인지장애의 진단기준

신경인지장애의 심각성 정도에 따라 주요 신경인지장애와 경도 신경인지장애로 구분된다. DSM-5에서 제시한 진단기준은 다음과 같다. 주요 신경인지장애는 이전 수행과 비교하여 유의하게 인지기능 저하가 확인되어야 하며, 경도 신경인지장애는 경미한 인지기능 저하로 독립적인 일상생활 수행이 방해받지 않는다는 정도의 차이가 있다.

표 11-2 **주요 신경인지장애 진단기준(DSM-5)**

A. 다음에 근거해 한 가지 또는 그 이상의 인지 영역(복합 주의력, 실행 기능, 학습 및 기억력, 언어 능력, 지각-운동기능, 사회인지)에 대해 이전의 수행 수준 보다 유의한 인지기능 저하의 증거가 확인되어야 한다.
  1. 환자, 환자를 잘 아는 정보제공자 또는 임상의가 현저한 인지기능 저하를 걱정
  2. 인지 수행의 현저한 손상이 가급적 표준화된 신경심리 검사에 의해, 또는 다른 정량적 임상평가에 의해 입증

B. 인지적 결함이 독립적인 일상적인 활동 수행을 방해한다(즉, 최소한 복잡한 도구적 일상생활 활동에서 도움이 필요한 경우. 예를 들어, 물건값 지불, 투약 관리 등에서 도움이 필요함).

C. 인지 결함이 섬망의 맥락에 한정해 발생하지 않는다.

D. 인지 결함이 다른 정신장애(예를 들어 주요 우울장애, 조현병)로 더 잘 설명되지 않는다.

알츠하이머병, 전두측두엽 변경, 루이소체병, 혈관질환, 외상성 뇌손상, 물질/치료약물 사용, HIV 감염, 프라이온 병, 파킨슨병, 헌팅턴병, 다른 의학적 상태, 다중 병인, 명시되지 않는 경우

출처: American Psychiatric Association(2013). DSM-5.

표 11-3 **경도 신경인지장애 진단기준(DSM-5)**

A. 다음에 근거해 한 가지 또는 그 이상의 인지 영역(복합 주의력, 실행기능, 학습 및 기억력, 언어 능력, 지각-운동기능, 사회인지)에 대해 이전의 수행 수준 보다 경미한 인지기능 저하의 증거가 확인되어야 한다.
  1. 환자, 환자를 잘 아는 정보제공자 또는 임상의가 현저한 인지기능 저하를 걱정
  2. 인지 수행의 현저한 손상이 가급적 표준화된 신경심리 검사에 의해, 또는 다른 정량적 임상평가에 의해 입증

B. 인지적 결함이 독립적인 일상적인 활동 수행을 방해하지 않는다(즉, 계산서 지불이나 치료약물 관리와 같은 일상생활의 복잡한 도구적 활동은 보존되지만 더 많은 노력, 보상전략 및 조정이 필요할 수 있다).

C. 인지 결함이 섬망의 맥락에 한정해 발생하지 않는다.

D. 인지 결함이 다른 정신장애(예를 들어 주요 우울장애, 조현병)로 더 잘 설명되지 않는다.

출처: American Psychiatric Association(2013). DSM-5

2) 섬망의 진단기준

섬망(delirium)은 단기간에 발생하는 의식장애와 인지변화가 특징이며, 추정원인에 따라 일반적인 의학적 상태로 인한 섬망, 물질로 인한 섬망(남용약물, 처방약물, 독소노출), 여러 가지 원인의 섬망, 달리 분류되지 않는 섬망(원인불

명)이 있다. 의식장애는 주의를 집중하고 유지하고 이동하는 능력에 문제가 생겨 주의가 산만하고 사소한 자극에 쉽게 영향을 받아서 대화에 참여하는 것이 곤란해진다. 인지변화(기억력, 지남력, 언어장애)와 지각장애도 동반되는데 한밤중을 아침으로 착각하거나, 병원에 있는데 집에 있다고 생각하는 장애를 가져온다. 언어장애는 물건의 이름을 말하지 못하는 명의실어증, 쓰기 장애로 나타날 수 있으며 말의 두서가 없고 동문서답을 하거나 말이 많아진다.

표 11-4 **섬망의 진단기준(DSM-5)**

A. 주의의 장애(즉, 주의를 기울이고, 집중, 유지 및 전환하는 능력 감소)와 의식의 장애(환경에 대한 지남력 감소)
B. 장애는 단기간에 걸쳐 발생하고(대개 몇 시간이나 며칠), 기저 상태의 주의와 의식으로부터 변화를 보이며, 하루 경과 중 심각도가 변동하는 경향이 있다.
C. 부가적 인지장애(예: 기억결손, 지남력장애, 언어, 시공간 능력 또는 지각)
D. 진단기준 A와 C의 장애는 이미 존재하거나 확진되었거나 진행 중인 다른 신경인지장애로 더 잘 설명되지 않고, 혼수와 같이 각성 수준이 심하게 저하된 상황에서는 일어나지 않는다.
E. 병력, 신체검진 또는 검사소견에서 장애가 다른 의학적 상태, 물질중독이나 금단(즉, 남용약물 또는 치료약물로 인한), 독소 노출로 인한 직접적, 생리적 결과이거나 또는 다중 병인 때문이라는 증거가 있다.

출처: American Psychiatric Association(2013). DSM-5

3) 신경인지장애의 진단과정 및 단계별 증상정리

(1) 신경인지장애의 진단과정

신경인지장애의 진단은 인지장애 상태를 판단하고, 인지장애를 유발한 원인질환을 찾아내는 과정이다. 원인을 밝혀 적절한 대처개입을 찾아내는 것이 중요하며 진단과정은 다음 그림 11-3과 같다.

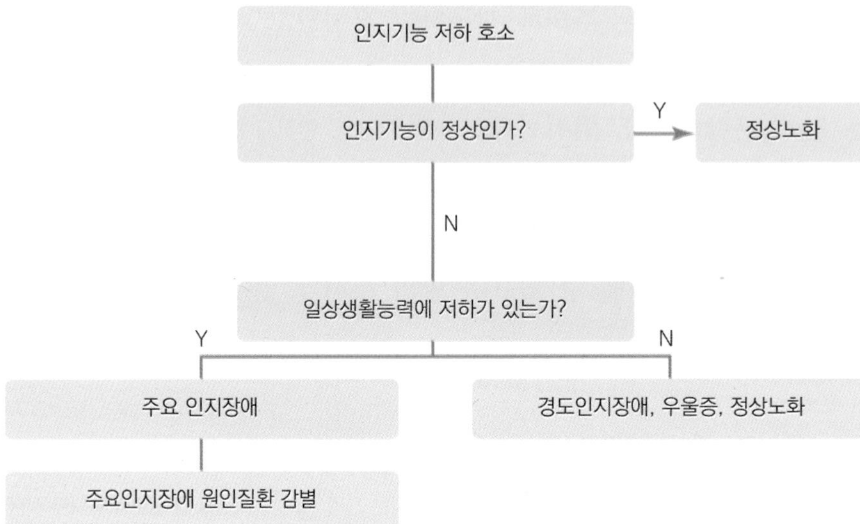

그림 11-3 **신경인지장애 진단과정**

(2) 주요 신경인지장애 중증도에 따른 단계별 증상

주요 신경인지장애는 초기, 중기, 말기로 병의 진행과정을 구분하면, 초기에는 기억력의 감퇴와 생활에 대한 무관심, 무기력의 증상이 나타나지만 일상생활을 혼자 수행하는 데 큰 무리가 없는 단계이다. 중기에 들어서면 기억력 등 인지기능의 감퇴로 일상생활에 서서히 어려움이 나타나고 기존에 사용하던 기기의 작동 어려움, 시간 지남력과 공간 지남력의 감퇴가 일어난다. 병의 진행의 말기에는 다양한 문제행동이 나타나고 일상생활을 혼자 수행하는 것이 불가능하게 된다. 각 단계별 증상은 표 11-5와 같다.

표 11-5 주요 신경인지장애 중증도에 따른 단계별 증상

단계	증상
초기 (경도)	• 오래전에 경험했던 일은 잘 기억하나, 조금 전에 했던 일 또는 생각을 자주 잊어버린다. • 음식을 조리하다가 불 끄는 것을 잊어버리는 경우가 빈번해진다. • 돈이나 열쇠 등 중요한 물건을 보관한 장소를 잊어버린다. • 물건을 사러 갔다가 어떤 물건을 사야 할지 잊어버려 되돌아오는 경우가 발생한다. • 미리 적어 두지 않으면 중요한 약속을 잊어버린다. • 평소 잘 알던 사람의 이름이 생각나지 않는다. • 조금 전에 했던 말을 반복하거나 물었던 것을 되묻는다. • 일반적인 대화에서 정확한 낱말을 구사하지 못하고 '그것', '저것'이라고 표현하거나 우물쭈물한다. • 관심과 의욕이 없고 매사에 귀찮아한다. • '누가 돈을 훔쳐 갔다', '부인이나 남편이 바람을 피운다'는 등의 남을 의심하는 말을 한다. • 과거에 비해 성격이 변한 것 같다.
중기 (중등도)	• 돈 계산이 서툴러진다. • 전화, TV 등 가전제품을 조작하지 못한다. • 음식 장만이나 집 안 청소를 포함한 가사일 혹은 화장실이나 수도꼭지 사용 등을 서투르게 하거나 하지 않으려고 한다. • 외출 시 다른 사람의 도움이 필요하다. • 오늘이 며칠인지, 지금이 몇 시인지, 어느 계절인지, 자신이 어디에 있는지 등을 파악하지 못한다. • 평소 잘 알고 지내던 사람을 혼동하기 시작하지만 대개 가족은 알아본다. • 적당한 낱말을 구사하는 능력이 더욱 떨어져 어색한 낱말을 둘러대거나 정확하게 말하지 못한다. • 다른 사람들이 말하는 것을 이해하지 못하여 엉뚱한 대답을 하거나 그저 '예'라는 말로 대신 하기도 하고 대답을 못 하고 머뭇거리거나 화를 내기도 한다. • 신문이나 잡지를 읽기는 하지만 내용을 전혀 파악하지 못하거나 읽지 못한다. • 익숙한 장소임에도 불구하고 길을 잃어버리는 경우가 발생한다. • 집안을 계속 배회하거나 반복적인 행동을 거듭한다.
말기 (중증)	• 식사, 옷 입기, 세수하기, 대소변 가리기 등에 대해 완전히 다른 사람의 도움을 필요로 한다. • 대부분의 기억이 상실된다. • 집안 식구들도 알아보지 못한다. • 자신의 이름, 고향, 나이도 기억하지 못한다. • 혼자서 웅얼거릴 뿐 무슨 말을 하는지 그 내용을 전혀 파악할 수 없다. • 한 가지 단어만 계속 반복한다. • 발음이 불분명해진다. • 종국에는 말을 하지 않는다. • 얼굴 표정이 사라지고 보행장애가 심해지며 근육이 더욱 굳어지는 등 파킨슨 양상이 더욱 심해진다. 간질 증상이 동반될 수도 있다. • 결국은 모든 기능을 잃게 되면서 누워서 지내게 된다.

3 선별도구

현장에서 신경인지장애를 선별하기 위해 가장 많이 사용하던 검사도구는 '치매선별용 한국형 간이정신 상태검사(K-MMSE)'가 있으나 도구가 유료화되면서 보건복지부에서 2021년부터 자체 개발한 인지선별검사(CIST) 검사지를 현장에서 사용하도록 하고 있다. 인지선별검사는 보건복지부 중앙치매센터(https://www.nid.or.kr)의 온라인교육을 선행하면 누구나 현장에서 무료로 사용이 가능하다. 단 인지선별검사(CIST)는 저작물의 배포는 제한이 되어 있어, 주관적 기억력 평가문항(SMCQ)과 삼성서울병원 신경과 클리닉에서 개발하여 활용되고 있는 삼성치매척도(Samsung Dementia Questionnaire)를 소개한다. 신경인지장애 가능성이 있는 당사자가 직접 문항을 읽고 표시하거나 상태를 가장 잘 알고 있는 보호자가 표시할 수 있다.

표 11-6 신경인지장애 평가척도 I

주관적 기억력 평가문항

(SMCQ ; Subjective Memory Complaints Questionaire)

아래는 기억력을 알아보기 위한 질문입니다.
질문을 잘 읽고 그렇다면 '예', 그렇지 않다면 '아니오'에 체크하세요.
대답하기 어려운 항목에는 본인 상태에 조금 더 가까운 쪽에 체크해주시면 됩니다.

	문항	예 (1점)	아니오 (0점)
1	당신은 기억력에 문제가 있습니까?		
2	당신의 기억력은 10년 전에 비해 저하되었습니까?		
3	당신은 기억력이 동년의 다른 사람들에 비해 나쁘다고 생각합니까?		
4	당신은 기억력 저하로 일상생활에 불편을 느끼십니까?		
5	당신은 최근에 일어난 일을 기억하는 것이 어렵습니까?		
6	당신은 며칠 전에 나눈 대화 내용을 기억하는 것이 어렵습니까?		
7	당신은 며칠 전에 한 약속을 기억하기 어렵습니까?		
8	당신은 친한 사람의 이름을 기억하기 어렵습니까?		
9	당신은 물건 둔 곳을 기억하기 어렵습니까?		
10	당신은 이전에 비해 물건을 자주 잃어버립니까?		
11	당신은 집 근처에서 길을 잃은 적이 있습니까?		
12	당신은 가게에서 사려고 하는 두세 가지 물건의 이름을 기억하기 어렵습니까?		
13	당신은 가스불이나 전깃불 끄는 것을 기억하기 어렵습니까?		
14	당신은 자주 사용하는 전화번호(자신 혹은 자녀의 집)를 기억하기 어렵습니까?		
총 점 (# 6점 이상이 주요 신경인지장애, 경도 인지장애 의심됨)			

출처: Youn, J. C. et al.(2009: 310-317).

표 11-7 신경인지장애 평가척도 Ⅱ

삼성치매척도

(Samsung Demetia Questionaire)

아래는 기억력을 알아보기 위한 질문입니다.
질문을 잘 읽고 그렇다면 '예', 그렇지 않다면 '아니오'에 체크하세요.
대답하기 어려운 항목에는 본인 상태에 조금 더 가까운 쪽에 체크해주시면 됩니다.

	문항	예 (1점)	아니오 (0점)
1	전화번호나 사람 이름을 기억하기 힘들다.		
2	어떤 일이 언제 일어났는지 기억하지 못할 때가 있다.		
3	며칠 전에 들었던 이야기를 잊는다.		
4	오래전부터 들었던 이야기를 잊는다.		
5	반복되는 일상생활에 변화가 생겼을 때 금방 적응하기가 힘들다.		
6	본인에게 중요한 사항을 잊을 때가 있다(예를 들어 배우자 생일, 결혼기념일 등).		
7	다른 사람에게 같은 이야기를 반복할 때가 있다.		
8	어떤 일을 해놓고도 잊어버려 다시 반복할 때가 있다.		
9	약속을 해놓고 잊을 때가 있다.		
10	이야기 도중 방금 자기가 무슨 이야기를 하고 있었는지 잊을 때가 있다.		
11	약 먹는 시간을 놓치기도 한다.		
12	여러 가지 물건을 사러 갔다가 한두 가지를 빠뜨리기도 한다.		
13	가스 불을 끄는 것을 잊어버린 적이 있다. 또는 음식을 태운 적이 있다.		
14	남에게 같은 질문을 반복한다.		
15	물건을 두고 다니거나 가지고 갈 물건을 놓고 간다.		
16	어떤 일을 해놓고도 했는지 안 했는지 몰라 다시 확인해야 한다.		
17	하고 싶은 말이나 표현이 금방 떠오르지 않는다.		
18	물건 이름이 금방 생각나지 않는다.		
19	개인적인 편지나 사무적인 편지를 쓰기 힘들다.		
20	갈수록 말수가 줄어든다.		
21	신문이나 잡지를 읽을 때 이야기 줄거리를 파악하지 못한다.		
22	책을 읽을 때 같은 문장을 여러 번 읽어야 이해가 된다.		
23	텔레비전에 나오는 이야기를 따라가기 힘들다.		

	문항	예 (1점)	아니오 (0점)
24	자주 보는 친구나 친척을 바로 알아보지 못한다.		
25	물건을 어디에 두고 나중에 어디에 두었는지 몰라 찾게 된다.		
26	전에 가 본 장소를 기억하지 못한다.		
27	방향 감각이 떨어졌다.		
28	길을 잃거나 헤맨 적이 있다.		
29	물건을 항상 두는 장소를 잊어버리고 엉뚱한 곳을 찾는다.		
30	계산능력이 떨어졌다.		
31	돈 관리를 하는 데 실수가 있다.		
32	과거에 쓰던 기구 사용이 서툴러졌다.		
총 점			

1~16번 항목(기억력 영역), 17~23번 항목(언어력 영역), 24~32번(시간/공간 능력)
32항목 중 17점 이상인 경우 주요 신경인지장애 위험성이 있으므로 정밀검사 필요함

출처: 최성혜 외(1998: 307-314).

4 대처방법

주요 신경인지장애의 초기 증상은 정상적인 노화현상과 건망증 등과 구분이 어려워 무관심하게 방치하거나 적극적으로 대처하지 않는 경우가 있다. 또한 불치병으로 오해하는 경우도 있으나 앞서 살펴본 것처럼 다양한 원인에 따라 치료상황이 달라진다. 그러므로 주요 신경인지장애가 의심되는 경우 가능한 조기에 전문병원을 찾는 것이 필요하다.

1) 약물치료

알츠하이머병이 원인인 신경인지장애의 경우 근본적인 치료방법이 개발되지 않았다. 다만 증상을 완화하고 진행을 지연시킬 수 있는 약물이 사용되고 있다(유순덕, 2018). 약물치료는 빨리 시작할수록 효과가 크기 때문에 조기치료가 시작될 경우 당사자와 가족의 삶의 질을 향상할 수 있다. 알츠하이머병의 경우 기본 가설인 대뇌의 콜린성 신경 손상에 근거하여 감소된 '아세틸콜린 분해요소 억제제'가 주로 치료에 사용되고 있다. 이외에도 NMDA수용체 길항제(뇌신경세포를 손상시키는 글루타민산염의 과잉분비 억제), 비타민 E와 셀리질린, 비스테로이드성 항소염제, 아리셉트 등이 사용된다.

혈관성 신경인지장애의 경우 주로 혈액과 혈관에 의해 발생되기 때문에 관련된 약물이 처방된다. 따라서 아스피린 등의 혈소판 응집억제제, 혈류순환 개선제, 뇌기능 개선제, 항응고제(항응고제는 혈전 생성을 효과적으로 막지만 출혈의 위험이 있어 75세 이상 대상자에게는 사용하지 않으며 한 달에 한 번 피검사를 받아야 하는 번거로움이 있음) 등이 사용된다.

2) 심리·사회환경적 개입

신경인지장애의 손상의 속도는 환경 자극에 따라 달라질 수 있다. 따라서 임상현장에서는 손상을 지연 또는 보완해줄 수 있는 인지훈련프로그램을 활용하고 있다(설순호, 임선영, 2000). 컴퓨터를 활용하여 주의력, 기억력, 언어능력 등 인지영역을 통합적으로 훈련하는 프로그램이 있으며 이러한 훈련프로그램은 경도 신경인지장애인 경우 실증적으로 효과가 있는 것으로 나타났다.

인지자극을 할 수 있는 다양한 교육활동도 도움이 된다. 예를 들어 구슬꿰기, 퍼즐 맞추기, 몬테소리 프로그램, 치료레크리에이션, 달력 만들기, 소리 내어 읽기, 종이접기, 개념 기억훈련, 고리 끼우기 등이 현장에서 이뤄지고 있다(유순덕, 2018). 또한 당사자의 자존감 회복 및 정서안정을 위해 이야기 치료, 미술치료, 음악치료, 독서치료, 동물매개치료 등도 활용되고 있다.

3) 신경인지장애의 예방과 관리

(1) 신경인지장애의 예방

신경인지장애의 예방은 기본적으로 고립되기 쉬운 노인의 삶에 적절한 신체적, 심리적 활동을 지속할 수 있도록 돕는 것이다. 신경인지장애의 위험요인에 따라 치료예방이 가능하다(표 11-8).

퇴행성 뇌질환의 경우 특히 중년 이후에 인지적, 사회적, 신체적 활동이 활발할수록 발병의 가능성이 감소한다는 연구결과가 보고되고 있으며, 뇌혈관성 신경인지장애의 경우 뇌동맥 경화나 고혈압을 일으킬 수 있는 생활습관을 개선하는 것이 예방에 있어 매우 중요하다. 특히 가족력에 고혈압 증세가 있는 경우 젊었을 때부터 소금의 섭취를 줄이고 콜레스테롤이 높은 음식을 피하는 식생활 개선이 필요하다. 또한 스트레스는 고혈압과 뇌혈관 장애에 영향을 미치므로 과도한 업무 중심의 삶의 태도를 줄이고 여유있는 생활을 하는 것이 요구된다.

표 11-8 신경인지장애의 원인별 위험요인과 예방 · 치료

신경인지장애의 원인	주요 위험요인	예방 및 치료
퇴행성 뇌질환 알츠하이머병, 루이체형, 전측두엽 신경인지장애 등	고령, 가족력, 저학력, 우울증, 성별(여성), 흡연, 두부 손상력 등	• 초기 진단시 인지기능 개선제를 통한 질병의 진행지연 가능 • 중기 이후는 정신행동증상에 대한 대증적 치료 병행
뇌혈관성 질환	고혈압, 심장병, 당뇨병, 동맥경화, 고지혈증, 흡연 등	• 고혈압 등 주요 위험요인 관리를 통해 예방가능 • 인지기능 개선제, 항혈소판제제, 항응고제 등의 치료제 사용
대사성, 뇌종양, 영양결핍 등	갑상선기능저하증, 경막하출혈, 정상압 뇌수종, 양성 뇌종양, 비타민 B12 결핍 등	• 주요 위험요인 문제를 해결하면 치료 가능함

출처: 보건복지부(2013). "2012년 치매유병률 조사발표". 보도자료(2013.5.2)

(2) 신경인지장애 가족 돌봄

① 가족의 준비

가족 내에 부모님이나 혹은 배우자가 신경인지장애 진단을 받게 되면 가족 모두 커다란 영향을 받게 된다. 부모 혹은 배우자를 간병하게 되면서 무엇보다 장애와 당사자에 대한 이해가 중요하다(유순덕, 2018).

첫째, 가족구성원 모두 신경인지장애에 대한 주된 증상과 경과, 치료방법, 간병지침에 대한 정보를 알아두어야 한다.

둘째, 신경인지장애로 진단받은 가족은 질병이 있는 환자로 이해해야 한다. 여러 문제행동에 대해 이전의 부모님의 역할과 기능을 요구하는 것은 비현실적이다. 엉뚱한 실수와 성격의 변화를 나타낼 수 있어 이에 대해 분노나 실망을 느끼게 되면 적절한 돌봄이 어렵다.

셋째, 가족들의 돌봄의 어려움은 자연스러운 현상이다. 이에 대한 힘든 감정들은 솔직하게 인정하고, 가족 내에 돌봄의 역할을 정확히 분담하여 누군가 희생역할을 만들지 않도록 한다.

넷째, 가정 내에서 신경인지장애로 진단된 부모님을 돌볼 수 있는 여건이 안되는 경우 요양치료시설에 대한 계획도 필요하다. 가족구성원 중 한 사람이라도 요양치료시설을 더 원하는 경우 우선적인 계획으로 논의한다.

② 가정 내 돌봄 시 안전한 환경 구축

신경인지장애로 진단된 가족이 가정 내에 함께 생활하는 경우 사전에 다양한 예측 가능한 사고를 예방하는 것이 필요하다(설순호, 임선영, 2016).

첫째, 집 안의 문턱이나 전선에 발이 걸려 넘어지기 쉬우므로 문턱을 낮추고 전선을 벽 쪽에 고정하도록 한다. 계단, 변기 옆, 벽에 손잡이를 설치하고 계단이나 마루에는 흡착 매트를 설치한다.

둘째, 욕실에 혼자 들어가는 일이 없도록 하고 안에서 잠그지 못하도록 잠금장치를 빼며, 욕실 바닥에 고무매트를 깔아둔다. 냉온수의 구분은 분명하게 해둔다.

셋째, 부엌의 가스관은 밖에서 잠가두고 가스레인지 옆에 휘발성 가연물을 두지 않는다. 감전사고가 일어나지 않도록 전기코드에 안전커버를 설치한다.

넷째, 칼처럼 날카로운 물건, 라이터와 같은 물건은 보이지 않는 곳에 잘 보관하고 비닐봉지를 뒤집어써서 질식사고가 일어나는 경우가 있으므로 잘 정리해 보관한다.

다섯째, 보석, 반지, 시계 등 귀중품을 버리거나 망가뜨리는 경우가 있으므로 잘 보관하고 휴지통과 배수구 망 등을 잘 관리한다.

여섯째, 신경인지장애로 진단된 가족이 혼자 집 밖으로 나가는 일이 없도록 주의하고, 혹시나 모를 사고에 대비해 이름, 주소, 전화번호가 적힌 목걸이를 지니고 다니도록 하고 경찰서, 주민센터, 주변 상점에 알려둔다.

③ 규칙적이고 안정된 생활돕기

신경인지장애로 진단된 사람은 미세한 변화나 변경에도 혼란을 경험하기 쉽다. 일상생활을 규칙적으로 안정감을 갖고 지낼 수 있도록 의식주 생활을 잘 계획하는 것이 좋다. 신경인지장애로 진단된 가족은 잦은 실수나 다른 가족의 도움에 의지해야 한다는 점에 자존감이 낮아질 수 있다. 따라서 최대한 안전하게 스스로 할 수 있도록 계획한다.

첫째, 스스로 옷 입기, 식사, 배변, 보행 등을 할 수 있도록 돕는다. 옷은 편하게 입고 벗을 수 있도록 앞뒤 구분이 없거나 고무줄로 된 옷들이 좋고, 순서대로 정리해둔다. 또한 식사를 했는지 기억하지 못하거나 식기사용에 어려움이 있을 수 있으므로 규칙적인 시간에 식사를 하도록 하고 음식을 천천히 먹고 난 후 식탁 옆에 체크하여 확인하도록 돕는다. 배변 시 화장실 사용이 어려운 경우 간이 변기를 방에 놓아두고 잠자기 전에 음식, 음료수 섭취를 줄이도록 한다.

둘째, 집안에서 할 수 있는 간단하고 쉬운 일을 할 수 있도록 주로 쓰던 물건들의 위치를 변경하지 말고 제자리에 두어 친숙한 환경을 유지한다. 또한 규칙적인 생활계획을 짜서 적절한 활동을 하도록 한다. 병 이전에 즐겼던 취미활동이나 운동을 보다 쉽게 할 수 있도록 돕는다.

셋째, 인지기능을 유지하도록 돕기 위해 가족 간에 원활한 의사소통이 필요하다. 기억을 되살릴 수 있도록 가족이나 친구의 사진을 보며 이야기하거나 중요한 가족의 일정을 정리하여 재확인하도록 하고, 신경인지장애로 진단된 가족이 말을 많이 하도록 격려한다.

④ 건강한 생활돕기

신경인지장애로 진단된 가족은 운동기능의 감퇴로 위생과 건강 유지를 위한 돌봄이 필요하다(설순호, 임선영, 2016).

첫째, 규칙적인 운동을 돕는다. 산책은 가장 무난한 운동으로 편안한 신발을 신고 완만한 코스로 30분 내의 산책이 권유된다. 보행장애가 발생되었을 경우는 앉거나 누워서 할 수 있는 체조를 할 수 있도록 돕는다.

둘째, 목욕과 구강위생에 신경을 써야 한다. 신경인지장애를 갖은 부모는 목욕을 잊어버리거나 타인의 도움을 받아야 하는 수치심으로 목욕을 하지 않으려 한다. 따라서 목욕도 주일 일과 계획으로 정해 놓고 가장 관계가 친숙한 사람이 도울 수 있도록 한다.

셋째, 거동이 불편한 경우 오래 누워 있기 때문에 몸에 피부염이나 욕창이 생길 수 있다. 따라서 장기간 누워 있는 경우 자세를 변경해주는 것이 필요하고 목욕 후에는 피부에 병이나 상처가 발생되지 않았는지 잘 살피는 것이 중요하다.

넷째, 담배와 술은 건강을 해치고 다양한 이차 사고로 이어질 수 있다. 가능한 담배와 술은 삼갈 수 있도록 가족의 지지와 격려가 필요하다. 기타 호흡곤란, 체중감소 등 평소와 다른 신체적 변화가 있을 경우 적극적인 의료적 처치가 필요하다.

CHAPTER

12 성격장애

정신건강영역뿐 아니라 지역사회 내 사회복지실천 영역에서 어려운 클라이언트들을 만나게 된다. 어려운 클라이언트에게 종종 '성격장애'라는 이름표를 붙이게 되며, 일단 그렇게 정해지면 클라이언트에 대한 지지나 공감은 점점 줄어들고 사회복지사의 인내심이 바닥을 보일 때쯤 이들을 돕고자 했던 진취적인 기상을 감소시킨다. 우리는 일상생활 속에서도 이 장에서 기술될 다양한 성격장애를 가진 사람들을 만나고 있거나 앞으로 만날 수 있다. 중요한 것은 이들을 경멸적으로 성격장애자로 낙인찍기보다 성격장애 유형을 보다 깊게 이해하고 대처할 수 있는 전문적인 역량을 키우는 것이다.

1 성격장애의 이해

1) 개념

성격(Personality)은 한 사람을 다른 사람과 구별 짓게 만드는 생각, 감정, 그리고 행동방식을 말하며(APA, 2013), 개인의 성격은 경험, 환경 및 유전적 특성에 의해 영향받는다. 모든 사람은 어떤 성격적인 경향을 갖고 있는데 그것이 성격장애를 의미하는 것은 아니다. 예를 들어, 일반적으로 평상시에 대처능력이 뛰어난 사람도 새로운 사람을 만날 때 예민해지고 의심스러워하거나 혼자 있을 때 불안해할 수도 있다. 가끔 문제를 일으킬 수 있는 성격적인 경향을 보이는 것과 성격장애를 가지는 것의 차이점은 무엇인가?

누군가 성격상의 어려움이 '장애(disorder)'로 간주되려면, 그러한 어려움은 반드시 문제적(problematic)이고, 지속적(persistent)이며, 만연적(pervasive)이어야 한다(Wood et al., 2014).

- 문제적(problematic): 성격장애는 대부분의 사람들에게서 발견되는 정상범위를 넘는 성격특성의 한 변형이거나 극단적인 모습이다. 그렇기 때문에 누구를 만나든 다른 사람들과 어울리는 데 문제가 된다.
- 지속적(persistent): 성격장애는 만성적인 질환으로, 문제가 되는 특성이 오랫동안 지속된다는 것을 의미한다. 보통 청소년기나 성인기 초기에 나타나며, 그들은 비교적 안정적이고 이후의 삶까지 지속될 수 있다.
- 만연적(pervasive): 이러한 문제적 특성들은 친밀한 관계, 가족관계 및 사회적 관계, 자신과의 관계(즉 내면세계)와 같이 누군가의 삶의 수많은 다른 측면에서 고통이나 어려움을 초래한다.

미국정신의학회는 성격장애를 '개인이 속한 문화의 기대에서 벗어나 전반적으로 융통성이 없고, 시간이 지나도 변화되지 않으며 고통이나 장애를 초래하는 내적 경험과 행동이 지속되는 양상'이라고 정의하고 있다(APA, 2013). 성격장애는 개인의 인지적, 행동적, 정서적 문제를 포괄하고 있으며, 개인의 '병리적으로 고정된 성격적 특성'이 부적응을 유발한다는 것이 핵심이었으나 대인관계 역기능, 즉 의미 있는 대인관계로 발전하고 유지할 수 있는 능력이 없다는 점이 더 주목받고 있다(Schneider, 1950; Skodol et al., 2011).

DSM-5에서는 성격장애를 10가지 하위유형으로 구분하고 있으며 크게 세 가지 군집으로 분류하고 있다. A군에 해당되는 성격장애의 주된 특성은 '기이하거나 편중된'으로 표현할 수 있으며, 편집성(paranoid), 조현성(schizoid), 조현형(schizotypal) 성격장애가 있다. B군 성격장애의 주된 특성은 '연극적이거나 감정적'으로 표현할 수 있으며, 반사회성(antisocial), 경계선(borderline), 연극성(histrionic), 자기애성(narcissistic) 성격장애가 있다. C군 성격장애의 주된 특성은 '불안하거나 두려움'으로 회피성(avoidant), 의존성(dependent), 강박성(obsessive) 성격장애가 있다.

2) 성격장애의 원인

여러 전문가들은 성격장애의 발달을 이해하는 데 생물심리사회적(biopsycho-social) 모델이 도움이 된다고 한다. 이 모델은 세 가지 유형의 요소[생물학적 원인(bio), 어린 시절 중요한 타자와의 경험(psycho), 학교, 이웃 그리고 문화를 포함한 광범위한 사회적, 환경적 요인(social)]들이 상호작용하여 성격장애를 유발한다고 본다.

(1) 생물학적 원인

유전적인 요인으로 개인의 신경계(nervous system)의 특징들을 말한다. 뇌는 사건(event)을 어떻게 경험했고, 그 사건이 얼마나 영향을 미치는지 수집된 정보들을 정리한다. 개개인이 가진 뇌의 민감도가 다양해서 똑같은 사건에 관한 정보도 매우 다르게 선택하고, 처리하고 기억한다. 예를 들면, 진료예약 시간에 도착했을 때 의사가 이미 나가고 없었다면 어떤 사람은 자신이 의사에게 거부당했고 엄청난 충격으로 느끼는 사람이 있는 반면, 어떤 사람은 약간의 짜증과 다시 예약해야 하는 성가신 일이라고 느낄 수 있다.

(2) 심리적 원인

어린 시절의 경험이 이후 성격발달을 결정하고 나아가 성격장애에도 영향을 미친다. 어린 시기에 경험할수록 성격에 미치는 영향력은 더 크다. 아동기 때 주된 양육자로부터 장시간 방치되는 경우보다 유아기 때 장시간 방치되는 게 성격형성에 더 부정적인 영향을 미친다.

사랑스럽고, 신뢰할 수 있고, 일관된 양육, 아이의 요구에 잘 맞춰 주는 양육자의 돌봄은 아동이 새로운 상황에 유연하게 적응할 수 있고, 효과적으로 감정을 조절할 수 있으며, 삶에 도전할 수 있는 성격 형성에 기여한다. 반면에 예측할 수 없고, 일관성이 없으며, 적대적이고 게으르며 착취적인 양육은 아동이 불안하고 의존적이며 문제를 더 악화시킬 수 있는 방식으로 문제에 반응하기 쉬운 성격을 갖게 할 수 있다.

(3) 사회적 요인

성격장애 발달에 영향을 미칠 수 있는 다양한 요인들이 있고, 이 요인들은 또한 서로 상호작용하게 되는데 결국 순환적인 과정이 될 수 있다. 대단히 충격적인 경험이나 돌봄이 부족해서 불안해하는 아동은 자신의 감정이나 행동을 조절하는 데 어려움을 가지게 된다. 가족이나 선생님은 그런 아동이 어렵거나 부담스럽게 느껴지면 아동에게 부정적인 반응을 보일 수 있다. 가족, 학교, 또래집단 그리고 지역사회 혹은 종교단체와 같은 사회문화적 환경은 아동의 이런 성격을 더 좋게 혹은 더 악화시키는 데 한몫을 하게 된다.

3) 유병률

성격장애의 유병률은 전 세계 인구의 6%(Tyrer et al., 2010), 적어도 정신과 외래 환자의 50%(Beckwith et al., 2014)가 성격장애 진단기준에 충족한다. 지금까지 10대 후반에서 20대 초반에 성격장애가 발병한다고 진단했으나 개정된 ICD-11이 국내질병분류에도 적용된다면 앞으로 중장년층과 노년층까지도 초발 진단이 가능해져 유병률은 더 높아질 것으로 보인다.

2 성격장애의 진단기준

어떤 성격이 정상이고 이상인가? 정상에서 벗어난 행동을 보이는 사람들의 성격들을 각기 다른 장애의 범주로 구분할 수 있는가? 성격장애는 여타의 정신장애보다도 분류체계와 진단체계에 대한 논쟁이 있었고 최근에 개정된 ICD-11에서는 이런 점을 개선하고자 하였다.

성격장애의 진단은 주로 정신질환의 진단 및 통계편람(Diagnostic and Statistical Manual of Mental Disorders; DSM)과 국제질병분류(International Statistical Classification of Diseases, ICD)를 기반으로 이루어져 왔다. 그러나 DSM-Ⅳ와 ICD-10의 성격장애 분류는 진단의 신뢰도가 낮을 뿐만 아니라 문화적 타당성과 유용성의 문제 등으로 임상현장에서 사용하는 데 어려움이 있다(Bach et al., 2018). 10개의 성격장애들 간의 경계가 실제 분명하지 않아 군집별로 중복진단 정도가 높고, 다른 군집의 특정장애도 중복되는 경우가 많이 나타났다(Bateman & Fonagy, 2008). 이런 어려움들 때문에 개인의 성격을 정상과 이상이라는 불연속적 이분법으로 나누는 게 아니라 특정한 특질이 '매우 뚜렷한지', '희박한지'처럼 연속적 속성으로 개념화하였다.

2019년도에 개정된 국제질병분류(ICD-11)에서는 성격을 기존의 범주형 대신 차원적으로 분류하고, 성격형태를 부정적 정동(negative affectivity), 강박(anankastic), 고립(detachment), 반사회성(dissociality), 탈억제(disinhibition)로 분류했다. 그리고 모든 성격 체계에서 진단의 심각도(예: 경증, 중등도 및 심각)를 도입했다. 또한 진단기준에 미치지 못하는 경미한 성격 문제를 보이는 경우, '성격곤란(personality difficulty)'이라는 하위 증후군으로 새롭게 포함되었다. 이는 임상현장에서 정신과 환자를 치료하는 모든 분야의 실무자가 쉽게 사용하기 위함이고, 개인의 성격기능에서의 어려움과 성격의 병리적 특질 패턴에 근거하여 성격장애의 진단과 성격을 평가할 수 있다는 데 의의가 있다. 그러나 개정된 ICD-11은 아직 국내질병분류에 적용되지 않았다.

어떤 사람을 성격장애로 진단하는 것은 그들에게 심각한 영향을 미칠 수 있고, 어떤 사람들은 그 진단에 대해 매우 화를 내거나 동의하지 않을 수도 있다. 때문에 진단은 신중하고 조심스러워야 한다.

DSM-5에서는 성격장애를 10가지 하위유형으로 구분하고 있으며 크게 세 가지 군집으로 분류하고 있다. 각 성격유형에 대한 구체적인 설명에 앞서 아래 표 12-1처럼 군집별 성격유형과 핵심 키워드를 연결해보면 각각의 성격장애를 보다 쉽게 이해할 수 있다.

표 12-1 성격장애 유형별 키워드

A군 성격장애	키워드
편집성 성격장애(Paranoid personality disorder)	불신, 의심
조현성 성격장애(Schizoid personality disorder)	고립, 은둔
조현형 성격장애(Schizotypal personality disorder)	괴짜
B군 성격장애	
반사회성 성격장애(Antisocial personality disorder)	규범 무시, 거짓말
경계선 성격장애(Borderline personality disorder)	버림받음에 대한 두려움
연극성 성격장애(Histrionic personality disorder)	관심, 피상적
자기애성 성격장애(Narcissistic personality disorder)	과시적
C군 성격장애	
강박성 성격장애(Obsessive-Compulsive personality disorder)	정리정돈, 완벽, 융통성 부족
회피성 성격장애(Avoidant personality disorder)	비판에 대한 두려움
의존성 성격장애(Dependent personality disorder)	복종적, 수동적

1) A군 성격장애

(1) 편집성 성격장애(Paranoid personality disorder)

① 개념 및 주요 특성

편집성 성격장애는 불신과 의심이 그 특징으로 타인의 동기를 악의적으로 해석하여 그들이 자신을 공격할 것이라는 피해사고가 주요한 특징이기 때문에 괴상하고 편벽된 특성이 나타나는 성격장애로 분류한다(APA, 2013). 예를 들어, 피해망상은 주로 자신 혹은 자신과 친밀한 관계에 있는 사람이 공격받고 있고, 괴롭힘을 당하며, 기만당하여 피해를 입고 있으며, 음모가 있다고 사고하는 경향을 나타낸다(Winters & Neale, 1983). 또한 존재하지 않을 수 있는 위협으로부터 자신을 지키기 위해 끊임없이 의심하고, 자신이 겪는 불행의 원인을 외부로부터 찾거나 상상적 위협과 위해의 증거를 찾기 위해 주변을 감시하는 데 많은 에너지를 쏟는다. 예를 들어, 자신의 실수로 엄마에게 혼이 난 아이는 다음에 혼나지 않으려고 정보를 수집하고 부모로부터의 경계를 늦추지 않는 모습이 나타나기도 한다(Cameron, 1963).

이러한 편집성 성격의 특징을 지닌 사람은 극단적인 귀인양식과 다른 사람의 행동을 의도적이며 적대적으로 해석하는 편향 때문에 타인과의 관계를 맺고, 유지하는 데 있어 어려움을 겪는다. 역사적으로 아돌프 히틀러, 네로 황제와 같은 독재자나 찰스 디킨스의 소설 크리스마스 캐럴 속 스크루지 영감이 여기에 속한다.

② 진단기준

A. 편집성 성격장애는 타인들의 동기를 악의에 찬 것으로 해석하는 등 성인기 초기에 광범위한 불신과 의심이 시작되어 여러 가지 상황에서 나타나며 다음 중 4개 또는 그 이상의 항목을 충족시킬 때 이 장애로 진단한다.

1. 충분한 근거가 있음에도 불구하고 타인들이 자신을 착취하고 해를 주거나 속인다고 의심한다.
2. 친구나 동료의 성실성이나 신용에 대한 부당한 의심을 한다.
3. 정보가 자신에게 악의적으로 사용될 것이라는 부당한 공포 때문에 터놓고 이야기하기를 꺼린다.
4. 사소한 말이나 사건 속에서 자기를 비하하거나 위협적인 숨겨진 의미를 찾으려 한다.
5. 원한을 오랫동안 풀지 않는다. 예를 들면, 모욕, 상해, 혹은 경멸을 용서하지 않는다.
6. 타인은 그렇게 생각하지 않지만, 자신의 성격이나 명성이 공격당했다고 느끼면, 즉시 화를 내거나 반격한다.
7. 이유 없이 배우자나 성적 상대자의 정절에 대해 계속 의심한다.

출처: American Psychiatric Association(2013). DSM-5.

(2) 조현성 성격장애(schizoid personality disorder)

① 개념 및 주요 특성

감정표현이 없고, 다른 활동에 흥미나 욕구도 없으며 타인의 반응에도 무관심하여 주로 고립되어 혼자 지낸다. 겉으로는 수행자 같은 은둔 속으로 철퇴하거나, 심리적으로 본인의 마음속 환상의 세계로 물러나 버린다. 때로는 외로운 사람으로 여겨지기도 하고 타인과 함께 있는 것보다 혼자 있는 것을 더 편하게 느끼는 경향을 보인다. 또한 이들은 난폭한 환상을 가지고 있더라도 크게 공격적으로 보이지는 않으며 점잖거나 조용한 사람, 유순한 사람으로 여겨지기도 한다. 일부는 혼자 하는 작업, 반복적인 작업에는 능숙하여 직업적인 활동을 하기도 하지만 대개 창의적인 활동은 부족하다.

흔히 말하는 히키코모리(은둔형 외톨이)와 유사한 경향을 보인다. 하지만 히키코모리는 주변과 친해지고 싶은 욕구는 있지만 표현하는 것을 어려워한다면 조현성 성격장애를 가진 사람은 다른 사람들과 관계를 맺고 싶은 흥미 자체가 없다는 점에서 서로 다른 경향을 보인다.

② 진단기준

A. 사회적 관계에서 고립되어 있고 대인관계 상황에서 감정표현이 광범위하게 제한되어 있으며, 이런 양상은 성인기 초기에 시작되어 다양한 상황에서 드러난다. 다음 중 4개 혹은 그 이상의 항목을 충족시킬 때 이 장애로 진단한다.

1. 가족구성원이지만 친밀한 관계를 원하지도 즐기지도 않는다.
2. 거의 항상 혼자서 하는 활동을 선택한다.
3. 다른 사람과 성경험을 갖는 일에 거의 흥미가 없다.
4. 만약 흥미가 있더라도 소수의 활동에서만 즐거움을 얻는다.
5. 직계가족 이외에 가까운 친구나 마음을 털어놓는 친구가 없다.
6. 타인의 칭찬이나 비평에 무관심해 보인다.
7. 냉담, 고립, 단조로운 감정반응을 보인다.

출처: American Psychiatric Association(2013). DSM-5.

(3) 조현형 성격장애(schizotypal personality disorder)

① 개념 및 주요 특성

대인관계를 맺을 능력이 없어서 사람들과 가까워지면 불안과 우울감이 나타나며 대인관계에 어려움이 있는 것이 특징이다. 이 장애가 있는 사람은 매우 독특한 생각, 공상, 취향을 가지고 있다. 외계인, 귀신, 텔레파시 등 일반적이지 않은 공상에 몰입하고 매우 기이한 옷차림, 행동으로 시선을 끈다.

② 진단기준

A. 친밀한 대인관계에 대한 고통, 그러한 대인관계를 맺는 제한된 능력에서 드러나는 사회적, 불안, 대인관계에서의 손상, 인지적 · 지각적 왜곡, 기이한 행동 등 광범위하게 나타난다. 다음 중 5개 이상을 충족시킬 때 이 장애로 진단한다.

1. 관계망상적 사고
2. 행동에 영향을 미치는 괴이한 믿음이나 마술적 사고(예: 텔레파시, 미신, 천리안에 대한 믿음, 소아나 청소년에서 보이는 기이한 환상이나 집착)
3. 신체적 착각을 포함한 유별난 지각 경험
4. 괴이한 사고와 언어(예: 애매하고, 우회적이고, 온유하며, 지나치게 자세하게 묘사하거나 상동적인 말이나 행동)
5. 의심이나 편집증적인 사고
6. 부적절하거나 메마른 정동
7. 괴이하고, 엉뚱하거나 특이한 행동이나 외모
8. 직계가족 외에는 가까운 친구나 마음을 털어놓을 수 있는 사람이 없다.
9. 친밀해져도 과도한 사회적 불안이 줄어들지 않는다. 이는 자신에 대한 부정적인 판단 때문이라기보다 편집적인 두려움과 관련된다.

출처: American Psychiatric Association(2013). DSM-5.

사례 + **조현형 성격장애 사례**

30세 여성 A는 독특한 성격이라는 말을 자주 듣는다. 타로점을 보거나 손금을 보는 등의 일을 하면서 생활한다. 그녀는 큰 별이 그려진 셔츠를 항상 입고 다니고 별모양의 커다란 목걸이를 하고 있다. 그녀는 외계 생물체와 텔레파시와 같은 기묘한 이야기에 관심이 많다. 실제로 외계 생물들이 인간 몰래 같이 살고 있다는 믿음을 가지고 비슷한 생각을 가진 사람들과 모임을 가진다. 이런 모임 말고 외출은 거의 하지 않는데 집 밖에서는 자신을 해치려는 사람이 많기 때문이다. A는 사람들과 친하게 지내지 않는다. 굳이 친하게 지내고 싶지 않아서인데, 가족 이외에는 거의 대화를 하지 않는다.

출처: 정신의학신문(2020.03.12 기사)

2) B군 성격장애

(1) 반사회성 성격장애(Antisocial personality disorder)

① 개념 및 주요 특성

반사회성 성격장애는 지속적으로 타인의 권리를 무시하거나 침해하는 행동 양상이 생활 전반에 나타나는 것을 바탕으로, 타인을 향한 폭력, 사회적 규칙의 미준수, 공감능력의 부족, 자기중심적이고 착취적인 대인관계와 관련된 성격특성을 나타내는 장애이다(APA, 2013). 반사회성 성격장애의 유병률은 일반 인구에서 2~3%로 나타나며, 남성의 경우 약 3%, 여성의 경우 약 1%로 추정된다(Alex et al., 2010). 반사회성 성격장애는 타인의 생각과 의도를 읽는 능력에 미묘한 결함을 가지며(Dolan & Fullam, 2004), 표정같이 겉으로 드러나는 정서적 정보를 지각하는 것에 결함이 있다(Shamay-Tsoory et al., 2010). 영화 '다크나이트'의 조커가 이에 속한다.

② 진단기준

A. 15세 이후에 시작되고 타인의 권리를 무시하거나 침해하는 광범위한 행동양상을 보이고, 다음 중 3개 이상의 항목을 충족시킬 때 이 장애로 진단한다.
1. 법이 정한 사회적 규범을 지키지 못하고 구속당할 행동을 반복한다.
2. 개인의 이익이나 쾌락을 위한 반복적인 거짓말, 가명을 사용하거나 타인을 속이는 사기행동을 한다.
3. 충동적이며 미리 계획을 세우지 못한다.
4. 빈번한 육체적 싸움이나 폭력에서 드러나는 과도한 흥분성(자극과민성)과 공격성이 있다.
5. 자신이나 타인의 안전을 무시하는 무모성이 있다.
6. 일정한 직업을 갖지 못하거나 채무를 청산하지 못하는 행동으로 나타나는 지속적인 무책임성이 있다.
7. 타인에게 상처를 입히거나 학대하고 절도행위를 하고도 무관심하거나 합리화하는 행동을 보이며 자책이 결여되어 있다.

출처: American Psychiatric Association(2013). DSM-5.

(2) 경계선 성격장애(Borderline Personality Disorder)

① 개념 및 주요 특성

경계선 성격장애는 대인관계, 자아상, 정동, 사고, 행동을 비롯한 성격 전반에 현저한 불안정성과 충동성이 나타나는 장애다(APA, 2013). 리네한(Linehan, 1993)은 그녀의 저서인 「경계선 성격장애의 인지행동치료」에서 이 장애를 가진 개인을 심리적인 3도 화상 환자로 묘사하였다. 그녀에 따르면 아주 가벼운 접촉이나 움직임도 정서적인 살갗이 없는 이들에겐 심한 고통을 야기할 수 있는데, 이들의 아픔을 짐작하게 하는 좀 더 중요한 지점은 삶, 그 자체가 변화의 과정이며 움직임이라는 사실이다.

컨버그(Kernberg)를 비롯한 대상관계 이론가는 경계선 성격장애의 대상표상이 통합되어 있지 않고, '전적으로 좋거나(all good)' 혹은 '전적으로 나쁜(all bad)' 것으로 양분되어 있다고 주장한다. 즉, 분열(splitting) 방어기제를 경계선 성격장애의 가장 핵심적인 특성으로 바라본다.

② 진단기준

A. 대인관계, 자아상 및 불안정한 정동, 심한 충동성이 광범위하게 나타나며, 다음 중 5개 이상을 충족시킬 때 이 장애로 진단한다.

1. 실제로 혹은 상상으로 유기되는 것을 피하기 위해 필사적으로 노력한다.
2. 대인관계가 불안정하고 강렬해서 극단적인 이상화와 평가절하가 반복된다.
3. 정체감 혼란이 심각하고 지속적이며 자아상이나 자기지각이 불안정하다.
4. 자신에게 해를 줄 수 있는 충동성이 적어도 두 가지 영역에서 나타난다(예: 낭비, 성관계, 물질남용, 무모한 운전, 폭식).
5. 반복적인 자살행동, 자살시도, 자살위협, 자살행동이 있다.
6. 현저한 기분변화에 따른 정서적 불안정성이 있다(예: 간헐적인 심한 불쾌감, 과민성, 불안 등이 몇 시간 지속되지만 수일은 넘지 않음).
7. 만성적인 공허감이 있다.
8. 부적절하고 심한 분노가 있고 분노를 조절하기 어렵다(예: 자주 폭발적으로 울화를 터뜨림, 지속적인 분노, 잦은 몸싸움).
9. 스트레스와 관련된 망상적 사고 또는 해리증상이 일시적으로 나타난다.

출처: American Psychiatric Association(2013). DSM-5.

사례 + 경계선 성격장애 사례

20대 여성 A는 항상 외로움을 느끼곤 한다. 많은 시간을 남자 친구와 보내고 많은 것을 의존한다. 남자 친구가 세상에 둘도 없는 운명의 남자인 것처럼 대하다가도 작은 오해로도 크게 다투고 헤어지곤 했다. 그리고 이내 비슷한 성향의 다른 남자 친구를 만나서 빠져들고 헤어지는 일을 반복하다가 자해소동을 일으키기도 했다. A는 친구가 많으나 관계는 항상 불안정했다. 처음에는 다정하다가도 작은 오해에 과민반응을 보이는 일이 반복되어 대인관계는 단절되었다. A는 충동적인 쇼핑으로 인하여 많은 빚을 지고 있다. 간혹 술을 많이 마시고 실수하는 일이 있기도 했다.

출처: 정신의학신문(2020.03.12 기사)

(3) 자기애성 성격장애(Narcissistic Personality Disorder)

① 개념 및 주요 특성

자기애성 성격장애란 웅대하고 과장된 자기지각, 착취적인 대인관계 및 오만한 태도를 특징으로 하며, 이 특징은 초기 성인기의 다양한 상황에서 나타난다(APA, 2013). 컨버그(Kernberg, 1975)는 '웅대하지만 취약한 자기(self)'라는 개념으로 자기애성 성격장애자들의 내적 세계를 압축하여 정의하였다. 이는 자기애성 성격을 가진 사람들이 자기도취적이고 웅대하며 자존감이 높아 그 자체로 충분할 것 같은데 모순적으로 타인의 관심, 존경, 칭찬을 끊임없이 요구하는 상태를 표현한 것이다. 이들은 과장된 자기지각, 특권의식 등을 가지므로 타인의 비난이나 비판에 민감한데, 이들은 이를 웅대하게 고양되어 있는 전체적 자기상에 대한 전반적인 위협으로 받아들여 과도한 적대감과 분노감으로 반응하는 경향이 있다(Bushman & Baumeister, 1998; Stucke & Sporer, 2002).

모르프와 로드웰트(Morf & Rhodewalt, 2001)가 제안한 역동적 자기조절 모델에 따르면 자기애적인 사람들은 내면에서 자존감을 조절하기 어려워 외부의 지지와 강화가 있어야만 유지할 수 있다. 따라서 부정적 피드백으로 인해 자존감이 무너지는 상황을 마주하게 되면, 자존감에 위협을 가하는 요인들을 제거하기 위해 공격성을 드러냄으로써 자존감을 회복하고자 한다. 부정적 평가를 제공한 사람을 평가 절하하는 것 또한 자존감을 유지하는 데 도움이 되는데, 이는 부정적 평가 자체를 무가치하게 하는 것뿐만 아니라 자기 자신을 더 우월하게 느끼게 할 수 있기 때문이다. 이들은 열등감, 수줍음, 타인의 평가나 반응에 대한 민감성, 좌절에 대한 취약성이 특징이며 표면적으로 드러나는 모습은 우울, 불안, 과민한 모습들이다(강선희, 정남운, 2002). 벡과 프리맨(Beck & Freeman, 1990)은 자기애성 성격장애자들의 신념이 '나는 매우 특별한 사람이다', '나는 너무 우월하므로 특별한 대우를 받고 특권을 누릴 자격이 있다', '인정, 칭찬, 존경을 받는 것은 매우 중요한 일이다', '내가 당연히 받아야 할 존경이나 특권을 받지 못하는 것은 참을 수 없는 일이다', '사람들은 나를 비판할 자격이 없다' 등으로 구성되어 있다고 하였다.

자기애성 성격을 가진 소년을 대상으로 심층적인 사례 연구를 한 에반스와 멜로이(Evans & Meloy, 2011)의 연구는 자기애성 성격 소유자의 '웅대한 자기상'이 손상받았을 때, 그들이 어떤 식으로 대인 공격을 하는지 그 경로를 분석해 제시하면서, 타인의 권리와 감정을 전혀 고려하지 않는 그들의 병리적 특성을 확연하게 보여주었다.

② 진단기준

A. 과대성, 칭찬에 대한 욕구, 감정이입의 결여 등 광범위한 양상이 나타나며, 다음 중 5개 이상의 항목을 충족시킬 때 이 장애로 진단한다.

1. 자신의 중요성에 대한 과장된 지각을 가지고 있다(예: 자신의 성취나 재능을 과장함, 뒷받침할 만한 성취도 없으면서 최고로 인정되기를 기대함).
2. 성공에 대한 끝없는 공상과 권력, 탁월함, 아름다움, 이상적인 사랑에 대한 공상에 자주 사로잡힌다.
3. 자신이 특별하고 독특하다고 믿으며, 특별하거나 상류층 사람들만이 자신을 이해할 수 있고, 그런 사람들(혹은 기관)하고만 어울려야 한다고 믿는다.
4. 과도한 찬사를 요구한다.
5. 특권의식을 가진다(예: 특별대우를 받을 만한 이유가 없는데도 특별대우나 복종을 바라는 불합리한 기대감을 가진다).
6. 대인관계가 착취적이다(예: 자신의 목적달성을 위해 타인들을 이용한다).
7. 공감능력이 결여되어 있고, 타인의 감정이나 요구를 인식하거나 확인하려 하지 않는다.
8. 자주 타인을 질투하거나 남들이 자신을 질투하고 있다고 믿는다.
9. 거만하고 방자한 행동이나 태도를 보인다.

출처: American Psychiatric Association(2013). DSM-5.

사례 + 자기애성 성격장애 사례

자기애성 성격장애를 가진 16세 소년은 자신의 여자 친구를 자신의 소유물처럼 대했는데, 그에 대해 여자 친구가 불쾌감을 표현하자 자신처럼 좋은 집안에서 태어나 많은 여자들이 동경하는 남자 친구를 둔 것에 감사해하지 않는다고 오히려 화를 냈다. 그러자 여자 친구는 이별을 통보했고, 이에 극도로 분노한 소년은 여자 친구를 폭행하여 상처를 입혀 법적인 처벌을 받았다. 소년은 폭행의 이유를 여자 친구와의 이별이 아니라 관계의 주도성을 여자 친구가 가지고 자신에게 이별을 통보한 것이라고 밝혔다.

출처: 이세라(2016).

(4) 연극성 성격장애(Histrionic personality disorder)

① 개념 및 주요 특성

연극성 성격장애가 있는 클라이언트는 다채롭고 극적이며, 외향적이고 유쾌해 보이지만 이면에는 친밀한 관계를 유지하지 못하는 무능력이 자리 잡고 있다. 다른 사람의 관심을 끌고 사랑받고 싶어 하는 욕구로 인해 매력적인 행동을 하거나 화려한 옷차림을 하는 경우가 있다. 또한 관심을 얻기 위한 대상의 말이나 표현에 즉각적으로 반응을 보이며 호의적으로 보이지만, 대인관계에서 유연성이 떨어지며, 타인의 제안이나 말을 금방 받아들여 인간관계의 경계선이 분명하지 않다. 이런 점이 따뜻하고 친근한 사람으로 보일 수 있으나, 분명한 자기 본분이나 자신의 자아를 개발하지 못하여 어떻게 매력적으로 보일 것이며, 상대방을 기쁘게 해주는 것에만 집중되어 있다(Benjamin, 1996).

자신에 대한 자각은 둔한 편이지만 타인의 정서를 인식하고 경험하며 감정을 표현하는 데는 매우 예민해서 가벼운 자극에도 지나치게 반응하고 변덕스럽다. 기분이 좋을 때는 일을 하거나 학습에 좋은 능력을 발휘하고 재미있는 사람으로 인식되지만, 기분이 가라앉아 있거나 우울할 때는 늘하던 일도 제대로 못 하고 포기해버려서 무책임한 사람으로 여겨진다.

유병률은 일반 인구의 2~3%, 정신과 환자의 10~15%에 해당하며 여성이 남성에 비해 두 배 이상 발병률이 높은 것으로 보고된다.

② 진단기준

A. 광범위하고 지나친 감정표현 및 관심끌기의 행동양상이 성인기 초기에 시작하여 여러 가지 상황에서 나타나며, 아래 항목 중 5개 이상을 충족시킬 때 이 장애로 진단한다.
  1. 자신이 관심의 초점이 되지 못하는 상황을 불편해한다.
  2. 다른 사람과의 관계에서 흔히 상황에 어울리지 않게 성적으로 유혹적이거나 도발적인 행동을 한다.
  3. 감정의 변화가 빠르고 감정표현이 피상적(감정표현이 얕음)이다.
  4. 자신에게 관심을 끌기 위해 항상 육체적인 외모를 활용한다.
  5. 지나치게 인상적으로 말하지만 구체적인 내용이 없는 대화양식을 가지고 있다.
  6. 자기 연극화, 연극조, 과장된 감정 표현을 한다.
  7. 피암시성이 높다(예: 타인이나 환경에 의해 쉽게 영향을 받음).
  8. 대인관계를 실제보다 더 친밀한 것으로 생각한다.

출처: American Psychiatric Association(2013). DSM-5.

3) C군 성격장애

(1) 강박성 성격장애(Obsessive-Compulsive Personality Disorder, OCPD)

① 개념 및 주요 특성

강박성 성격장애는 정신적 통제와 대인관계 통제 욕구로 인해 완벽주의를 과도하게 지향하고 세부사항과 규칙에 집착하는 성격장애다(APA, 2013). 강박성 성격장애는 권위와 도덕에 복종하는 특징을 지니고 있어 사회적 규준과 타인의 기대에 부합하기 위해 자신과 타인을 지나치게 통제하는 경향이 있다(Benjamin, 1996). 또한 이들은 기저에 자기중심적인 특성과 사회적 규준에 반항하고자 하는 욕구가 잠재되어 있어(Millon & Grossman, 2005) 이를 감추기 위해 규범과 통제에 집착하지만, 지나친 통제로 인해 적대감을 경험하기도 한다(Villemarette-Pittman et al., 2004). 강박성 성격장애는 적대감 표출을 사회적 규준에 부합하지 않고 자신의 통제에서 벗어나는 행동으로 여기기 때문에 적대감 표출에 대해 끊임없이 양가갈등을 경험하며(Rosenwald, 1972), 이로 인해 더욱 경직된 대인관계 규칙을 따르고 대인관계의 모든 측면을 통제하려고 한다. 특히, 권위와 규칙에 맹목적으로 복종하고 순응하는 경직된 태도는 상대방이 지위나 권력을 가지고 있을 때 심화된다(Millon et al., 2004).

② 진단기준

A. 정리정돈에 몰두하고, 완벽주의, 마음과 대인관계의 통제에 집착하는 광범위한 행동양식이 특징이며, 아래 항목 중에서 4개 이상을 충족시킬 때 이 장애로 진단한다.

1. 사소한 세부사항, 규칙, 목록, 순서, 시간 계획이나 형식에 집착하여 일의 큰 흐름을 잃는다.
2. 일의 완수를 방해하는 완벽주의를 보인다(예: 자신의 지나치게 엄격한 기준에 맞지 않기 때문에 일을 끝내지 못한다).
3. 여가 활동과 우정을 희생하며 일과 생산성에만 지나치게 몰두한다(이는 분명한 경제적 필요성 때문이 아니다).
4. 도덕, 윤리 또는 가치문제에 있어서 지나치게 양심적이고, 고지식하며, 융통성이 없다(문화적 또는 종교적 배경에 의해서 설명되지 않는다).
5. 닳아빠지고 무가치한 물건을 감상적인 가치조차 없을 때라도 버리지 못한다.
6. 타인이 자신이 일하는 방식을 그대로 따르지 않으면 타인에게 일을 맡기거나 같이 일하는 것을 꺼린다.
7. 자신과 타인 모두에게 인색하다. 돈은 미래의 재난에 대비해서 저축해야 한다고 생각한다.
8. 경직성과 완고함을 보인다.

출처: American Psychiatric Association(2013). DSM-5.

(2) 의존성 성격장애(dependent personality disorder)

① 개념 및 특징

의존성 성격장애는 보살핌을 받고자 하는 욕구가 강하며 복종적이고 수동적, 피암시성, 자기의심 등의 사고와 자신의 욕구까지 억제하며 상대방을 따른다. 이들은 독립과 의존이 깨어진 상태로 최소한의 심리적인 독립조차 포기한 채 지나친 의존이 나타나고 타인과의 분화가 거의 이루어지지 않는다. 자기확신과 자신감이 부족하여 다른 사람만이 자신의 문제를 해결해 줄 수 있는 힘과 능력을 갖고 있고, 그 사람에게 의존하는 것만이 생존할 수 있는 길이라고 생각하기 때문에 자신의 개성과 자율성을 쉽게 포기한다. 또한 자신의 감정에 정직하지 못한데, 고통 속에서도 미소로 대신하며 자신 안에 있는 분노에 대해 부인한다.

이들이 의존대상을 원하는 이유는 깊숙이 내재한 열등감으로 인해 자기가치감을 느낄 수 없기 때문이다. 개인이 성숙한 자기표상을 만들어내지 못하고 그 대신 자기가치감을 유지하기 위한 수단으로 대인관계를 추구할 때 의존적인 성격이 발달한다고 본다(Blatt, 1974).

미국의 경우 성격장애자들 중 가장 많이 진료소를 방문하고, 빈번하게 진단되는 장애로 일반인구 집단에서는 2~4%, 환자들에서는 5~30%의 유병률을 보인다.

② 진단기준

A. 보호받고 싶어 하는 지나친 욕구로 인해 상대방에게 복종적이 되고 매달리며, 헤어짐을 두려워한다. 아래 항목 중에서 5개 또는 그 이상을 충족시킬 때 이 장애로 진단한다.

1. 타인의 많은 충고와 보장 없이는 일상적인 일도 결정을 내리지 못한다.
2. 자신의 인생에서 매우 중요한 영역까지 떠맡길 수 있는 타인을 필요로 한다.
3. 지지와 칭찬을 상실할 것에 대한 두려움 때문에 타인, 특히 의지하고 있는 사람에게 반대의견을 말하기가 어렵다.
4. 자신의 일을 혼자서 시작하거나 수행하기가 어렵다(이는 동기나 활력이 부족해서라기보다는 판단과 능력에 대한 자신감이 부족하기 때문이다).
5. 타인의 보살핌과 지지를 얻기 위해 무슨 행동이든지 다할 수 있다. 심지어 불쾌한 일도 지원해서 한다.
6. 혼자 있으면 불편하거나 무력해지는데, 그 이유는 혼자서 해 나가다가 잘못될 것 같은 심한 두려움을 느끼기 때문이다.
7. 친밀한 관계가 끝났을 때 필요한 지지와 보호를 얻기 위해 또 다른 사람을 즉시 찾는다.
8. 스스로를 돌봐야 하는 상황에서 버려지는 것에 대한 두려움에 비현실적으로 집착한다.

출처: American Psychiatric Association(2013). DSM-5.

사례 + **의존성 성격장애 사례**

남자 친구의 수발 없이는 일상생활이 힘들다는 21세의 P씨의 이야기

"남자 친구가 나를 갓 태어난 아기 다루듯 돌봐준다. 남자 친구가 청소, 빨래, 설거지, 밥 먹는 거, 머리 감기, 이동할 때 업어주기 등을 한다. 심지어 콧물이 나오면 닦아주고 코딱지도 파준다. 나도 어디서부터 잘못된 건지 모르겠다. 남자친구가 없으면 불안하다."라고 말하는 화성인은 신경정신과 상담결과 의존성 성격장애 진단을 받았다.

출처: tvN '화성인 바이러스' (2011.10.18. 방송)

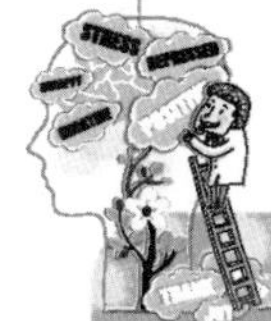

(3) 회피성 성격장애(avoidant personality disorder)

① 개념 및 특징

회피성 성격장애는 사회활동의 제한, 부적절감 그리고 부정적 평가에 대한 과민성 등이 성인기 초기에 시작되고, 여러 가지 상황에서 나타난다(APA, 2013). 이들은 부정적 평가와 비판이나 비난에 대한 두려움 때문에 사회적 상황이나 의미 있는 대인관계를 회피한다. 자신을 좋아한다는 확신이 없으면 인간적 관계를 맺지 않으려 하며 소외감과 외로움으로 점점 위축되어 간다. 말수가 적고 무관심해 보이는 등 자신의 감정을 잘 표현하지 않지만 이는 단지 가면일 뿐, 실제로는 타인들로부터 따뜻한 사랑과 수용을 원하는 등 내면에는 대인관계에 대한 욕구가 자리 잡고 있다.

또한 이들은 자기 자신에 대해 스스로 사회적 부적격자이고 무능력하다고 느끼는 등 사회적 자기에 대해서 부정적으로 생각한다(김정호 외, 2000). 타인에 대해서도 사람들은 본래 비판적인 존재이고 일반적으로 상대방을 부정적으로 평가한다고 생각한다(조용래 · 원호택, 1997). 따라서 모호한 사회적 상황이나 타인의 반응을 긍정적으로 해석하기보다 부정적이고 위협적인 방향으로 편향되어 해석하는 경향이 높다. 미국의 경우 일반 인구에서 0.5~1.0%의 유병률을 보이고 있고, 정신과 외래환자에서는 10% 정도로 보고된다.

② 진단기준

A. 사회활동의 제한, 부적절감, 그리고 부정적 평가에 대한 과민성 등이 성인기 초기에 시작되고 여러 가지 상황에서 나타나며, 아래 항목 중 4개 이상을 충족시킬 때 이 장애로 진단한다.

1. 비난, 꾸중, 거절이 두려워서 대인관계가 요구되는 직업활동을 피한다.
2. 호감을 주고 있다는 확신이 서지 않으면 상대방과의 만남을 피한다.
3. 창피와 조롱을 당할까 두려워서 친밀한 관계를 제한한다.
4. 사회상황에서 비난이나 버림받을 것이라는 생각에 사로잡혀 있다.
5. 자신이 부적절하다고 느끼기 때문에 새로운 사람을 만날 때 위축된다.
6. 스스로 자신이 사회적으로 무능하고, 개인적인 매력이 없으며 열등하다고 생각한다.
7. 당황하는 모습을 들킬까 봐 두려워서 위험이 따르는 일이나 새로운 활동을 시작하는 것을 꺼린다.

출처: American Psychiatric Association(2013). DSM-5.

3 성격장애 선별도구

성격장애 검사도구(Personality Disorder Questionnaire-4, PDQ-4+, 김동인 외, 2000)는 DSM-Ⅳ의 진단기준에 맞게 개발되어 10개의 성격장애를 평가할 수 있는 자기보고형 검사이다. 99개의 문항으로 구성되어 있으며 12가지의 성격장애를 측정할 수 있도록 무작위순서로 배열되어 있다. 총점이 30점 이상이면 성격장애가 있는 것을 의미하고, 정상인들은 대개 20점 이하이다. 따라서 총점이 높을수록 전반적인 성격장애를 의미한다. 12가지의 성격장애는 각각의 장애에 따라서 최소한 3점 내지 5점이 요구되며 이것이 충족될 때 그 항목에서 성격장애를 의미한다.

4 개입 및 대처방안

성격장애를 가진 사람들은 자아동조적이어서 치료의 필요성을 잘 못 느끼지만, 치료를 받지 않으면 몇 년 혹은 수십 년 동안 삶의 여러 측면에서 고통받을 수 있고, 그들 주변 사람들의 삶에 영향을 미친다. 미국정신의학회는 성격장애를 치료받지 않으면 자신과 다른 사람에 대해 생각하는 방식, 정서적으로 반응하는 방법, 다른 사람과 관계를 맺는 법, 자신의 행동을 통제하는 방법 중 적어도 두 가지 면에서 어려움을 가질 수 있다고 한다.

그렇다면 성격장애를 가진 사람들을 어떻게 도울 것인가? 성격장애도 치료가 가능한가? 사회복지실천현장에서 성격장애를 가진 클라이언트는 숙련된 전문가에게도 여전히 어려운 대상이다. 여기서는 실천가들에게 도움이 될 수 있는 개입방안(Wood et al., 2014)을 중심으로 설명하고자 한다.

1) 개인정신치료

개인정신치료의 일차적인 목적은 성격장애가 있는 클라이언트가 자신을 바라볼 수 있는 통찰력을 갖게 하는 데 있다. 그러므로 개인정신치료에서 아주 중요한 부분은 클라이언트들이 객관적 현실과 다른 한편으로는 그들 스스로 인지적 혹은 경험적인 현실감의 차이를 알 수 있도록 도와주는 것이다(Buie, 2013).

치료에서 우리가 바라는 희망의 하나는 클라이언트들이 그들의 인지적 또는 경험적 현실감과 객관적 현실감 사이에서 높은 수준의 일치를 이루는 것이며, 실천가는 그들을 도와주는 것이다. 여기서 실제(real)와 현실(reality)이란 그들 스스로에게 있어서 무엇이 실제인지, 그리고 그들의 세계에서 무엇이 실제인지에 관해서 확신을 해야만 하는, 즉 인간의 욕구를 존중하는 것을 말한다. 인지적 또는 경험적 현실감이란 사람들이 그들 자신과 그들의 세계에 대해서 진실이라고 느끼는 것을 말한다. 즉 사실상 주관적인 것이다. 그러나 객관적인 현실은 합의된 지각과 같은 것이다.

2) 사회복지사의 개입

(1) 사회복지사의 주요 업무를 명확히 하기

사회복지사의 업무란 소속되어 있는 기관에서 정해준 당신의 주요 업무를 말한다. 아동의 정신건강을 담당하는 사람이라면 아동과 관련된 업무에 집중하고, 행정업무가 주 업무라면 그 일에만 집중해야 한다. 성격장애를 가진 클라이언트들은 사회복지사의 업무에서 벗어나는 일을 요구하며 자신이 원하는 대로 하고 싶어할 때가 있다. 사회복지사는 자신의 주요업무를 명확히 이해하고 알려줌으로써 클라이언트가 무리한 요구를 하지 못하도록 경계를 만들 수 있다. 그러기 위해서는 기관 차원에서 구체적인 업무분장이 이루어져야 한다.

(2) 클라이언트의 책임감 이슈 다루기

클라이언트가 자신의 행동에 '책임감'을 가지는 것이 효과적인 성격장애 치료의 핵심이다. 달성해야 할 과업에 대해 클라이언트에게 솔직하게 터놓을 수 있고 과업을 성취했는지 클라이언트와 사회복지사 서로가 어떻게 알 수 있는지 명확하게 정의할 수 있어야 한다.

(3) 너무 가깝지도 너무 멀지도 않은 관계('not too close and not too distant')를 유지하기

지나치게 클라이언트를 위해 많은 것을 해주면 자발성을 떨어트리고, 책임감을 갖는 데 도움이 안 되며 의존성을 높일 수 있다. 반면에 많은 것을 클라이언트에게 요구하게 되면 클라이언트는 과제를 수행하는 것이 얼마나 어려운지 사회복지사가 이해하지 못한다고 느끼기 때문에 오히려 사회복지사에 대한 적대감이나 분리로 이어질 수 있다. 그래서 우리는 이 두 극단 사이의 중간지점에 있어야 할 필요가 있다.

(4) 클라이언트의 강렬한 감정표현 다루기

클라이언트의 격렬한 감정에 휘말리지 않기 위해서는 그들이 강한 감정을 가지고 있다는 것을 인지하고 조금 물러서는 게 도움이 된다. 만약 사회복지사도 클라이언트가 정확히 무엇을 느끼고 있는지 말할 수 없다면 적어도 그들이 매우 흥분하거나 화가 났다는 것을 인정해주어야 한다.

(5) 자신의 감정을 확인하기

클라이언트의 행동이 사회복지사에게 어떤 감정을 느끼게 하는지 그들에게 말해주는 것이 도움이 되는 건 아니지만, 우리 자신의 감정을 개인적으로 확인할 필요는 있다. 종종 사회복지사 스스로가 어떻게 느끼는지 인식하는 것은 그들이 어떻게 느끼는지 알 수 있는 단서가 된다. 예를 들어, 만약 사회복지사가 클라이언트에게 심한 좌절감을 느꼈다면 그들 역시 사회복지사가 처한 상황에 좌절감을 느낄지도 모른다.

(6) 클라이언트의 도전적인 행동 다루기

보통 자해나 공격성으로 나타나는 클라이언트의 도전적인 행동은 사회복지사를 불안하게 하거나 화나게 하기 때문에 사회복지사들은 클라이언트의 이런 도전적인 행동을 피하고 싶다. 만약 클라이언트의 도전적인 행동이 발생했을 때 어떤 결과들이 일어날 수 있는지 명확히 해두는 게 도움이 된다. 분명한 기관 정책을 만들어 두어야만 한다. 예를 들면, 직원에게 욕설은 용납되지 않으며 다른 사람의 말을 중간에 끼어들면 기관을 이용할 수 없게 한다. 그러나 이런 경계는 클라이언트와 사회복지사 사이의 관계에서 도전적인 행동을 인정하는 것과 함께 이루어져야 한다. 그리고 클라이언트는 다른 방법으로 이런 충동성들을 다루어야 한다.

성격장애를 가진 사람들 대부분 병원이나 정신건강 관련 기관에 스스로 절대 가지 않을 것이다. 그러나 친구, 가족 그리고 종교기관이나 자원봉사기관 혹은 사회복지서비스와 같은 다른 기관들의 실천가들의 지지에 따라 정신건강 서비스기관의 접근성을 높일 수 있다. 심각한 문제가 있는 성격장애자는 다양한 기관으로부터 시기적절하고 효과적인 도움이 필요하다. 이용 가능한 서비스는 당신이 근무하는 지역 외에도 여러 지역에 다양하게 있을 수 있다. 무엇보다 당신이 일하고 있는 지역에서 이용가능한 서비스가 무엇이 있는지 그리고 어떻게 클라이언트들이 다른 종류의 도움을 받을 수 있도록 도울 수 있는지 알아보는 것이 필요하다.

3) 전문가로서 필요한 자질

효과적인 휴먼서비스를 제공하기 위해서 필요한 사회복지사의 자질은 전문가 훈련 속에서 발전되는 경우는 드물다. 예를 들면, 많은 역할과 직업에 대한 훈련은 '어떻게 해야 하는가'가 아니라 '무엇을 하는가'에 목표를 두고 있다. 그러나 '어떻게 해야 하는가'는 클라이언트에게 매우 중요하고 궁극적으로 사회복지사가 수행할 수 있는 일을 말한다. 물론 '무엇을 해야 하는가'에 대한 훈련도 중요하지만 '어떻게 해야 하는가'는 사회복지사의 고유한 성격, 즉 자질에 따라 달라질 것이다. 성격장애가 있는 사람들과 일하는 것은 모든 사람에게 잘 맞는 것은 아니다.

성격장애자와 일하는 사회복지사에게 필요한 몇 가지 자질은 다음과 같다.

- 강한 자신감
- 타인에 대한 충분한 관심과 호기심
- 자비를 베풀 수 있는 능력-의무감이 아닌 공감과 친절
- 인간의 복잡성에 대한 인식
- 타인에 대한 유연성
- 어려움에서 회복할 수 있는 역량: 회복탄력성
- 경계와 한계에 대한 명확성
- 경험을 통해 배우고 실수를 견딜 수 있는 능력
- 다른 사람을 간섭하지 않고, 당신에게도 부적절하게 간섭하지 않게 할 수 있는 능력, 즉 분리되어있지만 누군가와 연결할 수 있는 능력

직장에서뿐 아니라 사회복지사가 자신의 능력을 잘 발휘하기 위해서는 그들이 일하고 있는 기관과 팀 구성원에 달려 있고 사회복지사 개개인에게 제공되는 지원에 크게 좌우될 것이다.

4) 사회복지사의 소진(burn-out) 예방을 위한 안전장치

(1) 감정을 처리할 시간과 공간 필요

사람과 함께 일한다는 측면에서 서비스 안에는 사회복지사들이 과업과 역할, 서비스 원칙과 관련된 감정에 대해 토론할 수 있는 공간이나 모임들을 제공할 수 있는 계획이 포함되어야 한다. 고통과 괴로움 속에 있는 사람들과 함께 일하는 것은 사회복지사에게도 그 시간이 고통스럽고 괴롭다. 성격장애를 가진 클라이언트의 감정을 항상 인정하는 것은 쉽지 않다. 그렇기 때문에 모든 사람은 자신의 일과 관련된 감정을 인식하고 처리할 시간과 공간이 필요하다. 특히 사회복지사에게 강한 감정을 불러일으키는 성격장애 클라이언트의 경우 더욱 필요하다. 이것은 마치 식사 후 소화를 시키는 것과 같다. 우리는 무언가를 곰곰이 생각하고, 반성하고, 그들과 타협하고 중요한 교훈을 배울 시간이 필요하다. 또한 다른 사람들의 도움으로 사회복지사 자신의 이슈가 무엇인지 알 수 있고 클라이언트의 이슈를 이해할 수 있는 반응은 무엇인지 알 수 있다.

(2) 슈퍼비전

다양한 방법으로 동료들에게 지원을 받을 수 있다. 이러한 종류의 감정들을 이해하려는 노력은 집단 슈퍼비전이나 슈퍼바이저 혹은 동료와 함께 토론을 통해서 할 수 있다.

(3) 자기탐색

상담과 심리치료와 같은 전문가들은 훈련생들에게 그들 자신의 이슈와 훈련을 받는 동안 상담에 대한 반응을 탐색할 수 있는 기회를 제공하는 개인치료를 받도록 권유한다. 상담자 한 사람이 1년에 할 수 있는 상담 건수를 제한하는 방법도 있는데, 이런 방법은 사회복지사의 역할을 소화하는 데 매우 유용한 방법이 될 수 있다.

(4) 클라이언트에 대한 비밀보장

특정 클라이언트나 서비스 이용자 때문에 스트레스받는다면 직장 밖에서 친구나 파트너와 대화하는 것은 좋은 방법이 아니다. 왜냐하면 클라이언트의 비밀보장을 지켜야 하기 때문이다. 클라이언트와 관련된 문제를 논의할 수 있는 친구나 동료 혹은 선임 사회복지사와 같은 비밀보장의 원칙을 지켜야 하는 사람을 직장 내에서 찾는 것이 더 좋은 방법이다.

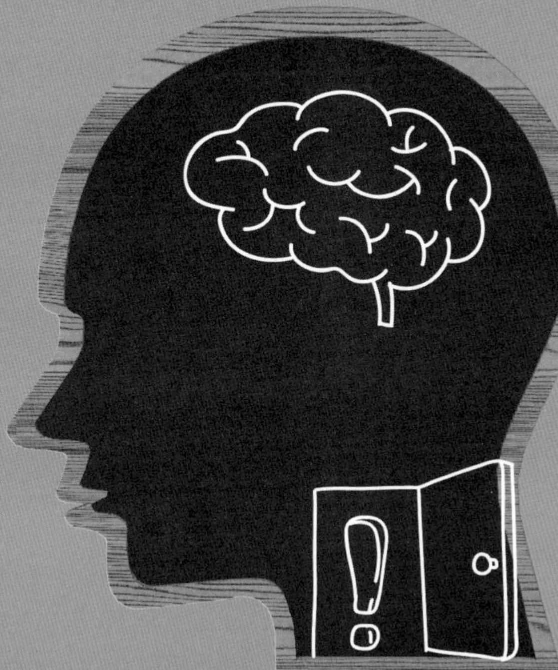

PART

IV

정신건강 주요 이슈

CHAPTER

13 자살과 정신건강

치명적인 결과를 야기하는 자살은 죽음의 의지를 보여주는 자해 행위로 정의되고 있다(WHO report, 2004). 자살은 장애나 진단이 아닌 행동이고 이 행동은 다차원적이며 여러 요인에 의해 결정된다(Silveman et al., 2007). 자살의 정의에 대한 주장 중 공통적인 핵심 요소는 자살시도자 행동의 주체는 행동의 결과, 죽으려는 의도, 결과에 대한 자각을 가지고 있다는 것이다(Wille-Brahe, 2006). 즉 자살의 핵심적 구성 요소에는 자살의도가 포함되는데 이 의도는 행동의 목적을 말하며 극단적인 결과에 이르게 된다. 자살은 사회적 상황과 개인의 의지, 정신과적인 문제 등 여러 요소의 영향에 따른 복잡한 행동이므로 개인의 상황과 특성에 맞는 개별적인 정신건강 개입이 요구된다.

1 자살의 이해

1) 자살의 개념

자살은 우리나라만이 아니라 전 세계적으로 가장 중요한 문제 중의 하나이다. OECD 회원국의 평균 자살률은 인구 10만 명당 11.2명으로 전 세계에서 매년 100만 명이 자살하고, 자살로 인한 피해는 자살자뿐 아니라 최소한 6명 이상의 주위 사람들에게 심리적 정서적인 영향과 위험을 야기하고 있다. 실제로 자살시도자는 자살자보다 10~20배가 많고 자살시도자에 대한 경제적 비용은 수십억 달러에 해당한다고 보고되고 있다(WHO, 2000). 세계보건기구(WHO)도 자살은 복잡하고 다양한 요인이 영향을 미치는 현상으로 설명하고 있다. 자살 사건에 대한 미디어의 부적절한 보도 등 사회적 요인, 재난 · 전쟁 · 사회적 차별 및 트라우마 등의 공동체적 요인, 사회적 고립감과 지지의 결여 등 관계적 요인, 과거 자살시도 또는 정신과적 경제적 어려움 등 개인적 요인 등 다양하고 복잡한 요인이 자살의 위험요인으로서 작용할 수 있다(WHO, 2014).

자살의 정의는 문자 그대로 '스스로 자기의 목숨을 끊는 것'이다. 자살을 뜻하는 'Suicide'라는 말은 라틴어에 어원을 둔 것으로 Sui(자기 자신을) caedō(죽이다)의 두 낱말의 합성어로서 자기 자신을 죽인다는 말을 뜻한다. 그 원인이 개인적이든, 사회적이든, 당사자가 자유의사에 의하여 자신의 목숨을 끊는 행위라고 할 수 있다. 세계보건기구(WHO)에서 자살은 '죽음의 의도와 동기를 인식하면서 자기를 해(害)하는 행위'라고 하였으며, 자신을 해하는 자해 행위란 '어느 정도의 자살의도를 갖고 그 동기를 인지하면서 자기 자신에게 가한 상해'라고 하였다.

인간의 행동이란 지극히 개인적이면서도 사회적 산물로서, 인간은 사회와 환경과의 상호작용 속에서 여러 가지 복잡한 심리적 작용을 일으키고, 이를 행동으로 나타나게 된다. 자살 행동을 이해하기 위해서는 사회환경과 개인적 특성의 두 가지 측면을 모두 고려해야 한다. 자살은 자살자 스스로 자신의 행동에 대해 인식하면서도 자살자를 둘러싼 수많은 요인들이 극도로 복잡한 유기적인 연관성을 갖는 최종적인 산물로 나타나는 결과이다. 따라서 자살을 이해하기 위해서는 다양한 측면에서 접근해야 한다. 자살은 개인의 부적응적 과정과 특정한 환경적 조건과의 복잡한 상호작용으로부터 일어나기 때문에 자살 충동과 자살 행동, 사회적, 대인관계적, 환경적 변인들의 다차원적인 과정을 살펴보고 이해할 필요가 있다.

2) 자살의 원인

(1) 생물학적 원인

생물학적인 원인으로 세로토닌 수치의 변화를 들 수 있는데, 세로토닌성 신경 전달이 낮으면 충동 공격성과 같은 자살위험을 증가시키는 행동과 관련이 있다는 연구들이 있고 이에 세로토닌 수치의 변화는 우울증과 자살 행동의 위험을 높이는 것으로 보고된 연구가 있다(Yanowitch, 2011). 또한 자살 행동은 콜레스테롤의 낮은 수치와 관련이 있다(Coccaro, 1989). 콜레스테롤 수치와 자살 행동 사이의 연관성을 조사한 연구에 따르면 혈청 콜레스테롤 수치가 낮은 사람은 자살 충동 위험이 높고 충동 공격적 행동이 증가하며 폭력과 자살시도 방법의 폭력성이 증가한다고 하였다(Freemantle, 2013). 콜레스테롤 농도를 낮추는 요인은 이러한 소인에 영향을 줄 수 있다는 이론을 통해서 세로토닌, 콜레스테롤, 그리고 다른 생물학적 요인과 관련이 있다고 하였다.

일반적으로 자살자 가족들이 다른 사람에 비해 자살률이나 자살시도율이 현저하게 높게 나타난다는 특징에서 자살에 취약한 유전적 특질이 있다는 이론이 있다(Asechler, 1979). 쌍생아 연구 결과 이란성 쌍생아와 비교했을 때 일란성 쌍생아에서 자살 행동의 일치도가 증가했다(Tidemalm, 2011). 입양연구에서도 자살로 사망한 사람의 생물학적인 친척이 다른 이유로 사망한 경우의 친척들보다 자살률이 높았고, 부모가 자살을 한 경우에는 입양되어 다른 부모에게서 키워진 자녀와 입양되지 않고 직접 키운 자녀가 동일한 정도의 자살위험을 수반하는 것으로 나타났다(Borczyskowski, 2011).

(2) 심리학적 원인

① 정신분석접근

프로이트(Freud)는 1917년 '애도와 우울증'에서 우울증 환자로부터 관찰되는 자기 증오는 사랑했던 대상에 대한 분노에서 연유하지만 그 상대에게 향한 분노가 자기 자신에게 전향될 수 있음을 지적하였다. 프로이트에 따르면 자신의 일부로 내재화된 사랑하는 사람에 대한 강력한 공격성이 자살에 이르게 한다는 것이다. 칼 메닝거(Karl Menninger)는 이러한 프로이트의 이론을 좀 더 복잡하게 개념화하여, 자살 행동이 세 가지 소망(죽이고자 하는 소망, 죽임을 당하고 싶은 소망, 죽고 싶은 소망)으로 구성된다고 보았다(Gabbard, 2014).

슈나이더만, 파베로우, 리트만은 정신역동적 측면에서 자살은 보다 나은 생으로의 이행이나 명성을 위한 것으로 보는 경우, 정신병적 환상이나 망상을 충족하기 위한 경우, 사랑하는 사람에게 슬픔을 갖게 하려는 앙갚음의 경우, 늙음과 사별의 아픔과 질병의 고통으로 해방되기를 생각하는 경우 등 4가지 형태로 보았다. 정신분석적 접근은 초기에는 어느 한 이론만으로 이해하려는 시도가 많았지만, 최근에는 자살과 관련된 행동을 비롯하여 정신과적 병력, 신경증, 외상적인 삶의 경험, 자살 행동에 대한 유전적 취약성, 사회문화적인 위험 요소와 보호요소 등의 복잡한 상호작용에 의해 결정된다(Statham et al., 2006)고 보고 있다.

② 인지행동적 접근

인지행동적 접근으로는 인지적인 왜곡이나 역기능이 자살 행동을 일으킬 수 있다고 보는 관점으로 벡(Beck, 1967)의 인지이론에서는 절망감이 자살 행동에 가장 중요한 요인이라 주장했다. 또 다른 심리적 요인으로서 무망감(hopelessness)과 빈약한 문제해결능력을 들 수 있다. 무망감과 빈약한 문제해결능력은 서로 상호작용하여, 자살자로 하여금 해결불가능한 문제들의 유일한 해결책은 오직 자살이라고 생각하는 사고경향을 만들어 내게 된다.

무망감은 자살사고, 자살시도, 자살로 인한 사망의 전조이고 위험인자이며 또한 자살시도 후 자살사망의 예측인자이기도 하다(Beautrais, 1999). 무망감은 정신질환과는 별개로 종종 시간이 지나도 잘 변하지 않는 특징을 가지고 있다(Haatainen, 2003). 빈약한 문제해결능력은 합리적이고 효과적으로 문제를 다루지 못하기도 하고 때로는 이러한 문제해결 능력의 결핍으로서 나타나는데 이는 개인이 가지고 있는 특성(trait)이거나 우울증과 같은 정신질환으로 인한 일시적 상태(state)이기도 하다. 로이 바우마이스터(Roy Baumeister, 1990)의 도피이론(자기로부터의 도피)에서 어떤 문제로 인해 고통이 주어질 때 그 고통에서 도피하기 위해 자살을 선택한다고 설명하며, 도피과정을 개인의 비현실적인 높은 기대와 현실과의 괴리감, 자기 비하, 부정적 자의식, 부정적 정서 상태, 인지적 붕괴, 억제력 감소로 인한 자살선택 등 6단계로 설명했다(양선미, 2019; 정삼희, 2014; John F. Gunn III & David Lester, 2019).

(3) 사회문화적 원인

프랑스의 사회학자 에밀 뒤르켐(Emil Durkheim)은 1897년 자신의 저서 「자살론」을 통해 자살에 대한 사회학적 해석과 연구를 다루었다. 에밀 뒤르켐은 자살을 하나의 사회적인 현상으로 보고 개인의 자살은 사회라는 넓은 테두리 안에서 발생하는 경향과 변화의 맥락에서 고찰해야 하며, 개인이 사회에 통합된 정도와 자살률이 반비례한다는 사회통합가설을 이야기하였다(Emile Durkheim, 1994). 사회의 통합이 낮으면 개인을 통제할 수 있는 힘이 약하고 개인은 사회적 지지를 받지 못하고 소외되는 이기적인 자살이 증가될 수 있고, 반대로 개인이 특정한 사회집단에 열심히 참여하거나 사회집단의 권위가 너무 단호할 때는 이타적 자살(예: 일본인들의 할복, 전쟁 시 전우를 위한 희생 등)이 발생하기도 한다. 사회가 병적으로 혼란스럽거나 무질서하여 개인에게 영향을 미치지 못할 때는 아노미성 자살이 나타나며 이는 청소년 집단의 높은 자살률을 예로 들 수 있다. 마지막으로 자신이 삶의 조건을 바꿀 수 있는 능력이 조금도 없다고 생각할 때 숙명론적 자살이 발생한다고 하였다. 오래된 연구이지만 뒤르켐의 연구는 자살과 자살을 불러오는 원인론적 이유를 분석했고 특히 사회적 원인을 통해 그 원인과 상황을 분석한 측면에서 중요한 의미를 지닌다.

또한 자살에 대한 사회학적 측면으로 베르테르의 효과를 이야기하기도 한다. 괴테의 소설 '젊은 베르테르의 슬픔'에서 베르테르는 샤를로테와 결혼하고 싶었지만 결국 사랑에 이르지 못하고 이에 자신의 삶을 한탄한 베르테르는 권총으로 자살하고 만다. 이 작품은 실제 있었던 사건을 바탕으로 만들어졌는데(마르탱 모네스티에, 2003) 이러한 작품 속 베르테르의 자살을 모방하여 자살 사건들이 일어나자 이런 자살의 모방 효과에 대해 '베르테르의 효과'라고 이야기하게 되었다. 실제 2015년 명우재의 국내 연구에 따르면 2005년부터 2011년까지 유명 자살사건으로 인한 모방 효과로 유명인 자살 사건 전후 1개월간 비교한 결과가 이전보다 많은 평균 6.7명으로 나타났고 유명인의 특성에 따라 가장 큰 경우에는 하루 평균 29.7명까지도 나타났다.

3) 자살 현황

(1) 일반 현황

우리나라의 자살률은 OECD 국가 중 1위라는 불명예를 이어가고 있다. 2020년 12월 기준 통계청 발표자료에 의하면 우리나라 자살자수는 인구 10만 명당 26.9명으로 2019년 전체 자살자수 13,799명이며 전년 대비 자살률은 0.9% 증가하였다. 자살률 추이는 외환위기 때였던 1998년에 급격히 증가하여 2011년에 31.7명으로 최고치를 기록하였고, 이후 2017년까지 감소하는 추세였으나 2018년에 전년 대비 2.3명(9.5%) 증가하였고 2018년 자살률(인구 10만 명당 명)은 26.6명으로 전체 사망원인 중 5위를 차지하였다. OECD 국가의 자살률 평균 11.2명보다 두 배가 넘는 자살률을 보이고 있고 특히 OECD 국가 청소년 자살률 평균 5.8명에 비교하여 한국은 8.1명이며 노인 자살률은 평균 17.9명과 비교하여 한국은 47.7명으로 매우 심각한 수준으로 나타나 이러한 자살문제를 해결하기 위해 많은 노력이 필요하다.

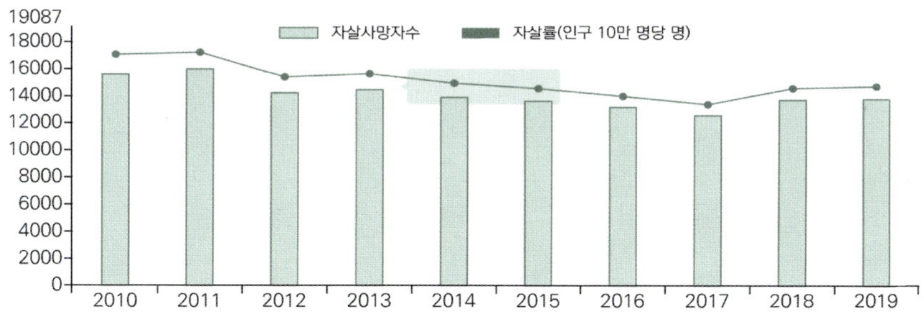

그림 13-1 **10년간 자살 현황**

출처: 한국생명존중희망재단(http://spckorea-stat.or.kr)

표 13-1 **10년간 자살현황**

(단위: 인구 10만 명당 명)

연도	2010	2011	2012	2013	2014	2015	2016	2017	2018	2019
자살사망자수	15,566	15,906	14,160	14,427	13,836	13,513	13,092	12,463	13,670	13,799
자살률	31.2	31.7	28.1	28.5	27.3	26.5	25.6	24.3	26.6	26.9

① 성별 자살률 현황

1990년부터 2019년까지 성별에 따른 자살률 추이로 남성이 여성보다 높은 자살률을 나타내고 있다. 2019년 자살률 통계에서 남성은 38.0명, 여성은 15.8명으로 남성이 여성보다 2.6배 높게 나타났다. 반면 응급실에 내원한 자해·자살시도는 여자(55.7%)가 남자(44.3%)보다 1.3배 많아 실제 자살시도자는 남성보다 여성이 많은 것으로 나타났다. 남성이 여성보다 자살률이 높은 이유 중 하나로 자살을 선택하는 주요 이유 중 하나인 사회경제적인 문제라는 요인과, 우울증 등 문제가 생겨도 치료에 소극적인 원인도 들 수 있지만 무엇보다 자살을 시도하는 방법이 여성과 비교하여 보다 극단적이고 치명적인 방법을 선택하기 때문이라고 분석하고 있다.

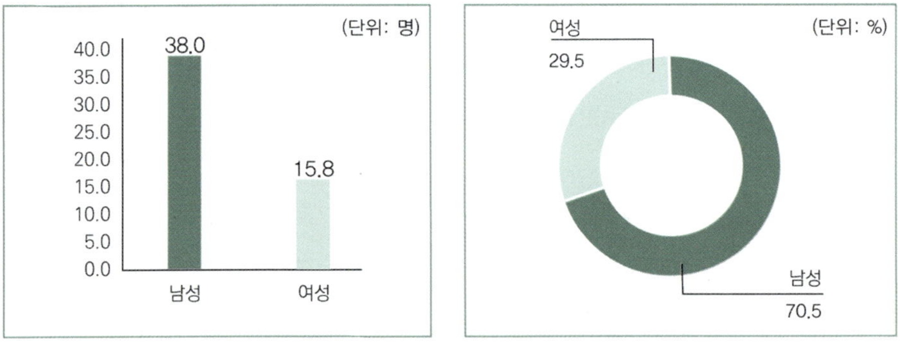

그림 13-2 **2019년 성별 자살 현황**

출처: 통계청, 2019년 사망원인통계.

표 13-2 2019 성별 자살 현황

단위: 명, %, 인구 10만 명당 명

	남성	여성	전체
자살자 수	9,730	4,069	13,799
백분율	70.5	29.5	100.0
자살률	38.0	15.8	26.9

출처: 통계청, 2019년 사망원인통계.

② 연령대별 자살 현황

2019년 연령대별 자살자수는 50대가 2,837명으로 가장 많았고, 인구 10만 명당 자살률로 80대 이상 연령층이 67.4명으로 가장 높았다. 2017년 이후 50대의 자살률이 60대보다 높았으나, 2019년은 연령대가 높을수록 자살률이 높은 추세를 보이고 있다. 노인인구의 자살률은 OECD 회원국 중 가장 높으며 OECD 평균보다도 2.9배 높은 것으로 나타난다. 연령대별 자살률은 2018년 전년 대비 10대(2.7%), 20대(9.6%)와 60대(2.5%)의 자살률이 증가하였다. 자살률 증가가 가장 높은 연령대는 10대(22.1%)이고 남성은 40대(17.3%), 여성은 10대(66.7%)에서 가장 높았다. 일반적으로 고령층 자살률이 가장 높게 나오지만 사망 원인별 보았을 때 우리나라 10대~30대 연령층의 사망 원인의 주된 원인이 자살문제라는 것을 생각했을 때 해당 연령층에 대한 자살 예방도 매우 중요하게 대두될 수 있다. 또한 최근 40대에서 절대적인 자살자 수치가 높고 자살률도 점차 증가하는 것을 고려하였을 때, 향후 우리나라 사회 경제적, 가정적 기여도를 고려하여 40대 자살문제에 대한 대책 마련 또한 시급하다(중앙자살예방센터, 2012).

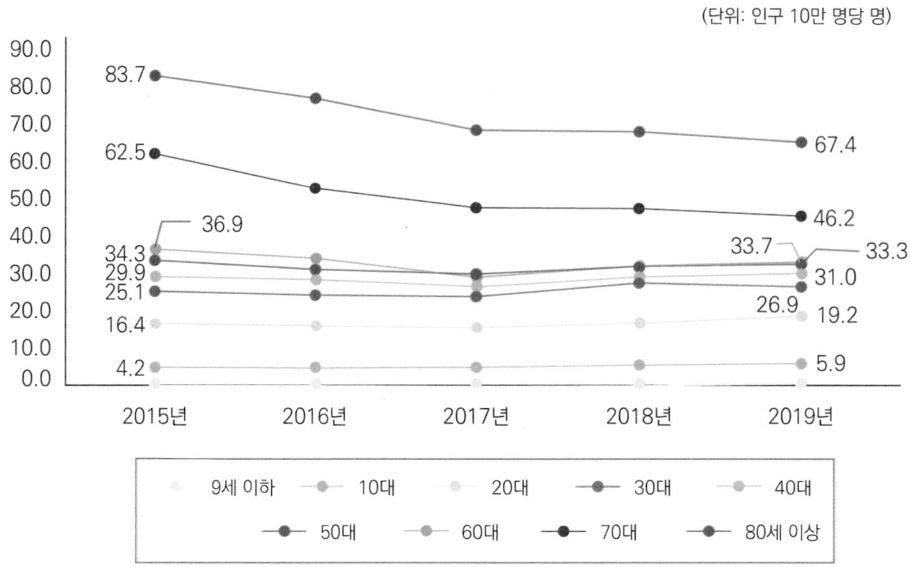

그림 13-3 **2015년~2019년 연령대별 자살률 추이**

출처: 통계청, 2015~2019년 사망원인통계.

4) 자살사망자 현황

지역별 인구 10만 명당 연령 표준화 자살률은 충남 29.1명이 가장 높았으며, 제주(28.1명), 강원(26.4명) 순이었다. 전년 대비 대구지역이 1.8명(7.6%)으로 가장 높은 증가율을 보였다. 2015년에는 강원 지역이 28.7%로 가장 높게 나왔고 2018년에는 충남지역이 29.8%로 가장 높은 자살률을 보였다. 월별 기준으로는 매년 봄철(3월~5월)에 증가하고 겨울철(11월~2월)에 감소하는 양상을 보이고 있다.

최근 5년간 수단별 자살 사망자 비율은 목맴이 가장 높았고, 2016년~2018년에는 추락이 가스중독보다 높았으며 농약 음독은 2016년 이후 꾸준히 감소하는 추세이다. 2019년 통계로 수단별 자살 사망자 비율은 목맴(51.3%), 가스 중독(16.5%), 추락(16.5%) 순으로 높았고, 가스중독은 일산화탄소 비율은 87.5%, 산화질소 7.1%였다.

2019년 자살에 대한 동기로는 정신과적 문제(34.7%), 경제생활 문제(26.7%), 육체적 질병 문제(18.8%) 순이었다. 남자의 자살동기는 경제생활 문제(32.4%), 여자의 경우에는 정신적, 정신과적 문제(51.4%)가 주된 자살동기로 나타났다.

표 13-3 자살사망자의 특성

비교	자살 사망자 주요 특징(2019년)		
	1순위	2순위	3순위
수단	목맴 (51.3%)	가스중독(16.5%)	추락(16.5%)
교육 정도	고등학교(36.4%)	대학교(24.7%)	초등학교(13.6%)
발생 장소	주택(64.7%)	기타(13.8%)	상업 등 서비스구역(7.2%)
혼인상태	기혼(42.4%)	미혼(30.6%)	이혼(17.1%)
월	5월(9.2%)	10월(9.0%)	3월(8.6%)

출처: 중앙자살예방센터(2020). 자살통계자료집.

2 자살의 주요 특징 및 위험요인

1) 자살의 특징

미국자살예방센터의 설립자이자 심리학자인 슈나이드먼(Shneidman, 1968)에 의하면 '자살은 스스로 유발한 소멸의 의식적 행위이며 자살이 가장 나은 해결책이라고 인식한 개인의 다차원적 쇠락'이라고 하였다. 자살 연구자들은 자살에 관한 특징을 다음과 같이 이야기하고 있다(Roy, 1986 재인용).

첫째, 자살은 주어진 상황에서 가장 최선의 해결방식이라 생각한다. 이는 자살의 목적이라고 할 수 있다. 예를 들어 "자살이 내가 할 수 있는 유일한 선택이었다. 다른 어떤 방도도 찾을 수가 없었다. 나의 혹독한 상황에서 벗어날 수 있는 최선의 방도였다. 자살이 내가 해결하여야 할 문제의 답이었다." 등의 반응을 보인다는 것이다.

둘째, 자살을 유인하는 자극은 견딜 수 없는 심리적(신체적) 고통이라 생각한다. 참을 수 없는 고통에서 도피하고자 자살을 지향하며 자살만이 생의 고통과 압력으로부터 완전히 벗어나는 완벽한 해결책이라 믿고 있다. 현실에서의 탈출과 도피가 자살자의 공통된 기대였다.

셋째, 자살자의 스트레스 원천은 심리적 욕구의 좌절이라고 볼 수 있다. 대학입시시험에서 실패하거나, 사랑하는 애인이 배신하였다든가, 재산상 큰 손해를 보았다든가, 자존감에 심한 손상을 경험했다든가 하는 견디기 어려운 좌절이 자살로 이끄는 원천이 되기도 한다. 이러한 좌절과 관련된 심리적 특성을 살펴보면 수치, 두려움, 분노, 절망, 무기력감, 외로움 등으로 나타날 수 있다.

넷째, 자살에 수반하는 공통적인 정서는 절망과 무기력감이다. 내가 할 수 있는 일이란 아무것도 없으며, 누구도 나를 도울 수 없다는 느낌이 이유가 된다. 수치심·죄책감 그리고 좌절된 의존심에서 비롯된 절망과 무기력감이 주된 정서이다.

다섯째, 자살자의 인지는 위축되어 있는 상태이다. 즉, 자살자의 심리는 정신병리나 성격장애로 이해될 수 있는 것이 아니라 정서적·지적으로 극도로 위축된 상태이다. 그 때문에 의식의 범위가 지나치게 좁아져서 다른 대안을 찾지 못하고 흑백논리 외에 융통성 있는 생각을 하지 못한다. 이런 점은 공황장애 환자가 심한 불안에 휩싸여 의식이 터널화되는 것과 비슷하다고 할 수 있다.

여섯째, 자살자의 내적 태도는 자살하기 전까지 양가적이다. 자살행위와 도움의 요청, 이 두 가지는 자살 순간까지 자살자의 상태이며, 즉 견딜 수 없는 고통과 구원의 이중성을 드러낸다.

자살자 심리적 부검을 통해 살펴보면 자살자 80%는 자살의도를 주위에 전달하거나 자살의 실마리를 남긴다. 슈나이드먼(Shneidman)은 자살에 관한 사실 중 슬프고 역설적인 것은 자살자들이 다른 사람에게 전하는 것은 적대감이나 분노가 아니라 자살의도를 전달한다는 사실이며, 즉 자살은 지속적인 대처양식 중 하나라는 것을 보고하였다.

2) 자살에 대한 위험 요인

자살위험성을 증가시키는 요인들은 서로 상호작용을 하여 자살시도와 자살 행동으로 이어지게 된다. 일반적인 위험 요인으로는 과거의 자살시도 경험을 들 수 있는데 과거의 자살시도 경력이 있다면 자살에 대한 재시도 가능성은 매우 높아진다. 자살을 시도했던 경험이 있는 사람들은 그렇지 않은 사람들보다 38배 정도 높은 자살위험성을 갖는 것으로 보고되고 있다(Harris, 1997).

정신과적 질환 여부는 자살의 잠재성을 높인다. 우울증, 조현병, 중독 문제와 같은 정신과적인 어려움을 경험한 사람들은 자살로 생을 마감할 수 있다. 헤릭스 외(Henriksson, Aro, Kuoppasalmi.Md, & Touko, 1993) 연구에서는 자살한 사람의 90%가 정신 장애를 경험하고 있다고 하였으며 우리나라 연구에서도 정신과적인 어려움은 자살의 주요 요인으로 나타났다. 특히 만성적인 우울감, 삶에 대한 흥미 및 관심 상실 등 우울증 주요 증상은 자살과 깊은 연관성을 갖는다. 또한 음주나 물질 남용 등의 중독문제가 자살의 가능성을 높일 수 있다.

만성적인 신체 질병으로 인한 고통 또한 지속적인 스트레스 원인으로 작용할 수 있으므로 자살위험성을 증가시키고, 고통에서의 해방(정신적 스트레스와 신체적 질환에 대한 탈출)은 자살시도의 원인이 되기도 한다. 시험에서의 불합격, 면접에서의 탈락 등 중요한 목표 실패에 따른 자책감도 주요한 스트레스로 자살의 위험성을 높인다. 청소년들의 경우 학업 수행 중 성적하락이나 이성 관계 또는 동성 친구 관계의 실패 등에서 오는 자기 처벌도 자살의 원인이 되며, 자신에게 부당한 대우를 했다고 생각하는 선생님이나 친구들에 대한 보복심리로서 자살을 선택하기도 한다. 또한 일부 억울한 누명을 쓰거나 억울한 상황에 이르렀을 때 자살을 선택하여 자살로서 누명이 벗겨지고 명예가 회복된다고 생각하는 경우도 있다.

가족과 지인 등 지지집단으로부터의 단절, 가까운 누군가의 죽음을 경험한 고독 또한 자살의 주요 원인으로 작용한다. 재정적인 어려움과 실업의 상태는 자살의 원인이 되고 때로 이러한 재정적 위기는 어긋난 가족주의로 인해 자녀와 함께 동반자살(또는 어린 자녀 살해 후 자살) 등으로 나타나는 문제를 일으키기도 한다(Robert, 1997).

가까운 사람의 자살이나 유명인의 자살 후 무망감에 빠져 자살한 이와 자신을 동일시하기도 하고, 과도한 언론 보도의 양태에 따라 자살이 미화되거나 과장되어 자살 암시 효과 등의 파급으로 견인차 역할을 하게 되어 자살의 위험성을 높이게 된다. 특히 이러한 모방자살은 청소년층의 자살 위험성을 높이기도 한다.

3) 자살의 주요 증상

(1) 자살의 위험 징후

자살은 모든 사람의 문제로 나타날 수 있으며 사회경제적 지위나 성격적인 문제 다른 어떤 이유와도 상관없이 자살 위기를 겪을 수 있다. 특히 자살의 위험 징후는 세 가지 영역에서 나타나는데 언어, 행동, 상황적인 범주에서 그 징후를 구별하여 볼 수 있다.

첫째, 자살을 생각하는 사람들에게 일부 자살에 유의미한 언어적 표현들이 나타난다. '나는 좋지 않은 사람이다, 나는 죽는 것이 더 나을 것이다'라는 자기 비하적인 표현이 나타나기도 하고 상황과 미래에 대해 공개적으로 절망감을 표현한다. 사후 세계에 대한 이야기, 죽음에 대한 언급, 비극적인 암시 등을 표현하고 삶이 끝난 것처럼 이야기하기도 한다. 이미 사망한 사람들 또는 자살한 사람들에 관한 이야기를 꺼내기도 하는데 이러한 언어적 표현은 직접적인 대화나 이야기, 또는 글이나 SNS 등을 통한 자신에 대한 표현에서 나타난다.

둘째, 행동적인 변화가 나타난다. 다른 사람들로부터 고립되거나 회피하고, 이전에 계속해오던 활동을 중단한다. 가장 큰 변화로서 식사 상태의 변화, 수면 상태의 변화가 나타나고 학교에서나 직장에서의 역할 수행이 감퇴하고, 집중력 저하 및 사소한 일에 대한 결정에도 어려워한다. 때로는 다른 사람들을 향한 적대적 태도를 가지거나 부정적 혹은 방어적 태도가 증대되며 약물, 알코올, 도박, 음식, 성행위 등의 사용이 증가하는 등 자기 파괴적인 행동을 하기도 한다. 자살 방법을 가르치는 책을 읽거나 혹은 독극물이나 로프 등 자살로 사용할 수 있는 물건을 준비한다. 자신의 주변 정리를 하고, 마음을 정리하거나, 편지나 상장, 앨범 등 의미 있고 기억할 만한 물건 등을 버리기도 한다. 때로는 슬픔과 부정적인 태도에서 모든 것이 다 해결되고 끝났다 등을 표현하며 편안해진 듯한 모습의 예측할 수 없이 갑작스럽게 태도가 변화할 수도 있다.

셋째, 상황적인 변화로서 가족들과의 갈등이나 가족이나 친구의 죽음, 동료 친구와의 다툼 등 위기적인 사고를 경험한 적이 있다. 이성 친구와 결별하였거나 가족 관계에서 이혼이나 별거 등이 이루어지는 등 이성 관계에서 문제가 생긴 경험이 있다. 오랫동안 지켜왔던 사회적 지위의 상실을 경험하였거나 공개적으로 망신을 당하거나 비난을 받게 된 경험을 갖고 있다. 경제적 문제의 큰 손상을 입고 감당할 수 없는 채무와 빚 등으로 삶의 안정을 위협하는 경제적, 재정적 위기 등이 초래한 경험이 있기도 하였다. 신체적인 질병이나 고통이 지속 또는 가속화되고, 신체적인 기능이 손상되면서 기존의 능력을 획득하기 어려울 것으로 예측되는 상황이 된 경험이 있기도 하였다.

(2) 자살에 대한 오해와 진실

우리나라의 자살문제는 매우 심각한 상황으로 국가·사회적 그리고 개인적인 해결 노력이 요구된다. 자살문제는 이상적인 제도를 만든다고 해서 해결될 문제가 아니기 때문에 자살위험에 처한 개인에 대해 직접적이고 적절한 조치가 취해져야만 한 생명을 구할 수 있다. 이 일은 특정 임상가만이 할 수 있는 일이 아니라 자살위험에 처한 사람의 가족, 친구, 지인 등 누구나 해야 할 일이다. 특히 자살과 자살하려는 사람들에 대한 기본적인 정보를 알고 있는 것은 중요하며 흔히 잘못 알려진 오해와 편견에 대해 바로 잡아나가는 것이 필요하다. 많은 사람들은 의지가 약하거나 문제가 있는 사람들이 자살을 시도한다고 생각하는 등 자살에 대해 잘못된 생각은 자살시도자에게 편견과 상처를 주기도 하고, 자살위험성에 노출되어 있는 사람을 도울 수 있는 기회를 놓치기도 한다.

표 13-4 **자살에 대한 오해와 진실**

Q 자살하려는 사람은 자신의 문제가 가장 심각하다고 생각한다.
A. Yes. 자살시도자들에게 자신의 문제는 가장 심각한 문제이며 이 문제를 해결할 수 있는 유일한 대안은 자살이며, 다른 사람들에게는 사소한 일이라도 자신에게는 죽고 싶을 만큼 끔찍하게 느껴질 수 있다.
Q 자살하겠다고 이야기하는 사람은 실제로는 자살하지 않는다.
A. NO. 자살을 시도한 많은 사람들은 실제 자살에 대한 자신의 의도를 타인에게 말하거나 자살하겠다고 위협한 경험을 가지고 있다.
Q 자살하거나 자살을 생각하고 있는 사람은 보통의 사람과 다르다.
A. NO. 자살했거나 자살을 시도한 사람 중 일부 정신과 병력을 갖고 있지만 많은 이들은 우울, 외로움, 절망, 무력감 등의 사회적, 경제적, 심리적 위기에서 자살문제를 야기할 수 있다. 자살생각을 하는 것이나 자살시도를 하는 것 자체는 정신질환이 아니다. 그러므로 자살시도자들을 정신질환자로 보는 것은 적절치 않다.

Q 자살하는 사람은 죽으려는 의지가 확고하다.
A. NO 많은 자살시도자는 죽는 그 순간까지도 자살에 대한 양가감정으로 고민하고 있다. 자살에 대한 생각은 끊임없이 변화할 수 있고 일부 계획은 수정될 수도 있다. 자살위험을 무사히 넘기면 어떤 사람들은 건강하게 잘 살아갈 수 있다.
Q 대부분의 자살한 사람은 주변 사람들에게 자신의 문제에 대해 도움을 요청하였다.
A. Yes. 일부 자살시도자들은 주변 사람들에게 자신의 자살문제에 대해 이야기하거나 유서의 존재, 자살생각이 있음을 이야기하였다. 또한 여러 단서와 경고를 통해 자살에 대해 암시하기도 한다. 그들과 이야기하는 것은 자살 예방을 위해 중요한 의미를 갖는다.
Q 자살을 시도한 사람이 안정을 찾기 시작하면 안심하여도 된다.
A. NO. 자살위험이 가장 높은 시기는 심각한 우울을 경험한 이후 기력을 회복한 시기이거나 우울 기간, 자살시도 후 기분 상승기에서 다시 자살을 시도할 수 있다. 특히 3개월 이내 다시 자살의 시도가 일어난 경우가 많다.
Q 자살에 대한 이야기를 하거나 말하는 것은 자살을 유발할 수 있다.
A. NO 자살에 대해 생각하는 사람과 자살 이야기를 하는 것은 자신의 상황에 대해 설명할 수 있는 기회를 제공하거나 통제력을 되찾을 수 있는 시간을 갖게 할 수 있다.

3 개입 및 대처방법

1) 자살문제 예방 및 개입서비스

(1) 즉시 개입이 요구되는 위험 징후 파악하기

대부분 자살하려는 사람은 주변에 직·간접적으로 자살에 대한 경고신호를 보인다. 이러한 자살위험 징후나 위협에 대한 경고는 자살 예방에 중요한 단서가 될 수 있다. '자살하겠다', '자살할 것이다' 등의 직접적인 표현을 하거나 자살에 사용할 수단과 도구(약을 사 모으거나, 끈을 갖고 있거나, 추락할 위치를 정하는 등)를 확보하였다는 것을 알았을 때는 매우 위험한 징후가 될 수 있다. 편지, 문자와 메시지 등을 통해 자신의 죽음에 대한 내용을 기록하고 알리거나 구체적인 날짜 등을 암시하고 있을 때 역시 즉시 개입이 요구된다. 구체적인 내용이 담긴 유서를 준비하였거나 평소 소중히 여기는 물건을 다른 사람에게 주거나, 그동안 고마웠다, 미안했다 등 상황에 맞지 않는 인사를 하는 것 또한 개입이 요구되는 징후이다. 특정 장소(고층건물 위, 대교 등의 다리 위)에서 마지막 인사를 하기 위한 연락도 매우 시급한 개입이 필요하다.

자살의 위험이 있다고 파악이 될 때 가장 먼저 할 일은 그 사람의 자살 생각을 신중하게 알아보는 것이다. 자살이 아닐 수도 있지만, 조그마한 가능성이라도 있다면 이를 간과해서는 안 된다. 자살로 인해 소중한 생명이 사라질 수도 있기 때문에, 자살의 가능성을 최우선으로 고려해야 한다.

(2) 자살문제 대처방법

자살 징후를 보이는 사람들의 자살사고를 구체적으로 파악하는 좋은 방법은 자살 생각을 직접적으로 묻는 것이다. 자살 생각을 직접적으로 묻는 것이 어려울 수 있으나, 용기 있고 진심 어린 질문은 상대에게 진정한 관심으로 전달이 되기 때문에 자살 생각을 가진 사람은 자신의 상태에 대하여 심각하고 신중히 대해주고 있는 사람에게 감사와 신뢰의 마음을 가질 수 있다.

표 13-5 Gilliland(2005)의 6단계 모델

1단계	문제 정의하기	• 자살을 생각하는 사람의 관점에서 문제를 이해하기 • 문제는 무엇인가? 그 문제를 어떻게 느끼고 인지하고 있는가? • 문제 정의 및 적극적인 경청, 신뢰형성
2단계	안전 확보하기	• 안전 확보 • 자살의 위험성 평가(자살의 구체적인 계획 평가) • 자살 도구 제거 • 신뢰 구축, 솔직한 대화
3단계	지지하기	• 진정한 관심을 가지고 있음을 확신 • 수용적이고 긍정적인 태도로 대함

4단계	대안 탐색하기	• 터널 시야에 대해 확인 • 자살에 대한 막연한 환상이나 오류 확인 • 오류에 대한 점검 및 객관적 시선 확보를 위한 도움 • 객관화, 해결 가능한 대안 검토
5단계	계획 세우기	• 대안을 실행시킬 수 있는 구체적인 계획 수립 • 즉각적인 지지를 얻을 수 있는 자원확보 • 활동 가능한 현실적인 단계계획을 수립 지원
6단계:	참여 유도하기	• 상담이나 회복을 위한 프로그램 참여 동의 • 스스로 계획을 수행하고 유지할 수 있도록 지원 • 신뢰관계 형성을 통한 자살 금지 서약서 작성 • 자살생각이 들 경우, 도움을 요청하겠다는 약속하기 • 언제나 도움을 줄 준비가 되어 있는 사람 인식하기 • 공감적이며 지지적인 태도, 비난하는 태도 지양

출처: 한인영 외(2008). 위기개입. 나눔의 집.

(3) 자살위험성 평가 질문

자살에 대한 위험성 평가에 있어 자살의 주요 구성요소인 자살사고, 자살계획, 자살수단에 대한 확보, 자살 날짜를 지정, 과거의 자살시도력에 대한 질문을 통해 자살의 위험성을 평가할 수 있다. 자살사고(suicide ideation)는 평소 자살기도에 대한 계획과 의지에 대한 것이며, 자살계획(suicide planning)은 자살사고가 있는 개인이 구체적인 행동을 취하는 것이라고 할 수 있다. 자살시도(suicide attempt)는 자살의도(suicide intent)가 있는 개인이 자기 손상적 행동을 하였으나 그 결과는 치명적이지 않았던 경우이고, 자살성공은 자살기도로 인하여 생명을 잃게 되는 경우이다.

표 13-6 자살위험성 평가

• 자살사고: 자신의 생명을 끊으려는 의도가 있는지 여부에 상관없이, 자살을 생각하는 것
• 자살계획: 자살할 방법에 대해 구체적으로 생각하는 것
• 수단(도구): 자살할 방법에 대한 수단 및 도구의 확보 여부
• D-day: 자살계획에 대한 정확한 날짜 여부
• 자살력(과거시도): 자신의 생명을 끊으려는 의도를 가지고 스스로 해를 가했던 경험

" 자살하고 싶다는 생각을 한 적이 있는가? "
" 구체적으로 자살계획을 세웠는가? "
" 자살 수단에 대해 확보한 상태인가? "
" 언제 자살을 시도할지 정했는가? "
" 과거에 자살을 시도해 본 적이 있는가? "

일부 자살위험성 질문과 함께 기타 사회적 지지의 문제 및 경제적 위기 등의 문제에 대한 질문을 통해 현재 어떠한 위기상황에 처해 있는지 파악하여 자살위험성의 구체적인 상황을 평가할 수 있다. 자살위험성 평가 시 자살에 대해 옳고 그름에 대해 논쟁하지 않으며 섣부르게 대안을 제공하려고 조언하지 않는 것이 좋다. 자살 생각이 확인되었을 때 상대가 비밀보장을 요청하더라도 비밀보장을 약속하지 않는 것이 좋다. 자살은 복합적이고 다양한 요소가 작용하여 나타나는 결과이기 때문에 혼자서 해결하기는 어렵다. 적절한 도움을 줄 수 있는 자원을 연계하거나 보호자 등에게 도움을 요청할 수도 있다. 특히 자해나 타해의 요소가 있는 경우는 비밀보장의 예외가 될 수 있음을 이야기할 수 있다.

(4) 연계하기

자살을 생각하는 사람을 도울 수 있는 보다 적극적인 방법은 지속적이고 전문적인 도움을 받을 수 있도록 관련 전문가에게 연결하는 것이다. 자살을 생각하는 사람을 계속 돌보는 것은 일부 한계가 있고, 안전을 유지하기 어렵기 때문에 자살의 위험성이 높은 사람일수록 즉각적으로 자살예방 전문가를 만날 수 있도록 한다. 자살예방센터 및 정신건강복지센터 내 자살예방팀, 생명의 전화 등 정신건강상담 전화 등을 통한 도움을 요청할 수 있다. 자·타해로 인한 안전 문제가 고려되는 경우, 자살내용이 암시된 유서를 쓰고 집을 나가는 등 위기사항이나 응급개입이 요청될 때는 경찰이나 소방에 직접적으로 요청하여 도움을 제공할 수 있다. 일부 병원에서는 자살시도자를 위한 응급실 기반 자살시도자 사후관리 서비스가 제공되며 응급 입원 등 정신과적 응급상황 시 입원 및 치료제공이 요구되는 경우도 있다.

자살예방상담전화(1393)	정신건강상담전화(1577-0199)
생명의 전화(1588-9191)	보건복지부 콜센터(129)
청소년 상담전화 (1388)	경찰(112) / 소방재난본부(119)

2) 우리나라 자살예방체계

(1) 국가자살예방정책

보건복지부 주도로 2004년부터 자살 예방 종합대책을 추진하였으며 2004년 1차, 2009년 2차 자살예방기본계획을 수립하여 국가 정책 및 사업을 운영해왔다. 국가 차원의 자살 예방사업 추진을 위해 2012년 3월, 「자살예방 및 생명문화조성을 위한 법률」이 시행되고 법률 제13조에 의하여 중앙자살예방센터가 설치 운영되었다.

또한 근거기반 자살예방 정책 수립을 위해 2014년 4월부터 중앙심리부검센터를 설립하여 자살 사망자의 사망원인을 다각도로 분석하고 자살 유족 및 전문인력을 지원하는 역할을 수행해왔다. 2016년부터 2020년까지 5년간의 자살예방국가전략과 정책방향을 담아 제3차 자살예방기본계획(생명사랑플랜)을 수립하였다. 이후 2018년 1월 「자살예방 국가행동계획」을 발표하였고, 2021년 4월 중앙자살예방센터 및 중앙심리부검 센터와 함께 한국생명존중희망재단으로 통합되어 운영 중에 있다. 한국생명존중희망재단은 국가의 정책 방향에 발맞추어 자살예방체계 구축과 운영 · 지원, 정책 수립 지원 및 자살예방 교육 · 홍보, 지역사회 자살예방사업 기획 및 평가, 자살

고위험군 관리사업 등을 수행하고 있다.

국민건강증진 종합계획으로는 국민건강증진법 제4조에 따라 질병 사전 예방 및 건강증진을 위한 중장기 정책방향을 제기하는 것으로 10년 단위로 계획을 수립하고 5년마다 보완계획을 마련하고 있다. 제5차 국민건강증진종합계획(HP2030)의 주요 사업 목표로 2030년까지 인구 10만 명당 자살 사망률 17.0명(남성 27.5명, 여성 12.8명)으로 낮추고, 자살 예방 서비스 체계 개편, 자살 고위험군 대상 지원 확대, 생명존중문화 조성하고자 한다.

(2) 자살예방 수행 기관 및 역할

자살 위기지원 서비스 수행체계에서 서비스 제공 핵심 주체는 자살예방 사업 수행기관(기초단위 자살예방센터 또는 정신건강복지센터)으로, 그 외 응급개입 수행기관, 경찰 또는 소방, 생명사랑 위기대응센터, 정신의료기관, 통합사례관리체계(시군구 희망복지지원단/읍면동 보건복지전담팀)로 들 수 있다.

광역 자살예방센터, 광역 정신건강복지센터의 자살 예방팀 등 광역단위 자살예방사업 수행기관의 주요 사업은 자살문제 인식개선 사업, 고위험군 조기발견 및 치료연계 사업, 자살 위기대응 및 사후관리체계 마련 사업 그리고 자살수단 접근 차단 등을 들 수 있다.

특히 자살위험자를 대상으로 고위험군 조기 발견 및 치료연계, 자살 위기 대응 및 사후관리체계 구축 등 지역 특성을 반영한 사업 체계를 구축하고 마련하는 데 있다. 기초 자살예방센터 및 정신건강복지센터 등은 지역사회 내 자살문제에 대한 인식개선 및 생명 존중 문화를 조성하고 자살 고위험군 조기발견 및 치료를 위한 서비스 전달체계 및 네트워크를 운영하도록 되어 있다.

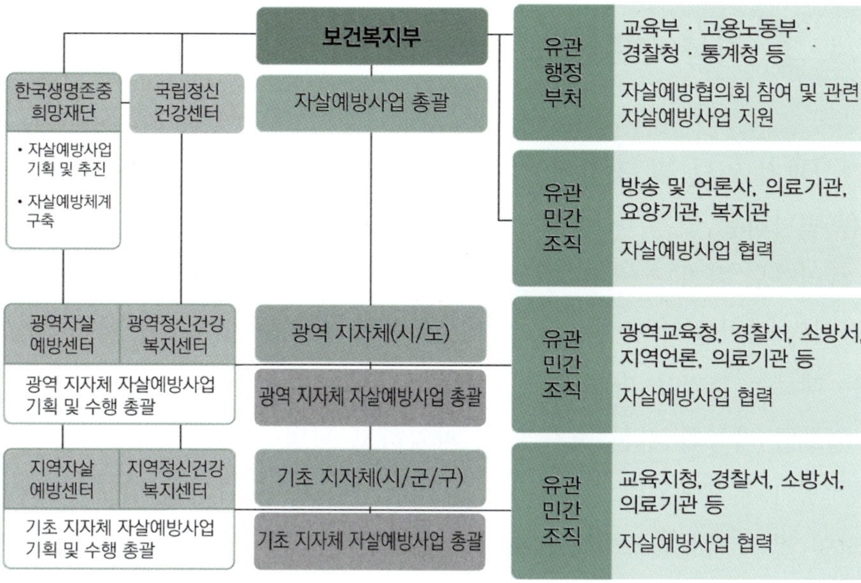

그림 13-4 자살예방사업렵력체계도

출처: 한국생명존중희망재단(www.kfsp.org)

(3) 민간 자살예방활동

생명의 전화는 개원하여 민간차원의 자살예방 핫라인을 운영해 왔고 2018년부터 민관협의회 운영지원을 맡아 종교, 전문학회 등 여러 기관의 협력을 추진하여 자살예방사업을 지속해 왔다. 생명의 전화는 한국최초 전화상담 기관으로서 생명존중문화 확산과 자살예방 사업을 실천하는 NGO 단체이기도 하다. 한국자살예방협회는 2011년부터 생명보험사회공헌재단의 지원으로 2011년부터 농약보관함 사업을 통해 농촌 지역 자살예방을 위한 인식개선과 보관함 보급에 힘을 써 농약으로 인한 자살률 감소에 큰 성과를 보여왔으며 2012년부터 중앙자살예방센터를 위탁 운영하였으며 한국형 자살예방 프로그램 '보고 듣고 말하기'를 개발하였다.

4 자살 선별도구

정신과적 진단 및 평가에 있어 자살사고, 자살에 대한 계획, 자살 기도 등을 평가하는 것은 매우 중요하다. 그러나 자살 기도가 강력히 의심된다고 하더라도 환자 스스로 자살사고를 부인하거나 질환의 증상으로 인하여 정신과적 평가를 거부하는 경우 자살위험성 평가를 간과하기 쉽다. 자살문제는 때로는 촌각을 다투며 평가해야 할 주요한 요소이며, 위험 요인에 대한 정보를 가능한 빠른 시간 안에 파악하고 선별하는 등 효율적이고도 정확한 평가가 요구된다. 자살사고 및 자살 기도와 관련된 선별도구로써 대표적인 것은 자살의도 척도, 자살사고척도 등을 들 수 있다. 자살의도척도(Suicide intent scale, SIS)는 벡 등(Beck, et al.)이 1974년 고안한 척도로 총 15개의 문항으로 자살기도와 관련된 객관적 환경 및 자살 기도 준비, 방법의 치사성에 대한 예견, 자살기도의 목표 등을 임상의가 평가하게 된다.

자살사고척도(Scale for suicide ideation, SSI)는 벡 등(Beck et al., 1979)이 고안한 척도로 자살시도자에서 자살의도의 심각성에 관하여 임상가가 평정하는 객관적 척도이다. 가장 최근의 자살시도 직전과 과정 중의 언어적 및 비언어적 행동을 정량화하기 위해 신민섭 외(1990)가 자기 보고 질문지로 변형하여 총 19문항으로 구성되어 있다. 각 문항에 대해 기술하는 3개의 문장 중 하나를 표시하고 각 문항 점수를 합산하여 총점을 구해 채점하도록 되어 있으며 총점은 0점에서 38점으로 나타난다. 클라이언트의 자살사고 및 자살행동에 대한 환자의 태도, 계획 등의 심각도를 평가할 수 있다. 문항 중에는 죽고 싶은 소망, 능동적 혹은 수동적 자살기도에 대한 욕구, 자살사고의 기간과 빈도, 자살행동에 대한 통제력, 자살행동에 대한 방어력, 실제적인 자살행동의 준비 등이 포함되어 있다.

각 문항에 대해 기술하는 3개의 문장 중 하나를 표시하고 각 문항 점수를 합산하여 총점을 구해 채점하도록 되어 있으며 총점은 0점에서 38점으로 나타난다.

표 13-7 Beck의 자살사고척도(Scale for Suicide Ideation: SSI)

아래의 문항들은 자살과 관련된 생각과 행동을 묻는 문항입니다.
자세히 읽어 보시고 최근 자신의 생각을 가장 잘 나타낸다고 생각되는 하나의 문장을 선택하세요.

N	문항	0점	1점	2점
1	살고 싶은 소망이 있습니까?	보통 혹은 많이 있다	약간 있다	전혀 없다
2	죽고 싶은 소망이 있습니까??	전혀 없다	약간 있다	보통 혹은 많이 있다
3	살고 싶은 이유/죽고 싶은 이유는 무엇입니까?	사는 것이 죽는 것보다 낫기 때문에	사는 것이나 죽는 것이나 마찬가지다.	죽는 것이 사는 것보다 낫기 때문에
4	실제로 자살시도를 하려는 욕구가 있습니까?	전혀 없다.	약간 있다.	보통 혹은 많이 있다.
5	별로 적극적이지 않고 수동적인 자살 욕구가 생길 때는 어떻게 하시겠습니까?	생명을 건지기 위해 필요한 조치를 미리 할 것이다.	삶과 죽음을 운명에 맡기겠다.	살기 위한 노력을 하지 않겠다.
6	자살하고 싶은 생각이나 소망이 얼마나 오랫동안 지속됩니까?	잠깐 그런 생각이 들다가 곧 사라진다.	한동안 그런 생각이 계속된다.	계속, 거의 항상 그런 생각이 지속된다.
7	얼마나 자주 자살하고 싶은 생각이 듭니까?	거의 그런 생각이 들지 않는다.	가끔 그런 생각이 든다.	그런 생각이 계속 지속된다.
8	자살 생각이나 소망에 대한 당신의 태도는 어떠합니까?	절대로 받아들이지 않는다.	양가적이나 크게 개의치 않는다.	그런 생각을 받아들인다.
9	자살하고 싶은 충동을 통제할 수 있습니까?	충분히 통제할 수 있다.	통제할 수 있을지 확신할 수 없다.	전혀 통제할 수 없을 것 같다.
10	실제로 자살시도를 하는 것에 대한 방해물이 무엇입니까? (예: 가족, 종교, 다시 살 수 없다는 생각 등)	방해물 때문에 자살시도를 하지 않을 것이다.	방해물 때문에 조금은 마음이 쓰인다.	방해물에 개의치 않는다.
11	자살에 대해 깊게 생각해 본 이유는 무엇 때문입니까?	0a. 자살에 대해 생각해 본 적이 없다. 0b. 주변 사람들을 조종하기 위해서: 관심을 끌거나 보복하기 위해서	주변 사람들의 관심을 끌고 보복하거나, 현실도피의 방법으로	현실도피적인 문제해결 방법으로

N	문항	0점	1점	2점
12	자살에 대해 깊게 생각했을 때 구체적인 방법까지 계획했습니까?	자살에 대해 생각해 본 적이 없다.	자살 생각을 했으나 구체적인 방법까지는 생각하지 않았다.	구체적인 방법을 자세하고 치밀하게 생각해 놓았다.
13	자살방법을 깊게 생각했다면 그것에 얼마나 현실적으로 실현 가능하며, 또한 시도할 기회가 있다고 생각합니까?	방법도 현실적으로 실현 가능하지 않고, 기회도 없을 것이다.	방법이 시간과 노력이 필요하며, 기회가 쉽게 오지 않을 것이다.	2a. 생각한 방법이 현실적으로 실현가능하며, 기회도 있을 것이다. 2b. 앞으로 기회나 방법이 생길 것 같다.
14	실제로 자살을 할 수 있는 능력이 있다고 생각합니까?	용기가 없고 너무 약하고 두렵고 능력이 없어서 자살할 수 없다.	자살할 용기와 능력이 있는지 확신할 수 없다.	자살할 용기와 자신이 있다.
15	정말로 자살시도를 할 것이라고 확신합니까?	전혀 그렇지 않다.	잘 모르겠다.	그렇다.
16	자살에 대한 생각을 실행하기 위해 실제로 준비한 것이 있습니까?	없다.	부분적으로 했다(예: 약을 사 모으기 시작함).	완전하게 준비했다(예: 약을 사 모았다).
17	자살하려는 글(유서)을 쓴 적이 있습니까?	없다.	쓰기 시작했으나 다 쓰지 못했다: 단지 쓰려고 생각했다.	다 써 놓았다.
18	죽음을 예상하고 마지막으로 한 일은(예: 보험, 유언 등) 무엇입니까?	없다.	생각만 해 보았거나, 약간의 정리를 했다.	확실한 계획을 세웠거나 다 정리를 해 놓았다.
19	자살에 대한 생각을 다른 사람들에게 이야기한 적이 있습니까, 혹은 속이거나 숨겼습니까?	0a. 자살에 대해 생각해 본 적이 없다. 0b. 다른 사람에게 터놓고 이야기하였다.	드러내는 것을 주저하다가 숨겼다.	그런 생각을 속이고, 숨겼다.

표 13-8 Beck의 자살사고척도(Scale for Suicide Ideation: SSI) 결과해석

고등학생	대학생	성인	결과해석
16~19점	14~17점	9~11점	연령집단에 비해 자살 생각을 많이 함
20~23점	18~21점	12~15점	연령집단에 비해 자살생각을 상당히 많이 함
24점 이상	22점 이상	16점 이상	연령집단에 비해 자살생각을 매우 많이 함

사례+ 자살문제 사례 1

P씨(남, 70대)는 젊은 시절 건설현장에서 단순노무직, 일용직 근무를 하였다. 나이가 들자 체력도 따라주지 않고, 허리 디스크, 당뇨, 고혈압 등 만성질환으로 건강상태가 악화되어 사망하기 8년 전 퇴직하였다. 퇴직 이후 노령연금이 유일한 수입이었으며, 병원비, 생활비로는 부족해 자녀들에게 경제적으로 의지할 수밖에 없었다. 평소 지병이 있던 배우자가 2년 전 사망하였으며, 사별의 슬픔 및 외로움을 해결하기 위해 술에 의지하며, 건강상태가 더욱 악화되었다. 자녀들은 사망 5개월 전 배우자 사별 이후 달라진 모습에 아버지인 P씨에게 불만을 토로하였고 이에 서운함을 느낀 P씨는 '내가 죽든지 말든지 상관하지 말고 연락도 하지 말아라'라고 이야기하였다. 자녀들 또한 서운한 마음에 P씨에게 연락을 하지 않았고, 그 사이 P씨는 간경화진단을 받았다. 혼자서 병원을 다니며 삶에 대한 무가치함을 느꼈고, 사망 1개월 전 1차례 자살시도를 하였으나 실패하였고, 다시금 재시도하여 결국 극단적 선택으로 생을 마감하였다.

- 중앙심리부검 면담결과보고서(2019.중앙심리부검센터) 중에서-

사례+ 자살문제 사례 2

어머니하고 같이 살 때. 동맥을 처음에 먼저 끊었어. 술 먹고 열 받아서. 면도칼로 끊으니까 피가 콸콸 나오더라고요. 어머니 오기 전에 죽겄더라고. 알고는 계시라고 모르고 있다 당하는 것보다는 알려드리는 게 효도인 거 같더라고. 공중전화로 가서 전화를 했어. 나 동맥 끊어 가지고 있으니까 그렇게 아시라고 나 별로 살고 싶은 마음 없다고 그냥 이대로 죽고 싶다고. (참여자 8)

뛰어들었는데 그 입속에 바닷물이 딱 들어오니까요. 제가 살려달라고 소리를 지르고 있더라고요. 살려달라고. 살고 싶다는 게. 그때 죽고 싶다고 했지만, 내 본능은 살고 싶은 거 였어요. 살고 싶다고 왜 살고 싶은 거는 모르겠어요. 본능이었겠죠. 그러고 나서 이제 조금 정신을 차렸어요. 살고 싶다고 생각했어요. 술을 끊겠다는 생각이 아니라. 살고 싶다고 생각했어요. 술을 끊겠다는 생각이 아니라. (참여자 3)

- 알코올중독자의 자살시도 경험 중에서(윤명숙 · 최수연, 정신건강과 사회복지)-

CHAPTER

14 재난과 정신건강

재난은 현재를 살아가는 우리만이 겪는 문제는 아니다. 재난은 우리의 역사이자 미래이며 인류가 성장해 가는 동안 항상 함께 존재하였다. 재난에 대한 개인의 반응뿐만 아니라 사회 변화를 이해하는 것이 재난을 대비하고 재난에 따르는 다양한 문제를 조기에 수습할 수 있는 바탕이 될 것이다. 더불어 재난 피해자들의 정신건강문제를 잘 보살펴야 사회문화적 측면의 안정을 유지할 수 있다.

1 재난의 이해

1) 재난의 개념

재난은 개인의 안녕을 위협하고 삶의 터전을 파괴하여 개인과 사회에 막대한 물적 · 인적 손실을 야기하는 위험한 상황이다. 재난의 어원은 라틴어에서 유래하였다. 'dis'는 어원상 '분리, 파괴'를, 'aster'는 'astrum, star'를 지칭한다. 즉, 별의 불길한 모습을 상징하며 이는 '하늘에서 비롯된 것으로, 인간의 통제가 불가능한 해로운 영향'이라고 풀이된다(임경수 외, 2009).

재난의 사전적 정의는 '뜻밖에 일어난 재앙과 고난'이라고 하며 이는 단순한 글자의 의미를 풀이한 것으로 보인다. 세계보건기구(WHO)는 '심각한 파괴로 인하여 피해지역은 생태학적으로나 사회심리학적으로 자신의 대처능력을 초과한 상태'라고 설명했다. 우리나라는 2004년도에 제정된「재난 및 안전관리기본법」제3조에서 재난은 '국민의 생명 · 신체 · 재산과 국가에 피해를 주거나 줄 수 있는 것'이라고 정의했다. 정리해보면 재난은 전혀 예상할 수 없게 발생하여 생명 및 생활 터전 등에 심각한 물적 손실과 정신적 손실을 가져다주는 것으로 외부의 도움 없이는 극복하기 어려운 상황이다.

2) 재난의 종류

재난의 종류는 크게 자연에서 일어나는 자연재난과 인간에 의해 야기되는 인적재난으로 구분할 수 있다. 과거에는 재난을 단순하게 홍수, 지진과 같은 대규모의 천재지변을 지칭하였으나 현대사회에는 대규모의 인위적 사고가 자연재해보다 더 큰 피해를 가져오면서 자연재난와 인적재난을 포함한다.

(1) 자연재난

자연현상으로 유발된 재앙으로 날씨와 연관된 지질학적 · 지형학적 재난과 유행병, 병충해와 같은 생물학적 재난이 있다. 예를 들면 태풍, 홍수, 호우, 강풍, 대설, 가뭄, 지진, 황사, 눈사태, 산사태, 지진, 화산폭발, 콜레라, 뇌수막염 등이 있다.

(2) 인적재난

교통사고, 비행기사고, 선박사고 등에서부터 다양한 산업현장에서 일어나는 사고, 환경오염 등이 인간에 의해 발생한 인적 재난이다. 인적재난은 다시 비의도성 재난과 의도성 재난으로 분류하기도 한다. 의도성 재난은 전쟁, 내란, 폭동, 테러 등을 말하고 비의도성 재난은 방사성 물질 유출 등과 같이 기술적 재난으로 볼 수 있다.

2 재난의 역사와 현황

1950년 6월 25일 한국전쟁이 우리나라의 가장 큰 재난이었다. 53년 7월 27일 전쟁이 끝날 때까지 수많은 사람들이 죽고 산업시설이 파괴되었다. 당시 한국사회의 열악한 여건으로 전쟁 이후에 경제적, 물리적 재건에 치우쳐 참전군인들, 전쟁피해자 등을 대상으로 한 정신건강에 대한 조사나 평가 등은 진행되지 않아 남겨져 있지 않다. 한국전쟁 이후에 우리나라는 베트남전에 많은 군인들이 참전을 하였으며 귀향 이후 참전 군인들을 대상으로 조사한 정신건강평가도 없었으며 30년 이후인 97년에 처음으로 이루어졌다. 참전 군인들은 심한 우울과 불안, 분노폭발, 심한 수면장애, 일부 영역에서는 인지기능 저하, 음주문제동반, 가족 간 갈등 등의 증상을 보였다(최진희 외, 1997).

1980년대 이전에는 한국은 농·어업 및 경·중공업 등 2차산업 중심 사회였기 때문에 대형건물이 없었다. 따라서 건물붕괴나 가스 폭발 등의 인적재난은 거의 없었다. 오히려 태풍, 홍수 등의 자연재해나 몇몇 화재 사건이 대표적인 재난이었다. 1980년대 급격한 산업화와 도시화로 인해 대형사건, 사고가 빈발하기 시작하였으나 재난 발생 시 대응체계를 갖추지 못했다. 이후 수많은 인적 재난들은 1990년대까지 지속적으로 발생하였다. 특히 1995년 삼풍백화점 붕괴사고로 502명의 사망자와 937명의 부상자가 발생했다. 681명의 삼풍백화점 붕괴사고 생존자들은 수면장애(54.2%)를 가장 많이 호소하였으며 두통, 예민성, 기억에 따른 심한 고통 등의 외상 후 유증상을 보였다(이민수 외, 1997).

또한, 우리나라는 매년 태풍, 호우, 대설 등 자연재해가 큰 피해를 주었다. 아래의 자연재해현황을 보면 수십 년 동안 매년 여름 태풍과 호우로 겨울에는 대설로 피해가 많았지만 피해주민의 정신건강관리체계는 여전히 미흡한 상황이다.

표 14-1 자연재해 발생 횟수 (단위: 회)

	1985	1990	2000	2010	2011	2012	2013	2014	2015	2016	2017	2018	2019
태풍	7	2	1	3	1	3	1	3	1	2	1	3	6
호우	13	7	3	7	6	11	18	15	7	12	17	9	11
대설	0	1	0	5	5	4	5	4	2	3	2	5	1

출처: 행정안전부(2020). 자연재해현황.

2003년에 발생한 대구 지하철 방화사건은 당시 사망 192명, 부상 148명의 대형 인명 피해가 발생한 인적재난으로 사망자 유가족을 대상으로 한 연구에서 이들의 불안, 우울 증상이 보통의 우울장애 클라이언트보다 더 심하고 신체화 증상이 잘 나타나며 피해망상 등의 부적절한 정서와 분노감이 높다고 보고했다(지정구, 황경열, 2008).

2004년도에는 소방방재청이 세워졌다. 그럼에도 불구하고 2007년 12월 허베이 스피리트 유조선의 기름유출사고가 일어났을 때 통합적인 접근 실패와 미흡한 후속 관리로 충남 태안 등의 6개 시와 전남 신안 등의 3개 군 등이 특별재난지역으로 선포되는 대형 참사가 발생했다. 이후 김세진과 김교헌(2008)이 실시한 연구에 따르면 태안 주민들은 사고 발생 2개월이 지나도록 70.6%가 외상 후 스트레스 장애에 해당되는 증상을 보였으며 우울과 불안을 호소하고 적대감, 편집사고, 자살사고 등도 관찰되었다.

2014년에 발생한 세월호 침몰사고의 경우 모든 정부부처와 민간협업으로 인적·물적·심리 지원을 하였으며 재난 생존자와 유가족자의 정신건강을 위해 '온마음센터'가 설립되었고 피해자가 많았던 학교 내에 '스쿨닥터'라는 정신건강의학과 전문의와 정신건강지원 인력이 상주하는 등 적극적인 재난정신건강 지원을 시도했다. 2017년 포항 지진은 2016년 경주 지진에 이어 지진 관측 이래 두 번째로 큰 규모의 지진이며 역대 가장 많은 피해가 발생한 지진이었다. 62명이 부상당하고 1,537명의 이재민이 발생했다. 정부는 2017년 11월 20일 경북 포항을 '특별재난지역'으로 선포했다. 특별재난지역은 대형 사고나 재난을 당해 정부 차원의 사고 수습이 필요하다고 판단된 지역으로, 특별재난지역으로 선포된 포항시는 피해복구비 중 지방비 부담액 64.5%를 국고로 추가 지원받게 되며 건강보험료 경감, 통신·전기·도시가스·지역 난방 요금 감면 등 6개 항목의 간접 지원도 이뤄졌다.

표 14-2 인적 재난에 의한 주요 사건들

일시	사고내용	인명피해		
		계	사망	부상
1995.6.29	서울 서초구 삼풍백화점 붕괴	1440	502	938
1999.6.30	경기 화성 씨랜드 화재	29	23	6
2003.2.18	대구 지하철 중앙로역 방화사건	340	192	148
2006.10.3	서해대교 교통사고	68	11	57
2007.12.7	허베이 스피리트 유류유출 사고	-	-	-
2014.2.17	경주 마우나리조트 체육관 붕괴	214	10	204
2014.4.16	전남 진도 앞바다 세월호 침몰사고	304	295	(실종9)
2016.9.12	경주 지진	23	-	23
2017.11.15	포항 지진	62	-	62

출처: 국가재난정보센터 홈페이지(https://www.safekorea.go.kr/idsiSFK/neo/main/main.html)

3 재난 이후 증상의 이해

재난을 겪은 사람들은 각각 다른 심리적·행동적 증상을 경험한다. 예민함, 불안·초조, 분노, 무력감, 우울감과 같은 심리적 증상이 흔하게 나타나며, 소화불량, 두통, 면역계 질환과 같은 신체증상과 집중력·기억력 저하도 드물지 않다. 악몽과 불면증에 시달리는 경우도 있고 반대로 밤낮없이 잠이 쏟아진다고 하는 경우도 있다. 외상 사건과 관련된 개인적 경험이나 상황에 따라서 죄책감, 두려움, 분노, 혼란 등이 주된 문제가 되기도 한다.

친인척이나 친구처럼 평소 친숙했던 관계마저 단절하고 직업과 학업적 기능이 떨어지는 경우도 있다. 재난을 겪는 사람들을 대할 때 이들에게 나타날 수 있는 증상의 양상과 심각성이 매우 다양하다는 점을 이해해야 한다.

어떤 사람은 심한 감정의 변동을 경험하며 자신이나 타인에게 잘못된 분노를 표출하기도 한다. 대상을 가리지 않고 감정을 표출하는 경우가 있는 반면 자신의 감정이 드러나는 것이 두려워서 모든 감정을 숨기는 경우도 있다. 타인에게 지나치게 의존하는 경우도 있지만 일반적으로는 같은 상황에 처하지 않은 사람에게 강한 이질감과 거부감을 느끼기 때문에 친밀한 관계를 회복하거나 새롭게 만들어 가는 과정에 어려움이 있을 수 있다.

극도의 스트레스 상황을 다스리고 적응해 나가기 위한 정상적인 반응들로 많은 사람들이 이와 같은 스트레스 반응 정도와 빈도가 점차 감소하면서 재난과 관련된 경험을 자신의 일부로 받아들여 나간다. 그러나 일부의 사람들은 그 충격이 각인되어 고통이 계속 이어지기도 하여 외상 후 스트레스 장애, 우울증, 알코올 남용 등의 문제가 발생하기도 한다.

표 14-3 재난 이후 나타날 수 있는 다양한 증상

범주	증상
정서적 문제	불안, 우울, 불안정한 정서, 예민, 짜증, 죄책감, 수치심 무감각, 좌절에 대한 내성 부족 자아도취, 지나친 자신감 생존자들에 대한 동일시
신체적 문제	불면, 악몽, 통증(두통, 복통, 근골격계 등) 식욕변화, 소화불량 감기, 감염 등 면역력 저하, 만성피로 눈가, 입가의 근육 떨림, 생리주기변화, 체중변화, 탈모
인지적 문제	기억력 감소, 사고의 속도와 이해 저하 우선순위, 의사결정의 어려움 반복된 외상 사건 기억, 새로운 생각에 대한 저항 의사결정의 어려움, 경직된 사고, 집중력 부족
행동 문제	외상 사건을 연상시키는 상황 회피, 위축된 대인관계 활동 감소, 알코올·약물사용 증가, 잦은 지각, 업무 회피 분노 폭발, 잦은 다툼
영적 문제	의미상실, 회의, 소외감, 가치관의 변화

출처: Pines, A. M(1993). Burnout: An Existential Perspective. Taylor & Francis.

1) 재난 후 시기별 반응

(1) 급성기(사고 후 3~7일 이내)

재난이 발생한 직후의 시기이며 신체적 도움이 최우선시되고 심리적인 피해는 아직 파악되기 어렵다. 피해자에게 어떤 일이 발생했는지 사태를 파악하는 것도 벅차다. 망연자실하여 판단력이나 현실감을 잃는 등 급성스트레스 반응을 일으키기도 한다. 정신이 멍해지고 마비되는 증상이나 자신이 있는 곳이나 사람들이 낯설게 느껴질 수 있다. 이러한 상태는 자신을 보호하는 일종의 방어적 반응인데, 심한 외상적 충격에서 스스로를 보호하기 위해 마치 나쁜 꿈을 꾸고 있는 것 같다거나 극단적인 경우에는 아무 일도 일어나지 않았다고 보고하는 경우도 있다. 보통 재난 직후에 나타나며 얼핏 생존자가 현저하게 침착한 행동을 하는 것으로 보일 수 있다. 단기적으로는 이런 억압, 부정, 격리가 자연스럽고 필요한 반응이지만 사람에 따라서 이 반응이 지속되기도 하며 재난 경험을 극복하는 데 방해가 되기도 한다.

(2) 아급성기(사고 후 1~3개월 이내)

① 불안 및 공포반응

외상 사건을 실감하게 되면 불안 및 공포반응이 나타나는데 이것은 정상적인 생물학적 반응으로 사고가 났다는 사실에 대해 극도로 무서워하면서 불안해하고 또다시 사고를 당하지 않을까 두려워한다. 사건 장면이 자꾸 떠오르거나 악몽을 꾸기도 한다. 생존자들은 죽음에 대한 이미지를 수시로 경험한다. 깨어 있을 때도 불시에 떠오르며 악몽으로 나타나기도 한다. 잘리거나 으깨진 신체 부위, 비명, 몸에서 흐르는 피, 타는 냄새 등의 플래시백으로 표현되기도 한다. 이에 따른 공포와 불쾌감이 크기 때문에 사건을 연상시키는 장소나 사람 등 관련된 자극을 전부 피하고자 한다. 작은 자극에도 소스라치게 놀라고 예민해져서 주위 사람에게 화를 내는 일이 잦아진다. 분노가 오르기도 하는데 가족과 가까운 사람들에게 분노의 감정을 투사하기도 한다.

② 애도반응과 우울

가족이나 친구 등의 죽음, 사고로 인한 신체손상, 재산 손실, 사고 등으로 하지 못한 일 등 대상 상실에 따른 반응으로 우울감과 애도반응이 나타날 수 있다. 기분이 가라앉고 아무것도 하고 싶지 않으며 잠도 오지 않고 식욕도 없어진다.

앞날에 대해 부정적인 생각에 사로잡혀 다시는 예전과 같은 생활을 할 수 없을 것이라는 비관적 생각을 하기도 한다. 또한 인생을 무의미하게 느끼고 주위에 대한 신뢰도 상실한다. 이전에 중요하게 생각했던 직업, 가사, 친목활동, 취미생활 등의 활동에 대해 흥미를 상실하고 참여하지 않게 된다. 사람들이 정서적으로 멀게 느껴지며 사람들과 친하게 지내는 것이 어렵게 느껴지기도 한다. 친밀감, 행복, 성적인 감정 등의 긍정적인 감정을 지속적으로 느끼는 데 어려움이 생기며 극단적인 경우는 어떤 정서 표현도 하지 못하게 된다. 심한 감정기복을 호소하는 경우도 있다.

③ 죄책감

자신이 살아남은 것에 대한 실존적인 죄책감과 함께 재난현장에서 했던 자신의 행동에 대해 죄책감을 느끼게 된다. 자녀를 잃고 자신만 살아난 사람이나 여러 사람 중에 자신만 살아난 사람은 죄책감을 더 크게 느낀다. 죄책감은 과도한 책임감이나 후회와 관련이 있는 경우가 많다. 자신이 어떤 행동을 하지 말았어야 했는데 반대로 어떤 행동을 했어야 했는데 하고 생각하기도 한다. 보통 자신이 하지 않은 행동에 대해 더 큰 죄책감을 느끼게 된다.

간혹 자신이 현장에서 한 행동이나 하지 않았던 행동을 다른 사람들이 알게 되면 비난할지도 모른다는 두려움 때문에 죄책감을 계속 숨기고 있는 경우도 있다. 생존자가 죄책감을 느끼는 경우 다른 사람에게 도움을 받지 않고 대처하려는 경향이 있고 외상 후 스트레스장애로 이어질 가능성이 더 높다(권정혜 외, 2014).

④ 불신과 고립감

재난 피해자는 자신과 타인, 세상에 대한 지속적이고 비정상적인 부정적 믿음을 가지기도 한다. 세상을 너무 위험한 곳으로만 바라보기도 한다. 간혹 자신이나 타인을 극단적으로 부정적으로 보고 자신에게 심각한 문제가 있거나 타인은 아무도 믿을 수 없다고 생각하기도 한다. 가족, 친척, 친구 등이 공감과 동정을 갖고 오는 시기지만 자신은 사람들이 동정 어린 시선으로 보는 것이나 자신의 행동이 편견과 선입관의 잣대에 비추어지는 것에 대해 거부감이 크다.

주위 사람들이 자신의 외상 사건을 듣기 원하지 않는다고 생각하는 경우도 있는데 이때는 자신의 느낌을 아무에게도 털어놓지 못하고 자신을 이해해 줄 사람이 없다고 느끼면서 타인들로부터 고립되거나 소외된 느낌을 받을 수 있다.

신체 외상이 회복되면서 사회복귀가 본격적으로 논의되기 시작한다. 입원 및 외래 치료가 거의 끝나 자택 복귀나 직장 복귀가 가능하다는 통보를 받으면 신체적 치료로부터 해방되는 동시에 원래의 자리로 돌아가게 된다. 직장, 학교, 가정 등에서 이들에 대한 이해 없이 단순한 호기심, 동정적 태도로 대하면 재난 피해자는 더욱 고립감을 느끼며 적응에 어려움을 겪게 된다. 빠른 복귀가 피해자의 회복에 도움이 된다고 판단하여 피해자를 무리하게 밀어붙이게 되면 충분히 준비가 되지 않아 결국 사회복귀 실패로 이어져 더 큰 좌절감과 불신감을 초래할 수 있다. 간혹 피해자의 이름 및 주소가 알려지는 경우, 대중매체의 취재가 시작되면 피해자는 그것을 견디기 힘들어하고 취재가 두려워 전화를 받는 것, 외출하는 것 등을 못하는 경우가 발생하기도 한다.

⑤ 인지능력의 변화

발생한 외상 사건의 특정한 부분이나 전체를 기억하지 못할 수도 있다. 외상 사건에 대한 기억상실은 두부외상이나 기존의 알코올중독 때문일 수도 있고 해리성 기억상실 현상일 수도 있어 신체검사와 과거력 조사를 통

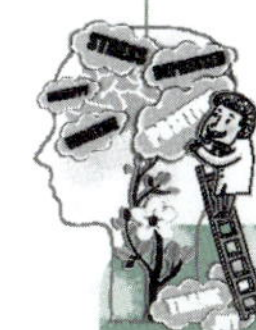

해 감별을 해야 한다. 해리는 의식, 기억, 주체성, 환경지각의 통합적인 기능이 붕괴하는 증상으로 외상 사건 직후 발생할 수 있다. 시간이 굉장히 느리게 가는 듯이 느껴지고 사건의 순서가 혼동되는 등의 지각장애가 생길 수도 있다.

사건에 대한 기억상실 외에도 전반적인 기억력의 저하를 호소하는 경우도 흔하다. 집중력이 떨어져 사소한 일에도 정신을 집중할 수 없어 업무를 볼 수 없다거나 전반적인 단기 기억력도 떨어져 같은 일을 여러 번 묻기도 한다.

⑥ 신체증상

신체증상은 재난 중 발생한 부상이나 기존 신체질환의 악화가 원인이 되는 경우도 있고 재난 충격으로 인한 스트레스 반응일 수도 있다. 피로감, 두통, 불면증, 식욕 저하, 면역력 저하, 근골격계 증상 등이 흔하게 나타난다. 소방공무원들을 대상으로 한 연구에서 출동 현장에서 받은 충격과 외상 후 스트레스 증상이 소화기, 심혈관계, 불면증의 신체증상을 유발하는 것으로 보고되었다(문태영, 2013).

신체증상이 동반되면 우울감, 비관 등의 심리반응에 악영향을 미치며 활동이 위축되어 사회적 기능의 회복도 늦춰진다. 따라서 재난초기부터 동반된 신체증상이 있는지 조사하고 적극적인 치료적 개입이 이루어져야 한다.

⑦ 물질남용

괴로운 기억, 불안은 물론 신체적 아픔을 일시적이나마 없애주는 수단으로 술을 사용하기도 한다. 그러나 장기적으로 술이나 약물을 사용하는 경우는 남용이나 의존성을 유발할 수 있고 더 큰 해악이 될 수 있다. 따라서 부적절한 물질남용이 지속되는지를 확인하고 빠르게 개입해야 한다.

(3) 만성기(3개월 이후)

① 심리적인 문제

피해자의 초조와 불안, 쉽게 화를 내는 증상이 계속되며 이러한 증상은 스스로 조절이 잘되지 않는다. 시간이 지나도 자신의 증상이 회복되지 않는 것을 초조하게 생각하기 시작하며 치료 자체에 대해 의문을 품기 시작한다. 죄책감, 우울증상이 강해지고 사고 전의 일상으로 돌아갈 수 없음에 초조해지고 회복의 희망을 잃기도 한다. 절망감에 빠져 자살을 시도하거나 자포자기한 행동을 하는 경우도 발생한다. 가까운 사람을 잃은 경우, 유족의 경우는 심각한 애도반응이 지속될 수 있다.

② 사회환경적 문제

피해자의 회복이 늦어지는 것에 대해 주변 사람들의 이해가 낮을 경우, 피해자의 경우 고립감과 불신감이 더욱 심해지게 될 수 있다. 또 형사소송 및 민사소송 등의 법적 문제가 동반할 때 피해자 간의 갈등이 심해지는 경우에 이차 스트레스로 인해 정신적 증상이 악화되기도 한다. 이 시기에 중요한 정신건강문제로 알코올 의존 등 약물 문제가 나타나기 쉽다. 적절한 도움을 받지 못하거나 이를 외면하고 있는 피해자라면 일상생활 대처 수단으로 물질이나 약물에 의존하기 쉽다. 이 중독문제가 장기화되는 경우는 회복이 더욱 더디어질 수 있다.

이처럼 재난 이후 나타날 수 있는 다양한 반응들은 각기 다른 요인들에 의해 영향을 받으며 재난의 종류와 특징에 따라 다를 수 있다. 재난을 겪은 생존자, 유가족, 재난 수습과정에 참여한 사람들은 충격과 이차적인 스트레스 요인들로 다양한 심리적·행동적 반응, 신체증상, 인지변화 등을 경험한다. 대부분은 재난 충격을 극복하기 위한 정상적인 반응이지만 일부는 만성적으로 고착되어 정신장애 등으로 악화될 수 있다.

4 재난에 대한 개입

1) 국가트라우마센터의 설치 및 운영

「정신건강증진 및 정신질환자 복지서비스 지원에 관한 법률」(정신건강복지법) 제15조의2(국가트라우마센터의 설치 · 운영)에 근거하여 재난이나 그 밖의 사고로 정신적 충격을 받은 트라우마 환자의 심리적 안정과 사회적응을 지원하기 위하여 국립정신건강센터 내에 국가트라우마센터를 개소하여 운영하고 있다.

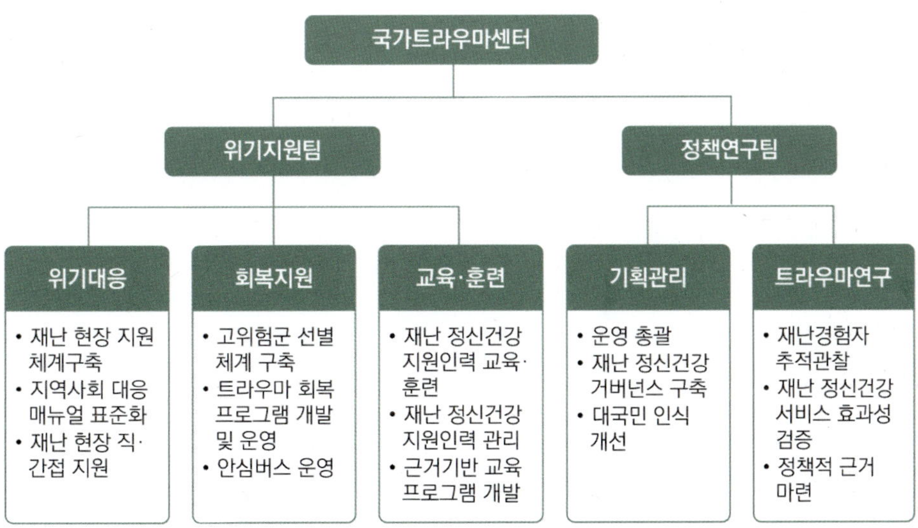

그림 14-1 국가트라우마센터의 조직도

출처: 국가트라우마센터(2019). 재난 정신건강실무자를 위한 표준매뉴얼. p.23.

정신건강복지법에 의하면 국가트라우마센터는 심리지원을 위한 지침의 개발과 보급, 트라우마 환자에 대한 심리상담과 심리치료, 트라우마에 관한 조사와 연구, 심리지원 관련 기관 간 협력체계 구축의 업무를 수행하도록 규정하고 있다. 법의 규정에 따라 국립정신건강센터 내 국가트라우마센터는 재난 위기대응, 재난 트라우마 회복지원, 재난 트라우마 교육·훈련, 기획관리, 재난 트라우마 연구를 위한 사업을 수행하고 있다.

또한, 국가트라우마센터는 재난 정신건강서비스운영체계를 확립하여 관련 기관들 간에 협력을 도모하고 있다. 즉, 국가트라우마센터는 여러 재난 주무부처와 행정안전부의 중앙재난심리회복지원단, 각 지자체의 재난심리회복지원단 및 센터, 그리고 관련 학(협)회들과 협력 네트워크를 구축하고 있다. 또한 국립정신의료기관에 권역별 트라우마센터를 설치하고 각 지역별 광역정신건강복지센터 및 기초정신건강복지센터와 협업 및 지원을 통해 정신건강복지법에서 규정한 다양한 사업을 추진하고 있다. 업무수행과 관련하여 소규모의 재난은 기초 및 광역 정신건강복지센터를 중심으로 추진하고 중규모의 재난은 광역정신건강복지센터와 권역별 트라우마센터, 대규모의 재난은 국가트라우마센터를 중심으로 업무를 추진하도록 하고 있다.

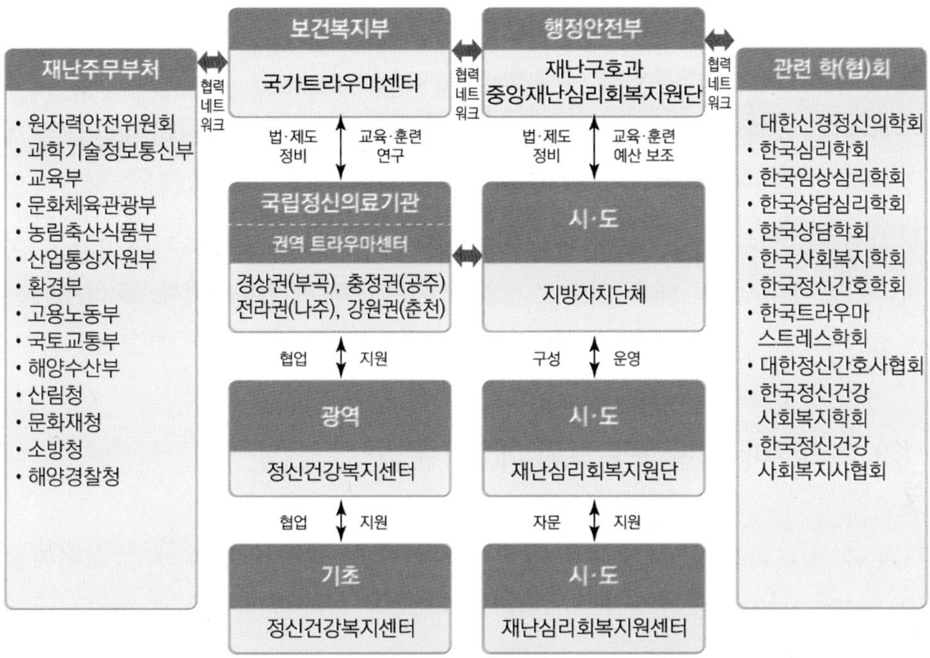

그림 14-2 재난 정신건강서비스 운영체계

출처: 국가트라우마센터(2019). 재난 정신건강실무자를 위한 표준매뉴얼, p.13

2) 국가트라우마센터의 지원 업무

국가트라우마센터에서는 재난위기대응, 재난트라우마 회복지원, 재난 트라우마 관련 교육 · 훈련, 기획관리, 재난 트라우마 연구 등의 사업을 수행하고 있다.

(1) 재난정신건강위기대응

국가트라우마센터는 표준화된 정신건강서비스 제공의 기반을 마련하기 위해 재난 정신건강서비스 매뉴얼, 재난현장 맞춤형 위기대응 지침과 홍보

물을 개발·제작하고 있으며 이를 기반으로 재난 발생 시 신속한 대응을 위한 거버넌스 구축사업을 수행하고 있다. 위기대응은 크게 세 가지로 이루어진다. 첫째, 재난 위기개입으로 대규모 재난 발생 시 심리지원을 직접 수행하고 소·중규모 재난에 대해서는 심리지원을 제공한다. 둘째, 재난 정신건강서비스 기반 구축을 위해서 관련 현황조사, 권역별 거버넌스 구축, 운영 매뉴얼 및 대응지침을 개발하여 보급하고 있다. 셋째, 트라우마에 대한 대국민 인식전환을 위해 다양한 활동(캠페인, 광고 등)을 하고 있다.

(2) 트라우마 회복 프로그램 개발·운영

재난 경험자들의 심리상태를 파악하여 집중관리가 필요한 고위험군을 선별하고, 심리검사와 심층 면담에 따라 근거 기반의 트라우마 회복프로그램을 운영하고 있다. 재난 정신건강 고위험군 선별은 외상후 스트레스장애, 우울, 불안, 신체증상 등에 대한 마음건강 검사를 통해 진행하고 있다. 또한 재난 경험자들을 위한 회복프로그램을 개발·보급할 뿐만 아니라, 관련 애플리케이션도 함께 개발하여 보급하고 있다. 재난업무종사자를 위한 간접외상 및 소진 프로그램을 개발하여 운영하고 있다.

(3) 트라우마 회복 패키지

트라우마로 인한 심리적 어려움을 평가, 치료, 관리하는 맞춤형 정신건강서비스를 운영하고 있다. 재난을 경험한 이후 일상생활이나 직업생활에 어려움이 있는 사람이면 누구나 이용할 수 있다. 대표적인 프로그램은 다음과 같다.

① 마음건강심층평가: 마음건강 감사 및 평가면담

② 트라우마회복프로그램

- 마음 프로그램: 불안 및 긴장 완화를 위한 안정화 기법 중심 프로그램
- 마음플러스 프로그램: 스트레스 대처기술 증진 프로그램
- 허그 프로그램: 트라우마 기억처리 및 통합, 애도 프로그램

③ 모니터링: 프로그램 종결 후 사후관리

(4) 재난 정신건강 지원인력 교육·훈련

재난 정신건강 지원인력 양성을 위해서 단계별 교육과정(일반, 초·중·고급, 전문강사)을 진행하고 있으며 현장 중심형 전문인력 양성을 위한 교육 프로그램을 개발·운영하고 있다. 또한 재난 정신건강 지원인력 관리를 위해 데이터베이스를 구축하여 재난 발생 시 전문인력을 효율적으로 활용하는 방안을 마련하고 있다.

(5) 재난 트라우마 조사연구

재난 트라우마 경험자의 정신건강문제를 다면적·장기적으로 평가하여 고위험 및 만성화 요인을 규명하고 연구윤리 가이드라인 개발과 지자체의 재난 심리지원 대응 역량을 강화하기 위한 전략을 마련하여 재난현장에서 안전하고 윤리적인 심리지원 및 연구를 수행하는 방안을 마련하고 있다. 구체적으로 재난·트라우마 경험자 추적 관찰 연구, 재난 관련 업무 종사자 정신건강 조사 연구, 재난 회복에 영향을 미치는 요인연구, 트라우마 개입 효과성 연구 등이다.

(6) 안심버스 운영

국가적 재난 발생 시 신속하게 현장에 투입하여 재난 정신건강서비스를 제공하기 위해 찾아가는 재난 정신건강서비스로 안심버스를 운영하고 있다. 피해자들의 스트레스를 파악·측정하고 안정화 프로그램 및 심리교육, 그리고 개인상담 및 집단상담 등의 서비스를 제공한다.

3) 치료 서비스

(1) 심리적 응급처치

재난으로 인해 피해자가 심리적으로 위험한 상황이 되면 신속하게 개입해야 한다. 재난 피해자가 적응적 수준으로 기능이 회복되도록 돕고 피해를 최소화하기 위해 긴급하게 응급처치를 해야 한다. 심리적 응급처치(psychological first aid)는 외상사건을 경험한 직후의 즉각적인 개입으로 볼 수 있으며 다음과 같은 세 가지 목적을 갖는다. 첫째, 재난 후 생존자에게 필요한 쉼터, 식량, 물, 의료품 등 필수자원을 확보하여 안전과 안정을 도모한다. 둘째, 다시 위험한 상황이나 끔찍한 광경에 노출되는 것을 막는 등 재난 이후에 발생할 수 있는 2차 스트레스 요인을 파악하고 이를 막아 초기 스트레스 반응을 줄이고 새로운 환경에 적응할 수 있도록 전략을 함께 강구한다. 셋째, 생존자와 유가족이 필요한 현실적인 지원을 받을 수 있도록 필요한 사항을 파악하고 이를 도와줄 수 있는 기관과 연계한다(재난정신건강위원회, 2015).

심리적 응급처치의 8가지 핵심활동(국가트라우마센터, 2019)

가. 첫 접촉과 관계형성
나. 안전과 지지
다. 안정화
라. 현재의 요구와 고통파악을 위한 정보수집
마. 실제적인 문제해결 지원
바. 사회지지체계와의 연계
사. 대처방법 정보제공
아. 연계기관 안내

(2) 초기심리교육

응급처치를 통해 피해자가 안정을 되찾기 시작하면 심리증상에 대한 교육을 실시할 수 있다. 심리교육(psychoeducation)에서는 피해자와 보호자에게 외상사건이 인간에게 미치는 영향, 외상증상의 종류, 외상 증상의 지속기간 등에 대해 교육할 수 있다. 이러한 교육의 목적은 추후 겪게 될 다양한 증상이 심각한 문제가 아니라 외상사건을 경험한 이후 나타나는 자연스러운 반응임을 받아들이도록 돕기 위해서이다. 심리교육은 개별적으로 제공할 수 있지만, 집단 모임을 통해서 또는 영상매체의 활용을 통해서도 가능하다. 외상이 인간에게 미치는 영향 및 치료기관의 정보를 담은 문서자료를 제공하는 것도 좋은 방법이다(김환, 2016).

(3) 재난 생존자를 위한 안정화 기법

재난을 겪고 심리적 충격상태에 있는 사람은 초점이 없는 눈빛을 보이고 질문에 답변이 없거나 느리며 창백한 안색이나 맥박 이상, 현기증, 강한 정서적 반응(지속적인 울음, 숨쉬기 어려움, 퇴행 행동 등), 몸이 마비된 것 같은 상태 등으로 힘들어한다. 이러한 증상이나 반응을 해소하기 위해 생존자가 스스로 할 수 있는 안정화 기법을 사용할 수 있도록 안내한다. 대표적으로 심호흡, 복식호흡, 착지법[1) 등이 있다.

5 재난 업무 종사자의 정신건강

1) 재난 업무 종사자의 정신건강문제실태

재난 업무 종사자는 구조대원, 수송 및 복구인력, 소방관, 경찰관, 의료인 및 구급대원, 정신건강 및 사회서비스 요원, 자원봉사자 등 다양한 직종이 포함된다(채정호 외, 2013). 재난 업무 종사자들은 외상 노출 정도가 일반인보다 높을 뿐만 아니라, 사건현장에 일차로 도착하여 일차 피해자를 도와주어야 하는 책임과 함께 자신도 외상 노출의 피해자이며 위험한 상황에 처하게 되는 특성을 가지고 있다. 재난 업무 종사자의 외상 후 스트레스장애 유병률은 연구에 따라 매우 다양하게 나타나는데 약 10%로 추정되고 있다(Berger et al., 2012). 이는 일반인의 외상 후 스트레스장애 유병률인 1.3~3.5%보다 매우 높은 수치이다.

국내 2006년 집중호우 피해 입은 지역의 주민과 공무원을 대상으로 조사한 연구(최남희 외, 2007)에 따르면 사건충격척도 개정판을 사용했을 때 지역주민 263명 중 약 80%, 해당 지역공무원 48명 중 약 50%가 절단점을 넘는 것으로 나타났다. 또한 우울증 척도에서도 지역주민의 약 70%, 해당 지역 공무원의 약 40%가 절단점이 넘은 것으로 나타나, 해당 지역 주민과

1) 착지법의 예를 보면 다음과 같습니다. "착지법은 땅에 발을 딛고 있는 것을 느끼면서 '지금 여기'로 돌아오는 거예요. 발바닥을 바닥에 붙이고, 발이 땅에 닿아 있는 느낌에 집중하세요. 발뒤꿈치를 들었다가 '쿵' 내려놓으세요. 그리고 발뒤꿈치에 지긋이 힘을 주면서 단단한 바닥을 느껴보세요"(국가트라우마센터 홈페이지)

공무원의 충격 및 우울이 심한 것을 볼 수 있다.

국외 연구 중 9 · 11 테러 사건 당시 구조, 복구, 청소에 참여한 대원을 대상으로 한 연구에서 외상 후 스트레스장애 11%, 우울증 8.8%, 공황장애 5.0%의 유병률이 나타났다. 또 외상 후 스트레스 장애로 진단을 받은 재난 업무 종사자의 반 이상이 우울증이나 공황장애를 가지고 있었다(Stellman et al., 2008).

재난 업무 종사자는 외상 일차 피해자와 마찬가지로 다양한 정신건강문제를 보일 수 있음과 동시에 이들은 이차적 외상스트레스(secondary traumatic stress), 공감피로(compassion fatigue), 대리피해(vicarious victimization) 같은 현상이 있을 수 있으며 이는 업무 수행력을 저하시킬 수 있다(채정호 외, 2013). 이차적 외상스트레스란 직접적으로 외상에 노출되지 않더라도 일차적 외상 피해자를 돌보는 사람에게 나타날 수 있는 반응이다(Figley, 1995). 공감피로는 도움을 주는 사람이 신체적 · 정서적으로 지친 상태를 의미하는 것으로 무관심, 불안, 짜증, 무력감, 발한, 부정적 성향, 물질 사용 등의 증상을 보인다. 증상이 1개월 이상 지속 시 정상 반응으로 볼 수 없어 진단이 필요하고 증상이 6개월 후에 나타나는 경우도 있다. 이외 소진도 나타날 수 있다. 소진은 피해자를 돌보는 과정에서 신체적 · 정서적으로 탈진하여 작업 수행력의 저하가 초래된 상태다. 피로, 불면증, 우울, 신체질환, 알코올이나 약물남용 등이 증상이다.

재난 업무 종사자의 정신건강문제는 신체건강, 삶의 질, 기능에도 영향을 미친다. 예를 들어 9 · 11 테러 당시 청소 작업에 동원되었던 대원들은 다양한 정신건강 증상뿐만 아니라 신체적 건강문제(기침 73%, 천명 84%, 천식 19.8%)도 호소하였다(Gross et al., 2006).

재난 업무 종사자의 정신건강문제는 상당히 장기간 지속되는 만성화 경향을 보인다. 9 · 11 테러 당시 참여했던 소방관의 외상 후 스트레스장애 유병률은 1년 후 9.8%, 2년 후 9.9%, 3년 후 11.7%, 4년 후 10.6%로 나타났다(Berninger et al., 2010). 당시 참여했던 구조 및 복구대원의 외상 후 스트레스장애 유병률도 2~3년 후 12.1%에서 5~6년 후 19.5%로 증가추세를 보였다(Brackbill et al., 2009).

2) 재난 업무 종사자의 정신건강관리를 위한 예방과 개입

(1) 기관 및 조직의 역할

직장 및 조직은 직원이 필요한 경우 휴식을 취할 수 있게 하고 스트레스를 상담할 수 있는 인력을 공급하는 지원 등의 유연한 지도력이 필요하다. 또한 스트레스 징후 및 건강한 대처방법에 대한 교육과 현장에서 적용 가능한 불안관리방법을 학습하고 다양한 상황을 다루기 위한 훈련과 연습 등 재난 작업에 대한 준비를 해야 한다. 평소 구호 활동 중 노출된 직무 관련 사건의 스트레스 정도(Beaton et al., 1998) 및 정신건강 평가를 정기적으로 시행하여 정신질환에 대한 불필요한 낙인감을 최소화할 수 있다(Stellman et al., 2008). 재난 현장 근무 후, 참여한 직원을 대상으로 정신건강 선별검사를 시행하여 필요시 조기개입하여 예방 및 경과에 도움을 줄 수 있다.

다양한 평가 도구 중 한 가지인 개정판 사건충격척도(Impact of Event Scale-Revised, IES-R)를 보면 다음과 같다. 바이스(Weiss)와 마멀(Marmar)이 1997년 사건충격척도 개정판을 고안하였고 임현국 외(2009)가 한국어로 표준화하였다. 이 척도는 외상성사건에 대한 주관적인 스트레스를 평가하는 자기보고식 척도로 총 22문항이다. 침습 증상 8문항, 회피 증상 8문항, 과각성 증상 6문항으로 절단점은 25점이다. 특정 스트레스 사건에 대해 최근 1주일간 얼마나 불편함을 느꼈는지에 대해 응답하도록 한다. 검사로 외상 후 스트레스 장애(PTSD)를 진단하지는 않으나 가벼운 스트레스 사건에서부터 정신적 외상까지 다양하게 적용할 수 있는 장점이 있다.

표 14-4 한국판 사건충격척도(Impact of Event Scale-Revised, IES-R)

아래의 문항은 스트레스를 주는 사건 이후 경험에 관한 것입니다. (　　　　　) 이후 지난 일주일 동안 얼마나 많이 경험했는지 각각 문항에 체크하세요.

	문항	전혀 없다 0	약간 있다 1	상당하게 있다 2	많이 있다 3	극심하게 있다 4
1	그 사건을 상기시켜 주는 것들이 그 사건에 대한 감정(느낌)들을 다시 되살아나게 한다					
2	나는 수면을 지속하는 데 어려움이 있었다.					
3	나는 다른 일들로 인해 그 사건을 생각하게 된다.					
4	나는 그 사건 이후로 예민하고 화가 난다고 느꼈다.					
5	나는 그 사건에 대해 생각하거나 떠오를 때마다 혼란스러워지기 때문에 회피하려고 했다.					
6	나는 생각하지 않으려고 해도 그 사건이 생각난다.					
7	그 사건이 일어나지 않았거나 현실이 아닌 것처럼 느꼈다.					
8	그 사건을 상기시키는 것들을 멀리하며 지냈다.					
9	그 사건의 영상이 나의 마음속에 갑자기 떠오르곤 했다.					
10	나는 신경이 예민해졌고 쉽게 깜짝 놀랐다.					
11	그 사건에 대해 생각하지 않기 위해 노력했다.					
12	나는 그 사건에 관해 여전히 많은 감정을 가지고 있다는 것을 알지만 신경 쓰고 싶지 않았다.					
13	그 사건에 대한 나의 감정은 무감각한 느낌이었다.					
14	나는 마치 사건 당시로 돌아간 것처럼 느끼거나 행동할 때가 있었다.					
15	나는 그 사건 이후로 잠들기가 어려웠다.					
16	나는 그 사건에 대한 강한 감정이 물밀듯 밀려오는 것을 느꼈다.					
17	내 기억에서 그 사건을 지워버리려고 노력했다.					
18	나는 집중하는 데 어려움이 있었다.					
19	그 사건을 떠올리게 하는 어떤 것에도 식은땀, 호흡곤란, 오심, 심장 두근거림 같은 신체적인 반응을 일으켰다.					
20	나는 그 사건에 관한 꿈들을 꾼 적이 있었다.					
21	내가 주위를 경계하고 감시하고 있다고 느꼈다.					
22	나는 그 사건에 대해 이야기하지 않으려고 노력했다.					

출처: 채정호 외(2013: 199).

(2) 재난 업무 종사자의 자기관리

재난 업무 종사자 스트레스 예방을 위한 자기관리로는 업무량 관리, 균형적 생활 습관, 스트레스 감소 기법, 자기인식이 중요하다(채정호 외, 2013). 업무 관련 스트레스의 합병증을 예방하고 감소시키기 위해서는 자기돌봄이 중요한데 그것은 자신의 감정과 타인의 감정이 본인에게 미치는 영향을 아는 자기인식과 자기관리가 핵심이다. 미국질병통제센터(Centers for Disease Control: CDC)는 기관 홈페이지에 재난 업무 종사자의 정신건강에 도움이 되는 정보를 제시하고 있다. 국내에서는 구호대원이 스스로 활용할 수 있는 자기 조력적(self-help) 기법으로 '나는 RESCUE'(이소희 외, 2014)가 있다.

표 14-5 재난 업무 종사자용 자기 조력적 인지행동요법 '나는 RESCUE!'

단계	주제 및 주요목적
1단계	인정하기: 구호대원으로서의 사명감을 고취하되 현실적인 한계 인정하기
2단계	공부하기: 다양한 대처방법을 평소에 충분히 공부하기
3단계	멈추고 찾아보기: 긍정적 자기상 구축하기
4단계	자신을 용서하기: 적절하다고 생각하는 자신의 행동을 되돌아보기
5단계	비난하지 않기: 자기 용서에서 출발하여 낙관적인 귀인양식 개발하기
6단계	직면하기: 회피는 일시적인 효과만을 줄 뿐이란 것을 인정하고 자신의 자리를 되찾아 일상으로 되돌아가기

출처: 이소희 외(2014).

(3) 예방 및 개입서비스

재난 업무 종사자에게 효과적인 치료 프로그램에 대한 연구결과를 살펴보면 남성 구조대원에서 가상현실 프로그램이 효과적이었다는 결과(Difede et al., 2006)와 기본위기상담에 강화된 치료 서비스를 받았던 경우, 우울, 애도, 스트레스 증상에 효과적이었다는 보고가 있다(Difede et al., 2007). 국내에서는 재난 업무 종사자를 위한 인지행동요법프로그램이 개발되었으나(이소희 외, 2014) 정신건강 서비스에 의뢰된 경우 실제 이용하는 정도는 낮은 편으로 나타났다. 이는 정신과 치료에 가장 큰 장애물인 정신질환 및 도움에 대한 낙인감으로 보인다(재난정신건강위원회, 2015).

향후 국내에서도 재난 업무 종사자의 정신건강문제에 대한 장기적인 연구와 직업유지율, 정신질환 이환에 대한 추적 조사가 필요하며 정신질환에 대한 낙인감과 직무수행의 불리한 판정에 대한 우려는 정신건강문제 평가와 치료 서비스 이용에 장애물로 작용할 수 있으므로 이에 대한 대책이 마련되어야 할 것이다.

표 14-6 **재난 업무 종사자를 위한 임상가용 인지행동요법**

치료단계	회기	주요내용
초기 (교육과 안정화)	1회기	초기 구조화 및 평가
	2회기	심리교육 및 정상화
	3회기	안정화 기법
중기 (증상에 대한 대처)	4회기	감정 및 생각 다루기
	5회기	지속 노출에 대한 교육
	6회기	외상 사건 위계 설정 및 노출의 근거 제시
	7회기	심상 노출1
	8회기	심상 노출2
	9회기	Hot spot에 초점을 맞춘 심상노출 및 외상경험에 대한 긍정적 재해석
후기 (치료성과유지 및 재발방지)	10회기	문제해결훈련
	11회기	균형 잡힌 시간관 훈련: 희망적인 미래 설계
	12회기	재발방지 및 프로그램 평가

출처: 이소희 외(2014).

CHAPTER 15

정신건강현장의 변화와 전망

우리나라에 정신질환의 예방 및 치료, 재활을 위해 1995년 정신보건법이 제정된 이후 25년 동안 정신보건현장은 정책적으로나 실천적으로나 많은 변화와 성장이 있었다. 1995년 제정된 「정신보건법」은 몇 차례 개정을 거쳐 2016년에는 「정신건강증진 및 정신질환자 복지서비스 지원에 관한 법률(이하 '정신건강복지법')」로 전면 개정을 이루었으며, 정책적 대상도 중증 정신질환자에 대한 치료 및 재활에서 전체 국민의 정신건강 증진으로 확대되었다. 정신건강 서비스 제공기관도 중증 정신장애를 위시하여 중독, 자살에 대한 예방 인프라가 별도로 확대되었다. 이러한 정신보건현장의 법과 정신건강증진사업 추진방향, 전달체계와 정신건강 전문요원체계를 검토해 보도록 한다.

1 정신건강복지법의 주요 내용

1) 제정 이유(구 정신보건법 전면개정 사유)

2016년 5월 제정된 정신건강복지법은 구 정신보건법에 대한 다양한 개선의견이 받아들여져 전면적인 개정이 이뤄졌다(신권철, 2018).

첫째, 보호입원조항에 대한 환자권익옹호단체의 위헌소송이 있었다. 환자권익옹호단체에는 보호입원에 대해 위헌법률 심판 제청 신청을 하였고, 법원이 이를 받아들여 2014년 5월 헌법재판소에 위헌법률 심판제청을 하여 위헌소송이 계류된 상태였다. 향후 위헌결정이 내려질 경우 정신보건현장의 혼란을 사전에 방기하기 위해 정부의 적극적인 개정 노력이 뒤따랐다.

둘째, 한국정부가 2008년에 비준한 UN장애인권리협약은 국내에 법적 효력을 가지는데 2014년 10월 UN 장애인권리위원회는 한국의 높은 강제입원율과 장기입원, 격리 · 강박 등에 심각한 우려를 나타내었고 정신장애인의 자유박탈 조치 관련 현존 법령의 폐지, 설명과 동의에 기반한 정신보건서비스 마련, 심사와 이의제기 절차 보장을 권고하였다.

셋째, 정신장애인단체의 법 개정에 대한 노력이 있었다. 2013년 정부가 입법예고한 개정안(정신건강증진법안)에 대해 정신장애 당사자 단체와 장애인권단체가 연대하여 2015년 '정신장애인 복지지원법 추진 공동행동'을 결성하고 국회의원실을 통해 '정신장애인 복지지원 등에 관한 법률안'을 마련하여 최종 현행 정신건강복지법의 제1장 기본이념과 제4장 복지서비스 제공 규정들을 입안하게 되었다.

넷째, 강제입원에 대한 비판적 사회여론에 따라 국회의원들의 개정입법 제안이 활발히 이뤄졌다. 무분별한 강제인원에 비판이 확대되면서 2012년부터 2014년까지 제19대 국회에서 약 10개 이상의 강제입원 개선 법률안이 제안되어 2명 이상의 정신과 전문의 진단, 강제 입원 요건의 강화, 보호입원 기간 단축, 입원적합여부 심사위원회 신설, 법원의 입원심사제도 신설, 응급환자이송업자 규제, 친족에 의한 보호입원 제한 등의 내용이 제안되었다.

2) 주요 내용

정신건강복지법은 총 8장 89개 조항(제1장 총칙, 제2장 정신건강증진 정책 추진, 제3장 정신건강증진 시설의 개설 · 설치 및 운영, 제4장 복지서비스의 제공, 제5장 보호 및 치료, 제6장 퇴원 등의 청구 및 심사 등, 제7장 권익보호 및 지원 등, 제8장 벌칙)으로 구성되어 있다. 주요 변경된 내용은 다음과 같다(보건복지부, 고려대학교 의료원 산학협력단, 2019).

(1) 기본 이념의 정립

정신장애인의 자기결정권, 도움을 받을 권리, 정책결정에 참여할 권리보장을 입법과 정책, 법 집행과 해석에 있어 기준화하였다.

(2) 입원유형의 변화

① 자의입원

자발적 입원의 한 유형인 자의(自意)입원은 정신건강복지법의 원칙적인 입원으로서 모든 입원은 자의입원을 우선시하여야 한다. 구 정신보건법이 1년에 1회 이상 퇴원의사가 있는지 여부를 진료기록부에 기재 후 환자 본인의 확인을 받도록 하였는데, 정신건강복지법은 2개월마다 환자의 퇴원의사를 확인하도록 규정하고 있다(법 제41조 제3항).

② 동의입원 신설

정신건강복지법은 동의입원제도를 신설하였다. 구 정신보건법 하에서 환자가 자발적으로 입원하는 것임에도 불구하고 단시간 내 반복적인 퇴원을 제한하고자 하는 의료적 필요성에 의해 보호입원을 시키는 경우가 적지 않았다. 이러한 현실을 감안하고, 외국이나 국제기준에 따른 자의입원제도에 있어 퇴원을 제한하고, 강제입원으로 전환하는 규정을 대부분 두고 있는 점을 고려해 동의입원제도를 신설하였다. 외국의 제도와 차이점으로는 입원하는 사람의 입원신청이나 퇴원의 요건으로 보호의무자의 동의를 요구하고 있다는 점이다. 이는 한국 가족제도의 특성을 어느 정도 고려한 것이기도 하다.

③ 보호입원

구 정신보건법 하에서 한국 강제입원의 99%를 차지한 보호입원제도는 정신건강복지법에서 그 요건과 절차가 엄격해졌다. 시 · 군 · 구청장은 더 이상 보호의무자가 될 수 없으며, 입원요건으로 입원치료의 필요성 외에 자 · 타해 위험성도 함께 필요하게 되었다. 입원절차를 보면, 정신과 전문의 1인 진단만으로는 2주 이내의 진단입원만 가능하고, 치료를 위한 입원을 추가하기 위해서는 진단입원 기간 내에 국 · 공립이나 지정 정신의료기관에 소속된 정신과 전문의를 포함하여 2인 이상의 진단을 요구한다. 이후 입원적합성심사위원회의 1개월 이내 입원적합성심사와 3개월째 그리고 6개월마다 정신건강심사위원회의 입원연장심사를 거치도록 하였고, 그 심사 때마다 2인 이상의 정신과 전문의 진단(그중 1인은 국 · 공립이나 지정 정신의료기관 소속이어야 함이 원칙임)을 요구한다.

④ 행정입원

구 정신보건법 하에서 시 · 군 · 구청장이 강제력을 행사하여 입원시키는 행정입원조치는 거의 이루어지지 않았다. 정신건강복지법은 시 · 군 · 구청장이 보호의무자가 되는 입원을 폐지하면서 보호의무자가 없거나 동의를 해 주지 않는 경우 시 · 군 · 구청장이 행정조치로서 입원을 시킬 수 있도록 하였다. 과거 구 정신보건법 하에서 시 · 군 · 구청장이 보호의무자가 되는 입원은 보호입원의 한 형태로 2015년 전체 강제입원의 약 12%(시 · 군 · 구청장 보호입원 6,432명/전체 강제입원 53,841명) 정도를 차지하였는데, 이를 행정입원이 대신하게 될 가능성이 있다. 행정입원과 보호입원의 차이점 중의 하나는 보호입원의 입원결정기관은 정신의료기관의 장이지만, 행정입원의 입원결정기관은 시 · 군 · 구청장이라는 점이다. 입원절차에 있어서는 경찰관의 정신과 전문의나 정신건강전문요원에 대한 행정입원요청, 정신과 전문의나 정신건강전문요원의 시 · 군 · 구청장에 대한 행정입원신청, 시 · 군 · 구청장의 진단의뢰 등의 절차를 거친다. 그 밖에 입원요건, 입원적합성심사 및 입원연장심사는 대체로 보호입원제도의 내용을 따르고 있다.

⑤ 응급입원

응급입원제도는 구 정신보건법의 응급입원제도와 큰 차이가 없다. 바뀐 것을 보면, 먼저 응급입원기간이 72시간에서 3일(공휴일 제외)로 변경된 것이다. 3일이 72시간이기 때문에 동일한 것처럼 보일 수도 있으나 공휴일이나 초일이 산입되지 않기 때문에 72시간보다는 연장된 것이라 볼 수 있다.

(3) 보호의무자 제도의 변화

보호의무자 제도는 정신건강복지법에서 새롭게 변경되었다. 먼저, 시·군·구청장이 보호의무자가 되는 제도를 폐지하였다. 이로 인해 정신의료기관이나 정신요양시설에 시·군·구청장이 보호입원(입소)시킨 환자들은 더 이상 입원(입소)을 유지할 수 없게 되었다. 정부는 2017년 5월 법 시행을 전후하여 그중 500여 명 내외의 정신요양시설 보호입소 환자에 대해 후견법인을 선임하여 후견인이 가족 등이 없는 보호입소 환자에 대한 보호의무자가 되게 하였다.

다음으로, 보호의무자 순위와 관련하여 가족인 부양의무자보다 법원이 선임한 후견인을 선순위로 하였다. 그러나 순위제도는 뒤에서도 보겠지만 보호의무자 2인 이상의 동의를 하도록 한 이상 큰 의미는 없고, 정신의료의 현실에서는 관행적으로 순위제도 없이 보호의무자이면 동의권한이 있다고 보아 보호입원을 시키고 있어 법제도와 관행의 불일치가 있다.

끝으로, 구 정신보건법과 달리 정신건강복지법은 현실적으로 보호의무자로서 동의나 보호를 할 수 없는 사람은 보호의무자에서 제외시켜 현실적 보호상황과 일치시키도록 하였다. 예컨대, 장기 해외체류, 군복무 등으로 현실적으로 환자의 보호를 이행할 수 없는 사람에 대해서는 보호의무자의 지위를 부여하지 않도록 하고 있다.

(4) 강제입원심사기관의 변화

구 정신보건법상 보호입원이나 행정입원의 경우 최초입원 시 입원심사기관이 별도로 없었다. 정신건강복지법은 위와 같은 강제입원에 대한 입원심사기관으로 국립정신병원 산하에 입원적합성심사위원회를 두어 최초입원과정의 적법성이나 입원의 필요성 여부에 대해 심사한다. 최초입원을 심사하는 입원적합성심사위원회나 입원연장심사를 담당하는 정신건강심사위원회는 국립정신병원 또는 시·군·구 산하에 있어 입원심사기관이 갖추어야 할 독립성이 있다고 보기는 어렵다. 입원연장심사와 퇴원청구를 담당하는 정신건강심사위원회와 달리 최초의 보호입원이나 행정입원의 심사를 하는 입원적합성심사위원회는 환자를 대면해 조사를 할 수 있는 조사원제도를 두고 있다는 점에서 차이가 있다.

(5) 입원연장심사의 변화

구 정신보건법의 정신보건심판위원회가 맡던 역할을 정신건강복지법에서는 그 이름을 바꾸어 정신건강심사위원회가 맡게 된다. 정신건강심사위원회는 입원연장심사와 퇴원(처우개선을 포함한다)청구심사를 담당하는데 퇴원 및 처우개선 조치 외에 새로운 정신건강복지법은 기한부 퇴원, 외래치료명령 조건부 퇴원, 3개월 이내 재심사, 자의입원으로의 전환, 타 병원으로의 이송 등 다양한 결정을 내릴 수 있도록 하였다.

(6) 복지서비스 제공의 장 신설

정신건강복지법은 구 정신보건법과 달리 복지서비스 제공의 장을 추가하였다. 그 내용은 다소 추상적이고, 국가나 지방자치단체의 복지서비스 제공을 구체적 의무로서 규정하지는 않고 있으나 예산과 정책입안의 근거 규정으로 작용할 수 있다. 간단히 복지서비스의 내용을 보면, i) 복지서비스 연구지원체계 구축(법 제33조), ii) 고용 및 직업재활 지원(법 제34조), iii) 평생교육 지원(법 제35조), iv) 문화·예술·여가·체육활동 등 지원(법 제36조), v) 지역사회 거주·치료·재활 등 통합지원(법 제37조), vi) 가족에 대한 정보제공과 교육(법 제38조) 등이다.

(7) 입 · 퇴원 관리시스템의 도입

정신건강복지법은 보호입원과 행정입원 등 강제입원의 관리를 위해 입·퇴원관리시스템을 도입하였다(법 제67조). 이는 강제입원이 국가의 사무임을 인식하고, 강제입원 상황을 국가의 감독하에 두기 위한 것이기도 하며, 동시에 강제입원절차에서 발생할 수 있는 환자의 인권침해 문제를 막기 위한 것이기도 하다. 일본을 포함하여 대부분의 국가가 강제입원에 대해서는 최초입원심사를 위해 신고나 입원진단 자료 등을 심사기관에 제공하고 있는 점을 고려해 새로운 정신건강복지법은 이를 단순히 문서로서 제공받는 형태뿐만 아니라 보다 신속한 처리를 위해 국가 입·퇴원관리시스템(www.amis.go.kr)에 접속하여 환자의 정보와 자료를 입력하는 방식을 취하고 있다.

(8) 정신장애인 권리보장 확대

정신장애인의 권리보장과 관련해서도 법의 기본이념에서 구 정신보건법에서 선언했던 인간으로서의 존엄과 가치, 최적의 치료를 받을 권리, 부당한 차별대우의 금지, 자발적 입원과 자유로운 입원환경의 보장 외에 추가적으로 자기결정권, 도움을 받을 권리, 정책결정에 참여할 권리 등이 신설되었다(법 제2조). 구체적으로 정신장애인의 권리보장과 관련되어 확대된 부분을 보면, ⅰ) 입원(입소) 시 정신건강복지법 및 다른 법률에서 규정한 권리의 고지 및 서류비치(법 제6조), ⅱ) 최초입원 시 조사원 대면조사신청권 보장(법 제45조), ⅲ) 통신과 면회의 자유의 원칙적 보장(법 제74조) 등을 규정하였다.

2 정신건강증진사업의 추진방향과 원칙

1) 정신건강증진사업의 추진방향

우리나라 정신건강사업의 추진방향은 다음의 그림 15-1과 같다(관계부처 합동, 2021). '마음이 건강한 사회, 함께 사는 나라'라는 비전을 구현하기 위하여 전 국민 정신건강증진, 정신의료서비스/인프라 선진화, 지역사회기반 정신질환자의 사회통합 추진, 중독 및 디지털 기기 이용장애 대응강화, 자살로부터 안전한 사회구현, 정신건강정책 발전을 위한 기반 구축이라는 6가지 전략을 수립하여 추진하고 있다.

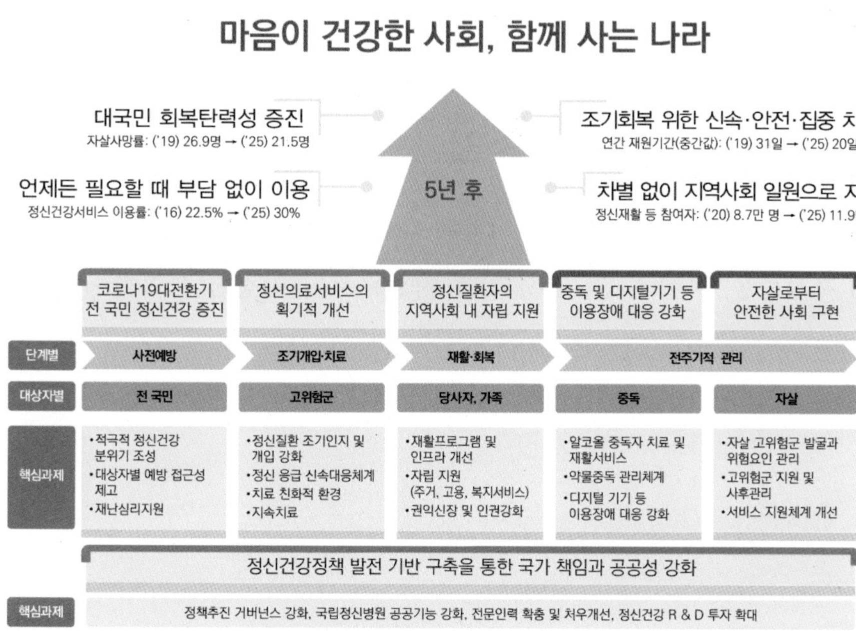

그림 15-1 우리나라 정신건강 증진사업의 비전과 추진전략

출처: 관계부처 합동(2021). 제2차 건강복지기본계획(안) 2021.1.14

2) 정신건강증진사업의 추진목표

국가 정신건강현황보고서(2019)에 따르면 우리나라의 총 인구수는 5,171만 명이며, 정신장애 1년 유병률은 11.9%로 나타나고 있다. 신경인지장애를 제외하고 정신의료기관의 입원 이용 인원은 17만 명 정도가 되며, 정신의료기관의 전체 입원환자 중 6개월 이상 입원환자의 비율은 21.6%로 5명 중 1명은 장기입원을 하는 것으로 파악되고 있다. 중증 정신질환자가 퇴원 후 1개월 이내 외래치료를 받는 비율은 65.7%로 지역의 정신건강관리가 더 세심히 이뤄질 필요가 있다.

국가 정신건강증진사업의 정책목표는 다음과 같다.

(1) 코로나19 심리방역을 통한 대국민 회복탄력성을 증진한다.
(2) 전 국민이 언제든 필요한 정신건강서비스를 이용할 수 있는 환경을 조성한다.
(3) 정신질환자의 중증도와 경과에 따른 맞춤형 치료환경을 제공한다.
(4) 정신질환자가 차별 경험 없이 지역사회 내 자립할 수 있도록 지원한다.
(5) 약물 중독, 이용장애 등에 대한 선제적 관리체계를 마련한다.
(6) 자살충동, 자살 수단, 재시도 등 자살로부터 안전한 사회를 구현한다.

3 정신건강복지 전달체계

1) 정신건강복지서비스 전달체계

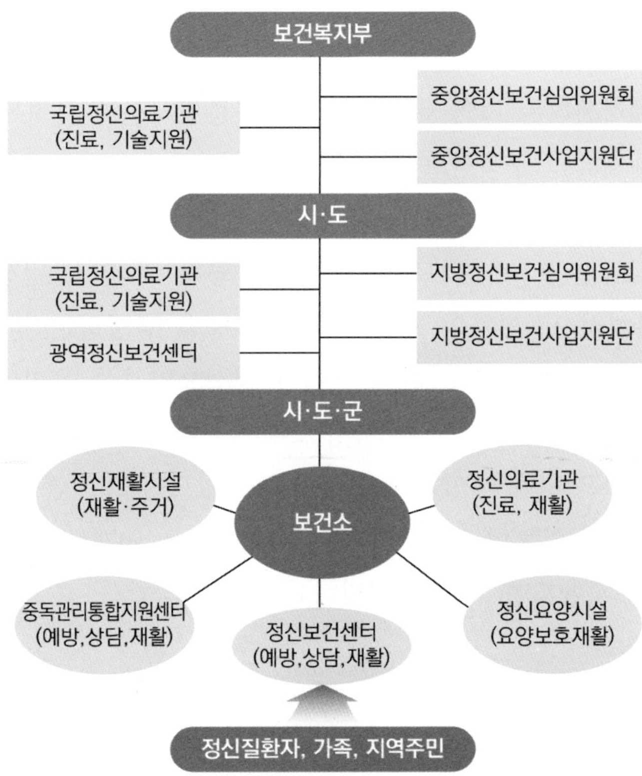

그림 15-2 **정신건강복지서비스 전달체계**

우리나라 정신건강복지서비스 전달체계는 중앙정부인 보건복지부에서 총괄하며, 시·도를 거쳐 시·군·구 보건소 및 지역정신건강증신시설을 통해 정신질환자와 가족, 전체 지역주민을 대상으로 서비스가 이뤄지고 있다.

2) 정신건강증진시설 현황

2019년 12월 기준으로 우리나라의 정신건강증진시설은 총 2,537개소로 광역정신건강복지센터 16개소, 기초정신건강복지센터 239개소, 중독관리통합지원센터 50개소가 설치 · 운영되고 있으며, 정신건강증진시설로는 정신의료기관 1,828개소 정신재활시설 345개소, 정신요양시설 59개소가 운영되고 있다(표 15-1).

정신건강복지센터는 지역 내에서 정신건강증진시설과 사회복지시설, 학교 등과 연계체계를 구축하고 지역사회에서 정신건강증진 사업을 수행하여 지역사회 내의 정신질환자와 그 가족을 대상으로 복지서비스를 제공하는 기능을 담당한다. 정신의료기관에는 국 · 공립 및 민간 정신병원 등이 포함된다. 만성정신질환자의 요약 및 보호기능을 담당하는 정신요양시설은 양적으로 큰 변화가 없으며 국가에서 정신요양시설 운영의 내실화를 기하고 시설의 여건을 개선하는 방향으로 지원하고 있다(권진숙 외, 2017).

정신재활시설은 꾸준히 양적으로 증가하고 있으며 2019년 기준으로 345개소가 운영 중에 있으며 중독관리 통합지원센터는 50개소로 중독예방, 중독자 상담 및 재활훈련 기능을 담당하고 있다.

표 15-1 우리나라 정신건강증진 시설현황(2019.12.)

구 분		기관수	주 요 기 능
계		2,537	
정신건강복지센터		255	지역사회 내 정신질환 예방, 정신질환자 발견 · 상담 · 정신재활훈련 및 사례관리, 정신건강증진시설 간 연계체계 구축 등 지역사회 정신건강사업 기획 · 조정 ※광역 16개소 (국비 15, 지방비 1) 기초 239개소(국비 214, 지방비 25)
정신 의료기관	국 · 공립	54	정신질환자 진료, 지역사회정신건강증진사업 지원
	민 간	1,774	정신질환자 진료
정신요양시설		59	만성 정신질환자 요양 · 보호
정신재활시설		345	병원 또는 시설에서 치료 · 요양 후 사회복귀촉진을 위한 훈련 실시
중독관리통합지원센터		50	중독 예방, 중독자 상담 · 재활훈련

출처: 보건복지부(2020). 2020 정신건강사업 안내. p.10.

3) 시 · 도별 정신건강증진시설 현황

시 · 도 단위로 보면 정신의료기관은 서울특별시에 가장 많이 설치되어 있으며, 정신재활시설 또한 서울특별시에 가장 많이 설치되어 있어 지역 간 정신건강증진시설의 접근성 차이가 큰 것으로 나타난다.

표 15-2 시 · 도별 정신건강증진 시설현황(2019.12.)

지역	정신건강 복지센터		자살예방 센터[1]		중독관리 통합지원센터	정신요양 시설	정신재활 시설	정신의료기관	
	광역	기초	광역	기초				국공립	민간
계	16	239	9	26	50	59	345	54	1,774
서울	1	25	1	1	4	3	108	11	480
부산	1	16	1		3	3	18	3	155
대구	1	8	1		2	3	14	3	92
인천	1	10	1	1	5	2	12	2	86
광주	1	5	1		5	4	12	1	57

지역	정신건강 복지센터		자살예방 센터[1]		중독관리 통합지원센터	정신요양 시설	정신재활 시설	정신의료기관	
	광역	기초	광역	기초				국공립	민간
대전	1	5	1		3	4	29	3	75
울산	1	5			2	1	2		28
세종		1				1	3		9
경기	1	37	1	19	7	6	55	8	361
강원	1	18	1	4	3		4	3	41
충북	1	14			1	4	10	1	50
충남	1	16	1	1	2	10	23	3	55
전북	1	13			2	4	21	3	61
전남	1	21			2	4	3	4	46
경북	1	23			2	5	21	3	69
경남	1	20			5	4	4	3	86
제주	1	2			2	1	6	3	23

1) 통상적으로 정신건강복지센터에서 자살예방사업을 병행함

출처: 보건복지부(2020). 2020 정신건강사업 안내. p.10.

4) 정신건강 전문요원제도와 역할

(1) 정신건강전문요원의 법적 근거

정신건강복지법 제17조의 제1항과 제2항에서는 정신건강전문요원에 대한 규정을 제시하고 있다. 정신건강 전문요원에는 전문분야에 따라 정신건강임상심리자와 정신건강간호사, 정신건강 사회복지사가 있다.

표 15-3 정신건강복지법 제17조항 내용

① 보건복지부장관은 정신건강 분야에 관한 전문지식과 기술을 갖추고 보건복지부령으로 정하는 수련기관에서 수련을 받은 사람에게 정신건강전문요원의 자격을 줄 수 있다.
② 제1항에 따른 정신건강전문요원(이하 '정신건강전문요원'이라 한다)은 그 전문분야에 따라 정신건강임상심리사, 정신건강간호사 및 정신건강사회복지사로 구분한다.
③ 보건복지부장관은 정신건강전문요원의 자질을 향상시키기 위하여 보수교육을 실시할 수 있다.
④ 보건복지부장관은 제3항에 따른 보수교육을 국립정신병원, 「고등교육법」 제2조에 따른 학교 또는 대통령령으로 정하는 전문기관에 위탁할 수 있다.
⑤ 정신건강전문요원은 다른 사람에게 자기의 명의를 사용하여 정신건강전문요원의 업무를 수행하게 하거나 정신건강전문요원 자격증을 빌려주어서는 아니 된다. 〈신설 2019.4.23.〉
⑥ 누구든지 정신건강전문요원 자격을 취득하지 아니하고 그 명의를 사용하거나 자격증을 대여받아서는 아니 되며, 명의의 사용이나 자격증의 대여를 알선하여서도 아니 된다. 〈신설 2019.4.23.〉
⑦ 보건복지부장관은 정신건강전문요원이 다음 각 호의 어느 하나에 해당하는 경우에는 그 자격을 취소하거나 6개월 이내의 기간을 정하여 자격의 정지를 명할 수 있다. 다만, 제1호 또는 제2호에 해당하면 그 자격을 취소하여야 한다.
〈개정 2019.4.23.〉
1. 자격을 받은 후 제18조 각 호의 어느 하나에 해당하게 된 경우
2. 거짓이나 그 밖의 부정한 방법으로 자격을 받은 경우
3. 제5항을 위반하여 다른 사람에게 자기의 명의를 사용하여 정신건강전문요원의 업무를 수행하게 하거나 정신건강전문요원 자격증을 빌려준 경우
4. 고의 또는 중대한 과실로 제8항에 따라 대통령령으로 정하는 업무의 수행에 중대한 지장이 발생하게 된 경우
⑧ 제1항부터 제3항까지의 규정에 따른 정신건강전문요원 업무의 범위, 자격 · 등급에 관하여 필요한 사항은 대통령령으로 정하고, 수련과정 및 보수교육과 정신건강전문요원에 대한 자격증의 발급 등에 관하여 필요한 사항은 보건복지부령으로 정한다. 〈개정 2019.4.23.〉

(2) 정신건강전문요원의 수련과정

정신건강전문요원이 되기 위해서는 보건복지부령이 지정한 국립 또는 공립의 정신의료기관, 수련병원으로 지정된 정신의료기관, 해당 요건을 갖춘 정신요양시설, 정신재활시설, 정신건강복지센터, 보건소 또는 정신의료기관에서 수련이 가능하다.

표 15-4 정신건강복지법 시행규칙 제7조항 내용

① 법 제17조 제1항에서 '보건복지부령으로 정하는 수련기관'이란 다음 각 호의 어느 하나에 해당하는 시설이나 기관으로서 보건복지부장관의 지정을 받은 시설이나 기관을 말한다.
1. 국립 또는 공립의 정신의료기관
2. 「전공의의 수련환경 개선 및 지위 향상을 위한 법률」 제13조 제1항에 따라 수련병원 등으로 지정된 정신의료기관ㅋ
3. 다음 각 목의 어느 하나에 해당하는 요건을 갖춘 정신요양시설, 정신재활시설, 정신건강복지센터, 보건소 또는 정신의료기관(제1호 및 제2호 외의 정신의료기관 중 입원실의 100분의 10 이상을 개방병동으로 확보한 정신의료기관만 해당한다)
가. 법 제17조 제1항에 따른 정신건강전문요원(이하 '정신건강전문요원'이라 한다) 중 수련시키고자 하는 전문분야의 1급 정신건강전문요원 1명 이상이 상시 근무할 것
나. 정신건강전문요원 중 수련시키고자 하는 전문분야의 2급 정신건강전문요원 3명 이상이 상시 근무할 것. 다만, 해당 수련을 지도할 수 있는 1급 정신건강전문요원을 1명 이상 위촉하여야 한다.

② 법 제17조 제1항에 따른 수련기관(이하 '수련기관'이라 한다)에서의 정신건강전문요원 수련과정은 별표 1과 같다.
③ 보건복지부장관은 제2항에 따른 정신건강전문요원 수련과정의 적정한 운영을 위하여 필요하다고 인정하는 경우에는 수련기관의 수련실태에 관하여 평가할 수 있다.
④ 제1항부터 제3항까지에서 규정한 사항 외에 수련기관 및 수련과정 등 정신건강전문요원의 수련에 필요한 세부사항은 보건복지부장관이 정하여 고시한다.

(3) 정신건강전문요원의 등급 및 자격기준

정신건강전문요원의 등급은 1급과 2급으로 구분되며, 구체적인 자격기준은 표 15-5와 같다. 또한 외국에서 정신건강 전문요원과 유사한 교육과 수련을 받았거나 동종의 자격을 취득한 사람은 보건복지부장관이 정하는 바에 따라 정신건강전문요원과 동등한 자격을 인정받을 수 있다.

표 15-5 정신건강전문요원 등급 및 자격기준

등급	정신건강사회복지사	정신건강임상심리사	정신건강간호사
1급	1. 사회복지학 또는 사회사업학에 대한 석사학위 이상을 소지한 사람으로서 보건복지부장관이 지정한 수련기관에서 3년(2급 자격 취득을 위한 기간은 포함하지 아니한다) 이상 수련을 마친 사람 2. 2급 정신건강사회복지사 자격을 취득한 후 정신건강증진시설, 보건소 또는 국가나 지방자치단체로부터 정신건강증진사업 등을 위탁받은 기관이나 단체에서 5년 이상 근무한 경력(단순 행정업무 등 보건복지부장관이 정하는 업무는 제외한다)이 있는 사람	1. 심리학에 대한 석사학위 이상을 소지한 사람(석사 이상 학위 취득 과정에서 보건복지부장관이 정하는 임상심리 관련 과목을 이수한 경우로 한정한다)으로서 법 제17조 제1항에 따른 정신건강전문요원 수련기관(이하 이 표에서 '수련기관'이라 한다)에서 3년(2급 자격취득을 위한 기간은 포함하지 아니한다) 이상 수련을 마친 사람 2. 2급 정신건강임상심리사 자격을 취득한 후 정신건강증진시설, 보건소 또는 국가나 지방자치단체로부터 정신건강증진사업 등을 위탁받은 기관이나 단체에서 5년 이상 근무한 경력(단순 행정업무 등 보건복지부장관이 정하는 업무는 제외한다)이 있는 사람 3. 「국가기술자격법 시행령」 제12조의2 제1항에 따른 임상심리사 1급 자격을 소지한 사람으로서 보건복지부장관이 지정한 수련기관에서 3년(2급 자격취득을 위한 기간은 포함하지 아니한다) 이상 수련을 마친 사람	1. 「의료법」에 따른 간호사 면허를 취득하고, 간호학에 대한 석사학위 이상을 소지한 사람으로서 보건복지부장관이 지정한 수련기관에서 3년(2급 자격 취득을 위한 기간은 포함하지 아니한다) 이상 수련을 마친 사람 2. 2급 정신건강간호사 자격을 취득한 후 정신건강증진시설, 보건소 또는 국가나 지방자치단체로부터 지역사회 정신건강증진사업 등을 위탁받은 기관이나 단체에서 5년 이상 근무한 경력(단순 행정업무 등 보건복지부장관이 정하는 업무는 제외한다)이 있는 사람 3. 2급 정신건강간호사 자격을 소지한 사람으로서 간호대학에서 5년 이상 정신간호분야의 조교수 이상의 직에 있거나 있었던 사람
2급	「사회복지사업법」 제11조 제2항에 따른 사회복지사 1급 자격을 소지한 사람으로서 수련기관에서 1년(1급 자격취득을 위한 기간을 포함한다) 이상 수련을 마친 사람	1. 심리학에 대한 학사학위 이상을 소지한 사람(학위 취득 과정에서 보건복지부장관이 정하는 임상심리관련 과목을 이수한 경우로 한정한다)으로서 수련기관에서 1년(1급 자격취득을 위한 기간을 포함한다) 이상 수련을 마친 사람 2. 「국가기술자격법 시행령」 제12조의2 제1항에 따른 임상심리사 2급 자격을 소지한 사람으로서 수련기관에서 1년(1급 자격취득을 위한 기간을 포함한다) 이상 수련을 마친 사람	1. 「의료법」에 따른 간호사 면허를 가진 자로서 수련기관에서 1년(1급 자격취득을 위한 기간을 포함한다) 이상 수련을 마친 사람 2. 「의료법」에 따른 정신전문간호사 자격이 있는 사람

(4) 정신건강전문요원의 업무내용

정신건강전문요원의 구체적인 업무내용은 표 15-6과 같다. 정신재활시설 운영 등의 공통업무와 각 전문요원별 핵심 업무내용을 제시하고 있다.

표 15-6 정신건강전문요원 업무내용

종별	업무내용
공통	가. 정신재활시설의 운영 나. 정신질환자 등의 재활훈련, 생활훈련 및 작업훈련의 실시 및 지도 다. 정신질환자 등과 그 가족의 권익보장을 위한 활동 지원 라. 법 제44조 제1항에 따른 진단 및 보호의 신청 마. 정신질환자 등에 대한 개인별 지원계획의 수립 및 지원 바. 정신질환 예방 및 정신건강복지에 관한 조사 · 연구 사. 정신질환자 등의 사회적응 및 재활을 위한 활동 아. 정신건강증진사업 등의 사업 수행 및 교육 자. 그 밖에 제1호부터 제8호까지의 규정에 준하는 사항으로 보건복지부장관이 정하는 정신건강증진 활동
정신건강사회복지사	1. 정신질환자 등에 대한 사회서비스 지원 등에 대한 조사 2. 정신질환자 등과 그 가족에 대한 사회복지서비스 지원에 대한 상담 · 안내
정신건강임상심리사	1. 정신질환자 등에 대한 심리 평가 및 심리 교육 2. 정신질환자 등과 그 가족에 대한 심리 상담 및 심리 안정을 위한 서비스 지원
정신건강간호사	1. 정신질환자 등의 간호 필요성에 대한 관찰, 자료수집, 간호 활동 2. 정신질환자 등과 그 가족에 대한 건강증진을 위한 활동의 기획과 수행

* 정신건강증진 및 정신질환자 복지서비스 지원에 관한 법률 시행령 [별표 2]

(5) 정신건강전문요원의 현황

2018년 정신건강전문요원 실태조사에 따르면, 정신건강전문요원이 배출된 이후 총 누적 배출인원수는 15,703명으로 집계되었다. 연도별로 꾸준히 증가하고 있으며 정신건강사회복지사는 총 4,758명, 정신건강임상심리사는 총 2,760명, 정신건강간호사는 8,185명이 각각 배출된 것으로 나타났다.

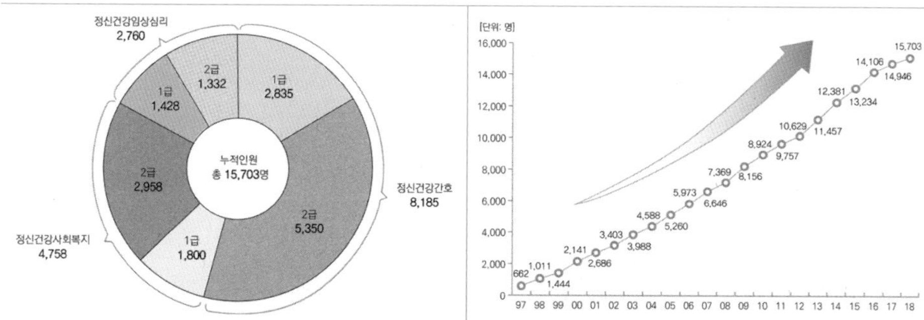

정신건강전문요원별 배출현황	연도별 정신건강전문요원 누적 배출현황

그림 15-3 **정신건강전문요원 배출현황(2018.12.말 기준, 단위: 명)**

출처: 국립정신건강센터(2018). 정신건강전문요원 실태조사.

4 향후 과제

1) 다양한 사회변화에 대응한 정신건강현장 서비스 확대

우리나라 국민의 낮은 행복지수와 낮은 삶의 만족도, OECD 국가와 비교 시 높은 자살률 수치로 대변되듯 한국사회의 정신건강의 문제는 심각한 상황이다. 특히 전 세계적인 코로나 팬데믹 등은 전반적인 국민의 정신건강문제를 심화시킬 수 있다. 앞서 살펴보았듯이 정신건강현장은 양적인 확대를 거두고 있으나 만성정신질환의 재활에서부터 중독, 자살 등 위기개입까지 대상층이 확대되었고 전 국민을 대상으로 서비스를 하기에 한계가 있는 상황이다. 현재의 지역사회 정신건강시설로는 이러한 주요 이슈에 대한 대응이 어려운 현실을 직시하고, 정신건강시설을 확충하고 정신건강 전문요원 등 서비스 인력이 안정적으로 일할 수 있는 제도적 환경을 마련하여 최종적으로 양질의 정신건강서비스가 클라이언트에게 전달될 수 있도록 노력해야 한다.

2) 만성정신질환 치료 및 보호에 대한 국가적 책임 확대

개정된 정신건강복지법을 통해 정신건강현장에서 정신장애인의 인권신장이 강화되었으나 아직까지도 지역사회에 거주하는 만성정신질환의 치료와 보호는 가족의 책임에 맡겨져 있다. 이로 인해 지역 전체의 정신건강관리에 많은 한계를 드러내고 있다. 그러므로 현행 정신건강복지법상에 만성정신장애인의 지역 내 사례관리에 대한 국가 책임이 더 강화되어야 한다. 이를 통해 만성정신장애인의 지역사회 내 재발을 막고 건강을 유지하도록 하여 당사자, 가족 및 지역사회 전체가 안전을 보장받을 수 있도록 노력해야 한다.

3) 범정부 거버넌스 형성을 통한 보건, 복지서비스 네트워크 강화

정신건강서비스는 보건, 복지 등 지역사회의 다양한 정신건강서비스 제공주체들의 협력을 통해 서비스 질이 담보된다. 정신건강서비스 전달체계를 데이터 시스템 차원에서 보건과 복지 영역 간에 연계가 시도되는 것과 더불어 실제 읍·면·동 주민센터와 정신건강복지센터, 지역 사회복지기관 간의 인적 네트워크가 활성화되도록 범정부 거버넌스가 형성되어야 한다.

참/고/문/헌

강선희, 정남운(2002). 내현적 자기애 척도의 개발 및 타당화 연구. **한국심리학회지: 상담 및 심리치료, 14**(4), 969-990.

강신우, 송인성, 장정주, 서다은, 김호(2020). 대기오염이 자살, 우울증 및 정신질환에 미치는 영향. **보건학 논집, 57**(1), 8-19.

건강보험공단(2017). 건강보험 리뷰와 평가조사.

고성희(1980). 정신질환자와 비정신질환자의 스트레스 및 그 적응방법에 대한 비교 연구. 이화여자대학교 대학원 석사학위논문.

고영훈(2012). 한국 정신신체의학연구의 과거와 현재 그리고 미래. **정신신체의학, 20**(1), 9-13.

곽상순(2007). 노인성 치매에 대한 음악치료의 이론적 접근. 계명대학교 교육대학원 석사학위논문.

관계부처합동(2021). 제2차 정신건강복지기본계획(안): 온국민 마음건강 종합대책, 2021. 1. 14.

국가트라우마센터(2019). 재난 정신건강 실무자를 위한 표준매뉴얼. 국립정신건강센터 국가트라우마센터.

국립정신건강센터(2018). 정신건강전문요원 실태조사.

국립정신건강센터(2019). 국가 정신건강현황 보고서.

권석만(2013). **현대 이상심리학**. 서울: 학지사.

권석만(2019). **우울증: 침체와 절망의 늪**. 서울: 학지사.

권용철, 박종한(1989). 노인용 한국판 Mini Mental State Examination(MMSE-K)의 표준화 연구. **신경정신의학, 28**(1), 125-135.

권진숙, 김정진, 전석균, 성준모(2017). **정신건강사회복지론**. 경기: 공동체.

금천구 보건소(2015). **자살예방사업 매뉴얼**. 금천구 보건소.

김경수(2017). 외상 후 스트레스장애 후유증 극복을 위한 시네마테라피 활용에 관한 고찰 이해와 치유 중심으로 한 <레인 오버 미(Reign Over Me)> 등장인물의 동일시 과정 분석. **애니메이션연구, 13**(2), 7-31.

김근향(2017). 범불안장애의 근거기반 심리치료. **임상심리학회, 36**(4), 494-508.

김금순(2005). 스트레스 반응의 생리학적 접근. **스트레스 연구**, 13(3), 117-126.

김동인, 최말례, 조은정(2000). 한국판 성격장애 검사(Personality Disorder Questionnaire-4+, PDQ-4+)의 신뢰도와 타당도에 관한 예비적 연구. **신경정신의학**, 39(3), 525-538.

김문근(2019). 정신보건법 제정 이후 국내 정신건강복지정책의 역사적 고찰과 함의. **한국정신건강사회복지학회 학술발표논문집**, 41-64.

김미경(2017). 임상간호사의 스트레스 대처능력과 회복탄력성이 간호업무성과에 미치는 영향. 서울대학교 대학원 석사학위논문.

김성완, 이가영, 윤혜영, 박지현, 이용성, 김주완, … & 윤진상(2016). 조현병 환자의 인지행동치료 기반 사례관리를 위한 스마트폰 애플리케이션 개발. **대한조현병학회지**, 19(1), 10-16.

김세진, 김교헌(2008). 허베이 스피리트호 기름유출 사고와 태안 사람들의 심리적 삶의 변화:재난을 경험한 태안주민들의 스트레스 대처 패턴. **한국심리학회 연차 학술발표 논문집**, 1, 6-7.

김수안, 민경환(2011). 탄력성 척도의 비교 및 탄력성과 정서적 특성의 관계 탐색. **한국심리학회지**, 25(2), 223-243.

김신향, 정수연, 박기호, 제갈은주, 이승환, 최윤영, … & 최기홍(2016). 한국형 불안 선별도구 개발: 현행 불안평가 도구 개관 및 예비문항 개발. *Korean Journal of Clinical Psychology, 35*(3), 630-644.

김은진, 김윤신, 서완석, 이소희, 박은진, 배승민, 신동원(2017). 주의력결핍 과잉행동 장애 한국형 치료 권고안 개정안(Ⅰ). **소아청소년정신의학**, 28(2), 46-57.

김일순(1993). 건강증진 새 시대 의료의 새로운 지평. **간호학 탐구**, 2(2), 12-20.

김정욱, 권석만, 정남운(2000). 한국판 대인관계 문제 척도(K-IIP)의 개발: 요인구조 및 심리측정적 특성. **한국심리학회지: 상담 및 심리치료**, 12(1), 153-175.

김정호(1999). 대학생의 자기개념을 통해 본 사회불안과 우울의 비교. 아주대학교 대학원 석사학위논문.
김정호, 조용래, 이민규(2000). 사회불안과 우울의 자기개념에 대한 비교. 한국심리학회지: 임상, 19(1), 1-15.
김주환(2014). 회복탄력성 시련을 행운으로 바꾸는 유쾌한 비밀. 서울: 위즈덤하우스.
김지윤, 이동훈, 김시형(2018). PTSD 증상의 조건비율에 근거한 한국 성인의 트라우마 경험에 관한 연구. 한국심리학회지: 문화 및 사회문제, 24(3), 365-383.
김지현, 박염홍, 신광범, 정영철(2018). 조현병 재발방지를 위한 약물치료 전략. 신경정신의학, 57(3), 225-229.
김찬형(1998). 공황장애 약물치료의 최근 경향. 신경정신의학, 37(4), 620-631.
김철권, 변원탄(2000). 정신분열병을 극복하는 법. 서울: 하나의학사.
김평호, 이유리(2016). 사회복지사의 외상사건경험에 따른 외상 후 스트레스와 정신건강의 영향관계에서 회복탄력성의 매개효과. 디지털융복합연구, 14(9), 545-552.
김학열(1977). 입원환자의 피해망상에 대한 임상적 고찰. 신경정신의학, 16, 257-262.
김현정, 고영건(2016). 정신건강과 일반적 신체건강 간 관계. 한국심리학회지: 건강, 21(4), 815-828.
김혜련(1993). 부모의 언어적 학대와 아동의 정서적 부적응행동과의 관계. 숙명여자대학교 교육대학원 석사학위논문.
김환(2016). 외상후스트레스장애. 서울: 학지사.
대검찰청(2019). 2018년 범죄분석보고서(http://www.spo.go.kr).
대한신경정신의학회(1997). 신경정신과학. 서울: 하나의학사.
대한우울, 조울병학회(2014). 양극성장애 제2판:조울병의 이해와 치료. 서울: 시그마프레스.
류종훈(2004). 최신정신건강론. 서울: 청목출판사.

마르탱 모네스티에(2003). **자살:자살의 역사와 기술 기이한 자살 이야기**(한명희 옮김). 경기: 도서출판 새움.

문태영(2013). 소방공무원의 지각한 현장출동 충격경험과 외상 후 스트레스가 신체증상 및 대처방식에 미치는 영향. **한국산학기술학회논문지, 14**(4), 3815-3823.

민성길(2006). **최신정신의학**. 서울: 일조각.

민성길(2015). **최신정신의학**(제6판). 서울: 일조각.

민성길, 고경봉, 기선완, 김경희, 김도훈, 김율리, 김 임, 김종주, 김지웅 외(2020). **최신정신의학**(제6판). 서울: 일조각.

민성실(1981). 언어의 정신병리. **현상과 인식, 5**(4), 34-62.

박미은(2021). **정신건강사회복지론**. 서울: 학지사.

박성혁, 최윤영, 권정혜(2017). 사회불안을 위한 이미지 재구성 치료가 부정적인 자기심상, 암묵적 자기존중감, 정서조절에 미치는 영향. **인지행동치료, 17**(3), 393-417.

박원명, 민경준, 전덕인, 윤보현, 김문두, 우명섭 옮김(2014). **정신의학적 진단의 핵심: DSM-5의 변화와 쟁점에 대한 대응**, (Allen, F. 저). 서울: 시그마프레스.

박유미(2017). 예비유아교사의 회복탄력성, 교육실습불안, 자아존중감과의 관계. **창조교육논총, 19**, 107-121.

박종한, 이윤로(1996). **치매의 원인과 치료**. 서울: 학문사.

백세희(2018). **죽고 싶지만 떡볶이는 먹고 싶어**. 서울: 흔.

보건복지부(2013). 2012년 치매 유병률 9.18%, 치매환자 수 20년마다 2배씩 증가. 보도자료(2013.5.2).

보건복지부(2016). 2016 국가정신건강현황 예비조사 결과보고서.

보건복지부(2017). 2016년 전국 치매역학조사.

보건복지부(2020). 국가 정신건강현황 보고서 2019.

보건복지부(2021). 정신건강사업안내. 보건복지부.

보건복지부, 고려대학교 의료원 산학협력단(2019). 개정 정신건강복지법 평가 및 제도개선 연구.

보건복지부, 삼성서울병원(2017). 2016년도 정신질환 실태조사.

보건복지부, 국립정신건강센터(2021). 2021년도 정신건강실태조사 보고서.

보건복지부 · 중앙자살예방센터 · 한국자살예방협회(2015). 자살상담 매뉴얼.

사행산업통합감독위원회(2018). **사행산업백서**. 사행산업통합감독위원회.

서울시정신건강복지센터(2018). 내 마음에 봄이 오다, 마음 봄 우울. **마음 봄_우울**, 0(0), 1-51.

서울시정신건강증진센터(2012). 발견부터 개입까지. Early Psychosis 발견부터 개입까지-지역사회 정신보건전문가를 위한 안내서.

서호준, 이강수, 이상혁, 서호석(2016). **공황장애 인지행동치료의 최신지견**. **대한불안의학회지**, 12(1), 47-55.

서화정(1993). 알코올중독에 대한 가족의 인식도에 관한 연구. 부산대학교 대학원 석사학위논문.

설순호, 임선영(2000). **노년기 정신장애**. 서울: 학지사.

성준모(2007). 자녀를 둔 여성 정신장애인의 탄력성 영향요인. **정신건강과 사회복지**, 26, 50-78.

손경희(1983). 정신질환자와 비정신질환자의 사회적 지지와 스트레스에 대한 비교연구. 이화여자대학교 대학원 석사학위논문.

손정남(2018). 중년여성의 우울에 영향을 미치는 요인: 갱년기 삶의 질을 중심으로. **한국보건정보통계학회지**, 43(2), 148-157.

신권철(2018). 정신건강복지법의 시행과 입법평가. **입법평가연구 13호**, 15-58.

신민섭(1993). 자살기제에 대한 실증적인 연구 : 자기도피 척도의 타당화. 연세대학교 대학원 박사학위논문.

신민섭, 권석만, 민병배, 이용승, 박중규, 정승아, 김영아 외(2019). **최신임상심리학**. 서울: 사회평론아카데미.

신민섭, 김융희(1998). 한국형 아동기 자폐증 평정척도의 표준화연구: 신뢰도,

타당도 및 진단분할점 산출. **한국심리학회지: 임상**, 17(1), 1-15.

신민섭, 박광배, 오경자, 김중술(1990). 고등학생의 자살성향에 관한 연구 우울 절망 자살 간의 구조적 관계에 대한 분석. **한국심리학회지: 임상**, 9(1), 1-19. 원판: Beck, A. T., Kovacs, M., & Weissman, A.(1979). Assessment of suicidal intention: the Scale for Suicide Ideation. *Journal of consulting and clinical psychology, 47*(2), 343.

신의진, 오경민(2008). 영유아기 정신적 문제의 진단적 평가. **영유아아동정신건강연구**, 1(1), 1-10.

신현균, 김진숙(2016). **주의력결핍 과잉행동장애: 주의산만하고 유별난 아이**. 서울: 학지사.

양병환(1988). 임상정신병리학. **신경정신의학**, 27, 231-233.

양병환(1991). 스트레스의 개념. **정신건강연구**, 10, 1-9. 서울: 한양대학교 정신건강연구소.

양옥경(2006). **정신보건과 사회복지**. 경기: 나남출판.

양옥경, 최명민(2001). 한국인의 한과 탄력성. **정신보건과 사회사업**, 11, 7-29.

양정선(2020). 공황장애 기독교인지행동치료 프로그램 효과성 및 변화과정 연구. 총신대학교 대학원 박사학위논문.

엄태완(2020). **정신건강, 사회정의와 인권으로 답하다**. 경기: 지식공동체.

에밀 뒤르켐(1994). **자살론**(김충선 옮김). 경기: 청아출판사.

오영림, 진성일(2002). **주의력결핍과잉행동장애와 경도정신지체 청소년을 위한 사회기술훈련**. 서울: 하나의학사.

오은아(1998). 분리불안장애아의 부모놀이치료 사례분석. **놀이치료연구-한국아동심리재활학회**, 2(1), 67-84.

우종민, 백종우, 이주영(2010). 정신건강증진의 개념과 발전 방향. **신경정신의학**, 49(2), 163-170.

울산광역정신건강복지센터(2015). 지역사회 실무자들과 함께 보는 실무지침서 자살위기대응 매뉴얼.

원호택 외(2008). 인간관계와 적응. 서울: 서울대학교출판부.
원호택(1998). 정신건강과 적응(사미자 엮음). 서울: 장로회신학대학교출판부.
원호택(2007). 스트레스와 심리. 스트레스 과학의 이해(대한신심스트레스학회 편). 서울: 신광출판사.
유수현, 서규동, 유명이, 이봉재, 이종하(2018). 정신건강사회복지론. 서울: 신정.
유순덕(2018). 가족과 사회가 함께 치매를 알아야 예방할 수 있다. 서울: 휴먼북스.
윤명숙, 최수연(2012). 알코올중독자의 자살시도 경험. 정신보건과 사회사업 40(4), 27-56.
윤성자, 황주희, 박은하, 최명희(2019). 대학병원 간호사의 정신건강에 영향을 미치는 요인. 한국디지털콘텐츠학회논문지, 20(6), 1215-1224.
윤지원, 이상혁, 김용우, 김묘정, 육근영, 류미, … & 김근향(2009). 범불안장애 혹은 공황장애 환자에서 Mindfulness에 기반한 인지치료의 장기치료 효과: 1년 추적관찰. 신경정신의학, 48(1), 36-41.
이가영, 유혜영, 전민, 윤진상, 김성완(2016). 젊은 조현병 환자의 사회복귀를 위한 인지행동치료 기반 집중사례관리 증례. 대한조현병학회지, 19(1), 32-37.
이경수, 강경원(2018). 일개 지역 중년 여성의 갱년기 및 우울증상과의 관계 연구. 한국임상보건과학회지, 6(2), 1171-1179.
이규태(1997). 정신건강을 위한 심리치료. 서울: 하나의학사.
이민규(2004). 현대생활의 적응과 정신건강. 서울: 교육과학사.
이민수, 한창수, 곽동일, 이준상(1997). 삼풍 사고 생존자들의 정신과적 증상. 대한신경정신의학회, 36(5), 841-849.
이상문(2008). 빈곤계층의 정신건강에 관한 연구. 한국사회학, 42(3), 119-152.
이세라(2016). "너무" 특별한 사람들 -병리적 자기애(자기애성 성격장애)를 중심으로-. 현대사회과학연구. 20, 31-47.
이소희, 김석주, 심민영, 유소영, 원성두, 이병철(2014). 외상후스트레스장애 관리에 대한 임상적 가이드라인 개발. 국립중앙의료원.

이수정(2018). 묻지 마 범죄자들의 특성과 적절한 처우집행을 위한 제언: 빅데이터 분석을 통한 대중적 인식을 중심으로. 한국중독범죄학회, 8(4), 99-118.

이수정, 안석균(2000). 만성조현병 환자들의 정서조절 과정에 있어서의 특성. 한국심리학회지, 19, 269-279.

이순묵, 김종남, 최삼욱, 현명호, 김수진(2009). 도박의 정의와 범주화에 대한 개념의 명확화. 한국심리학회지.

이순묵, 현명호, 김종남, 최삼욱, 김수진(2008). 한국형 도박중독 변별척도 개발 연구. 사행산업통합감독위원회.

이연실(2012). 유아의 탄력성 척도개발 및 타당화 연구. 숙명여자대학교 박사학위논문.

이영균(2004). 스트레스의 원인과 대처방안에 관한 탐색. 한국정책과학학회보, 8(1), 46-66.

이용승(2016). 자폐증: 엄마, 아빠에게 무관심한 아이. 서울: 학지사.

이우경, 이원혜, 황태연(2004). 인지행동재활훈련과 정서관리훈련. 서울: 학지사.

이윤주, 조계화, 이현지(2007). 사별에 관한 최근 연구동향 분석. 상담학 연구, 8(3), 839-857.

이인정, 최해경(2007). 인간행동과 사회환경. 경기: 나남출판.

이인혜(1999). 현대인의 정신건강. 경기: 대왕사.

이제두(2012). 외상후 스트레스 장애에 대한 사례연구. 동국대학교 대학원 석사학위논문.

이태경(2009). 도박과 도박중독의 이해. 도박중독전문가양성과정 시범교육 교재. 사행산업통합감독위원회.

이형진, 이현심(2020). 취약성-스트레스로 인한 조현병 유발요인 탐색: 영화 '샤인'을 중심으로. 문화와 융합, 42(2), 157-181.

이혜련(2004). 반응성 애착장애의 치료. 소아청소년정신의학, 15(2), 132-142.

이흥표(2002). **도박의 심리**. 서울: 학지사.

이흥표(2011). **도박중독전반에 대한 이해. 도박중독 예방강사 양성 시범과정 교육교재**. 도박중독전문가교육센터.

인천광역시자살예방센터(2016). 노인 관련기관 실무자를 위한 자살위기관리 매뉴얼.

인천광역시자살예방센터(2018). 교사 및 실무자를 위한 청소년 자살위기관리 매뉴얼.

임경수, 황성오, 안무업, 안희철(2009). **재난의학**. 서울: 군자출판사.

임정원(2016). **정신건강론**. 서울: 신정.

임혁, 채인숙(2015). **정신건강의 이해**. 경기: 공동체.

장수진, 서동수, 변희정(2007). 한국어판 주의력결핍 과잉행동장애 평가척도의 부모용 규준연구. **소아청소년정신의학**, 18(1), 38-48.

장연집, 강차연, 손승아, 안경숙(2008). **정신건강**. 서울: 파란마음.

장연집, 박경, 최순영(1997). **현대인의 정신건강**. 서울: 동문사.

장연집, 박경, 최순영(1999). **현대인의 정신건강**. 서울: 동문사.

재난정신건강위원회(2015). **재난과 정신건강**. 서울: 학지사.

전석균(2016). **정신건강론**. 경기: 공동체.

전진아, 강혜리(2020). 정신건강서비스 전달체계의 현황과 과제. **보건복지포럼**, 30-41

전진아, 전민경, 김낭희, 박재현, 이용주, 윤시몬, 윤혜영, 김보은(2019). **수요자 중심의 정신건강서비스 접근성 강화 전략 연구**. 한국보건사회연구원.

전진아, 최지희(2017). 생애주기별 정신건강 수준과 정신건강지원현황. **보건복지포럼, 243**(0), 75-85.

전홍진(2020). **매우 예민한 사람들을 위한 책**. 경기: 글항아리.

정미정, 정현희(2002). 자의식, 자기개념, 비합리적 신념이 대학생의 사회불안에 미치는 영향. **한국심리학회지, 상담 및 심리치료, 14**(1), 39-53.

정선영(2009). 도박중독의 사례관리 계획 및 수행. 도박중독전문가양성과정

시범교육 교재. 사행산업통합감독위원회.
정영철(2008). **결정적 시기의 정신분열병 환자를 위한 정신사회적 중재**. 서울: 학지사.
정옥분(2010). **발달심리학**. 서울: 학지사.
정은혜(2000). 유아의 어린이집 적응에 대한 생태학적 연구. 숙명여자대학교 대학원 석사학위논문.
조복희, 정옥분, 유가효(1997). **인간발달: 발달심리적 접근**. 경기: 교문사.
조성기(2005). 병원 종사자의 직무스트레스, 생활습관과 사회심리적 건강의 관련성. 연세대학교 보건대학원 석사학위논문.
조성진 외(1998). 알코올의존 고의심군의 사회인구학적 특성 및 위험 요인 분석. **신경정신의학**, 37, 1186-1200.
조수철, 신민섭(2006). **소아정신병리의 진단과 평가**. 서울: 학지사.
조수환(1998). **정신위생**. 서울: 동문사.
조용래, 김빛나(2016). **양극성 장애**. 서울: 학지사.
조용래, 원호택(1997). 대인불안에 대한 인지적 평가: 사회적 상호작용에 대한 자기효능감 척도의 개발과 타당도에 관한 연구. **한국심리학회지: 임상, 18**(1), 141-162.
조흥식, 김혜래, 신은주, 우국희, 오승환, 성정현, 이지수(2010). **인간행동과 사회환경**. 서울: 학지사.
중앙심리부검센터(2019). 중앙심리부검 면담결과보고서. 중앙심리부검센터.
중앙자살예방센터(2012). 자살예방교육매뉴얼. 중앙자살예방센터.
중앙자살예방센터(2020). 자살예방백서. 중앙자살예방센터.
중앙자살예방센터(2020). 자살통계자료집. 보건복지부 중앙자살예방센터.
지정구, 황경열(2008). 대구 지하철 화재 사망자 유가족의 외상후 스트레스 장애에 대한 연구. **동서정신과학**, 11(1), 97-112.
진명자, 장혜란, 최대정, 강길원, 이영성(2014). 정서관리훈련 프로그램이 만성 조현병 환자의 정서행동, 정서표현, 자기효능감, 대인관계변화 및 정신병리에 미치는 효과. **정신보건과 사회사업**, 42(1), 144-170.

질병관리본부(2010). 국민건강영양조사 스트레스 측정도구 개발 및 validity 조사.

채남희, 변주훈, 한동일, 임숙빈(2007). 자연재난 집중호우 피해자의 심리적 충격과 우울. **정신간호학회지**, 16(2), 139-149.

채정아(2013). 단도박자의 회복유지과정에 관한 연구. 숭실대학교 대학원 박사학위논문.

채정호, 강석훈, 김대호, 박주언, 배경열, 이병철, 허휴정(2013). **재난 상황 PTSD 대응 매뉴얼 개발 연구: 재난에 따른 심리적 위기와 PTSD 예방을 위한 응급처치 매뉴얼**. 가톨릭대학교 산학협력단.

천덕희(1996). 알코올 중독 입원환자의 치료사례. **의료사회사업 사례집**(3).

최삼욱(2011). 도박과 도박중독이해. 도박중독전문인력 양성과정 교육교재. 도박중독전문가교육센터.

최성혜, 나덕열, 강연욱, 이원용, 박병주(1998). Samsung Dementia Questionnaire의 타당도와 신로도의 평가. **대한신경과학회지**, 16(3), 307-314.

최송식, 최말옥, 김경미, 이미경, 박은주, 최윤정(2014). **정신건강론**. 서울: 학지사.

최송식, 최말옥, 김경미, 이미경, 박은주, 최윤정(2019). **정신건강론**. 서울: 학지사.

최영숙(2008). 병적도박에 대한 치료 및 현황, 미국의 예. **신경정신의학회 추계학술대회 자료집**. 신경정신의학회.

최영희, 이정흠(1998). 공황장애의 인지행동치료. *J Korean Neuropsychiatry Assoc, 37*(4), 603-619.

최옥채, 박미은, 서미경, 전석균(2017). **인간행동과 사회환경**. 경기: 양서원.

최진희, 정문용, 정일진(1997). 참전 국가 유공자들에서 외상후 스트레스 장애의 위험인자. **대한신경정신의학회**, 36(6), 997-1003.

최해림(1986). 한국 대학생의 스트레스 현황과 인지-행동적 상담의 효과. 이화여자대학교 대학원 박사학위논문.

충남대학교 산학협력단(2010). **사행산업이용실태조사**. 사행산업통합감독위원회.

하신숙, 서순림, 김정범, 이은정(2009). 대구시 지하철 화재사고 부상자들의 6년 후 정신과적 특성. **불안과 기분**, 5(2), 125-132.

한국문화관광정책 연구원(2006). **사행산업 이용실태 조사 분석 연구**. 문화관광부.

한국정신보건사회복지사협회(2012). **정신보건사회복지의 이론과 실제**. 경기: 양서원.

한덕웅, 전경구, 이창호(1991). **한국대학생의 생활환경변화와 대학생활적응**. 서울: 성균관대학교 학생생활연구소.

한도령(2014). 건강한 신체에 건전한 정신이 깃든다. **한국웰니스학회지**, 9(2), 1-11.

한인영, 장수미, 최정숙, 박형원, 이소래, 이혜경(2008). **위기개입**. 서울: 나눔의 집, 31-34; James, Richard K., Belmont, CA: Thomson Brooks, Crisis intervention strategies.

황순길, 이윤주, 이혜정(2017). **자존감 향상을 통한 청소년 스트레스 관리 프로그램 개발**. 한국청소년상담복지개발원.

AADAC(Alberta Alcohol and Drug Abuse Commission) & AGLC Board.(2005). Intensive Treatment Program for Problem Gambler. *Problem and Responsible Gambling Strategy* 2005-2006.

Abbott, A.A.er al.(2000). *Alcohol, Tobacco, and Other Drugs: Challenging Myths, Assessing Theories, Individualizing Interventions*. Washing DC: NASW Press.

Addington, J., Addington, D., Abidi, S., Raedler, T., Remington, G.(2017). Canadian treatment guidelines for individuals at clinical high risk of psychosis. *The Canadian Journal of Psychiatry, 62*, 656-661.

Alex, R., Ferriter, M., Jones, H., Duggan, C., Huband, N., Gibbon, S., ⋯ Lieb, K.(2010). Psychological interventions for obsessive compulsive personality disorder. *Cochrane Database of Systematic Reviews, 5*.

Allgulander, C.(2006). Generalized anxiety disorder: What are we missing?.

European Neuropsychopharmacology, 16, S101-S108.

American Psychiatric Association(2000). *Diagnostic and Statistical Manual of Mental Disorders*(4th ed). Text revision, Washington, DC: American Psychiatirc Association.

American Psychiatric Association(2013). *Diagnostic and statistical manual of mental disorders*(5th ed.). Washington, D.C.: American Psychiatric Publishing.

American Psychiatric Association(2015). **정신질환의 진단 및 통계편람**(제5판 [*Diagnostic and statistical manual of mental disorders*(5th ed.)] (권준수, 김재진, 남궁기, 박원명, 신민섭, 유범화, … 임효덕 옮김). 서울: 학지사, (원저 2013년 출판)

American Psychology Association(2013). **DSM-5 정신질환 진단 통계편람**(권준수 옮김). 서울: 학지사.

American Psychology Association.(2019). **DSM-5 진단평가척도 핸드북**(신민섭, 오서진, 권준수 옮김). 서울: 학지사.

Anastasi, A.(1979). *Fields of applied psychology*. New York, McGraw-Hill.

Bach, B., Sellbom, M., Skjernov, M., & Simonsen, E.(2018). ICD-11 and DSM-5 personalitytrait domains capture categorical personality disorders: Australian and New Zealand. *Journal of Psychiatry, 52*(5), 425-434.

Bandura, A., & National Inst of Mental Health(1986). *Social foundations of thought and action: A social cognitive theory*. Prentice-Hall, Inc.

Barlow, D. H.(1988). *Anxiety and its disorders: the nature and treatment of anxiety disorder*. New York: Guilford.

Barlow, D. H.(2004). *Anxiety and its disorders: The nature and treatment of anxiety and panic*. New York: Guilford.

Barrera, M., & Garrison-Jones, C.(1992). Family and peer social support as specific correlates of adolescent depressive symptoms. *Journal of*

Abnormal Child Psychology, 20(1), 1-16.

Bateman, A., & Fonagy, P.(2008). Comorbid antisocial and borderline personality disorders: mentalization-based treatment. *Journal of Clinical Psychology, 64*(2), 181-194.

Bateson, G., Jackson, D., & Haley, J.(1956). Towards a theory of schizophrenia. *Behavioral Sciences, 1*, 251-264.

Baumeister, R. F.(1990). Suicide as escape from self. *Psychological review, 97*(1), 90.

Beaton, R., Murphy, S., & Johnson, C.(1998). Exposure to duty-related incident stressors in urban firefighters and paramedics, *Journal of Traumatic Stress, 11*(4), 821-828.

Beautrais, A. L., Joyce, P. R., & Mulder, R. T.(1999). Personality traits and cognitive styles as risk factors for serious suicide attempts among young people. *Suicide and Life Threatening Behavior, 29*(1), 37-47.

Beck, A. T., & Freeman, A.(1990). *Cognitive Therapy of Personality Disorders*. New York: Guilford.

Beck, A. T., Kovacs, M., & Weissman, A.(1979). Assessment of suicidal intention: the Scale for Suicide Ideation. *Journal of consulting and clinical psychology, 47*(2), 343.

Beck, A. T., Rush, A. J., Show, B. F, Emery, G.(1979). *Cognitive therapy of depression*. New York: Guilford(원호택 등 옮김, 1996), 우울증의 인지치료. 서울: 학지사.

Beck, A. T.,& Freeman, A.(1990). *Cognitice Therapy of Personality Disorders*. New York: Guilford.

Beck, R. W., Morris, J. B., & Beck, A. T.(1974). Cross-validation of the suicidal intent scale. *Psychological reports, 34*(2), 445-446.

Beckwith, H., Moran, P. F., & Reilly, J.(2014). Personality disorder prevalence in psychiatric outpatients: A systematic literature review. *Personality and Mental Health, 8*(2), 91-101.

Bellack, A. S., Green, M. F., Cook, J. A., Fenton, W., Harvey, P. D., Heaton, R. K., & Patrick, D. L.(2007). Assessment of community functioning in people with schizophrenia and other severe mental illnesses: A white paper based on an NIMH-sponsored workshop. *Schizophrenia Bulletin, 33*(3), 805-822.

Benedek, T.(1970). Motherhood and nurturing. In E. J. Anthony & T. Benedek (Eds.), *Parenthood: Its psychology and psychopathology*. Boston: Little Brown.

Benjamin, L. S.(1996). *Interpersonal diagnosis and treatment of DSM personality disorders*. New York: Guilford.

Berger, W., Coutinho, E. S., Figueria, I., Marques-Portella, C., Luz, M. P., Neylan, T. C., ··· Mendlowicz, M. V.(2012). Rescuers at risks: A systematic review and meta-regression analysis of the worldwide current prevalence and correlates of PTSD in rescue workers. *Social Psychiatry and Psychiatric Epidemiology, 47*(6), 1001-1001.

Berninger, A., Webber, M. P., Cohen, H. W., Gustave, J., Lee, R., Niles, J. K., & Prezant, D. J.(2010). Trends of Elevated PTSD Risk in Firefighters Exposed to the World Trade Center Disaster: 2001-2005. *Public Health Reports, 125*(4), 556-566.

Bertelsen, A., Havard, B., & Hauge, M(1977). A Danish twin study og manic-depressive disorders. *The British Journal of Psychiatry, 130*(4), 330-351.

Birchwood M, & Macmillan F.(1993). Early intervention in schizophrenia. *Australian and New Zealand Journal of Psychiatry, 27*, 374-378.

Blashfield, R. K., Keeley, J. W., Flanagan, E. H., & Miles, S. R.(2014). The

Cycle of Classification: DSM-I Through DSM-5. *Annual Review of Clinical Psychology, 10*, 25-51.

Blatt, S. J.(1974). Levels of object representation in anaclitic and introjective depression. *The Psychoanalytic Study of the Child, 29*(1), 107-157.

Bohman, M.(1978). Some genetic aspects of alcoholism and criminality: A population of adoptees. *Archives of general psychiatry, 35*(3), 269-276.

Bowlby, J.(1951). *Maternal Care and Child Health*. World Health Organization, Geneva.

Brackbill, R, M., Hadler, J. L., DiGrande, L., Ekenga, C. C., Farfel, M. R., Friedman, S., & Thorpe, L. E.(2009). Asthma and Posttraumatic Stress Symptoms 5 to 6 Years Following Exposure to the World Trade Center Terrorist Attack, *The Journal of American Medical Association, 302*(5), 502-516.

Brown, T.A., Di Nardo, P.A,, Lehman, C.L., & Campbell, L.A.(2001). Reliability of DSM-IV anxiety and mood disorders: implications for the classification of emotional disorders. *Journal of Abnormal Psychology, 110*, 49-58.

Brozgold, A. Z., Borod, J. C., Martin, C. C., Pick, L. H., Alpert, M, & Welkowitz, J. (1998). Social functioning and facial emotional expression in neurological and psychiatric disorders. *Applied Neuropsychology, 5*(1), 15-23.

Buie, D. H.(2013). Core issues in the treatment of personality-disordered patients. *Journal of the American Psychoanalytic Association, 61*(1), 10-23.

Bunton, R. & Macdonald, G.(1992). *Health Promotion: disciplines, diversity and developments*. London: Routledge.

Bushman, B. J., & Baumeister, R. F.(1998). Threatened egotism, narcissism, self-esteem, and direct and displaced aggression: does self-love or self-hate lead to violence?. *Journal of personality and social psychology,*

75(1), 219-229.

Cameron, N.(1963). *Personality Development and Psychopathology, Dissociative Reactions*. Boston (Hugh Mifflin).

Capra, C., Kavanagh, D.J., Hides, L., & Scott, J.(2013). Brief screening for psychosis-like experiences. *Schizophrenia Research, 149*, 104-107.

Casey, P. & Kelly, B.(2007). *Fish's Clinical Psychology*(3rd ed). Clasgow, UK: Joh, Wright & Sons Ltd.

Chatterjee, A., Chakos, M., Koreen, A., Geisler, S., Sheitman, B., Woerner, M,, et al.(1995). Prevalence and clinical correlates of extrapyramidal signs and spontaneous dyskinesia in never medicated schizophrenic patients. *American Journal of Psychiatry, 152*, 1724–1729.

Cherpitel, C. J.(1997). Brief screening instruments for alcoholism. *Alcohol Health and Research World, 21*(4), 348.

Cho, J. W., Jang, E. Y., Woo, H. J., Park, Y. C., Kim, S. H., Hong, K. S., ··· & Kwon, J. S.(2018). Effects of renaming schizophrenia in Korea: From "split-mind disorder" to "attunement disorder". *Psychiatry Investigation, 15*(7), 656-662.

Chodorkoff, B.(1964). Alcoholism and ego function. *Quarterly Journal of Studies on Alcohol, 25*(2), 292–299.

Clark, D. M.(1986). A cognitive approach to panic. *Behaviour Research and Therapy, 24*(4), 461-470.

Coccaro, E. F., Siever, L. J., Klar, H. M., Maurer, G., Cochrane, K., Cooper, T. B., ··· & Davis, K. L.(1989). Serotonergic studies in patients with affective and personality disorders: correlates with suicidal and impulsive aggressive behavior. *Archives of general psychiatry, 46*(7), 587-599.

Cohan, S. L., Price, J. M., & Stein, M. B.(2006). Suffering in silence: Why a developmental psychopathology perspective on selective mutism is needed.

Journal of Developmental & Behavioral Pediatrics, 27(4), 341-355.

Cohen, S., & Hoberman, H. M.(1983). Positive events and social supports as buffers of life change stress. *Journal of Applied Social Psychology, 13*(2), 99-125.

Copeland, J. R., Beekman, A. T., Braam, A. W., Dewey, M. E., Delespaul, P., Fuhrer, R., Hooijer, C., Lawlor BA, Kivela SL, Lobo A, Magnusson H, Mann AH, Meller I, Prince MJ, Reischies F, Roelands, M., Skoog, I., Turrina, C., deVries, M. W., & Wilson, K. C.(2004). Depression among older people in Europe: the EURODEP studies. *World Psychiatry. Feb; 3*(1), 45-9.

Couture, S. M., Penn, D. L., & Roberts, D. L.(2006). The functional significance of social cognition in schizophrenia: a review. *Schizophrenia Bulletin, 32*, S44-63.

Curtis, J., Watkins, A., Rosenbaum, S., Teasdale, S., Kalucy, M., Samaras, K., & Ward, P. B.(2016). Evaluating an individualized lifestyle and life skills intervention to prevent antipsychotic-induced weight gain in first-episode psychosis. *Early Intervention in Psychiatry, 10*(3), 267-276.

Davidson, J. R., & Foa, E. B.(1991). Refining criteria for posttraumatic stress disorder. *Psychiatric Services, 42*(3), 259-261.

Difede, J., Cukor, J. Patt, I., Giosan, C., & Hoffman, H.(2006). *The Application of Virtual Reality to the Treatment of PTSD Following the WTC Attack.* Annual of New York Academy of Sciences.

Difede, J., Malta, L. S., Best, S., Henn-Haase, C., Metzler, T., Bryant, R., & Marmar, C.(2007). A randomized controlled clinical treatment trial for World Trade Center attack-related PTSD in disaster workers. *Thr Journal of Nervous and Mental Diseases, 195*(10), 861-865.

Dolan, M., & Fullam, R.(2004). Theory of mind and mentalizing ability in antisocial personality disorders with and without psychopathy. *Psychological Medicine, 34*, 1093-1102.

Edwards, J., & McGorry, P. D.(2007). 정신병 초기에의 개입(김용식, 신영민, 이창안, 정희연 옮김). 서울: 중앙문화사.

Edwards, J., Cocks, J., & Bott, J.(1999). Preventive case management in first-episode psychosis. In: McGorry PD, Jackson HJ, editors. *The recognition and management of early psychosis. A preventive approach.* Cambridge: Cambridge University Press.

Erkimjuntti, T., Sulkava, R., Kovanen, J., & Palo. J.(1987). Suspected dementia: evaluation of 323 consecutive referrals. *Acta Neurol Scand, 76,* 359-364.

Essau, C.A., de la Torre-Luque, A., Lewinsohn, P.M., & Rohde, P.(2020). Patterns, predictors, and outcome of the trajectories of depressive symptoms from adolescence to adulthood. *Depress Anxiety, 37*(6), 565-575.

Evans, T. M., & Reid Meloy, J.(2011). Identifying and classifying juvenile stalking behavior. *Journal of Forensic Sciences, 56*, S266-S270.

Ewing, J. A. (1984). Detecting alcoholism: The CAGE questionnaire. *Journal of the American Medical Association, 252*, 1905-1907.

Figley, C. R.(1995). Compassion fatigue as secondary stress disorder : An overview, in compassion fatigue. In C. F. Figley(Ed.). *Coping with secondary traumatic stress disorder in those who treat the traumatized* (Routledge Psychosocial Stress Series)(1-20). New York : Routledge.

Fishbein, D. H., & Pease, S. E.(1996). *The dynamics of drug abuse*. Allyn & Bacon.

Foa, E. B., & Riggs, D. S.(1993). Posttraumatic stress disorder in rape victims. In J. Oldham, M. B. Riba, & A. Tasman(Eds.). *American psychiatric press review of psychiatry Vol. 12.*(pp. 273-303) Washington, D. C.: American Psychiatric Press.

Ford, J. D.(2012). Ethnoracial and educational differences in victimization history, trauma-related symptoms, and coping style. *Psychological Trauma: Theory, Research, Practice, and Policy, 4*(2), 177-185.

Franz, L., Carter, T., Leiner, A. S., Bergner, E., Thompson, N. J., & Compton, M.T.(2010). Stigma and treatment delay in first-episode psychosis: a grounded theory study. *Early Intervention in Psychiatry, 4*, 47-56.

Freemantle, E., Chen, G. G., Cruceanu, C., Mechawar, N., & Turecki, G.(2013). Analysis of oxysterols and cholesterol in prefrontal cortex of suicides. *International journal of neuropsychopharmacology, 16*(6), 1241-1249.

Gabbard, G. O. (2014). *Psychodynamic psychiatry in clinical practice. American Psychiatric Pub.Gabbard GO. Psychodynamic psychiatry in clinical practice*(3rd ed.). Washington, DC: American Psychiatric Press; 2000.

Gelder, M. G.(1991). Psychological treatment of agoraphobia. *Psychiatric Annals, 21*(6), 354-357.

Goldsmith, S. B.(1973). A re-evaluation of health status indicators. *Health Service reports, 88*(10), 937-941.

Goodwin, D. W., Schulsinger, F., Hermansen, L., Guze, S. B., & Winokur, G.(1973). Alcohol problems in adoptees raised apart from alcoholic biological parents. *Archives of general psychiatry, 28*(2), 238-243.

Green, M. F.(1996). What are the functional consequences of neurocognitive deficits in schizophrenia?. *American Journal of Psychiatry, 153*, 321-330.

Gross, R, Neria, Y., Tao, X., Massa, J., Ashwell, L., Davis, K., & Geyh, A. (2006). *Posttraumatic Stress Disorder and Other Psychological Sequelae Among World Trade Center Clean Up and Recovery Workers*. Annals of New york Academy of Sciences, 1071, 495-499.

Haatainen, K. M., Tanskanen, A., Kylmä, J., Honkalampi, K., Koivumaa-Honkanen, H., Hintikka, J., ... & Viinamäki, H.(2003). Stable hopelessness and its predictors in a general population: A 2-year follow-up study. *Suicide and life-threatening behavior, 33*(4), 373-380.

Heimberg, R. G., Hofmann, S. G., Liebowitz, M. R., Schneier, F. R., Smits, J. A., Stein, M. B., … Craske, M. G.(2014). Social anxiety disorder in DSM-5. *Depression and Anxiety, 31*, 472-479.

Hester, R. K., & Miller, W. R.(1989). *Handbook of alcoholism treatment approaches: Effective alternatives*. Pergamon Press.

Hinsie LE, Campbell RJ(1970). *Psychiatric dictionary*(4th ed.). Oxford University Press, London.

Hobfoll, S. E., Watson, P., Bell, C. C., Bryant, R. A., Brymer, M. J., Friedman, M. J., … & Ursano, R. J.(2007). Five essential elements of immediate and mid-term mass trauma intervention: Empirical evidence. *Psychiatry: Interpersonal and Biological Processes, 70*(4), 283-315.

Holmes, T. H., & Rahe, R. H.(1967). The Social Readjustment Rating Scale. *Journal Psychosomatic Research, 11*(2), 213-218.

Honeycutt, N., & Belcher, J. R.(1991). Schizophrenia and social skills: An 'identify and train' approach. *Community Mental Health Journal. 27*(1), 57-67.

Jahng, E. J., Jeong, Y. E., Seo, H. J., & Chae, J. H.(2009). A Pilot Study of the Effectiveness of a Session of Group Cognitive Behavioral Therapy for Patients with Panic Disorder. *Anxiety and Mood, 5*(1), 36-41.

Jahoda, M.(1958). *Current concept of mental health*. New York: Basic Books.

Jellineck, E. M.(1960). *The disease conception of alchohlism*. New Brunswick, NJ: Hillhouse.

John W, Barnhill, M.D(2019). DSM-5 임상사례집(강진령 옮김). 서울: 학지사.

Johnson, R. J., Hobfoll, S. E., Hall, B. J., Canetti-Nisim, D., Galea, S., & Palmieri, P. A.(2007). Posttraumatic growth: Action and reaction. *Applied*

Psychology, 56(3), 428-436.

Jørstad-Stein, E. C., & Heimberg, R. G.(2009). Social phobia: An update on treatment. *Psychiatric Clinics of North America, 32*, 641-663.

Jung, Y. E., Kim, D., Kim, W. H., Roh, D., Chae, J. H., & Park, J. E.(2018). A Brief Screening Tool for PTSD: Validation of the Korean Version of the Primary Care PTSD Screen for DSM-5(K-PC-PTSD-5). *Journal of Korean Medical Science, 33*(52), e338.

Kabat-Zinn, J., Massion, A.O., Kristeller, J., Peterson, L.G., Fletcher, K.E., Pbert, L, et al.(2012). Effectiveness of a meditation-based stress reduction program in the treatment of anxiety disorders. *American Journal of Psychiatry, 149*, 936-943.

Kaij J.(1960). *Studies on the etiology and sequels of abuse of alcohol*. Lund, Sweden: University of Lund Press.

Kampman, O., Laippala, P., Väänänen, J., Koivisto, E., Kiviniemi, P,, Kilkku, N,, et al.(2002). Indicators of medication compliance in first-episode psychosis. *Psychiatry Research, 110*, 39–48.

Kaplan HL, Sadock BJ, Grdbb JA(1994). *Synopsis of Psychiatry*(7th ed.). William & Wilkins, Baltomore.

Kavanagh, D. J.(1992). Recent Developments in Expressed Emotion and Schizophrenia. *British Journal of Psychiatry, 160*, 601-619.

Kendell, R. E.(1975). *The role of diagnosis in psychiatry*. Oxford, England: Blackwell Scientific Publication.

Kernberg, O. F.(1975). *Object relations theory and clinical psychoanalysis*. New York: Jason Aronson.

Kessler, R. C., Ruscio, A. M., Shear, K., & Wittchen, H. U.(2010). Epidemiology of anxiety disorders. *Current Topics in Behavioral, Neuroscience, 2*, 21-35.

Kim, S. W,, Kim, J. K., Han, J. H., Jhon, M., Kim, J. W., Lee, J. Y, et al.(2020). Validation of the Korean version of the 15-item Community Assessment of Psychic Experiences(CAPE-15) in a college population. *Psychiatry Investing, 17*(4), 306-311.

Knell, S. M., & Moore, D. J.(1990). Cognitive-behavioral play therapy in the treatment of encopresis. *Journal of Clinical Child Psychology, 19*(1), 55-60.

Knight, R. P.(1937). The dynamics and treatment of chronic alcohol addiction. *Bulletin of the Menninger Clinic, 1*, 233-250.

Kreyenbuhl, J., Buchanan, R. W., Dickerson, F. B., Dixon, L. B.(2010) Schizophrenia Patient Outcomes Research Team(PORT). The Schizophrenia Patient Outcomes Research Team(PORT): updated treatment recommendations 2009. *Schizophrenia Bulletin, 36*, 94-103.

Lazarus, R. S.(1976). *Patterns of adjustment*. New York: McGraw-Hill.

Lazarus, R. S.(1993). From psychological stress to the emotions: A history of changing outlooks. *Annual Review of Psychology, 44*, 1-21.

Lazarus, R. S. & Folkman, S.(1984). **스트레스와 평가 그리고 대처**(김정희 옮김, 1997). 서울: 대광문화사.

Lesieur, H. R., & Custer, R. L.(1984). Pathological gambling: Roots, phases, and treatment. *The Annals of the American Academy of Political and Social Science, 474*(1), 146-156.

Lester, D., & Gunn III, J. F.(2011). National anthems and suicide rates. *Psychological reports, 108*(1), 43-44.

Levin, J. D.(1987). *Treatment of Alchohlism and other addictions*. Nothcale, NJ: Jason Aronson.

Liberman, R. P.(1988). *Psychiatric rehabilitation of chronic mental patients*. Washington, DC: American Psychiatric Press.

Lidz, T., Cornelison, A. R., & Fleck, S.(1957). The intrafamilial environment of schizophrenic patients, Ⅱ: Marital schism and marital skew. *American*

Journal of Psychiatry, 114, 241-248.

Lieberman, J. A, Tollefson, G., Tohen, M., Green, A. I,, Gur, R. E., Kahn, R., et al.(2003). Comparative efficacy and safety of atypical and conventional antipsychotic drugs in first-episode psychosis: a randomized, double-blind trial of olanzapine versus haloperidol. *American Journal of Psychiatry, 160*, 1396–1404.

Liebowitz, M. R.(1997). Panic disorder as a chronic illness. *Journal of Clinical Psychiatry, 58*, 5-8.

Liemburg, E., Castelein, S., Stewart, R., van der Gaag, M., Aleman, A., Knegtering, H., … & Outcome of Psychosis(GROUP) Investigators. (2013). Two subdomains of negative symptoms in psychotic disorders: established and confirmed in two large cohorts. *Journal of psychiatric research, 47*(6), 718-725.

Lillis, J. & Hayes, S. C.(2007). Applying acceptance, mindfulness, and values to the reduction of prejudice: a pilot study. *Behavior Modification, 31*, 389-411.

Linda, C.(2019). **신경심리재활과 치매환자**(인지중재치료학회 옮김). 서울: 학지사.

Linehan, M.(1993). *Cognitive-behavioral treatment of borderline personality disorder*. New York: Guilford.

Maercker, A., Brewin, C. R., Bryant, R. A., Cloitre, M., Ommeren, M., Jones, L. M et al.(2013). Diagnosis and classification of disorders specifically associated with stress: proposals for ICD-11. *World Psychiatry, 12*, 198-206.

Magee, W. J., Eaton, W. W., Wittchen, H. U., McGonagle, K. A., & Kessler, R. C.(1996). Agoraphobia, simple phobia, and social phobia in the National Comorbidity Survey. *Archives of General Psychiatry, 53*(2), 159-168.

Margolis, R. D. & Zwebon, J. E.(1998). *Treating patients with alcohol and other drug problems: An integrated approach*. American Psychological

Association.

Mash, E. J., & Wolfe, D. A.(2012). 아동이상심리학(4판). *Abnormal child psychology*(4th ed., 송영혜, 김귀남 옮김). 서울: Cengage Learning.

McGrath, J., Saha, S., Welham, J., El Saadi, O., MacCauley, C., & Chant, D.(2004). A systematic review of the incidence of schizophrenia: the distribution of rates and the influence of sex, urbanicity, migrant status and methodology. *BMC medicine, 2*(1), 1-22.

Mee-Lee, D.(2001). *American Society of Addiction Medicine patient placement criteria, ASAM PPC-2R*. Chevy Chase, MD: American Society of Addiction Medicine.

Meichenbaum, D.(1974). Self-instructional strategy training: A cognitive prothesis for the aged. *Human Development, 17*(4), 273-280.

MeLean P D, Miles J D(1974). Evaluation and the problem-oriented record in psychiatry. *Arch Gen Psychiatry, 31*, 622-625.

Messick, D. M., & McClelland, C. L.(1983). Social traps and temporal traps. *Personality and Social Psychology Bulletin, 9*(1), 105-110.

Meyer, R. E.(1986). *Psychopathology and Addictive Disorders*. NY: The Guilford Press.

Miller, M., & Hinshaw, S. P.(2012) *Attenteion-deficit Hyperactivity disorder. In P.C. Kendall(Ed.) Child and adolescent therapy: Cogvitive-behavioral prodedures*(4th ed., pp.61-91). New York: The Guilford Press.

Millon, T., & Grossman, S. D.(2005). Personology: a theory based on evolutionary concepts. In M. F. Lenzenweger & J. F. Clarkin(Eds.). *Major Theories of Personality Disorder*(2nd ed.). New York: Guilford.

Millon, T., Grossman, S., Millon, C., Meagher, S., & Ramnath, R.(2004). *Personality disorders in modern life*(2nd ed.). Hoboken, NJ: John Wiley & Sons Inc.

Minnen, A., Zoellner, L. A., Harned, M. S., & Mills, K.(2015). Changes in comorbid conditions after prolonged exposure for PTSD: A literature review. *Current psychiatry reports, 17*(3), 17.

Mizrahi, R.(2016). Social stress and psychosis risk: common neurochemical substrates?. *Neuropsycho Pharmacology, 41*, 666-674.

Monat, A., & Lazarus, R. S.(Eds.).(1977). *Stress and coping: An anthology*. Columbia U Press.

Morf, C. C., & Rhodewalt, F.(2001). Expanding the dynamic self-regulatory processing model of narcissism: Research directions for the future. *Psychological Inquiry, 12*(4), 243-251.

Morin, L., & Franck, N.(2017). Rehabilitation interventions to promote recovery from schizophrenia: a systematic review. *Frontiers in Psychiatry, 8*, 100.

MT, E. S., Lin, N., Lyons, M. J., Scherrer, J. F., Griffith, K., & True, W. R.(2009). Familial influences on gambling behavior: an analysis of 3359 twin pairs.

Murphy, J. M.(1976). Psychiatric labeling in crosscultural perspective. *Science 191*, 1019-1028.

Myung, W., Won, H. H., Fava, M., Mischoulon, D., Yeung, A., Lee, D., … & Jeon, H. J.(2015). Celebrity suicides and their differential influence on suicides in the general population: a national population-based study in Korea. *Psychiatry investigation, 12*(2), 204. (2015, 명우재)

Nickerson, A., Steenkamp, M., Aerka, I. M., Salters Pedneault, K., Carper, T. L., Barnes,J. B., & Litz, B. T.(2013). Prospective investigation of mental health following sexual assault. *Depression and Anxiety, 30*(5), 444-450.

OECD, stat(2020.7). WHO Mortality data base (2019.12)

Pharoah, F., Mari, J., Rathbone, J., Wong, W.(2006). Family intervention for schizophrenia. *Cochrane Database of Systematic reviews, 12.*

Pines, A. M.(1993). *Burnout: An Existential Perspective.* Taylor & Francis.

Polanczyk, G., de Lima, M. S., Horta, B. L., Biedederman, J. & Rohde, L. A. (2007). The Worldwide Prevalence of ADHD: A Systematic Review and Metaregression Analysis, *The American Journal of Psychiatry, 164*(6), 942-948.

Potensw M. N., Leung HC, Blumberg HP, Pererson BS, Fulbright RK, Lacadie CM, et al.(2003). An FMRI Stroop task study of ventromedial prefrontal cortical function in pathological gamblers. *Am J Psychiatry 160,* 1990-1994.

Potenza, M. N.(2008) Review. The neurobiology of pathological gambling and drug addiction: and overview and new findings. Philos.Trans.R.Soc.Lond. B.Biol.Sci. Oct 12; 363(1507)

Powers, S. I., Hauser, S. T., & Kilner, L. A. (1989). Adolescent mental health. *American Psychologist, 44*(2), 200-208.

Prins, A., Bovin, M.J., Kimerling, R., Kaloupek, D.G., Marx, B.P., Pless Kaiser, A., & Schnurr, P.P.(2015). *The Primary Care PTSD Screen for DSM-5* (PC-PTSD-5). National Center for PTSD.
(Available from https://www.ptsd.va.gov)

Pun, V. C., Manjourides, J., & Suh, H.(2016). Association of ambient air pollution with depressive and anxiety symptoms in older adults: results from the NSHAP study. *Environmental health perspectives, 125*(3), 342-348.

Reed, G. M., Correia, J. M., Esparza, P, Saxena, S. & Maj, M.(2011). The WPA-WHO Global Survey of Psychiatrists' Attitudes Towards Mental Disorders Classification. *World Psychiatry, 10*(2), 118-131.

Reichert, Elisabeth. et al.(Ed.).(2007). *Challenges in Human Rights: A Social Work Perspective.* 권순택, 권진숙, 박봉길, 박영희, 전석균, 황선영, 박현정 옮김(2015). **인권과 사회복지**. 서울: 나눔의집.

Reivich, K., & Shatte, A.(2003). *The resilience factor*. New York: Broadway Books.

Reuther, E. T., Davis III, T. E., Moree, B. N., & Matson, J. L.(2011). Treating selective mutism using modular CBT for child anxiety: A case study. *Journal of Clinical Child & Adolescent Psychology, 40*(1), 156-163.

Reynolds, W. M.(1987). *Suicidal ideation questionnaire*(SIQ). Odessa, FL: Psychological Assessment Resources.

Rinnie, J. O., Paljarvi, L., & Rinne, U. K.(1987), "Neuronal size and density in the nucleus basalis of Meynert in Alxheimer's diesease.", N Engl J mED, 301: 330.

Robert E. Hales, Stuart C. Yudofsky, Glen O. Gabbard(2008). *American Psychiatric Publishing Textbook of Psychiatry*(5th ed.). American Psychiatric Publishing, 457-504.

Robinson, D. G., Woerner, M. G., McMeniman, M., Mendelowitz, A., & Bilder, R.M.(2004). Symptomatic and functional recovery from a first episode of schizophrenia or schizoaffective disorder. *American Journal of Psychiatry, 161*, 473-479.

Rogers, C. R.(1961). *On Becoming a Person: A Therapist's View of Psychotherapy*. Boston: Houghton Mifflin Co.

Rosenberg, M.(1965). *Society and the Adolescent Self-Image*. Wesleyan University.

Rosenwald, G. C.(1972). Effectiveness of defenses against anal impulse arousal. *Journal of Consulting and Clinical Psychology, 39*, 292-298.

Ruscio, A. M., Brown, T. A., Chiu, W. T., Sareen, J., Stein, M. B., & Kessler, R. C.(2008). Social fears and social phobia in the USA: Results from the National Comorbidity Survey Replication. *Psychological Medicine, 38*, 15-28.

Ruscio, A. M., Hallion, L. S., Lim, C. C., Aguilar-Gaxiola, S., AlHamzawi, A.,

Alonso, J., … Scott, K. M.(2017). Cross-sectional comparison of the epidemiology of DSM-5 generalized anxiety disorder across the globe. *Journal of American Medical Association Psychiatry, 74*, 465-475.

Sadock, B. J. & Sadock, V. A(2003). *Kaplan & Sadock's synposis of psychiatry: Behavioral sciences, clinical psychiatry*. 9th ed. Philadelphia, PA, USA: Lippincott Williams & Wilkins.

Sadock, B. J. & V. A.(2007). *Kaplan and Sadock's Synopsis of psychiatry : Behavioral Sciences Clinical Psychiatry*(10th Ed). Philadelphia: Lippincott Williams and Wilkins and Wolter Kluwer Health.

Schaub, R.T., Linden, M., & Copeland, J.R.(2003). A comparison of GMS-A/ AGECAT, DSM-III-R for dementia and depression, including subthreshold depression (SD)-results from the Berlin Aging Study(BASE). *International Journal of Geriatric Psychiatry, 18*(2), 109-17.

Schneider, K.(1950). Die Psychopathischen Persönlichkeiten. Vienna: Deuticke Schumann, C. M. & Amaral, D. G.(2006). Stereological Analysis of Amygdala Neuron Number in Autism. *Journal of Neuroscience, 26*(29), 7674-7679.

Segal, Z. V., Williams, JMG, & Teasdale, J. D.(2002). *Mindfulness-based cognitive therapy for depression: a new approach to preventing relapse.* New York: Guilford.

Shaffer Hj, Hall MN, Vander Bilt J.(1996). Estimating the prevalence of disordered gambling behavior in the United States and Canada: are search synthesis. *Am J Public health, 89*, 1369-1376.

Shaffer. J.(2003). A Public Health Perspective on Gambling: The Four Principles. *AGA Responsible Gaming Lecture Series, 2*(1), 1-27.

Shamay-Tsoory, S. G., Harari, H., Aharon-Peretz, J., & Levkovitz, Y.(2010). The role of the orbitofrontal cortex in affective theory of mind deficits in criminal offenders with psychopathic tendencies. *Cortex, 46*, 668-677.

Shneidman, E. S.(1968). *Classifications of suicidal phenomena.* Bulletin of suicidology.

Sibitz, I., Amering, M., Unger, A., Seyringer, M. E., Bachmann, A., Schrank, B., ⋯ & Woppmann, A.(2011). The impact of the social network, stigma and empowerment on the quality of life in patients with schizophrenia. *European Psychiatry, 26*(1), 28-33.

Skodol, A. E., Bender, D. S., Morey, L. C., Clark, L. A., Oldham, J. M., Alarcon, R. D., & Siever, L. J.(2011). Personality disorder types proposed for DSM-5. *Journal of Personality Disorders, 25*, 136-169.

Slater, E., Meyer, A.(1959). Contributions to a pathography of the musicians: 1. *Robert Schumann, 2*(2), 65-94(https://pubmed.ncbi.nlm.nih.gov/13663552/).

Smits, J. A., Powers, M. B., Cho. Y., Telch. M. J.(2004). Mechanism of change in cognitive-behavioral treatment of panic disorder: evidence for the fear of fear mediational hypothesis. *Journal of Consulting and Clinical Psychology, 72,* 646-652.

Stellman, J. M., Smith, R. P., Katz, C. L., Sharma, V., Charney, D. S., Herbert, R., ⋯& Southwick, S.(2008). Enduring Mental Health Morbidity and Social Function Impairment in World Trade Center Rescue, Recovery, and Cleanup Workers. *The Psychological Dimension of an Environmental Health Disaster, Environmental Health Perspecitves, 116*(9), 1248-1253.

Stern, A. E., Lynch, D. L., Oates, R. K., O'Toole, B. I., & Cooney, G.(1995). Self esteem, depression, behaviour and family functioning in sexually abused children. *Journal of Child Psychology and Psychiatry, 36*(6), 1077-1089.

Straussner, S. L. A.(1993). *Clinical Work with Substance-Abusing Clients*. N.Y.: The Guilford Press.

Stucke, T. S., & Sporer, S. L.(2002). When a grandiose self-image is threatened:

Narcissism and self concept clarity as predictors of negative emotions and aggression following ego-threat. *Journal of Personality, 70*(4), 509-532.

Sullivan Hs(1954). *The Psychiatirc interview*. WW Northon, New York.

Sullivan, Willian P., Wolk, James L. & Hartman, David J.(1992). Case Management in Alcohol and Drug Treatment: Improving Clint Outcomes, Families in Society. *The Journal of Contemporary Human Service, 73*(3).

Tangney, J. P., Miller, R. S., Flicker, L., & Barlow, D. H.(1996). Are shame, guilt, and embarrassment distinct emotions?. *Journal of personality and social psychology, 70*(6), 1256-1269.

Tidemalm, D., Runeson, B., Waern, M., Frisell, T., Carlström, E., Lichtenstein, P., & Långström, N.(2011). Familial clustering of suicide risk: a total population study of 11.4 million individuals. *Psychological medicine, 41*(12), 2527-2534.

Toni C, Perugi G, Frare F, Mata B, Vitale B, Mengali F, et al.(2000). A prospective naturalistic study of 326 panic-agoraphobic patients treated with antidepressants. *Pharmacopsychiatry, 33*, 121-131.

Tyrer, P., Mulder, R., Crawford, M., Newton-Howes, G., Simonsen, E., Ndetei, D., …Barrett, B.(2010). Personality disorder: A new global perspective. *World Psychiatry, 9*(1), 56-60.

V. Mark Durand & David H. B.(2017). **이상심리학** 제7판(*Essentials of abnormal psychology*, 7th ed.) (정경미, 김현수, 박수현, 양재원, 이주영, 진주희 옮김). 서울: 사회평론.

Van Rossum, J. M.(1967). *The significance of dopamine-receptor blockade for the action of neuroleptic drugs. Neuropsychopharmacology. Proceedings* 5th. Collegium Internationale Neruropsychopharmacologicum.

Viana, G. A., Beidel, D. C., & Rabian, B.(2009). Selective mutism: A review and integration of the last 15 years. *Clinical Psychology Review, 29*,

57-67.

Villemarette-Pittman, N. R., Stanford, M. S., Greve, K. W., Houston,R. J., & Mathias, C. W.(2004). Obsessive-compulsive personality disorder and behavioral disinhibition. *The Journal of Psychology, 138*, 5-22.

von Borczyskowski, A., Lindblad, F., Vinnerljung, B., Reintjes, R., & Hjern, A. (2011). Familial factors and suicide: an adoption study in a Swedish National Cohort. *Psychological medicine, 41*(4), 749-758.

WHO(1958). The First ten years of the World Health Organization. https://apps.who.int/iris/handle/10665/37089

WHO(2004). *Promoting mental health: Concepts, emerging, evidence, practice. Summary Report*. 김민석, 박희정, 배은미, 안성희, 이은진, 전재현, 전준희 옮김(2018). **정신건강증진: 개념, 증거, 실천**. 서울: 포널스 출판사.

Wicks-Nelson, R., & Israel, A. C.(2015). *Abnormal child and adolescent psychology with DSM-V Updates*(8th ed.). Upper Saddle River, NJ: Pearson.

William, H. C., Lopez, V. & Lee, T. L.(2007). Effect of preoperative therapeutic play on outcomes of school-Age children undergoing day surgery. *Journal of Reasearch in Nursing and Health, 30*, 320–332.

Winters, K. C., & Neale, J. M.(1983). Delusions and delusional thinking in psychotics: A review of the literature. *Clinical Psychology Review, 3*(2), 227-253.

Wood, H., Bolton, W., Lovell, K., & Morgan, L.(2014). *Meeting the challenge, making a difference: Working effectively to support people with personality disorder in the community*. UK: Department of Health.(Available from http://www.emergenceplus.org.uk)

World Health Organization(1958). The First ten years of the World Health Organization. https://apps.who.int/iris/handle/10665/37089

World Health Organization(2004). Promoting mental health: Concepts, emerging, evidence, practice. Summary Report. 김민석, 박희정, 배은미, 안성희, 이은진, 전재현, 전준희 옮김(2018). 정신건강증진: 개념, 증거, 실천. 서울: 포널스 출판사.

World Health Organization(2014). Preventing suicide: A global imperative. World Health Organization.. 보건복지부(2020.09.22). 자살 사망원인통계 보도자료.

Wrigley, S., Jackson, H., Judd, F., & Komiti, A.(2005). Role of stigma and attitudes toward help-seeking from a general practitioner for mental health problems in a rural town. *Australian and New Zealand Journal of Psychiatry, 39*(6), 514-521.

Wynne, L. C.(1961). The study of intrafamilial alignments and splits in exploratory family therapy. *Exploring the base for Family Therapy*, 95-115.

Yanowitch, R., & Coccaro, E. F.(2011). The neurochemistry of human aggression. *Advances in genetics, 75,* 151-169.

Yates, W.R.(2009). Phenomenology and epidemiology of panic disorder. *Annals of Clinical Psychiatry, 21*, 95-102.

Youn, J. C., Kim, K. W., Lee, D. Y., Jhoo, J. H., Lee, S. B., Park, J. H., … & Woo, J. I.(2009). Development of the subjective memory complaints questionnaire. *Dementia and geriatric cognitive disorders, 27*(4), 310-317.

Zimbardo, P. G., & Weber, A. L.(1997). *Psychology*. New York: Longman.

Zubin, J., & Spring, B.(1977). Vulnerability: A new view of schizophrenia. *Journal of Abnormal Psychology, 86*(2), 103-126.

국가재난정보센터 홈페이지
https://www.safekorea.go.kr/idsiSFK/neo/main/main.html

경기일보(2020.06.28. 기사). 훅 들어온 직장인 우울증, 치료할 수 있다.
http://www.kyeonggi.com

국립국어원 https://www.korean.go.kr
서울대학교 병원 N 의학정보사이트 http://www.snuh.org
연합뉴스(2017.05.30. 기사). 공포증 환자 늘어난다.
용산구 정신건강복지센터 홈페이지 http://www.ysmind.org/test/test5.php
용인정신병원 홈페이지 https://www.yonginmh.co.kr
정신의학신문(2018.04.12. 기사). 스마일 증후군, 웃지만 웃는 게 아니야
http://www.psychiatricnews.net
정신의학신문(2018.05.25. 기사). 네가 미워, 하지만 날 떠나진 마-경계선 성격장애에 대하여
http://www.psychiatricnews.net/news/articleView.html?idxno=9337
정신의학신문(2019.5.13. 기사). 선생님 제 정신상태는 괜찮은 거죠?
http://www.psychiatricnews.net/news/articleView.html?idxno=673
정신의학신문(2020.03.12. 기사) 미신에 대한 믿음이 강한 독특한 취향의 사이코-조현형 성격장애
http://www.psychiatricnews.net/news/articleView.html?idxno=18863
한겨레(2021.5.6. 기사). 청년구직자들, 불안, 무기력, 우울감 주로 느낀다.
https://www.hani.co.kr/arti/economy/working/994087.html
한국의약통신(2016.07.08. 기사). 스트레스에 대한 적응적 반응
http://www.kmpnews.co.kr/news/articleView.html?idxno=21062

찾/아/보/기

ㄴ

ㄷ

ㅁ

ㅈ

ㅊ

기타

저자소개

이혜경
이화여자대학교 사회복지학과 박사
현) 건양대학교 사회복지학과 교수
전) 대전시 대덕구정신보건센터 근무

김은혜
충남대학교 사회복지학과 박사
현) 충남대학교 사회복지학과 외래교수
전) 우송대학교 사회복지학과 교수
국립법무병원 근무

이금진
이화여자대학교 사회복지학과 박사
현) 한양여자대학교 사회복지(학)과 교수
전) 한국장애인고용공단 고용개발원 선임연구위원

이주경
충남대학교 사회복지학과 박사
현) 충남대학교 사회복지학과 외래교수
전) 우송대 사회복지아동학부 초빙교수

채정아
숭실대학교 사회복지학과 박사
현) 한양여자대학교 사회복지(학)과 교수
전) 사행산업통합감독위원회 중독예방센터

정신건강론

초판 1쇄 발행 / 2021년 9월 1일
초판 4쇄 발행 / 2024년 8월 25일

•

공저자 / 이혜경 · 김은혜 · 이금진
이주경 · 채정아
발행인 / 이 중 수
발행처 / 동 문 사

•

서울특별시 서대문구 홍제원 1길 12
(홍제동 137-8)
Tel : 02)736-3718(대), 736-3710, 3720
Fax : 02)736-3719
등록번호 : 1974.04.27 제9-17호
가격 : 24,000원

•

ISBN : 979-11-6328-332-4(93370)
E-mail : dong736@naver.com
www.dongmunsa.com